Jürgen Reichling

Arends Volkstümliche Namen
der Drogen, Heilkräuter, Arzneimittel
und Chemikalien
19. Auflage

Jürgen Reichling

Arends Volkstümliche Namen

der Drogen, Heilkräuter, Arzneimittel
und Chemikalien

19., überarbeitete und erweiterte Auflage

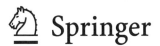 Springer

Prof. Dr. Jürgen Reichling
Keplerstraße 33
69207 Sandhausen

ISBN-13 978-3-642-24995-2
19. Auflage 2012   Springer-Verlag Berlin Heidelberg New York

Bibliografische Information der Deutschen Nationalbibliothek
Die Deutsche Nationalbibliothek verzeichnet diese Publikation in der Deutschen Nationalbibliografie; detaillierte bibliografische Daten sind im Internet über http://dnb.d-nb.de abrufbar.

Dieses Werk ist urheberrechtlich geschützt. Die dadurch begründeten Rechte, insbesondere die der Übersetzung, des Nachdrucks, des Vortrags, der Entnahme von Abbildungen und Tabellen, der Funksendung, der Mikroverfilmung oder der Vervielfältigung auf anderen Wegen und der Speicherung in Datenverarbeitungsanlagen, bleiben, auch bei nur auszugsweiser Verwertung, vorbehalten. Eine Vervielfältigung dieses Werkes oder von Teilen dieses Werkes ist auch im Einzelfall nur in den Grenzen der gesetzlichen Bestimmungen des Urheberrechtsgesetzes der Bundesrepublik Deutschland vom 9. September 1965 in der jeweils geltenden Fassung zulässig. Sie ist grundsätzlich vergütungspflichtig. Zuwiderhandlungen unterliegen den Strafbestimmungen des Urheberrechtsgesetzes.

SpringerMedizin
Springer-Verlag GmbH
ein Unternehmen von Springer Science+Business Media
springer.de
© Springer-Verlag Berlin Heidelberg 2012

Die Wiedergabe von Gebrauchsnamen, Warenbezeichnungen usw. in diesem Werk berechtigt auch ohne besondere Kennzeichnung nicht zu der Annahme, dass solche Namen im Sinne der Warenzeichen- und Markenschutzgesetzgebung als frei zu betrachten wären und daher von jedermann benutzt werden dürfen.

Produkthaftung: Für Angaben über Dosierungsanweisungen und Applikationsformen kann vom Verlag keine Gewähr übernommen werden. Derartige Angaben müssen vom jeweiligen Anwender im Einzelfall anhand anderer Literaturstellen auf ihre Richtigkeit überprüft werden.

Planung: Dr. Sabine Ehlenbeck, Heidelberg
Projektmanagement: Hiltrud Wilbertz, Heidelberg
Coverabbildung links: © wongweiyee / shutterstock.com
Coverabbildung rechts: © unpict / fotolia.com
Umschlaggestaltung: deblik, Berlin
Satz: wiskom e.K., Friedrichshafen

SPIN 80028153

Gedruckt auf säurefreiem Papier   106/2111 wi – 5 4 3 2 1 0

Vorwort zur 19. Auflage

Seit Jahrzehnten hat sich der „Arends" als Nachschlagewerk für im Volksmund gebräuchliche Namen von Heilpflanzen, Drogen, Chemikalien und Arzneimitteln bewährt. Daher war es für mich eine große Ehre und Freude, als der Verlag mich bat, dieses Standardwerk zu aktualisieren.

Das Werk, nunmehr in seiner 19. Auflage, wurde grundlegend überarbeitet und mit aktuellen Standardwerken der Pharmazie abgeglichen. Soweit möglich und sinnvoll wurden neue Begriffe und Pflanzen aufgenommen und der modernen Nomenklatur Rechnung getragen.

Ziel dieser Aktualisierungen und Erweiterungen ist es stets gewesen, dem Pharmazeuten ein praktisches Werkzeug für die tägliche Arbeit in der Offizin, in der Forschung und der Lehre an die Hand zu geben. Doch auch der interessierte Laie wird hier einen reichen Fundus vorfinden.

Danken möchte ich dem Team des Springer-Verlages für seine Unterstützung bei der Bearbeitung und Erstellung des vorliegenden Werkes. Mein besonderer Dank gilt Frau Dr. Sabine Ehlenbeck und Frau Hiltrud Wilbertz, die beide durch ihren unermüdlichen Einsatz wesentlich zum Gelingen des Buches beigetragen haben.

Prof. Dr. J. Reichling
November 2011, Sandhausen

A

Aacht Sambucus ebulus
Aak Herba Eupatoriae · Agrimoniae herba
Aalbeeren Fructus Ribis nigri · Ribis nigri fructus
Aalbesinge Fructus Myrtilli · Myrtilli fructus · Fructus Ribis nigri · Ribis nigri fructus
Aalessenz Tinctura Aloes
Aalfett Oleum Jecoris · Iecoris aselli oleum
Aalfett, Festes Adeps suillus
Aalhornbeeren Sambuci fructus
Aalhornblätter Sambuci folium
Aalhornrinde Sambuci cortex
Aalkraut Herba Mari veri · Teucrii herba · Herba Saturejae · Saturejae herba
Aalöl Oleum Jecoris · Iecoris aselli oleum · Oleum Olivarum album · Olivae oleum album
Aalquappenpflaster Emplastrum Cerussae
Aalraupenfett Oleum Jecoris · Iecoris aselli oleum
Aalraupengrätenpulver Conchae praeparatae
Aalraupenöl Oleum Jecoris · Iecoris aselli oleum
Aalraupenpflaster Emplastrum Cerussae
Aalraupenwasser Aqua Petroselini · Petroselini aqua
Aalraute Herba Rutae · Rutae herba
Aalrautenöl Oleum Rutae · Rutae aetheroleum
Aapenbeeren Fructus Ribis nigri · Ribis nigri fructus
Aarauer Balsam Balsamum vulnerarium viride
Aarde = Erde
Aardnotenolie Oleum Arachidis · Arachidis oleum
Aardolie Oleum Petrae · Petrae oleum
Aardwas Paraffinum durum (Ceresinum) · Paraffinum solidum

Aastropfen Tinctura Asae foetidae · Asae foetidae tinctura · Tinctura Chinioidini (gegen Fieber) · Chinioidini tinctura
Abaloniakörner Semen Paeoniae · Paeoniae semen
Abandöl Oleum Chamomillae infusum · Matricariae oleum
Abandsalbe Unguentum flavum
Abbißkraut Herba Succisae · Succisae herba
Abbißwürze Radix Succisae · Succisae radix
Abbißwurzel Radix Succisae · Succisae radix
Abbitt Radix Succisae · Succisae radix
A-b-c-Anispulver Pulvis contra Pediculos
A-b-c-Balsam Unguentum Elemi
A-b-c-Kraut Herba Acmellae · Acmellae herba · Acmellae germanicae herba
A-b-c-Salbe Unguentum Elemi · Unguentum flavum
Abedillendock Spiritus saponato-camphoratus
Abelatsalbe Unguentum flavum
Abelatspiritus Liquor Ammonii caustici
Abele, Abeln Herba Anagallidis · Anagallidis herba
Abelenknospen Gemmae Populi · Populi gemmae
Abelkensalbe Unguentum Populi · Populi unguentum
Abelmoschuskörner Semen Abelmoschi · Abelmoschi semen
Abelmoschussamen Semen Abelmoschi · Abelmoschi semen
Abeln Herba Anagallidis · Anagallidis herba
Abendblatt Charta amylacea
Abendmaie Colchicum autumnale
Abendsalbe Unguentum flavum
Aberaute Herba Abrotani · Artemisia abrotanum · Abrotani herba

Aberesche Sorbus aucuparia
Aberknoblauch Bulbus Alii sativi · Allii sativi bulbus
Aberraute Herba Abrotani · Artemisia abrotanum · Abrotani herba
Aberwurzel Radix Carlinae · Carlinae radix
Abführbeeren Fructus Rhamni catharticae · Rhamni cathartici fructus
Abführbrötchen Panicelli aperientes
Abführflachs Herba Lini cathartici · Lini cathartici herba
Abführlatwerge Electuarium Sennae
Abführmus Electuarium Sennae
Abführöl Oleum Ricini · Ricini oleum virginale
Abführpillen Pilulae laxantes
Abführpillen, Schwarze Pilulae aloeticae ferratae
Abführpulver Pulvis laxans · Pulvis Liquiritiae compositus · Liquiritiae pulvis compositus · Pulvis Magnesiae cum Rheo · Tubera Jalapae pulvis · Jalapae tuber pulvis
Abführquetschen Pulpa Tamarindorum
Abführrinde Cortex Frangulae · Frangulae cortex
Abführsaft Sirupus Rhei · Rhei sirupus · Sirupus Sennae cum Manna
Abführsalz Magnesium sulfuricum
Abführstrauch Frangula alnus
Abführtee Cortex Frangulae · Frangulae cortex · Species laxantes · Species Lignorum
Abführtrank Infusum Sennae compositum
Abführtropfen Tinctura Rhei agrosa
Abführwurzel, Gelbe Rhizoma Rhei · Rhei radix
Abgezogenes Wasser Aqua destillata
Abgunst Radix Succisae · Succisae radix
Abheu Herba Hederae · Glechomae hederaceae herba
Abidantia Linimentum saponato-camphoratum
Abit Radix Succisae · Succisae radix
Abkraut Herba Abrotani · Herba Eupatorii cannabini · Eupatori cannabini herba
Abkrautwurzel Rhizoma Imperatoriae · Imperatoriae rhizoma
Ablissrosi Paeonia officinalis

Abnehmkraut Herba Galeopsidis · Galeopsidis herba · Herba Marrubii · Marrubii herba · Herba Sideritidis · Herba Stachydis · Stachydis herba · Herba Violae tricoloris · Violae tricoloris herba
Abnehmtropfen Acidum hydrochloricum dilutum
Aboquint Fructus Colocynthidis · Colocynthidis fructus
Aborraute Herba Abrotani
Abrahamsalbe Unguentum exsiccans
Abrahamsbaumsamen Semen Agni casti · Agni casti fructus
Abrahamstrauch Vitex agnus-castus
Abrandkraut Herba Abrotani
Abräste Herba Senecionis vulgaris · Senecionis vulgaris herba
Abrat Herba Abrotani
Abraute Herba Abrotani
Abreschen Fructus Sorbi · Sorbi aucupariae fructus
Abrusbohnen Semen Jequirity · Abri semen
Äschbeerensaft Succus Sorborum · Sorborum succum
Äschblüten Flores Acaciae · Pruni spinosae flos
Abschen Sorbus aucuparia
Äschensaft Succus Sorborum · Sorborum succum
Abschlag Herba Abrotani
Absinth Artemisia absinthium · Herba Absinthii · Absinthii herba
Abstrenzewurzel Radix Imperatoriae · Imperathoriae rhizoma
Absynthelixir Tinctura Absinthii composita · Absinthii tinctura composita
Abzehrungskräuter Herba Galeopsidis · Galeopsidis herba
Abzug, Grüner Ceratum viride · Oleum Hyoscyami · Hyoscyami oleum · Unguentum Populi · Populi unguentum
Acajusamen Anacardia
Accasiapflaster Emplastrum oxycroceum
Accidentienpflaster Emplastrum oxycroceum
Accistorschreiberpflaster Emplastrum oxycroceum
Accith Acidum citricum

Acebalsam Unguentum Elemi
Acesalbe Unguentum Elemi
Aceton Acetonum
Acetylsalicylsäure Acidum acetylsalicylicum
Achatstein Succinum raspatum
Achelblätter Folia Uvae ursi · Uvae ursi folium
Acheleierwurzel Radix Ononidis · Ononidis radix
Achelkraut Folia Uvae Ursi · Uvae ursi folium
Achelkummup Emplastrum Lithargyri compositum
Acheln Hirudines
Achervionli Herba Violae tricoloris · Violae tricoloris herba
Acherwinde Herba Convolvuli arvensis · Convolvuli herba
Achillenblüten Flores Millefolii · Millefolii flos
Achillenkraut Herba Millefolii · Millefolii herba
Achillesblüten Flores Millefolii · Millefolii flos
Achillesgarbe (Hom.) Millefolium, Achillea millefolium
Achilleskraut Herba Millefolii · Millefolii herba · Herba Ptarmicae
Achiolt Orleana
Achionpflaster Emplastrum Lithargyri compositum
Achionsalbe Emplastrum Lithargyri compositum
Achiumpflaster Emplastrum Lithargyri · Plumbi emplastrum
Achlagummi Emplastrum Lithargyri compositum
Achstein, Schwarzer Succinum nigrum
Achtenstauden Flores Ebuli · Ebuli fructus · Flores Sambuci · Sambuci flos
Achtenstaudenbeeren Fructus Ebuli · Ebuli fructus · Fructus Sambuci · Sambuci fructus
Achterkorn Secale cornutum
Achterkummup Emplastrum Lithargyri compositum
Achtermikumkum Emplastrum Lithargyri compositum
Achtstein Succinum raspatum
Achtstein, Schwarzer Succinum nigrum
Achtsteinessenz Tinctura Succini
Achtsteinöl Oleum Succini
Achtsteintropfen Tinctura Succini
Achtungspulver Kalium sulfuricum
Ackelei Herba Aquilegii · Aquilegia vulgaris
Ackelkraut Herba Pulsatillae · Pulsatillae herba
Acken Fructus Ebuli · Ebuli fructus
Ackenwurz Radix Ebuli · Ebuli radix
Ackerbeeren Fructus Ebuli · Ebuli fructus
Ackerblume Herba Agrimoniae · Agrimoniae herba
Ackerbohnen Semen Fabae
Ackerbrand Semen Melampyri
Ackercichorie Radix Taraxaci cum herba · Taraxaci radix cum herba
Ackerdistel Cirsium arvense
Ackerdokele Papaver rhoeas
Ackerdoppen Gallae
Ackerdurchwachs Bupleurum rotundifolium
Ackeren Semen Quercus · Quercus semen
Ackerfliederbeeren Fructus Ebuli · Ebuli fructus
Ackergauchheil Herba Anagallidis · Anagallidis herba · Anagallis arvensis
Ackergauchheilkraut Anagallidis herba
Ackergoldschirm Bupleurum rotundifolium
Ackergras Rhizoma Graminis · Elymus repens · früher Agropyron repens
Ackergrasblüten Flores Cerastii
Ackergraswurzel Rhizoma Graminis · Graminis rhizoma
Ackergrindkraut Knautiae arvensis herba
Ackergünsel Herba Chamaepitidis
Ackerhanfneßle Herba Galeopsidis · Galeopsidis herba
Ackerhirse Semen Milii solis · Lithospermum-officinale-Samen
Ackerholderbeeren Fructus Ebuli · Ebuli fructus
Ackerholderwurz Radix Ebuli · Ebuli radix
Ackerhonigklee Melilotus officinalis
Ackerhornkrautblüten Flores Cerastii · Cerastii flos

Ackerkämmich Herba und Semen Agrostemmae · Agrostemmae semen
Ackerkannenkraut Herba Equiseti arvensis · Equiseti herba
Ackerklapper Herba Rhinanthi
Ackerklee Herba Trifolii arvensis · Trifolii arvensis herba
Ackerkraut Herba Agrimoniae · Agrimoniae herba
Ackerkümmel Herba und Semen Agrostemmae · Agrostemmae semen
Ackerlattich Tussilago farfara
Ackerlattichblätter Folia Farfarae · Farfarae folium
Ackerleinkraut Herba Linariae · Linariae vulgris herba
Ackerma Herba Agrimoniae · Agrimoniae herba
Ackermagenwurzel Rhizoma Calami · Calami rhizoma
Ackermann Acorus calamus
Ackermännerkraut Herba Agrimoniae · Agrimoniae herba
Ackermannskraut Herba Anchusae · Anchusae herba
Ackermannskrautwurzel Radix Buglossi · Anchusae radix
Ackermannssaft Sirupus Rhamni catharticae · Rhamni cathartici sirupus
Ackermannstropfen Tinctura Calami · Calami tinctura
Ackermannswurzel Rhizoma Calami · Calami rhizoma · Rhizoma Graminis · Graminis rhizoma
Ackermannswurzel, Rote Radix Alkannae · Alkannae radix
Ackermäntele Herba Alchemillae · Alchemillae herba
Ackermelisse Herba Calaminthae · Calaminthae herba
Ackermengenkraut Herba Agrimoniae · Agrimoniae herba
Ackermennig Agrimonia eupatoria
Ackermennigkraut Herba Agrimoniae · Agrimoniae herba
Ackermieskraut Herba Polygoni avicularis · Polygoni avicularis herba
Ackerminze Herba Agrimoniae · Agrimoniae herba
Ackern Gallae · Glandes Quercus
Ackernelke Herba oder Flores Agrostemmae · Agrostemma githago
Ackernept Folia Menthae arvensis · Menthae arvensis folium
Ackerpferdeschwanz Herba Equiseti arvensis · Equiseti herba
Ackerpflaumen Fructus Acaciae
Ackerraute Herba Fumariae · Fumariae herba
Ackerrittersporn Flores Calcatrippae · Calcatrippae flos
Ackerrollenblüten Flores Rhoeados · Papaveris rhoeados flos
Ackerröschen Herba Adonidis · Adonidis herba
Ackersalat Herba Lactucae · Lactucae herba
Ackerschachdla Herba Equiseti · Equiseti herba
Ackerschachtelhalm Equisetum arvense · Herba Equiseti · Equiseti herba
Ackerschaften Herba Equiseti · Equiseti herba
Ackerschellenkraut Herba Pulsatillae · Pulsatillae herba
Ackerschnallen Flores Rhoeados · Papaveris rhoeados flos
Ackerschotendotterkraut Erysmi herba
Ackerschwertel Rhizomà Iridis · Iridis rhizoma
Ackerschwertsiegwurz Bulbus victorialis
Ackersenf Semen Sinapis · Sinapis arvensis
Ackersenfkraut Herba Erysimi · Erysimi herba
Ackersteinklee Herba Meliloti · Meliloti herba
Ackersteinsamen Semen Milii solis · Lithospermum-officinale-Samen
Ackerveieli Herba Violae tricoloris · Violae tricoloris herba
Ackerveilchen Herba Violae tricoloris · Violae tricoloris herba · Viola tricolor
Ackerveyeli Herba Violae tricoloris · Violae tricoloris herba
Ackerviönli Herba Violae tricoloris · Violae

tricoloris herba
Ackerwau Herba Resedae · Resedae herba
Ackerwinde Convolvulus arvensis
Ackerwindenkraut Herba Convolvuli · Convolvuli herba
Ackerwurz Radix Angelicae · Angelicae radix · Rhizoma Calami · Calami rhizoma · Rhizoma Graminis · Graminis rhizoma · Rhizoma Iridis · Iridis rhizoma
Ackerwurz, Ackerwurzel Herba Agrimoniae · Agrimoniae herba
Ackerwurzel Radix Angelicae · Angelicae radix · Rhizoma Calami · Calami rhizoma · Rhizoma Graminis · Graminis rhizoma · Rhizoma Iridis · Iridis rhizoma
Ackerzichorie Herba Cichorii · Cichorii herba · Radix Cichorii · Cichorii radix · Radix Taraxaci cum Herba · Taraxaci radix cum herba
Ackstollenpflaster Emplastrum Lithargyri · Plumbi emplastrum
Acktenbeeren Fructus Ebuli · Ebuli fructus
Acmelenblätter Herba Acmellae · Acmellae herba · Acmellae germanicae herba
Acotsäure Acidum nitricum
Acrobatische Pottasche Kalium dichromicum
Actelnbeeren Fructus Ebuli · Ebuli fructus
Adachbeeren Fructus Ebuli · Ebuli fructus
Adali Herba Violae tricoloris · Violae tricoloris herba
Adam und Eva Bulbus victorialis longus et rotundus · Tubera Salep · Salep tuber
Adamsapfel Citrus maxima
Adamsäpfel Fructus Citri
Adamsblätter Hederae helicis folium · Hederae folium
Addensalbe Unguentum flavum
Adderkraut Aspidium Filix mas
Adebarfett Adeps suillus
Adebarsaft Sirupus Liquiritiae · Liquiritiae sirupus
Adebarstoff Pulvis contra Pediculos
Adelgras Herba Plantaginis · Plantago alpina
Adeli Viola tricolor
Adelmannstropfen Tinctura gingivalis balsamica
Adelöl Oleum Hyoscyami · Hyoscyami oleum
Adelpflaster Emplastrum aromaticum · Emplastrum Lithargyri compositum · Emplastrum sticticum
Adelsbeeren Fructus Sorbi · Sorbi aucupariae fructus
Adenbeeren Fructus Ebuli · Ebuli fructus
Adenkelcher Viola tricolor
Adenz Rhizoma Imperatoriae · Imperatoriae rhizoma
Adenziamoras Tinctura amara
Adepsine Vaselinum
Aderbeeren Fructus Ebuli · Ebuli fructus
Aderkraut Herba Plantaginis
Adermennig Herba Agrimoniae · Agrimoniae herba
Aderminkraut Herba Agrimoniae · Agrimoniae herba
Aderminze Folia Menthae crispae · Menthae crispae folium · Herba Polygalae amarae · Polygalae amarae herba
Adermuffer Spiritus coloniensis
Adernsalbe Unguentum flavum · Unguentum Rosmarini compositum · Rosmarini unguentum compositum
Aderntee Herba Centaurii · Centaurii herba
Aderöl Oleum Hyoscyami · Hyoscyami oleum
Aderpulver Pulvis pro Equis ruber
Adersalbe Linimentum ammoniatum · Oleum Hyoscyami · Hyoscyami oleum · Oleum Lauri · Lauri oleum · Unguentum Populi · Populi unguentum
Adersalbe, Durchdringende Unguentum Rosmarini compositum · Rosmarini unguentum compositum
Adersalbe, Goldene Unguentum flavum
Adersalbe, Weiße Linimentum ammoniatum
Aderschmiere Linimentum · Linimentum ammoniatum
Aderschmiere, Salep Amylum Marantae
Adertee Radix Althaeae · Althaeae radix
Adesalbe Unguentum flavum
Adewurzel Radix Althaeae · Althaeae radix
Adigsalbe Unguentum flavum · Unguentum

leniens
Adipastmoschuspulver Pulvis antispasmodicus · Pulvis temperans ruber
Adischmadigum Pulvis antispasmodicus · Pulvis temperans (ruber)
Adlerbeeren Fructus Sorbi · Sorbi aucupariae fructus
Adlerblumen Flores Calcatrippae · Calcatrippae flos
Adlereier, Gestoßene Conchae praeparatae
Adlerfarnwurzel Pteridium aquilinum rhizoma
Adlerholz Excoecaria agallocha · Lignum Aloes · Lignum Guajaci · Guaiaci lignum
Adlermennig Herba Agrimoniae · Agrimoniae herba
Adlerpflaster Emplastrum Lithargyri compositum · Emplastrum sticticum
Adlervitriol Ferrum sulfuricum
Admiralitätstropfen Tinctura Valerianae (composita) · Valerianae tinctura composita
Admiraliumtropfen Tinctura Valerianae (composita) · Valerianae tinctura composita
Admiralsalbe Unguentum contra Pediculos
Adomeren Herba Agrimoniae · Agrimoniae herba
Adonisblüten Flores Adonidis · Adonidis flos
Adoniskraut Herba Adonidis · Adonidis herba
Adonisröschen Adonis vernalis
Adoposade, Gelbe Mixtura vulneraria acida
Adoposade, Weiße Aqua vulneraria spirituosa
Adoposanzenwasser Aqua vulneraria spirituosa
Adragant Tragacantha
Advokatenpisse Aqua vulneraria Thedeni · Mixtura vulneraria acida
Adzukibohne Phaseolus mungo
Aegidienwurzel Radix Angelicae · Angelicae radix
Aegyptenkraut Herba Meliloti · Meliloti herba
Aegyptensalbe Unguentum Aeruginis
Aegyptia Oxymel Aeruginis
Aegyptiacum Unguentum Aeruginis

Aegyptisch siehe auch Egyptisch oder Ägyptisch
Aekern Semen Quercus · Quercus semen
Aelerwurz Radix Helenii · Helenii rhizoma
Aenes Fructus Anisi · Anisi fructus
Aenes, Langer Fructus Anethi · Anethi fructus
Aenes, Runder Fructus Pimpinellae
Aenes, Schwarzer Semen Nigellae · Nigellae semen
Aenetkraut Herba Anethi · Anethi herba
Aenis Fructus Anisi · Anisi fructus
Aenkeli Herba Auriculae · Herba Pinguiculae · Pinguiculae herba · Herba Violae tricoloris · Violae tricoloris herba
Aepfelchrut Flores Chamomillae vulgaris · Matricariae flos
Aepfelquitten Fructus Cydoniae · Cydoniae fructus
Aergernis aller Menschen Bulbus victorialis longus
Aeschenfett Oleum Jecoris · Iecoris aselli oleum
Aeschenwurz Radix Dictamni · Dictamni albi radix
Aeschöl Oleum Jecoris · Iecoris aselli oleum
Aescin Aescinum
Aescin, Wasserlöslich Aescinum solubile
Aether, Blasenziehender Aether cantharidatus
Aether, Vegetabilischer Aether aceticus
Aethernaphta Aether aceticus
Afeeholz Radix Dictamni · Dictamni albi radix · Radix Gentianae albae · Gentianae radix
Affeekraut Herba Plantaginis · Plantaginis herba
Affelkraut Herba Chelidonii · Chelidonii herba
Affelkugeln Globuli ad Erysipelas
Affenbeere Fructus Oxycoccos · Fructus Oxycocci · Oxycocci fructus
Affenbohnen Anacardia
Affenfett Adeps suillus
Affenhaar Paleae Cibotii
Affenholz Radix Gentianae albae · Gentianae radix

Affen-Knabenkraut Orchis simia
Affenköpfe Anacardia
Affennüsse Anacardia
Affenöhrli Herba Violae odoratae · Violae odoratae herba
Affenrot Tinctura aromatica
Affenweiß Spiritus aethereus
Affodillblüten Flores Narcissi
Affodillmännlein Radix Asphodeli · Asphodeli albi radix
Affodillwurz Radix Asphodeli · Asphodeli albi radix
Affolderzwiebeln Bulbus Asphodeli · Asphodeli albi radix
Affolter Viscum album
Affrusch Herba Abrotani
Afholzerwurz Bulbus Asphodeli · Asphodeli albi radix
Aflbladl Folia Farfarae · Farfarae folium
Aflblätter Herba Rumicis
Aflkraut Herba Chelidonii · Chelidonii herba · Herba Plantaginis · Plantaginis herba
Afrikanisches Wurmfarnrhizom Pannae rhizoma
Aftekersalbe Unguentum Veratri album · Veratri albi unguentum
Afterkorn Secale cornutum
Aftermistel Viscum album
Aftersalbe Unguentum Linariae flavum · Unguentum Linariae · Unguentum Plumbi · Plumbi unguentum · Unguentum Populi · Populi unguentum
Agalei Flores Aquilegiae · Aquilegiae flos
Agallochumholz Lignum Aloes · Lignum Guajaci · Guaiaci lignum
Agalungen Lignum Aloes · Lignum Guajaci · Guaiaci lignum
Aganzwurzel Rhizoma Galangae · Galangae rhizoma
Agaphelwurzel Radix Angelicae · Angelicae radix
Agaralge Agar-Agar
Agarik Agaricus albus · Fungus Laricis
Agartank Agar-Agar
Agathekraut Geranium robertianum
Agatstein Succinum raspatum
Agello Emplastrum Lithargyri compositum

Agemündli Herba Agrimoniae · Agrimoniae herba
Agemüntli Herba Agrimoniae · Agrimoniae herba
Agenholz Radix Gentianae · Gentianae radix
Agentowurzel Radix Aristolochiae rotundae · Aristolochiae rotundae rhizoma
Ager = Acker
Ageratkraut Herba Agerati
Agermenigkraut Herba Agrimoniae · Agrimoniae herba
Agermonde Herba Agrimoniae · Agrimoniae herba
Agermönli Herba Agrimoniae · Agrimoniae herba
Agesteräuge = Hühneraugen
Agesteraugenbalsam Collodium salicylatum
Ägidienwurzel Radix Angelicae · Angelicae radix
Agiswasser Spiritus theriacalis
Aglarkraut Herba Ononidis spinosae · Ononidis herba
Aglarwurzel Radix Ononidis · Ononidis radix
Agley Herba Aquilegiae · Aquilegiae herba
Agleyblüten Flores Aquilegiae · Aquilegiae flos
Agloi Flores Aquilegiae · Aquilegiae flos
Agmundblätter Herba Agrimoniae · Agrimoniae herba
Agnuscastuskörner Semen Ricini · Ricini semen
Agrichenpflaster Emplastrum oxycroceum
Agrimoniasalz Kalium carbonicum depuratum
Agrinken Herba Centaurii · Centaurii herba
Agtstein Succirium raspatum
Agtsteinessenz Tinctura Succini
Agtsteinöl Oleum Succini
Agtsteinöl gegen Zahnweh Kreosotum dilutum
Agtsteinsalbe, Harte Ceratum Cetacei flavum · Ceratum Resinae Pini
Agtsteinsalbe, Weiche Unguentum flavum
Agtsteinsalz Acidum succinicum
Agtsteinsäure Acidum succinicum

Agtsteintropfen Oleum Succini · Tinctura Succini · Tinctura Valerianae aetherea · Valerianae tinctura aetherea
Agtstifte Kali causticum fusum
Agulkenwurzel Radix Angelicae · Angelicae radix
Ägyptensalbe Oxymel Aeruginis
Ägypterkraut Herba Meliloti · Meliloti herba
Ägyptia Oxymel Aeruginis
Ägyptisch. Balsam Oxymel Aeruginis
Ägyptisch. Bilsenkraut Hyoscyamus muticus
Ägyptisch. Erde Bolus rubra
Ägyptisch. Heusamen Semen Foenugraeci · Trigonellae foenugraeci semen
Ägyptisch. Jakobus Oxymel Aeruginis
Ägyptisch. Kümmel Cumini fructus
Ägyptisch. Salbe Oxymel Aeruginis
Ägyptisch. Schafskopf Oxymel Aeruginis
Ägyptisch. Sennesblätter Sennae folium von Cassia senna
Ägyptisch. Sennesstrauch Cassia senna
Aheyle Stellaria media
Ahlbeerblätter Folia Ribis nigri · Ribis nigri folium
Ahlbeeren Fructus Ribis nigri · Ribis nigri fructus
Ahlbeerkraut Folia Fragariae · Fragariae folium
Ahlfranken Stipites Dulcamarae · Dulcamarae stipes
Ahlfrankenschalen Pericarpium Aurantii · Aurantii amari epicarpium et mesocarpium
Ahlhornsbeeren Fructus Ebuli · Ebuli fructus · Fructus Sambuci · Sambuci fructus
Ahlkirschrinde Cortex Pruni Padi
Ahlran Aloe · Aloe
Ahlwe Aloe · Aloe
Ahnblatt Herba Sedi
Ahornblätter Folia Aceris
Ahornrinde Cortex Aceris
Ahornwurzel Radix Taraxaci · Taraxaci radix
Ahrand, Schwarzer Styrax
Ahrand, Weißer Olibanum
Ährenminze Mentha spicata
Aich Quercus cerris

Aicherl Semen Quercus · Quercus semen
Aigelbeeren Fructus Myrtilli · Myrtilli fructus
Aisensalbe Emplastrum Lithargyri compositum
Aiterplotzen Folia Farfarae · Farfarae folium
Ajaxpolka Tinctura Arnicae diluta 1:10 cum Aqua · Arnicae tinctura diluta 1:10 cum aqua
Ajaxpolkatropfen Tinctura Valerianae (composita) · Valerianae tinctura composita
Ajmalin Ajmalinum
Ajmalin-Monoethanol Ajmalinum monoethanolum
Ajmalin-Monohydrat Ajmalinum monohydricum
Ajowan Trachyspermum ammi
Ajowanfrucht Ajowani fructus
Ajuin Bulbus Scillae · Scillae bulbus
Akajunüsse Fructus Anacardii · Anacardii occidentalis fructus · Fructus Anacardii orientalis · Anacardii orientalis fructus
Akaroidharz Resina Acaroidis
Akazie, Gäli Flores Cytisi Laburni
Akazie, Gelbe Flores Cytisi Laburni
Akazienblätter Folia Myrtilli · Myrtilli folium
Akaziengummi Gummi arabicum
Akazienöl Oleum Chamomillae infusum · Matricariae oleum · Oleum viride
Akazienpech Gummi arabicum
Akazienrinde (zum Waschen) Cortex Quillayae · Quillaiae cortex
Akebosade, Braune Mixtura vulneraria acida
Akebosade, Weiße Aqua vulneraria spirituosa
Akeikus Agaricus albus
Akelei Aquilegia vulgaris · Herba Aquilegiae · Aquilegiae herba
Akereistein Zincum sulfuricum
Akerkoffie Glandes Quercus tostae
Akers Glandes Quercus
Aklei Herba Aquilegiae · Aquilegiae herba
Aklensampulver Semen Nigellae pulvis · Nigellae semen pulvis
Akmellenkraut Herba Acmellae · Acmellae herba

Akmellfleckblume Acmella oleracea
Akmund Herba Eupatoriae • Agrimoniae herba
Akoposalöl Aqua vulneraria spirituosa • Mixtura vulneraria acida
Akram Fagi fructus
Akranikawurzel Radix Arnicae • Arnicae radix
Akstein Succinum
Aktelnbeeren Fructus Ebuli • Ebuli fructus
Aktenmus Succus Sambuci
Akzehbalsam Unguentum Elemi
Akzehsalbe Unguentum Elemi
Akzidenzienpflaster Emplastrum oxycroceum
Akzistorschreiberpflaster Emplastrum oxycroceum
Alabaderstein Gips
Alabam = Pappel
Alabasterpulver Alumen plumosum
Alabipulver Tubera Jalapae pulvis • Jalapae tuber pulvis
Alamahanisch Herba Agrimoniae • Agrimoniae herba
Alamodegewürz Fructus Amomi • Amomi fructus • Pimentae fructus
Alandbeerblätter Folia Ribis nigri • Ribis nigri folium
Alandstärkemehl Inulinum
Alan-Gilan Oleum Ylang-Ylang
Alant Radix Enulae • Helenii rhizoma • Rhizoma Galangae • Galangae rhizoma
Alant, Echter Inula helenium
Alantasterblüten Flores Helenii • Helenii flos
Alantblüten Flores Helenii • Helenii flos
Alantextrakt Extractum Helenii • Helenii extractum
Alantin Inulinum
Alantöl Helenii aetheroleum
Alantrinde Cortex Mezerei • Mezerei cortex
Alantsalbe Unguentum flavum • Unguentum Helenii • Unguentum Enulae
Alantwurzel Radix Helenii • Helenii rhizoma • Helenii radix
Alantwurzelstock Helenii rhizoma
Alappawurzel Tubera Jalapae • Jalapae tuber
Alappen Tubera Jalapae • Jalapae tuber

Alappenharz Resina Jalapae • Jalapae resina
Alauge Alumen • Kalii aluminii sulfas
Alaun Alumen • Kalii aluminii sulfas
Alaun, Doppelter Alumen natronatum
Alaun, Gebrannter Alumen ustum
Alaun, Kalzinierter Alumen ustum
Alaun, Konzentrierter Aluminium sulfuricum
Alaun, Kubischer Alumen romanum
Alaun, Löslicher Aluminium sulfuricum
Alaun, Neapolitanischer Alumen crudum
Alaun, Römischer Alumen romanum
Alaunbeize Liquor Aluminii acetici
Alaunerde, Essigsaure Liquor Aluminii acetici
Alaungeist Acidum sulfuricum dilutum
Alaunspiritus Acidum sulfuricum dilutum (eigentlich das Produkt der trockenen Destillation von Kalialaun)
Alaunzucker Saccharum aluminatum
Albar = Pappel
Albedaksalbe Linimentum saponato-camphoratum
Albeere Ribes nigrum
Albeerkraut Herba Fragariae • Fragariae herba
Alberbaumknospen Gemmae Populi • Populi gemma
Alberbroß Gemmae Populi • Populi gemma
Alberknöpfe Gemmae Populi • Populi gemma
Albernknöpfe Gemmae Populi • Populi gemma
Alberpotzenpomade Unguentum Populi • Populi unguentum
Alberschalkpulver Lac Lunae
Albersprossensalbe Unguentum Populi • Populi unguentum
Albkraut Herba Eupatorii cannabini • Eupatorii cannabini herba
Albraunöl Oleum Sesami • Sesami oleum (raffinatum)
Album graecum Bolus alba • Kaolinum ponderosum • Calcium phosphoricum crudum • Conchae praeparatae
Albumin Albuminum
Alchemillenkraut Herba Alchemillae • Alche-

millae herba
Alchymistenkraut Herba Alchemillae · Alchemillae herba
Alcornocorinde Cortex Alcornoco · Bowdichiae cortex
Aldegan Orleana
Aldehydgrün Anilinum viride
Alde-Loröl Unguentum flavum cum Oleo Lauri
Aldemint Herba Agrimoniae · Agrimoniae herba · Herba Alchemillae · Alchemillae herba
Aldeyan Orleana
Alegirwurzel Radix Bistortae · Bistortae rhizoma
Alembrotsalz Hydrargyrum bichloratum ammoniatum
Alempotzensalbe Unguentum Populi · Populi unguentum
Aleppogallen Gallae
Alerwurzel Radix Helenii · Helenii rhizoma
Alet Alumen · Kalii aluminii sulfas
Aletwürze Radix Helenii · Helenii rhizoma
Aletwurzel Radix Helenii · Helenii rhizoma
Alewien Aloe
Alexanderblätter Folia Sennae · Sennae folium
Alexanderfußwurzel Radix Pyrethri · Pyrethri radix
Alexanderpetersiliensamen Fructus Phellandri · Phellandri fructus
Alexanderzalf Unguentum Elemi
Alexiswurzel Radix Gentianae · Gentianae radix
Alfbladl Folia Farfarae · Farfarae folium
Alfblut Herba Hyperici · Hyperici herba
Alfrank Stipites Dulcamarae · Dulcamarae stipes
Alfranken Stipites Dulcamarae · Dulcamarae stipes
Alfrankenblüten Flores Caprifolii
Alfrankenextrakt Extractum Dulcamarae
Alfrankenschalen Pericarpium Aurantii · Aurantii amari epicarpium et mesocarpium
Alfrankenstengel Stipites Dulcamarae · Dulcamarae stipes
Algarotpulver Stibium chloratum basicum
Alginsäure Acidum alginicum
Algophon Spiritus Sinapis cum Chloroformio
Algt Lichen islandicus
Alhandal Colocynthides
Alhandel Colocynthides
Alhannawurzel Radix Alcannae · Alkannae radix
Alhenna Radix Alcannae · Alkannae radix
Alhernbeeren Fructus Sambuci · Sambuci fructus
Alhornbeeren Fructus Sambuci · Sambuci fructus
Alhornbirnkraut Succus Sambuci
Alhornblumen Flores Sambuci · Sambuci flos
Alhornöl Oleum Arachidis · Arachidis oleum · Oleum Papaveris
Alhornsaft Succus Sambuci
Alibus-Salibus Mixtura vulneraria acida
Alikantische Seife Sapo venetus
Alinseife Sapo venetus
Aliquantum polytantum Unguentum contra Pediculos
Alizari Radix Rubiae tinctorum · Rubiae tinctorum radix
Alizarinsäure Alizarinum
Alkahest Kalium carbonicum
Alkali zum Backen Ammonium carbonicum
Alkali, Ätzendes Kali causticum
Alkali, Brausendes Ammonium carbonicum
Alkali, Flüchtiges Liquor Ammonii caustici
Alkali, Trockenes Ammonium carbonicum
Alkali, Volatile Ammonium carbonicum · Liquor Ammonii caustici
Alkanel Ammonium carbonicum
Alkanetwortel Radix Alcannae · Alkannae radix
Alkanna Alkanna tinctoria
Alkannawurzel Radix Alcannae · Alkannae radix
Alkengibeeren Fructus Alkegengi
Alkermes Coccionellae · Fructus Phytolaccae · Phytolaccae americanae fructus
Alkermesbeeren Fructus Phytolaccae · Phytolaccae americanae fructus
Alkermesblätter Folia Phytolaccae · Phyto-

laccae americanae folium
Alkermeskörner Coccionellae · Fructus Phytolaccae · Phytolaccae americanae fructus
Alkermessaft Sirupus Althaeae · Althaeae sirupus · Sirupus Coccionellae · Sirupus Rhoeados
Alkermessaft zum Färben Solutio Coccionellae · Succus ruber
Alkermeswurzel Radix Alcannae · Alkannae radix
Allanderwurzel Rhizoma Galangae · Galangae rhizoma
Alldurchdringendöl Oleum Hyoscyami · Hyoscyami oleum · Oleum Petrae · Petroleum
Alleberpulver Rhizoma Veratri pulvis · Veratri rhizoma pulvis
Allegirwurzel Radix Bistortae · Bistortae rhizoma
Allegro Unguentum Hydrargyri cinereum venale
Alle-Loröl Unguentum flavum cum Oleo Lauri
Alleluja Herba Acetosellae · Oxalicidis acetosellae herba
Allelujaklee Herba Acetosellae · Oxalicidis acetosellae herba
Allemannshorn Bulbus victorialis
Allerfrauenheil Herba Alchemillae · Alchemillae herba
Allergenzubereitungen Procucta allergenica
Allerhandgewürz Fructus Amomi · Amomi fructus · Pimentae fructus
Allerheilblümchentropfen Mixtura oleosobalsamica
Allerheiligendreikräuter Species ad longam vitam · Species hierae picrae
Allerheiligenholz Lignum Guajaci · Guaiaci lignum
Allerlehr Electuarium Sennae
Allerlei Pulvis Magnesiae cum Rheo · Sirupus Rhei · Rhei sirupus
Allerlei Duft Spiritus coloniensis
Allerleiblüten Pulvis fumalis
Allerleigeblütspulver Pulvis Herbarum
Allerleigewürz Fructus Amomi · Amomi fructus · Pimentae fructus · Pulvis aromaticus
Allerleilust Electuarium Sennae · Sirupus Rhei · Rhei sirupus · Sirupus Rhoeados · Sirupus simplex · Sirupus Violarum
Allerleilust fürs Vieh Electuarium Theriaca
Allerleilustblumen Flores Rhoeados · Papaveris rhoeados flos
Allerleilustwurzel Radix Liquiritiae · Liquiritiae radix
Allerleipulver Pulvis Magnesiae cum Rheo · Pulvis pro Equis
Allermännchen Bulbus victorialis
Allermannhatnichts Bulbus victorialis
Allermannsgewürz Fructus Amomi · Amomi fructus · Pimentae fructus
Allermannsharnisch, Langer Bulbus victorialis longus
Allermannsharnisch, Männlicher Bulbus victorialis longus
Allermannsharnisch, Runder Bulbus victorialis rotundus
Allermannsharnisch, Weiblicher Bulbus victorialis rotundus
Allermannspeteröl Oleum Hyperici · Hyperici oleum · Oleum Petrae · Petroleum
Allermeisterpulver Pulvis pro Equis · Rhizoma Imperatoriae pulvis · Imperatoriae rhizoma pulvis
Allermenschenärgernis Bulbus victorialis longus
Allermenschenmeister Bulbus victorialis longus
Allertstein Zincum sulfuricum
Allerweltsheil Veronica officinalis
Allerweltsheilkraut Herba Veronicae · Veronicae herba
Allerweltsheilwurzel Radix Caryophyllatae · Caryophyllatae rhizoma
Allerweltstee Species pectorales
Alles Aloe
Alles fürs Daumenlutschen Tinctura Aloes
Alles in alles Balsamum Copaivae cum Tinctura Catechu
Allesmartpflaster Elmplastrum fuscum
Alleweh Aloe
Allgemeinflußtropfen Tinctura Aloes composita · Tinctura carminativa · Tinctura

Succini
Allgemeinheilpflaster Emplastrum adhaesivum · Emplastrum fuscum
Allguskraut Herba Chenopodii · Chenopodii (ambrosioidis) herba
Allheil Herba Millefolii · Millefolii herba
Allheilkraut Panax ginseng
Allirantenwurzel Radix Alcannae · Alkannae radix
Allmerpotzensalbe Unguentum Populi · Populi unguentum
Allmersprossensalbe Unguentum Populi · Populi unguentum
Allmodengewürz Fructus Amomi · Amomi fructus · Pimentae fructus
Allraune Mandragora officinarum · Mandragorum autumnalis · Mandragorae radix
Allraunwurzel Radix Gentianae · Gentianae radix · Rhizoma Galangae · Galangae rhizoma
Allraunwurzel, Echte Radix Mandragorae · Mandragorae radix
Allraunwurzel, Falsche Radix Bryoniae · Bryoniae radix
Allthee Radix Althaeae · Althaeae radix
Alluhsalbe Unguentum Zinci · Zinci unguentum
Allwisekatherine Aloe
Allylsenföl Allylis isothiocyanas
Almanachharnischwurzel Bulbus victorialis longus
Almbalsam Folia Rhododendri · Rhododendri ferruginei folium
Almbatzensalbe (Almbotzensalbe) Unguentum Populi · Populi unguentum
Almbotzen Gemmae Populi · Populi gemma
Almbux Folia Rhododendri · Rhododendri ferruginei folium
Almei Lapis calaminaris · Zincum oxydatum crudum
Almeisalben Unguentum calaminare · Unguentum Zinci · Zinci unguentum
Almenrausch Folia Uvae Ursi · Uvae ursi folium
Almenrauschrinde Cortex Frangulae · Frangulae cortex
Almensprossen Gemmae Populi · Populi gemma
Almer = Pappel
Almerbotzen Gemmae Populi · Populi gemma
Almerrinde Cortex Frangulae · Frangulae cortex
Almerssprossensalbe Unguentum Populi · Populi unguentum
Almey Zincum oxydatum crudum
Almgraupen Lichen islandicus
Almhanel Folia Rhododendri · Rhododendri ferruginei folium
Almhatzen Gemmae Populi · Populi gemma
Almidon Amylum
Almkamille Herba Achilleae moschatae · Ivae moschatae herba
Almoden, Almodi Fructus Pimenti (Fructus Amomi) · Amomi fructus · Pimentae fructus
Almpetonder Herba Betonicae
Almpotzensalbe Unguentum Populi · Populi unguentum
Almrausch Folia Rhododendri · Rhododendri ferruginei folium
Almrosen Folia Rhododendri · Rhododendri ferruginei folium
Alo Alumen
Aloe und Benzoe Tinctura Benzoes composita
Aloe vera Aloe barbadensis
Aloebitter Tinctura Aloes composita Acidum picrinicum
Aloegummi Aloe
Aloeliolz Lignum Aloes
Aloepillen Pilulae aloeticae ferratae
Aloesalbe Unguentum digestivum
Aloesäure Acidum chrysaminicum
Aloestein Aloe
Aloetinktur Aloes tinctura
Aloetrockenextrakt, Eingestellter Aloes extractum siccum normatum
Alpafranken Stipites Dulcamarae · Dulcamarae stipes
Alpbalsamkraut Folia Rhododendri · Rhododendri ferruginei folium
Alpenampfer Rumicis alpini rhizoma
Alpenaugenwurz Radix Caryophyllatae · Ca-

ryophyllatae rhizoma
Alpenbaldrian Radix Valerianae · Valerianae radix
Alpenbalsam Folia Rhododendri · Rhododendri ferruginei folium
Alpenbalsamkraut Folia Rhododendri · Rhododendri ferruginei folium
Alpenbärenwurzel Radix Meu · Radix Mei · Mei athamantici radix
Alpenbärwurz Radix Meu · Radix Mei · Mei athamantici radix
Alpenerle Folia Betulae · Betulae folium
Alpenfrauenmantelkraut Alchemillae alpinae herba
Alpenglöckchen Cortusa matthioli
Alpenglöckel Cortusa matthioli
Alpenkiefer Turiones Pini
Alpenknoblauch Bulbus victorialis longus
Alpenkräutertee Herba Galeopsidis · Galeopsidis herba · Species pectorales
Alpenlauchwurzel Bulbus victorialis
Alpenmehl Lycopodium
Alpenmelisse Herba Calaminthae · Calaminthae herba
Alpenranken Stipites Dulcamarae · Dulcamarae stipes
Alpenrauschtee Folia Uvae Ursi · Uvae ursi folium
Alpenrose Rhododendron
Alpenrosenschmier, Grüne Unguentum Populi · Populi unguentum
Alpenrosenschmier, Weiße Unguentum rosatum
Alpenrußsalbe Unguentum Populi · Populi unguentum
Alpensprossensalbe Unguentum Populi · Populi unguentum
Alpentee Herba Galeopsidis · Galeopsidis herba
Alpenthymian Herba Calaminthae · Calaminthae herba
Alpenveilchen Cyclamen purpurescens
Alpenveilchen (Hom.) Cyclamen · Cyclamen europaeum
Alpenveilchenknolle Cyclaminis rhizoma
Alpenwägerich Herba Plantaginis · Plantaginis alpinae herba

Alpenwegerich Herba Plantaginis · Plantaginis alpinae herba · Plantago alpina
Alperschollstein Lapis Belemnites
Alpkraut Herba Eupatorii · Eupatorii cannabini herba
Alpkrautstengel Stipites Dulcamarae · Dulcamarae stipes
Alpranken Stipites Dulcamarae · Dulcamarae stipes
Alprauchkraut Herba Fumariae · Fumariae herba
Alpraute Herba Abrotani
Alprollenkraut Herba Trollii
Alprosenblätter Folia Rhododendri · Rhododendri ferruginei folium
Alpschoß Lapis Belemnites · Stipites Dulcamarae · Dulcamarae stipes
Alquappenöl Oleum Jecoris · Iecoris aselli oleum
Alraun Mandragora autumnalis
Alraunmännchen Radix Mandragorae · Mandragorae radix
Alraunrübe, Falsche Radix Bryoniae · Bryoniae radix · Radix Mandragorae · Mandragorae radix
Alraunwurzel Radix Bryoniae · Bryoniae radix · Radix Gentianae · Gentianae radix · Radix Mandragorae · Mandragorae radix · Rhizoma Galangae · Galangae rhizoma
Alraupenöl Oleum Jecoris · Iecoris aselli oleum
Alrautenöl Oleum Jecoris · Iecoris aselli oleum · Oleum Rutae · Rutae aetheroleum
Alrone Tubera Ari · Ari maculati rhizoma
Alröschenwurzel Radix Hellebori nigri · Hellebori nigri rhizoma
Alrun fraw Mandragora autumnalis
Alrun man Mandragora autumnalis
Alrune Mandragora autumnalis · Radix Mandragorae · Mandragorae radix
Alrunke Radix Bryoniae · Bryoniae radix · Radix Gentianae · Gentianae radix · Radix Mandragorae · Mandragorae radix · Rhizoma Galangae · Galangae rhizoma
Alrunkenwurzel Radix Mandragorae · Mandragorae radix
Alsam Herba Absinthii · Absinthii herba

Alsani Herba Absinthii · Absinthii herba
Alsch Herba Absinthii · Absinthii herba
Älsch Herba Absinthii · Absinthii herba
Alsei Herba Absinthii · Absinthii herba
Alseikraut Absinthii herba
Alselmknoppen Herba Absinthii · Absinthii herba
Alsem Herba Absinthii · Absinthii herba
Alsen Herba Absinthii · Absinthii herba
Alsois Herba Veronicae · Veronicae herba
Alst Herba Absinthii · Absinthii herba
Alstonienrinde Cortex Ditae · Alstoniae scholaris cortex
Altamon Stibium sulfuratum nigrum
Alte Eh Radix, Folia oder Sirupus Althaeae · Unguentum flavum
Alte Ehe Sirupus Kermesinus · Unguentum flavum
Alte Kirms Sirupus Coccionellae · Sirupus Kermesinus (Sirupus Coccionellae) · Sirupus Rhoeados
Alte Salbe Radix Althaeae · Althaeae radix · Unguentum flavum
Alte Weiber Anemone nemorosa
Altee, Flüssige Oleum viride
Altefrauhaltwort Radix Aristolochiae pulvis · Aristolochiae radix pulvis
Altekanalwurzel Radix Alcannae · Alkannae radix
Altekermes Sirupus Coccionellae · Sirupus Kermesinus (Sirupus Coccionellae) · Sirupus Rhoeados
Altekolonder Spiritus coloniensis
Altekosaken Mixtura vulneraria acida
Altelorie, Feste Unguentum flavum, Oleum Lauri a͞a
Altelorie, Flüssig Oleum viride
Altemoni Stibium sulfuratum nigrum
Altepussade, Braune Mixtura vulneraria acida
Altepussade, Weiße Aqua vulneraria spirituosa
Alter Fustik Lignum citrinum
Alter Tee Radix Althaeae · Althaeae radix
Alter Thee Radix Althaeae · Althaeae radix
Alterana Alkanna tinctoria
Alterando Alkanna tinctoria

Alterschwede Species ad longam vitam (Species hierae picrae) · Tinctura Aloes composita · Aloes tinctura composita
Alterweiberstrauß Herba Hepaticae · Hepaticae herba · Hepaticae nobilis herba
Alteschadensalbe Emplastrum Lithargyri molle · Unguentum Cerussae · Unguentum exsiccans · Unguentum flavum · Unguentum Plumbi · Plumbi unguentum
Alteschewell Liquor Natrii hypochlorosi
Alteschmiere Unguentum flavum
Altesweib Herba Ballotae · Ballotae herba · Ballotae nigrae herba
Alteumprobulgum Unguentum nervinum
Alteundneuemuttertropfen Aqua aromatica rubra · Tinctura carminativa · Tinctura Cinnamomi · Cinnamomi corticis tinctura · Tinctura Rhei aquosa · Rhei tinctura aquosa
Altfrankenblüten Flores Caprifolii
Altgesichtmitrand Herba Antirrhini · Linariae vulgris herba
Altheeblätter Folia Althaeae · Althaeae folium
Altheebutter Unguentum flavum
Altheefett Unguentum flavum
Altheeklappensaft Sirupus Rhoeados
Altheekuchen Pasta gummosa
Altheeloröl, Festes Oleum Lauri cum Unguento flavo
Altheeloröl, Flüssiges Oleuim viride
Altheemoos Carrageen
Altheeöl Oleum mixtum
Altheepasta Pasta gummosa
Altheepopuleum Unguentum flavum, Unguentum Populi a͞a
Altheesalbe Unguentum flavum
Altheesalbe, Ungefärbte Unguentum Rosmarini compositum · Rosmarini unguentum compositum
Altheewurzel Radix Althaeae · Althaeae radix
Altheilsalbe Unguentum flavum
Altorselsalbe Oleum Terebinthinae sulfuratum
Alt-Pirmeß Tinctura carminativa
Altschadenpflaster Emplastrum Cerussae ·

Emplastrum fuscum · Emplastrum Lithargyri molle · Emplastrum Resinae Pini
Altschadenpflaster, Braunes Emplastrum fuscum camphoratum
Altschadensalbe Emplastrum Lithargyri molle · Unguentum Cerussae · Unguentum exsiccans · Unguentum flavum · Unguentum Plumbi · Plumbi unguentum
Altschadenspiritus Aqua vulneraria spirituosa
Altschadenspiritus, Schwarzer Aqua phagedaenica nigra
Altschadenwasser, Braunes Mixtura vulneraria acida
Altschadenwasser, Gelbes Aqua phagedaenica lutea
Altschadenwasser, Schwarzes Aqua phagedaenica nigra
Altschadenwasser, Weißes Aqua Plumbi
Altstein Zincum sulfuricum
Altsünderpflaster Pulvis Equorum
Altweiberpulver Acidum arsenicosum
Altweiberschmecken Folia Salviae · Salviae folium
Altweiberschmekete Herba Origani · Origani herba
Altwurzel Radix Helenii · Helenii rhizoma
Altwurzelblüten Flores Helenii
Aluin Alumen
Aluminat Aluminium sulfuricum
Aluminiumacetat-tartrat-Lösung Aluminii acetatis tartratis solutio
Aluminiumacetotartratsalbe Aluminii acetotartarici unguentum
Aluminiumoxid (Hom.) Alumina · Aluminium oxydatum
Alwe Aloe
Alweitee Folia Salviae · Salviae folium
Alwendrinischer Petersiliensamen Semen Phellandrii
Alwinekathrine Aloe
Alwisekathrine Aloe
Alzkirschenrinde Cortex Pruni padi
Amachtsblumen Flores Paeoniae · Paeoniae flos
Amachtsbohnen Semen Paeoniae · Paeoniae semen
Amandelen Amygdalae
Amandelöl Oleum Amygdalarum · Amygdalae oleum
Amangenstein Lapis calaminaris
Amaranth Anilin violett
Amarillstein Lapis Smiridis
Amazonenstein Lapis ischiaticus
Ambas Rubus idaeus
Ambeißenwürze Radix Tormentillae · Tormentillae rhizoma
Amber = Himbeere
Amber, Flüssiger Ambra liquida
Amber, Gelber Succinum raspatum
Amber, Grauer Ambra grisea
Amber, Weißer Cetaceum
Ambergänsefuß Herba Chenopodii · Chenopodii (ambrosioidis) herba
Ambergries Ambra
Amberholz Lignum Santali album
Amberkraut Herba Mari veri · Teucrii herba
Amberöl Oleum Succini
Amberwurz Radix Carlinae · Carlinae radix · Rhizoma Zingiberis · Zingiberis rhizoma
Ambockkraut Herba Mari veri · Teucrii herba
Ambra, Gelbe Succinum raspatum
Ambra, Graue Ambra grisea
Ambra, Weiße Cetaceum
Ambrafett Ambra grisea
Ambragries Ambra grisea
Ambraöl Oleum Succini
Ambrettekörner Semen Abelmoschi · Abelmoschi semen
Ambrosiakraut Herba Chenopodii · Chenopodii (ambrosioidis) herba
Ameisekrüttel Herba Serpylli · Serpylli herba
Ameisen Formicae
Ameiseneier Ova Formicarum
Ameiseneieröl Oleum Papaveris
Ameisengeist Spiritus Formicarum
Ameisenkraut Herba Serpylli · Serpylli herba
Ameisenöl Oleum Amygdalarum · Amygdalae oleum virginum · Oleum Lini · Lini oleum virginale · Oleum Lumbricorum · Spiritus Formicarum

Ameisenpulver Pulvis contra Insecta · Semen Nigellae pulvis · Nigellae semen pulvis
Ameisenpuppen Ova Formicarum
Ameisensalbe Unguentum contra Pediculos
Ameisenspiritus Spiritus Formicarum · Acidi formicici solutio spirituosa
Ameldonk Amylum Solani · Solani amylum
Amelemehl Amylum pulvis
Amelung Amylum pulvis
America Tinctura Arnicae · Arnicae tinctura
Amerikan. Balsam Balsamun peruvianum · Oleum Terebinthinae sulfuratum
Amerikan. Eiermoos Carrageen
Amerikan. Grießwurzel Radix Pareirae bravae · Chondrodendri radix
Amerikan. Hanfwurzel Radix Apocyni cannabini · Apocyni cannabini radix
Amerikan. Kreuzdornrinde Cortex Rhamni purshiani · Rhamni purshiani cortex
Amerikan. Öl Oleum Ricini · Ricini oleum virginale
Amerikan. Pflanzenpapier Emplastrum anglicum
Amerikan. Schneeballbaumrinde Viburni prunifolii cortex
Amerikan. Verfangpulver Pulvis Liquiritiae compositus · Liquiritiae pulvis compositus
Amiant Alumen plumosum
Amidam Amylum
Amidon Amylum
Amidongummi Dextrin
Amidonzucker Glucose
Amillon Amylum
Ammelmehl Amylum
Ammeltenspiritus Spiritus Formicarum
Ammenpulver Pulvis galactopaeus · Pulvis Magnesiae cum Rheo
Ammeosfrüchte Fructus Ammeos · Ammeos visnagae fructus
Ammerad Ammoniacum
Ammerey Fructus Amomi · Amomi fructus · Pimentae fructus
Ammeyfrüchte Fructus Ammeos · Ammeos visnagae fructus
Ammisamen Fructus Ammeos · Ammeos visnagae fructus
Ammonia Liquor Ammonii caustici
Ammoniak Liquor Ammonii caustici
Ammoniak, zum Backen Ammonium carbonicum
Ammoniakalaun Alumen ammoniacale
Ammoniakalessig Liquor Ammonii acetici
Ammoniakborax Ammonium boricum
Ammoniaklakritzen Pastilli Ammonii chlorati
Ammoniaklaugensalz Ammonium carbonicum
Ammoniakliniment Linimentum ammoniatum
Ammoniak-Lösung 10% Ammonii hydroxidi solutio 10 per centum
Ammoniaklösung, Anisölhaltige Ammonii hydroxidi solutio anisata
Ammoniakmeersel Linimentum ammoniatum
Ammoniaksalbe Linimentum anmoniatum
Ammoniaksalpeter Ammonium nitricum
Ammoniaksalz Ammonium carbonicum · Ammonium chloratum
Ammoniakseife Linimentum ammoniatum
Ammoniakspiritus Liquor Ammonii caustici spirtuosus
Ammoniakvitriol Ammonium sulfuricum
Ammoniazeep Linimentum ammoniatum
Ammonium, Blausaures Ammonium cyanatum
Ammonium, Blutsaures Ammonium rhodanatum
Ammonium, Mildes Ammonium carbonicum
Ammonium, Zuckersaures Ammonium oxalicum
Ammonium, zum Backen Ammonium carbonicum
Ammoniumbromid (Hom.) Ammonium bromatum
Ammonsöl Oleum Amygdalarum · Amygdalae oleum virginum
Amomen Fructus Amomi · Amomi fructus · Pimentae fructus
Amonsamen Fructus Amomi · Amomi fructus · Pimentae fructus
Ampe Rubus idaeus

Ampfer Herba Rumicis
Ampferklee Herba Acetosellae
Ampferkraut Herba Rumicis
Ampferwurz Radix Lapathi acuti
Amradersalbe Unguentum Hydrargyri cinereum dilutum
Amselbaum Frangula alnus
Amselbaumrinde Cortex Frangulae · Frangulae cortex
Amselbeeren Fructus Rhamni cathartiсае · Rhamni cathartici fructus
Amselholz Rhamnus Frangula · Frangula alnus
Amselkirschen Fructus Rhamni cathartiсае · Rhamni cathartici fructus
Amselkirschrinde Cortex Frangulae · Frangulae cortex
Amselkraut Tinctura Chinioidini
Amselspiritus Spiritus formicarum
Amsterdamsche Pleister Emplastrum adhaesivum nigrum
Amsterdamwurzel Radix Gentianae · Gentianae radix
Amtmannpaschketropfen Tinctura Chinioidini · Tinctura Chinioidini
Amtmannsöl Oleum Therebinthinae, Oleum Lini, Spiritus camphoratus $\overline{aa}$
Amulettenpflaster Emplastrum Galbani crocatum
Amyant Alumen plumosum
Anacardium Fructus Anacardii orientalis · Anacardii orientalis fructus
Anackersaft Tinctura Arnicae · Arnicae tinctura
Anais Fructus Anisi · Anisi fructus
Anaktonienwasser Aqua vulneraria spirituosa
Ananas Ananas comosus
Ananasöl Amylium butyricum
Ananassaft Ananas succus
Ananastinktur Tinctura odontalgica
Anatron Fel Vitri
Anatto Orleana
Anbertropfen Oleum Juniperi e ligno · Juniperi ligni aetheroleum
Anbeth Succinum
Anbißblüten Flores Scabiosae

Anbißwurzel Radix Succisae · Succisae radix
Anblickskörner Semen Milii
Andaassubaum Joannesia princeps
Anderflacke Herba Lapathi acuti
Anderflackete Herba Lapathi acuti
Andernwurzel Rhizoma Filicis · Filicis rhizoma
Andlauerpulver Pulvis laxans
Andorn, Gemeiner Marrubium vulgare
Andorn, Großer Stachys germanica
Andorn, Schwarzer Ballota nigra
Andorn, Stinkender Ballota nigra
Andorn, Weißer Marrubium vulgare
Andornkraut, Deutsches Stachydis germanicae herba
Andornkraut, Gemeines Marrubii herba
Andornkraut, Gerades Stachydis rectae herba
Andornkraut, Großes Stachydis germanicae herba
Andornkraut, Riechendes Stachydis germanicae herba
Andornkraut, Rotes Stachydis germanicae herba
Andornkraut, Schwarzes Herba Ballotae · Ballotae herba · Ballotae nigrae herba
Andornkraut, Stinkendes Herba Ballotae · Ballotae herba · Ballotae nigrae herba
Andornkraut, Weißes Marrubii herba
Andornwurzel Radix Ononidis · Ononidis radix
Andromachi Electuarium Theriaca
Anegulkenwurzel Radix Angelicae · Angelicae radix
Aneis Fructus Anisi · Anisi fructus
Anejilchen Radix Angelicae · Angelicae radix
Anemonenkraut, Blaues Herba Pulsatillae · Pulsatillae herba
Änes Fructus Anisi · Anisi fructus
Änetsamen Fructus Anethi · Anethi fructus
Änez Fructus Foeniculi · Foeniculi fructus
Angebranntes Mennigpflaster Emplastrum fuscum camphoratum
Angelbeeren Fructus Myrtilli · Myrtilli fructus
Angelika Angelica archangelica
Angelikatinktur Angelicae tinctura

Angelikawurzel Radix Angelicae • Angelicae radix
Angelikawurzel, Geschnittene Angelicae radix concisa
Angelwassalbe Unguentum cereum
Angenis Fructus Anisi • Anisi fructus
Angerblumen Flores Bellidis • Bellidis flos • Bellis perennis
Angerblumenkraut Bellidis herba
Angerinken Erythraea centaurea • Centaureum erythraea • Herba Centaurii • Centaurii herba
Angerkraut Herba Polygoni • Polygoni avicularis herba
Angerröserl Flores Bellidis • Bellidis flos
Angesichtskörner Semen Milii
Angewandten Papolium Unguentum Populi • Populi unguentum
Angewandten Papolium, Plumbicum Unguentum Plumbi • Plumbi unguentum
Angilkenwurzel Radix Angelicae • Angelicae radix
Anginasalbe Unguentum Rosmarini compositum • Rosmarini unguentum compositum
Angioneurosin Nitroglycerinum
Angölkenwörtel Radix Angelicae • Angelicae radix
Angosturarinde Angosturae cortex
Angrünsalbe Unguentum Populi • Populi unguentum • Unguentum Rosmarini compositum • Rosmarini unguentum compositum
Angstaberli Herba Solani • Solani nigri herba
Angstablut Herba Solani • Solani nigri herba
Angstlerkraut Herba Euphrasiae • Euphrasiae herba
Anguine Lanolinum
Angulkenwurzel Radix Angelicae • Angelicae radix
Angurate´ Mentzeliae herba
Angurienkörner Semen Citrulli
Angusturinrinde Cortex Angosturae • Angosturae cortex
Anhaltertropfen Tinctura aromatica acida • Tinctura Cinnamomi • Cinnamomi corticis tinctura
Anhaltischpulver Bolus rubra et Lignum Santali rubrum pulvis $\overline{aa}$
Anhaltsgeist Spiritus Angelicae compositus • Angelicae spiritus compositus • Spiritus Anhaltinus (Pharmacopoea Württembergiea 1847), Mixtura oleoso-balsamica • Spiritus coloniensis
Anhaltspulver, Rotes Cortex Cinnamomi pulvis • Cinnamomi cortex pulvis • Pulvis temperans ruber
Anhaltspulver, Weißes Pulvis temperans
Anhaltstropfen Tinctura aromatica acida • Tinctura Cinnamomi • Cinnamomi corticis tinctura
Anhaltswasser Aqua Anhaltina • Aqua aromatica • Aqua vulneraria spirituosa • Spiritus theriacalis
Anhangswasser Aqua Anhaltina • Aqua aromatica • Aqua vulneraria spirituosa • Spiritus theriacalis
Anijs = Anis
Anijspoeder Fructus Anisi pulvis • Anisi fructus pulvis • Pulvis Liquiritiae compositus • Liquiritiae pulvis compositus
Anilblau Indigo
Anilinsalbe Unguentum Paraffini • Paraffini unguentum
Animalin Calcium phosphoricum crudum
Animarhei Tinctura Rhei aquosa • Rhei tinctura aquosa
Anis Fructus Anisi • Anisi fructus • Pimpinella anisum
Änis Fructus Anisi • Anisi fructus
Anis, Langer Fructus Foeniculi • Foeniculi fructus
Anis, Schwarzer Semen Nigellae • Nigellae semen
Anisade Liquor Ammonii anisatus • Ammonii hydroxidi solutio anisata
Anisammoniak Liquor Ammonii anisatus • Ammonii hydroxidi solutio anisata
Anisate Liquor Ammonii anisatus • Ammonii hydroxidi solutio anisata
Anisbutter Unguentum Anisi (Oleum Anisi 2 Tropfen, Vaselinum album 10 g) • Ungu-

entum Rosmarini compositum · Rosmarini unguentum compositum
Anisdrop Cachou · Succus Liquiritiae anisatus
Anisfenchel Semen Foeniculi · Foeniculi fructus
Anisgeist Liquor Ammonii anisatus · Ammonii hydroxidi solutio anisata · Spiritus Anisi
Anisholzrinde Cortex Euonymi
Aniskerbel Herba Cerefolii
Aniskern Fructus Anisi · Anisi fructus
Anislakritz Succus Liquiritiae anisatus
Anislaxir Pulvis Jalapae dilutus
Anisliquor Liquor anisatus
Anisöl Anisi aetheroleum
Anispilz Fungus (Boletus) suaveolens
Anissaft Sirupus Anisi stellati
Anissalmiak Cachou · Liquor Ammonii anisatus · Ammonii hydroxidi solutio anisata
Anisschwamm Fungus (Boletus) suaveolens
Anisspiritus Liquor Animonii anisatus · Spiritus Anisi
Anistropfen Liquor Animonii anisatus · Spiritus Anisi
Aniswurzel Pulvis contra Pediculos · Radix Consolidae · Symphyti radix · Rhizoma Hellebori nigri · Hellebori nigri rhizoma · Rhizoma Veratri · Veratri rhizoma
Aniswurzelpulver Radix Helenii pulvis · Helenii rhizoma pulvis
Aniswurzelsalbe Unguentum contra Pediculos
Anita Radix Inulae (Helenii) · Helenii rhizoma
Anjobenpulver Radix Angelicae pulvis · Angelicae radix pulvis
Ankenballe Herba Calthae palustris
Ankenbälli Herba Cypripedii · Cypripedii herba · Herba Trollii europaei
Ankenblume Herba Calthae palustris · Herba Taraxaci · Taraxaci herba · Taraxaci folium
Ankenschlüssel Primula officinalis · Primula veris
Ankern Gallae · Glandes Quercus
Ankerwurzel Rhizoma Pseudacori · Iridis pseudacori rhizoma
Anlaufwurzel Brunstpulver
Annamirl Herba Pulmonariae · Pulmonariae herba
Annatto Orleana
Annepotanne Unguentum Hydrargyri cinereum dilutum
Annienholz Lignum Santali
Anodyne Spiritus aethereus
Anotta Orleana
Anotte Orleana
Ansatz, Bitterer Species amarae
Anschlika Radix Angelicae · Angelicae radix
Anschlußpflaster Emplastrum fuscum
Anschlußpulver Pulvis ad Erysipelas
Anschußwasser Aqua vulneraria spirituosa
Anserine Herba Anserinae · Anserinae herba · Herba Millefolii · Millefolii herba
Ansprungssalbe Unguentum leniens · Unguentum Linariae · Unguentum Zinci · Zinci unguentum
Antenklee Folia Trifolii fibrini · Menyanthidis trifoliatae folium
Antensnepel Arum maculatum
Antewer Radix Hellebori albi · Rhizoma Veratri · Veratri rhizoma
Anthos Rosmarinus officinalis
Anthosblüten Flores Rosmarini · Rosmarini flos
Anthosöl Oleum Rosmarini · Rosmarini aetheroleum
Antichlor Natrium subsulfurosum
Antifebrin Acetanilidum
Antihysterisches Wasser Aqua foetida
Antilopensalbe Unguentum Zinci · Zinci unguentum
Antimon(III)-sulfid Aethiops antimonialis
Antimonasche Stibium oxydatum
Antimonblumen Stibium oxydatum
Antimonbutter Liquor Stibii chloratii
Antimonglas Stibium sulfuratum nigrum
Antimonialpulver Calcium phosphoricum stibiatum · Pulvis antimonialis
Antimonialtropfen Vinum stibiatum
Antimonium Stibium sulfuratum nigrum
Antimonium diaphoreticum Calcium carbonicum

Antimonkalk Stibium oxydatum
Antimonöl Liquor Stibii chlorati
Antimonpulver Stibium sulfuratum nigrum
Antimonweinsalz Tartarus stibiatus
Antimonweinstein Tartarus stibiatus
Antimonzinnober Hydrargyrum sulfuratum rubrum
Antispasmodische Tropfen Tinctura Valerianae aetherea · Valerianae tinctura aetherea
Antispasmorius Pulvis antispasmodicus
Antlaßrosen Flores Paeoniae · Paeoniae flos
Anton, Schwarzer Herba Ballotae · Ballotae herba · Ballotae nigrae herba
Anton, Weißer Herba Marrubii · Marrubii herba
Antonblumen Flores Paeoniae · Paeoniae flos
Antonibalsam Aqua aromatica
Antonibalsam, Brauner Tinctura anticholerica
Antoniblüten Flores Jasmini · Flores Paeoniae · Paeoniae flos
Antonienkraut Herba Epilobii angustifolii · Epilobii angustifolii herba · Herba Prunellae · Prunellae herba
Antonisalbe Unguentum Veratri album
Antonitee Herba Marrubii · Marrubii herba
Antoniuskörner Semen Paeoniae · Paeoniae semen
Antoniuspulver Flores Cinae pulvis · Cinae flos pulvis
Antoniustee Herba Betonicae
Antonskörner Semen Paeoniae · Paeoniae semen
Antonskraut Herba Epilobii angustifolii · Epilobii angustifolii herba · Herba Prunellae · Prunellae herba
Anwachsbulter Unguentum Linariae · Unguentum potabile rubrum · Unguentum Rosmarini compositum · Rosmarini unguentum compositum
Anwachskuchen Terra sigillata rubra
Anwachsöl Oleum Chamomillae infusum · Matricariae oleum · Oleum Hyoscyami · Hyoscyami oleum · Oleum Juniperi · Juniperi aetheroleum · Oleum Terebinthinae · Terebinthinae aetheroleum · Oleum viride
Anwachspflaster Emplastrum oxycroceum
Anwachspulver Pulvis temperans
Anwachssalbe Unguentum flavum · Unguentum Rosmarini compositum · Rosmarini unguentum compositum
Anwachstropfen Tinctura carminativa · Tinctura Chinae composita · Cinchonae tinctura composita
Anznodron Kalium permanganicum
Apalloniakörner Semen Paeoniae · Paeoniae semen
Aperment Arsenicum sulfuratum citrinum
Aperna Solanum tuberosum
Apfel Mali fructus
Apfelbaum Malus domestica
Apfelblätter Herba Bugulae
Apfelblümle Flores Chamomillae · Matricariae flos
Apfelblüte, Rote Flores Granati · Granati flos
Apfelblüte, Weiße Flores Acaciae · Pruni spinosae flos
Äpfelbutter Unguentum flavum
Äpfelchrut Flores Chamomillae · Matricariae flos
Apfelessig Acetum cum Spiritu Rubi Idaei 15:1
Apfelkraut Herba Hepaticae · Hepaticae herba · Hepaticae nobilis herba · Herba Marrubii · Marrubii herba
Apfelöl Amylium valerianicum · Oleum Papaveris
Äpfelquitten Fructus Cydoniae · Cydoniae fructus
Apfelsalbe, Gelbe Unguentum flavum
Apfelsalbe, mit rotem Zippelmores Unguentum Hydrargyri oxydati rubrum dilutum 1:50
Apfelsalbe, Rote Unguentum Hydrargyri rubrum
Apfelsalbe, Weiße Unguentum leniens · Unguentum Zinci · Zinci unguentum
Äpfelsäure Acidum malicum
Apfelschalen Cortex Piri mali fructus · Mali silvestris pericarpium
Apfelsinenöl Oleum Bergamottae · Bergamottae aetheroleum

Apfelsinenpflaster Emplastrum Lithargyri compositum
Apfelsinenpulver Pulvis refrigerans
Apfelsinensaft Sirupus Aurantii · Aurantii sirupus · Aurantii amari flavedinis sirupus · Aurantii flavedinis sirupus
Apfelsinenschalen Pericarpium Aurantii dulcis · Aurantii dulcis pericarpium
Aphrodillenwurz Bulbus Asphodeli · Asphodeli albi radix
Aphrodisiacum Tinctura Cannabis (homöopathisch)
Apiago Melissa officinalis
Apiata Lamium album
Apiswurzel gegen Bienen (Läuse) Pulvis contra Pediculos
Apokolik, Gelber Emplastrum Lithargyri compositum
Apokolik, Weißer Emplastrum Lithargyri · Plumbi emplastrum
Apollonienkörner Semen Paeoniae · Paeoniae semen
Apollonienkraut Folia Hyoscyami · Hyoscyami folium · Herba Aconiti · Aconiti herba
Apollonienwurzel Tubera Aconiti · Aconiti tuber
Apollopulver Tragacantha pulvis
Apollowurzel Radix Paeoniae · Paeoniae radix
Apoplektikus Spiritus aromaticus
Apopuleum Unguentum Populi · Populi unguentum
Apostelkraut Herba Adianti aurei
Apostelöl Oxymel Aeruginis
Apostelpflaster Ceratum Aeruginis · Emplastrum fuscum camphoratum
Apostelsalbe Unguentum Aeruginis · Unguentum basilicum · Unguentum Populi · Populi unguentum
Apostemkraut Herba Scabiosae · Knautiae arvensis herba · Herba Taraxaci · Taraxaci herba · Taraxaci folium
Apostemröslein Herba Taraxaci · Taraxaci herba · Taraxaci folium
Apostemwurzel Radix Taraxaci · Taraxaci radix
Apostole Emplastrum Cerussae · Emplastrum Lithargyri compositum
Apostolenpflaster Emplastrum Cerussae
Apostolk, Weißer Emplastrum Lithargyri · Plumbi emplastrum
Apotektod Linimentum saponato-camphoratum
Apoteltod Linimentum saponato-camphoratum
Apotheke Spiritus saponato-camphoratus
Apothekenbock Spiritus saponato-camphoratus
Apothekenwurzel Rhizoma Graminis · Graminis rhizoma
Apothekergras Rhizoma Graminis · Graminis rhizoma
Apothekerklee Anthyllis vulneraria
Apothekerrosen Flores Rosae · Rosae flos
Apothekersalbe, Rote Unguentum Hydrargyri oxydati rubrum dilutum
Apothekerschierling Herba Conii · Conii herba
Apothekerschwamm Fungus laricis
Apothekerseife Sapo medicatus
Apothekerstod Spiritus saponato-camphoratus
Appallaris Lapis Calaminaris
Appel Mispelen Viscum album (auf Apfelbäumen)
Appele Malus sylvestris
Appellone Physalis alkekengi
Appelquint Fructus Colocynthidis · Colocynthidis fructus
Appelstaal Tinctura Ferri pomati
Apperanten (Iltiswitterung) Castoreum
Appetitstropfen Elixir Aurantii compositum · Tinctura Chinae composita · Cinchonae tinctura composita
Appich Apium graveolens · Herba Hederae terrestris · Glechomae hederaceae herba · Levisticum officinale
Appichsamen Fructus Apii · Apii fructus
Aprikosenkernöl, Raffiniertes Pruni armeniacae oleum raffinatum
Aprikosentee Flores Acaciae · Pruni spinosae flos
Aprilblumen Anemone nemorosa
Aprilglöckchen Flores Convallariae · Con-

vallariae flos
Aprilhahnenfuß Herba Anemone nemorosae • Anemonis nemorosae herba
Aprilwurzel Radix Sarsaparillae • Sarsaparillae radix
Aproparine Galium aparine
Aquariumrinde Cortex Quillayae • Quillaiae cortex
Arabische Borke Cortex Chinae • Cinchonae cortex
Arabische Hülsen Pulpa Tamarindorum cruda
Arabische Rinde Cortex Chinae • Cinchonae cortex
Arabische Rüben Radix Bryoniae • Bryoniae radix
Arabisches Gummi Gummi arabicum
Arabisches Wasser Aqua aromatica
Arabu-Pillen Pilulae aloeticae ferratae
Aragunische Erde Catechu nati
Aramwurzel Arum maculatum
Arand, Schwarzer Styrax
Arand, Weißer Olibanum
Aranserschalen Pericarpium Aurantii
Aranswurzel Tubera Ari • Ari maculati rhizoma
Arapesara Mixtura vulneraria acida
Ararobapulver Chrysarobin
Ararut Amylum Marantae
Ararutapulver Amylum Marantae
Arauelwurzel Radix Mandragorae • Mandragorae radix
Araunbussade Aqua vulneraria spirituosa
Arbeitspulver Pulvis Magnesiae cum Rheo
Arbelkraut Herba Fragariae • Fragariae herba
Arbennüsse Semen Cembrae
Arbern Herba Fragariae • Fragariae herba
Arbusensamen Semen Cucurbitae • Cucurbitae semen
Arcanumduplicatum Kalium sulfuricum
Arcetpastillen Trochisci Natrii bicarbonici
Arceusbalsam Unguentum Elemi
Arche Noah Tubera Aconiti • Aconiti tuber
Archel Orseille
Archenbeeren Fructus Ebuli • Ebuli fructus
Archi Pasate Aqua vulneraria spirituosa

Archidiakonuspflaster Emplastrum Lithargyri compositum
Archiolt Orleana
Archiotta Orleana
Areaebalsam Unguentum Elemi
Areaesalbe Unguentum Elemi
Areanbalsam Oleum Therebinthinae sulfuratum
Arerpussarer Aqua vulneraria sipirituosa • Mixtura vulneraria acida
Argamundakraut Herba Agrimoniae • Agrimoniae herba
Argelblüten Folia Argheli
Argelfrüchte Fructus Angelicae • Angelicae fructus
Argelkleinwurzel Radix Angelicae • Angelicae radix
Argelpussade, Weiße Aqua vulneraria spirituosa
Argenmöndli Herba Agrimoniae • Agrimoniae herba
Arimenblumen Herba Centaurii • Centaurii herba
Arinkenblumen Herba Centaurii • Centaurii herba
Aristolochia Aristolochia clematis
Arkebusade, Braune Mixtura vulneraria acida
Arkebusade, Weiße Aqua vulneraria spirituosa
Arkebusadepflaster Emplastrum Lithargyri simplex
Arkerleiblüten Flores Cerastii • Cerastii flos
Armagnac Cognac
Armdarmjammerpulver Pulvis epilepticus niger
Arme lui's pleister Charta resinosa
Arme Mann's Kruid Herba Gratiolae • Gratiolae herba
Armeekognak Oleum Ricini • Ricini oleum virginale
Armendill Rhizoma Tormentillae • Tormentillae rhizoma
Armenici Liquor Ammonii caustici
Armenischgummi Ammoniacum
Armenreinholzwurzel Radix Ononidis • Ononidis radix

Armer Heinrich Herba Chenopodii · Chenopodii (ambrosioidis) herba
Armer Mann Herba Gratiolae · Gratiolae herba
Armholzöl Oleum Juniperi ligni · Juniperi ligni aetheroleum
Armholzwasser Spiritus Angelicae compositus · Angelicae spiritus compositus
Armspiritus Tinctura Arnicae diluta · Arnicae tinctura
Armsünderbock Emplastrum Lithargyri · Plumbi emplastrum
Armsünderfett Adeps suillus · Unguentum flavum
Armsünderfleisch Mumia
Armsünderkraut Herba Antirrhini
Armsünderpulver Pulvis contra Pediculos
Armsünderpulver fürs Vieh Pulvis pro Equis niger
Armsünderschädel Conchae
Armsünderschmalz Adeps suillus · Unguentum flavum
Armsündertropfen Essentia dulcis · Tinctura Chinioidini
Armutsplage Sanguis Hirci pulvis
Arnenwurzel Tubera Ari · Ari maculati rhizoma
Arnica-montana-Blütenstände H10% Arnica montana e floribus H 10%
Arnica-montana-Ganzpflanze, Frische Arnica montana e planta tota
Arnica-montana-Kraut, Frisches Arnica montana ex herba ad usum externum
Arnika Arnica montana
Arnikablüten Flores Arnicae · Arnicae flos
Arnikablütenöl Arnicae aetheroleum
Arnikaöl Arnicae aetheroleum
Arnikasalbe Unguentum Linariae
Arnikaspiritus Tinctura Arnicae · Arnicae tinctura
Arnikatinktur Arnicae tinctura
Arnikatropfen Tinctura Arnicae · Arnicae tinctura
Arnikatropfen, Weiße Spiritus Melissae compositus · Melissae spiritus compositus
Arnikawasser Aqua Arnicae destillata · Tinctura Arnicae cum aqua 1+9 · Arnicae tinctura cum aqua 1+9
Arnikawurzel Arnicae radix
Arning'sche Lösung Arning solutio
Arnis Fructus Anisi vulgaris · Anisi fructus
Arnotta Orleana
Aromatische Kräuter Species aromaticae
Aromatische Salbe Unguentum Rosmarini compositum · Rosmarini unguentum compositum
Aromatischer Spiritus Spiritus odoratus
Aronkraut Herba Ari
Aronenkraut Herba Ari
Aronholzwurzel Radix Aristolochiae
Aroniabeeren Aroniae fructus
Aronkindle Arum maculatum
Aronstab Arum maculatum · Tubera Ari · Ari maculati rhizoma
Aronstabwurzel Tubera Ari · Ari maculati rhizoma
Aronwurzel Tubera Ari · Ari maculati rhizoma
Arösselbeeren Fructus Sorbi · Sorbi aucupariae fructus
Arpelkraut Herba Fragariae · Fragariae herba
Arquebusade Aqua vulneraria spirituosa
Arquebusade, Braune Mixtura vulneraria acida
Arquebusade, Weiße Aqua vulneraria spirituosa
Arrestatsalbe Unguentum flavum
Arrowroot Amylum Marantae
Arschkratzerl Rosae pseudofructus cum fructibus
Arschkritzeln Fructus Cynosbati · Rosae pseudofructus cum fructibus
Arsen(III)-jodid (Hom.) Arsenum jodatum, Arsenicum jodatum
Arsen(III)-oxid Arsenicum album · Acidum arsenicosum
Arsenalwurzel Rhizoma Imperatoriae · Imperatoriae rhizoma
Arsenige Säure Arseni trioxidum
Arsenik, Grauer Arsenicum crudum
Arsenik, Künstlicher gelber Arsenicum trisulfuratum
Arsenik, Natürlicher gelber Arsenicum citri-

num nativum • Auripigmentum
Arsenik, Schwarzer Arsenicum
Arsenik, Weißer (Hom.) Arsenicum album, Acidum arsenicosum
Arsenikal Ammonium arsenicicum
Arsenikalblau Cobaltum aluminatum
Arsenikblau Cobaltum aluminatum
Arsenikblüte Acidum arsenicosum
Arsenikdeutoxyd Acidum arsenicosum
Arsenikgelb Auripigmentum
Arsenikglas Acidum arsenicosum
Arsenikkalk Acidum arsenicosum
Arsenikmehl Acidum arsenicosum puvis
Arsenkobalt Cobaltum nativum
Arstgucken Pulsatilla vulgaris
Arteawurzel Radix Althaeae • Althaeae radix
Artefis Radix Cichorii • Cichorii radix
Artelkleesamen Flores Hyperici
Artelkleewurzel Radix Angelicae • Angelicae radix
Artemisia-absinthium-Sproßteile und Blätter, Äthanolischer Infus Artemisia absinthium ex herba sicca, ethanol. Infusum
Arten Herba Marrubii • Marrubii herba
Artenfüsse Radix Scorzonerae • Scorzonerae radix
Artischockenblätter Cynarae folium
Artischokensamen Fructus Cardui Mariae • Cardui mariae fructus
Artischokenwurzel Radix Carlinae • Carlinae radix
Arunkeli Herba Ranunculi acris
Aruten Herba Abrotani
Arutenkraut Herba Abrotani
Arvennüsse Semen Cembrae
Arzeesalbe Unguentum Elemi
Arzneikohle Carbo medicinalis
Arzneilösung Solutiones medicinales
Arzneilungenkraut Pulmonaria officinalis • Pulmonariae herba
Arzneiöle Olea medicata
Arzneistäbchen Bacilli
Arzneithymian Thymus pulegioides
Arzneiwurzel Radix Alkannae • Alkannae radix • Radix Gentianae • Gentianae radix
Asafoetidaöl Tinctura Asae foetidae cum Oleo Papaveris 1:30
Asam Asa foetida
Asangöl Tinctura Asae foetidae
Asangwasser Aqua foetida
Asant, Stinkender Asa foetida
Asant, Süßer Benzoe
Asant, Wohlriechender Benzoe
Asanttropfen Tinctura Asae foetidae
Asarum Asarum europaeum
Asbest Alumen plumosum
Asch Fraxinus excelsior
Aschblatt Herba Absinthii • Absinthii herba
Aschblei Bismutum • Graphites
Asche, Blaue (Bergbau) Coeruleum montanum
Asche, Grüne (Berggrün) Viride montanum
Aschenbeere Fructus Rhamni catharticae • Rhamni cathartici fructus
Aschenfett Oleum Jecoris • Iecoris aselli oleum
Äschenfett Adeps suillus • Oleum Jecoris • Iecoris aselli oleum
Aschenkali Kalium carbonicum crudum
Aschenkraut Senecio bicolor
Aschenöl Oleum Jecoris • Iecoris aselli oleum
Äschenöl Lecoris aselli oleum
Aschenrinde Cortex Fraxini • Fraxini cortex
Aschensalz Kalium carbonicum crudum
Aschenweibel Herba Bursae pastoris • Bursae pastoris herba
Aschenwurzel Radix Dictamni • Dictamni albi radix
Äschenwurzel Radix Dictamni • Dictamni albi radix
Ascherwurzel Radix Carlinae • Carlinae radix • Radix Dictamni • Dictamni albi radix
Aschfett Oleum Jecoris • Iecoris aselli oleum
Äschfischöl Oleum Jecoris • Iecoris aselli oleum
Aschifischfett Oleum Jecoris • Iecoris aselli oleum
Aschiotte Orleana
Aschlauch Allium ascalonicum
Aschmannssalbe Unguentum Zinci cum Balsamo peruviano 10:1

Aschnitzkraut Herba Alchemillae · Alchemillae herba
Aschwurzel Radix Dictamni · Dictamni albi radix
Aschzinn Bismutum
Ascorbinsäure-Kapseln Acidi ascorbici capsulae
Aseptin Acidum boricum
Asiatischer Balsam, Äußerlicher Balsamum peruvianum
Asiatischer Balsam, Innerlicher Elixir Proprietatis sine acido
Asiatischer Lebensbalsam Mixtura oleosobalsamica
Asiatischer Tabak Folia Nicotianae · Nicotianae folium
Asienawurzel Radix Gentianae · Gentianae radix
Aspalatholz Lignum Aloes
Aspalterrinde Cortex Ulmi · Ulmi cortex
Aspars Asparagus officinalis
Aspartinsäure Acidum asparticum
Asperel Herba Asperulae · Asperulae herba · Galii odorati herba
Asperulakraut Herba Asperulae · Asperulae herba · Galii odorati herba
Asphaltöl Benzinum
Asphodill Bulbus Asphodeli · Asphodeli albi radix
Asphodillwurzel Bulbus Asphodeli · Asphodeli albi radix
Aspic Flores Lavandulae · Lavandulae flos
Aspis Alumen plumosum · Argentum nitricum
Aspoltern Herba Resedae
Assach Ammoniacum
Asseln Millepedes
Asslepflaster Unguentum diachylon compositum
Assodil(wurz) Radix Asphodeli
Assolter Viscum album
Astbarschnipp Geranium robertianum
Asthmakraut Folia Stramonii nitrata
Asthmapapier Charta nitrata
Asthmatropfen Liquor Ammonii anisatus · Ammonii hydroxidi solutio anisata · Spiritus Aetheris nitrosi
Asthmazigaretten Cigaretae antiasthmaticae
Astraksikus Mel boraxatum
Astranzwurzel Rhizoma Imperatoriae · Imperatoriae rhizoma
Astrenzwurzel Rhizoma Imperatoriae · Imperatoriae rhizoma
Astridiwurzel Rhizoma Imperatoriae · Imperatoriae rhizoma
Atch Sambucus Ebulus
Atensiawurzel Rhizoma Imperatoriae · Imperatoriae rhizoma
Ateri-Beri Atropa Belladonna
Athemkraut Herba Pulmonariae · Pulmonariae herba
Äther, Blasenziehender Aether cantharidatus
Äther, Essigsaurer Aether aceticus
Äther, Salpetriger Spiritus nitricoaethereus
Äther, Salzsaurer Spiritus muriaticoaethereus
Äther, Vegetabilischer Aether aceticus
Äthernaphtha Aether aceticus
Ätherweingeist Spiritus aethereus
Atipaschmoschuspulver Pulvis antispasmodicus · Pulvis temperans ruber
Atlasbeeren Fructus Sorbi · Sorbi aucupariae fructus
Atlichbeerensaft Succus Ebuli (Sambuci)
Atol Aloe
Atrocksaft Sirupus Papaveris
Atropin Atropinum
Atropinsulfat Atropinum sulfuricum · Atropini sulfas
Attichbeeren Fructus Ebuli · Ebuli fructus
Attichblätter Ebuli folium
Attichblumen Flores Sambuci · Sambuci flos
Attichkraut Folia Althaeae · Althaeae folium
Attichlatwerge Electuarium Theriaca
Attichmus Succus Sambuci
Attichsaft Succus Sambuci
Attichsalze Succus Sambuci
Attichsamen Fructus Ebuli · Ebuli fructus · Fructus Foeniculi · Foeniculi fructus
Attichsamenöl Oleum Foeniculi · Foeniculi amari fructus aetheroleum
Attichsulz Succus Ebuli · Succus Sambuci
Attichwurzel Radix Carlinae · Carlinae radix · Radix Ebuli · Ebuli radix · Radix Pimpi-

nellae • Pimpinellae radix • Radix Taraxaci • Taraxaci radix
Attig siehe Attich
Ätzbaryt Barium oxydatum
Ätzendes Laugensalz Kali oder Natrum causticum
Ätzflüssigkeit Liquor corrosivus
Ätzkali Kali causticum
Ätzkalk Calcaria usta • Calcii oxidum
Ätznatron Natrum causticum
Ätzsalz Kali causticum
Ätzsilber Argentum nitricum fusum
Ätzsoda Natrum causticum
Ätzstein, Blauer Cuprum sulfuricum
Ätzstein, Göttlicher Zincum sulfuricum
Ätzstein, Weißer Kali causticum
Ätzstifte Styli caustici
Ätzwasser Acidum nitricum crudum • Aqua phagedaenica lutea
Audernwurzel Rhizoma Filicis • Filicis rhizoma
Aueröl Oleum Olivarum • Olivae oleum virginale
Auferhaltungstropfen Tinctura aromatica
Auferstehungstropfen Tinctura aromatica
Auffenblatt Herba Uvulariae
Aufgelöstes Nix Aqua ophthalmica
Aufgüsse Infusa
Aufhaltsschmiere Unguentum Cantharidum
Auflattig Flores Farfarae • Farfarae flos
Auflattigsaft Sirupus Althaeae • Althaeae sirupus
Auflattigsalbe Unguentum flavum
Auflauf Hedera helix
Aufliegssalbe Unguentum Acidi borici
Auflingsalbe Unguentum Acidi borici
Aufmunterungstropfen Tinctura aromatica • Tinctura Valerianae aetherea • Valerianae tinctura aetherea
Aufziehöl Oleum Chamomillae infusum • Matricariae oleum
Aufziehpulver Pulvis pro Vaccis
Auga = Augen
Augelbeeren Fructus Myrtilli • Myrtilli fructus
Augenbalsam, Roter Unguentum Hydrargyri rubrum dilutum
Augenbalsam, St. Yves Unguentum ophthalmicum compositum
Augenbalsam, Weißer Unguentum Zinci • Zinci unguentum
Augenblümchen Flores Bellidis • Bellidis flos • Herba Anagallidis • Anagallidis herba • Herba Euphrasiae • Euphrasiae herba
Augenblume Anemone nemorosa
Augenblüte Herba Anagallidis • Anagallidis herba
Augendienst Herba Euphrasiae • Euphrasiae herba
Augendistel Herba Euphrasiae • Euphrasiae herba
Augenessenz Tinctura Foeniculi composita • Foeniculi tinctura composita
Augengrau Tutia praeparata
Augenkalomel Hydrargyrum chloratum via humida paratum
Augenkirschen Unguentum ophthalmicum
Augenklar Herba Chelidonii • Chelidonii herba
Augenkraft Folia Farfarae • Farfarae folium
Augenkraut Herba Chelidonii • Chelidonii herba • Herba Euphrasiae • Euphrasiae herba
Augenkräuter Species resolventes
Augenkügelchen Pilulae laxantes • Trochisci laxantes • Trochisci Santonini
Augenkurierstein Zincum sulfuricum
Augenlicht, Gelbes Unguentum ophthalmicum flavum
Augenlicht, graues Unguentum ophthalmicum griseum
Augenlicht, Rotes Unguentum Hydrargyri rubrum dilutum
Augenlicht, Weißes Unguentum Zinci • Zinci unguentum
Augenlichtsalbe Unguentum Zinci • Zinci unguentum
Augenlidsalbe Unguentum ophthalmicum • Unguentum Zinci • Zinci unguentum
Augenmehl Zincum oxydatum
Augenmilch Aqua ophthalmica • Folia Taraxaci • Taraxaci folium
Augenmilchkraut Herba Taraxaci • Taraxaci herba • Taraxaci folium

Augenmilchwurz Radix Taraxaci • Taraxaci radix
Augennichts Nihilum album (Zincum oxydatum crudum) • Unguentum Zinci • Zinci unguentum • Zincum sulfuricum
Augennichts, Rotes Unguentum ophthalmicum rubrum
Augennichts, Weißes, zum Auflösen Zincum sulfuricum
Augennichtspflaster Emplastrum Cerussae
Augennichtssalbe Unguentum Zinci • Zinci unguentum
Augenöl Oleum Amygdalarum • Amygdalae oleum virginum • Oleum Jecoris • Iecoris aselli oleum • Paraffinum subliquidum purissimum
Augenpappeln Flores Malvae arboreae • Alceae flos • Alceae roseae flos
Augenpillen Pilulae laxantes
Augenpröckel Herba Prunellae • Prunellae herba
Augensalbe, Alkalische Oculentum alcalinum
Augensalbe, Bamberger Unguentum ophthalmicum St. Yves
Augensalbe, Einfache Oculentum simplex
Augensalbe, Emulgierende Oculentum emulsificans
Augensalbe, Henschkels Unguentum Zinci • Zinci unguentum
Augensalbe, Hufelands Unguentum ophthalmicum rubrum
Augensalbe, Rosensteins Unguentum Zinci • Zinci unguentum
Augensalbe, Rote Unguentum Hydrargyri rubrum dilutum
Augensalbe, St. Yves Unguentum ophthalmicum compositum
Augensalbe, Ungers Unguentum Hydrargyri rubrum dilutum
Augensalbe, Weiße Unguentum Zinci • Zinci unguentum
Augensamen Semen Cydoniae • Cydoniae semen
Augenschuppen Acidum boricum
Augenschwamm Fungus Sambuci
Augenspiritus, Himmlischer Tinctura Foeniculi composita • Foeniculi tinctura composita
Augenstein, Blauer Cuprum aluminatum
Augenstein, Runder Lapides Cancrorum
Augenstein, Weißer Zincum sulfuricum
Augenstern Herba Euphrasiae • Euphrasiae herba
Augentabak Pulvis sternutatorius viridis oder albus
Augentee Folia Farfarae (äußerlich) • Farfarae folium • Herba Violae tricoloris • Violae tricoloris herba • Species Lignorum
Augentropfen Oculoguttae • Tinctura Foeniculi composita • Foeniculi tinctura composita
Augentropfen (Silberacetat-Augentropfen) Argenti acetatis oculoguttae
Augentropfen (Zinksulfat-Augentropfen) Zinci sulfatis oculoguttae
Augentrost Euphrasia officinale
Augentrostkraut Herba Euphrasiae • Euphrasiae herba
Augentrostsalbe Unguentum Zinci • Zinci unguentum
Augentrosttinktur Tinctura Euphrasiae • Euphrasiae tinctura
Augentrostwasser Aqua Tiliae
Augenvaseline Vaselinum album ophthalmicum
Augenwasser Aqua Foeniculi • Foeniculi aqua
Augenwasser, Gelbes Collyrium adstringens luteum
Augenwasser, Horstsches Collyrium adstringens
Augenwasser, Hostisches Aqua ophthalmica flava
Augenwasser, Romershausen´sches Aqua ophthalmica „Romershausen"
Augenwasser, Weißes Aqua Rosae • Rosae aqua
Augenwasser, Zusammenziehendes Collyrium adstringens luteum
Augenwohl Folia Farfarae • Farfarae folium
Augenwurzel Radix Caryophyllatae • Caryphyllatae rhizoma • Radix Taraxaci • Taraxaci radix • Radix Valerianae • Valerianae radix

Augenwurzel, Große Radix Levistici · Levistici radix
Augenwurzkraut Herba Oreoselini
Augenzier Radix Anchusae · Anchusae radix
Augenzierwurzel Radix Anchusae · Anchusae radix · Radix Buglossi
Augenzug Emplastrum Drouoti
Augenzugpflaster Emplastrum Drouoti
Augsburger Augenbalsam Unguentum ophthalmicum rubrum
Augsburger Balsam Mixtura oleoso-balsamica · Tinctura Chinae composita · Cinchonae tinctura composita
Augsburger Lebensessenz Tinctura Aloes composita
Augsburger Pillen Pilulae laxantes
Augsburger Tee Species pectorales
Augsburger Tropfen Elixir Proprietatis · Tinctura Aloes composita · Aloes tinctura composita
Augstablust, Augstenblümli Herba Euphrasiae · Euphrasiae herba
Augstenzieger Herba Euphrasiae · Euphrasiae herba
Augurienkörner Semen Cucurbitae · Cucurbitae semen
Augustblumen Flores Stoechados · Helichrysi flos
Augustinas Herba Euphrasiae · Euphrasiae herba
Augustinerpillen Pilulae laxantes
Augustinuskraut Herba Euphrasiae · Euphrasiae herba
Auri siehe Aurin
Aurian Herba Centaurii · Centaurii herba
Auriankraut Herba Centaurii · Centaurii herba
Aurikeln Flores Primulae · Primulae flos (cum oder sine calycibus)
Aurin, Roter Herba Centaurii · Centaurii herba
Aurin, Weißer Herba Gratiolae · Gratiolae herba · Radix Angelicae · Angelicae radix
Aurin, Wilder Herba Gratiolae · Gratiolae herba · Radix Angelicae · Angelicae radix
Aurinken Herba Centaurii · Centaurii herba
Aurinkraut Herba Centaurii · Centaurii herba
Aurinwurzel, Wilde Rhizoma Gratiolae
Aurit Herba Centaurii · Centaurii herba
Aus 2 Flaschen Oleum Therebinthinae cum Oleo Hyoscyami
Aus der hintersten und vordersten Büchse Oleum Therebinthinae cum Oleo Petrae rubro
Aus der schwarzen Büchse Pulvis pro Equis
Ausgang und Eingang Unguentum Plumbi · Plumbi unguentum
Ausländischmoos Lichen islandicus
Ausschlagsalbe, Gelbe Unguentum sulfuratum
Ausschlagsalbe, Graue Unguentum sulfuratum griseum
Ausschlagsalbe, Rote Unguentum Hydrargyri album dilutum
Ausschlagsalbe, Schwarze Unguentum contra Scabiem · Unguentum Picis
Ausschlagsalbe, Weiße Unguentum Hydrargyri album dilutum
Ausschußpflaster Emplastrum fuscum
Äußerlich Liquor Ammonii caustici
Äußerlichdreikreuz Zincum sulfuricum
Äußerlicher Lebensbalsam Linimentum terebinthinatum
Austerdreck Conchae praeparatae
Austermuschel Conchae praeparatae
Austerndreck Conchae praeparatae
Austernpilz Pleurotus ostreatus
Austerschale Conchae praeparatae
Australien Conchae praeparatae
Auszehrungskräuter Herba Galeopsidis · Galeopsidis herba
Auszehrungstee Species pectorales
Auszugöl Oleum Chamomillae infusum · Matricariae oleum · Oleum Hyoscyami · Hyoscyami oleum · Oleum viride
Auszugsalbe Emplastrum oxycroceum
Auszugspiritus Spiritus
Autenrieth-Umschlag Unguentum Plumbi tannici · Unguentum Tartari stibiati
Autonikraut Herba Epilobii angustifolii · Epilobii angustifolii herba · Herba Prunellae · Prunellae herba

Auundwehpflaster Emplastrum Cantharidum ordinarium
Ava Radix Piperis methystici · Piperis methystici rhizoma
Avanzenpulver Semen Sabadillae pulvis · Sabadillae semen pulvis
Avanzenschalen Pericarpium Aurantii
Avenariusschlägel Herba Scabiosae · Knautiae arvensis herba
Averoon Herba Abrotani
Avignonkörner Fructus Rhamni catharticae · Rhamni cathartici fructus
Avinersalbe Unguentum Rosmarini compositum · Rosmarini unguentum compositum
Avocado Persea americana
Avocadobirnenöl Avocado oleum virginale
Avocadoöl Avocado oleum
Avocadoöl, Natives Avocado oleum virginale
Avocadoöl, Raffiniertes Avocado oleum raffinatum
Axtrax Liquor Plumbi subacetici · Plumbi subacetatis solutio
Azaroldorn Crataegus azarolus
Azijin = Essig
Azurstein Lapis Lazuli

B

Baach = Bach · Wasser
Baachbombel Herba Beccabungae · Beccabungae herba
Baachminz Herba Menthae aquaticae · Menthae aquaticae herba
Baachnägala Herba Pulmonariae · Pulmonariae herba
Baachrösla Herba Epilobii · Epilobii herba · Radix Caryophyllatae · Caryophyllatae rhizoma
Baai(groene) Oleum Lauri · Lauri oleum
Babbala Malven und Huflattich
Babbel Malva sylvestris
Babbelcher Veronica beccabunga
Babbelruesblumen Flores Paeoniae · Paeoniae flos
Babbla Malven und Huflattich
Babela Malva sylvestris
Babenkerne Semen Cucurbitae · Cucurbitae semen
Bablah Rinde Acacia-arabica-Rinde
Babul-Gummi Acacia-arabica-Gummi
Babylonsafran Rhizoma Curcumae · Curcumae rhizoma
Bachbalsam Folia Menthae aquaticae · Menthae aquaticae folium
Bachbangen Herba Beccabungae · Beccabungae herba
Bachblumen Flores Calthae
Bachblumenkraut Herba Beccabungae · Beccabungae herba
Bachbohnenkraut Herba Beccabungae · Beccabungae herba
Bachbombe Herba Beccabungae · Beccabungae herba
Bachbommele Herba Beccabungae · Beccabungae herba
Bachbumbeli Herba Beccabungae · Beccabungae herba
Bachbunel Veronica beccabunga
Bachbunge Herba Beccabungae · Beccabungae herba · Veronica beccabunga
Bachbungenehrenpreis Veronica beccabunga
Bacheisenhut Herba Aconiti · Aconiti herba
Bachgläsli Folia Trifolii fibrini · Menyanthidis trifoliatae folium · Menyanthes trifoliata
Bachholder Flores Sambuci · Sambuci flos
Bachholderbeeren Fructus Juniperi · Juniperi pseudo-fructus
Bachholderwurz Radix Valerianae · Valerianae radix
Bachkohl Herba Beccabungae · Beccabungae herba
Bachkraut Herba Pulmonariae · Pulmonariae herba
Bachkresse Herba Nasturtii · Nasturtii herba · Nasturtium officinale
Bachlungenkraut Herba Beccabungae · Beccabungae herba
Bachmannpflaster Emplastrum Drouoti
Bachmünze Folia Menthae piperitae · Menthae piperitae folium
Bachnelkenwurz Radix Caryophyllatae · Caryophyllatae rhizoma
Bachonersamen Semen Paeoniae · Paeoniae semen
Bachpalsen Folia Menthae aquaticae · Menthae aquaticae folium
Bachschaumkraut Herba Scrophulariae · Scrophulariae herba
Bachtobler Tee Species laxantes
Bachweidenrinde Cortex Salicis · Salicis cortex
Backäpfel Boletus cervinus
Bäckengras Herba Lycopodii · Lycopodii herba
Bäckerhefe Saccharomyces cerevisiae

Backfischbein Ossa Sepiae
Backkraut Herba Pulmonariae • Pulmonariae herba
Backnatron Natrium bicarbonicum
Backöl Oleum aromaticum • Oleum Citri dilutum
Backpulver Natrium bicarbonicum cum Tartaro depurato
Backsalz Ammonium carbonicum
Backspäne Lignum Fernambuci
Badamierrinde Terminalia-catappa-Rinde
Badasilessig Acetum Sabadillae
Badchrut Origani herba • Origanum vulgare
Badekraut Herba Balsamitae • Balsamitae herba • Herba Conyzae • Conyzae majoris herba • Herba Majoranae • Majoranae herba • Herba Origani vulgaris • Origani herba • Herba Serpylli • Serpylli herba
Badekrautwurzel Radix Levistici • Levistici radix
Badekugeln Tartarus ferratus in globulis
Badenesli Flores Primulae • Primulae flos (cum oder sine calycibus)
Badenga Flores Primulae • Primulae flos (cum oder sine calycibus) • Herba Pulmonariae • Pulmonariae herba
Badengala Flores Primulae • Primulae flos (cum oder sine calycibus) • Herba Pulmonariae • Pulmonariae herba
Badenken Flores Primulae • Primulae flos (cum oder sine calycibus)
Badennechtli Flores Primulae • Primulae flos (cum oder sine calycibus)
Badennöchli Herba oder Flores Anthyllidis • Anthyllidis vulnerariae flos und herba
Badeschwefel Kalium sulfuratum pro balneo
Badestahl Ferrum sulfuricum
Badewurzel Radix Levistici • Levistici radix • Rhizoma Calami • Calami rhizoma
Badian Fructus Anisi stellati • Anisi stellati fructus
Badkraut Herba Majoranae • Majoranae herba • Herba Origani • Origani herba • Herba Serpylli • Serpylli herba • Radix Levistici • Levistici radix

Badkrautwurzel Radix Levistici • Levistici radix • Rhizoma Calami • Calami rhizoma
Baernpudel Meum athamanticum
Bäffelfurz Bovista
Bagan Herba Ledi palustris • Ledi palustris herba
Bagengala Flores Primulae • Primulae flos (cum oder sine calycibus)
Bagenzkraut Herba Ledi palustris • Ledi palustris herba
Baggerwurzel Rhizoma Graminis • Graminis rhizoma
Bagonerkörner Semen Paeoniae • Paeoniae semen
Bahamaholz Lignum Fernambuci
Bahiapulver Chrysarobinum
Bahnholzblätter Herba Ligustri
Bähung Cataplasma
Baisselbeeren Fructus Berberidis • Berberidis fructus
Bajonettstangen Rhizoma Calami • Calami rhizoma
Bakatenwurzel(holz) Lignum Quassiae • Quassiae lignum
Bakelaar Fructus Lauri • Lauri fructus
Bakkruid Herba Primulae
Balbreien Valeriana officinalis
Balderbracken Valeriana officinalis
Balderbrackenwurzel Valerianae radix
Balderjan Radix Valerianae • Valerianae radix
Baldgreiskraut Herba Erigerontis • Herba Senecionis • Senecionis herba
Baldrat Cetaceum
Baldrian Radix Valerianae • Valerianae radix • Valeriana officinalis
Baldrian, Virginischer Radix Serpentariae
Baldrianäther Tinctura Valerianae aetherea • Valerianae tinctura aetherea
Baldrianfluidextrakt Valerianae extractum fluidum
Baldrianliquor Tinctura Valerianae aetherea • Valerianae tinctura aetherea
Baldrianöl Valerianae aetheroleum
Baldriantinktur Valerianae tinctura
Baldriantinktur, Etherische Valerianae tinctura aetherea

Baldriantinktur, Zusammengesetzte Valerianae tinctura composita

Baldriantrockenextrakt, mit wässrig-alkoholischen Mischungen hergestellter Valerianae extractum hydroalcoholicum siccum

Baldriantropfen Tinctura Valerianae · Valerianae tinctura

Baldriantropfen, Ätherische Tinctura Valerianae aetherea · Valerianae tinctura aetherea

Baldrianwurzel Radix Valerianae · Valerianae radix

Baldrianwurzeltrockenextrakt Valerianae extractum siccum

Balherundetropfen Elixier Aurantii compositum

Ballablätter Herba Plantaginis · Plantaginis herba

Ballalätsch Herba Plantaginis · Plantaginis herba

Ballenblätter Herba Plantaginis · Plantaginis herba

Ballenfätsch Herba Plantaginis · Plantaginis herba

Ballenkraut Herba Plantaginis · Plantaginis herba

Ballentätsch Herba Plantaginis · Plantaginis herba

Balleranpulver Cetaceum saccharatum

Ballerosen Flores Paeoniae · Paeoniae flos

Ballhausens Magentropfen Tinctura Aloes composita · Tinctura amara

Ballo Elixir e Succo Liquiritiae

Ballonblume Platycodon grandiflorum

Ballonpflanze Cardiospermum halicacabum

Ballonrebe Cardiospermum halicacabum

Ballonrebe (Hom.) Cardiospermum, Cardiospermum halicacabum

Ballotenkraut Herba Ballotae · Ballotae herba · Ballotae nigrae herba

Ballotenkraut, Sibirisches Herba Ballotae · Ballotae herba · Ballotae nigrae herba

Ballrat Cetaceum

Balluster Cortex Granati · Granati cortex

Balmen Cortex Salicis · Salicis cortex

Balsam Flores Lavandulae · Lavandulae flos · Folia Menthae piperitae · Menthae piperitae folium · Tinctura Benzoes composita

Balsam ace Unguentum Elemi

Balsam akree Unguentum Elemi

Balsam arcae Unguentum Elemi

Balsam arzee Unguentum Elemi

Balsam azeh Unguentum Elemi

Balsam bankafka Balsamum Copaivae

Balsam burr Tinctura Benzoes composita

Balsam cephalicum Mixtura oleoso-balsamica

Balsam compavia Balsamum Copaivae

Balsam fifeifa Balsamum Copaivae

Balsam, Abgezogener (äußerlich) Balsamum peruvianum · Mixtura oleoso-balsamica · Oleum Ligni Juniperi · Oleum Terebinthinae · Terebinthinae aetheroleum · Tinctura Benzoes composita

Balsam, Abgezogener (innerlich) Tinctura Aloes composita

Balsam, Amerikan., mit Silbertropfen Oleum Terebinthinae sulfuratum · Tinctura Chinioidini

Balsam, Arkanischer Unguentum Elemi

Balsam, Asiatischer Elixir Proprietatis

Balsam, Asiatischer (äußerlich) Balsamum peruvianum

Balsam, Batavia Balsamum Copaivae

Balsam, Bilfingers Linimentum saponato-camphoratum

Balsam, Brasilianischer Balsamum Copaivae

Balsam, C Unguentum Elemi

Balsam, Chemischer Balsamum Fioraventi

Balsam, Chinesischer Balsamum Fioraventi

Balsam, Dicker Oleum Lini sulfuratum · Oleum Terebinthinae sulfuratum

Balsam, Englisch. Aqua aromatica

Balsam, Flüssig., Ungarischer Aqua aromatica

Balsam, Friarischer Tinctura Benzoes composita

Balsam, Göttlicher Mixtura oleoso-balsamica · Tinctura Benzoes composita

Balsam, Grüner Tacamahaca

Balsam, Güldener Tinctura Pini composita

Balsam, Gurke Momordica balsamea

Balsam, Harlemer Oleum Terebinthinae sulfuratum

Balsam, Hoffmannscher Mixtura oleoso-bal-

samica
Balsam, Indischer Balsamum peruvianum
Balsam, Inkumsöl Balsamum peruvianum
Balsam, Italienischer Balsamum peruvianum
Balsam, Jerusalemer Tinctura Benzoes composita
Balsam, Kampfer Balsamum Copaivae
Balsam, Karpathischer Balsamum carpathicum
Balsam, Karthagenischer Balsamum tolutanum
Balsam, Kleiner Herba Pulegii · Pulegii herba
Balsam, Konstantinopolitanischer Balsamum de Mecca
Balsam, Lamperts Tinctura Benzoes composita
Balsam, Litauischer Oleum Rusci · Betulae pix
Balsam, Lockwitzer Balsamum Locatelli
Balsam, Material, Matrial Oleum Terebinthinae · Terebinthinae aetheroleum
Balsam, Mekkanischer Balsamum de Mecca
Balsam, Mercurius Oleum Terebinthinae · Terebinthinae aetheroleum
Balsam, Mirabile Oleum Ligni Juniperi · Oleum Spicae · Spicae aethroleum (Stammpflanze: Lavandula latifolia)
Balsam, Oleoser Mixtura oleoso-balsamica
Balsam, Orientalisch Balsamum de Mecca
Balsam, Peruvianischer Balsamum peruvianum
Balsam, Saurer Mixtura sulfurica acida
Balsam, Schwarzburger Oleum Lini sulfuratum
Balsam, Schwarzer Balsamum peruvianum · Oleum Terebinthinae sulfuratum
Balsam, Schwedischer Tinctura Aloes composita
Balsam, Seehofer Tinctura coniposita
Balsam, Sonsonatischer Balsamum peruvianum album
Balsam, Syrischer Balsamum de Mecca
Balsam, Türkischer Opodeldoc
Balsam, Ungarischer Aqua aromatica · Mixtura oleoso.balsamica · Terebinthina veneta · Tinctura Aloes composita
Balsam, Venetianischer Terebinthina laricina
Balsam, Verschlossener Balsamum Nucistae
Balsam, von Gilead Balsamum de Mecca
Balsam, von Jericho Balsamum de Mecca
Balsam, von Mecca Balsamum de Mecca
Balsam, Weißer Mixtura oleoso-balsamica
Balsam, Wiener Tinctura Benzoes composita
Balsamäna Herba Balsamitae · Balsamitae herba
Balsamarznei Unguentum Elemi
Balsamarztsalbe Unguentum Elemi
Balsambankafka Balsamum Copaivae
Balsambaum Summitates Thujae
Balsambilfinger Spiritus saponato-camphoratus
Balsambirne Momordicae fructus · Momordica charantia
Balsamblatt Balsamitae herba
Balsamblättla Flores und Herba Tanaceti · Tanaceti flos und herba
Balsamblöader Flores und Herba Tanaceti · Tanaceti flos und herba
Balsamblümli Flores Lavandulae · Lavandulae flos
Balsambukatellersalbe Unguentum contra Pediculos
Balsamburr Tinctura Benzoes composita
Balsamcommendator Tinctura Benzoes composita
Balsamcumpavia Balsamum Copaivae
Balsamfifeifa Balsamum Copaviae
Balsamgarbe Herba Agerati
Balsamicamixtur Mixtura oleoso-balsamica
Balsaminensalbe Unguentum rosatum
Balsaminentee Flores Malvae vulgaris (eigentl. Impatiens noli-tangere) · Malvae flos (eigentlich Impatiens noli-tanger)
Balsaminkumsöl Balsamum peruvianum
Balsaminmomordicaöl Oleum Arachidis · Arachidis oleum · Oleum Hyperici · Hyperici oleum
Balsaminmomordicasaft Sirupus Aurantii Florum
Balsaminmomordicatee Folia Malvae · Malvae folium
Balsaminsaft Sirupus Aurantii Florum

Balsaminstengel Stipites Dulcamarae · Dulcamarae stipes
Balsamische Pillen Piluilae polychrestae Becheri
Balsamkommbeimich Balsamum Copaivae
Balsamkraut Folia Menthae crispae · Menthae crispae folium · Herba Balsamitae · Balsamitae herba
Balsamkrautöl Oleum Hyoscyami · Hyoscyami oleum · Oleum Menthae crispae · Menthae crispae aetheroleum
Balsamkurali Spiritus saponato-camphoratus
Balsamlocatelli Unguentum leniens
Balsammaterial Oleum Terebinthinae · Terebinthinae aetheroleum
Balsammerkurialöl Tinctura Aloes composita · Aloe tinctura composita
Balsammerkurius Oleum Terebinthinae · Terebinthinae aetheroleum
Balsamminze Herba Balsamitae · Balsamitae herba
Balsammirabile Oleum Spicae · Spicae aetroleum (Stammpflanze: Lavandula latifolia)
Balsammomordicaöl Oleum Arachidis · Arachidis oleum · Oleum Hyperici · Hyperici oleum
Balsamöl Balsamum peruvianum
Balsampappelpomenade Unguentum Populi · Populi unguentum
Balsampavian Balsanium Copaivae
Balsampflaster Ceratum Myristicae · Emplastrum aromaticum · Emplastrum fuscum
Balsamrainfarn Herba Balsamitae · Balsamitae herba
Balsamsaft Siruptis balsamicus (Pharmacopoea Württembergiensis) · Sirupus Papaveris
Balsamsalbe Unguentum basilicum
Balsamsalbe, Braune Unguentum basilicum fuscum
Balsamsalbe, Flüssige Oleum Lini sulfuratum
Balsamsalbe, Gelbe Unguentum basilicum · Unguentum basilicumi

Balsamsalfersch Oleum Lini sulfuratum
Balsamsalvolatile Mixtura oleoso-balsamica cum Liquor Ammonii caustici āā
Balsamsilber (-salfer) Oleum Lini sulfuratum · Oleum Terebinthinae sulfuratum
Balsamsilber (-salfer) mit Anis Oleum Anisi sulfuratum
Balsamsulfuris Oleum Lini sulfuratum
Balsamsulfuris mit Anis Oleum Anisi sulfuratum
Balsamsulfuris mit Sadebaum Oleum Terebinthinae sulfuratum cum Oleo Philosophorum āā
Balsamsulfurül Oleum Lini sulfuratum
Balsamsülver Oleum Terebinthinae sulfuratum
Balsamtee Folia Menthae crispae · Menthae crispae folium · Radix Valerianae · Valerianae radix
Balsamtropfen Mixtura oleoso-balsamica · Oleum Terebinthinae sulfuratum · Tinctura Aloes composita · Aloe tinctura composita · Tinctura Benzoes composita
Balsamum aromaticum Mixtura oleoso-balsamica
Balsamum cephalicum Mixtura oleoso-balsamica
Balsamum embryonum Aqua aromatica spirituosa
Balsamwasser Aqua aromatica
Balsamzopfer Oleum Terebinthinae sulfuratum
Balsem = Balsam
Balsemazeh Unguentum Elemi
Balsterjahn Radix Valerianae · Valerianae radix
Baltaswurzel Radix Valerianae · Valerianae radix
Balzensalvers Oleum Lini sulfuratum
Bambagelli Flores Chrysanthemi · Pyrethri flos
Bamberger Augensalbe Unguentum ophthalmicum St. Yves
Bambuschwurzel Radix Taraxaci · Taraxaci radix
Bandaseife Oleum Nucistae · Myristicae oleum expressum

Bandbaumblätter Herba Taxi baccatae · Taxi baccatae folium
Banditenessig Acetum aromaticum
Banditenkraut Herba Cardui benedicti · Cnici benedicti herba
Banditenwurzelpulver Stibium sulfuratum nigrum
Bändli Cortex Salicis · Salicis cortex
Bandpflaster zum Heilen Emplastrum adhaesivum extensum · Emplastrum fuscum · Leukoplast
Bandpflaster zum Ziehen Emplastrum Cantharidum perpetuum extensum · Emplastrum Lithargyri compositum extensum
Bandrosen Flores Rosae · Rosae flos
Bandweide Cortex Salicis · Salicis cortex
Bandwisch Equisetum arvense
Bandwischkraut Herba Equiseti · Equiseti herba
Bandwurmblüte Flores Koso · Koso flos
Bandwurmnüsse Semen Arecae · Arecae semen
Bandwurmpulver Flores Koso · Koso flos · Kamala · Semen Arecae pulvis · Arecae semen pulvis
Bandwurmrinde Cortex Granati · Granati cortex
Bandwurmwurzel Radix Pannae · Pannae rhizoma · Rhizoma Filicis · Filicis rhizoma
Bangele Herba Sphondylii · Heraclei sphondylii herba
Bangenkraut Herba Conii · Conii herba · Herba Sphondylii · Heraclei sphondylii herba
Bangenkrautsamen Fructus Conii · Conii fructus
Banilie Fructus Vanillae · Vanillae fructus
Banknotenöl Oleum Bergamottae · Bergamottae aetheroleum
Bannen, Wilde Folia Trifolii fibrini · Menyanthidis trifoliatae folium
Banpaulwurzel Radix Taraxaci · Taraxaci radix
Banschen Succus Liquiritiae · Liquiritiae succus
Bappel Malva sylvestris
Bappel wild Malva sylvestris · Malva neglecta
Bappel zam Althaea officinalis
Bar = Bär
Baraber = Rhabarber
Bärbalsam Balsamum peruvianum
Barbara Rhizoma Rhei · Rhei radix
Barbarakraut Herba Millefolii · Millefolii herba · Herba Solani nigri · Solani nigri herba
Barbaras Kraftwurzel Bulbus victorialis
Barbarasaft Sirupus Rhei · Rhei sirupus
Barbarastauden Folia Uvae Ursi · Uvae ursi folium
Barbarawurzel Rhizoma Rhei · Rhei radix
Barbelsalbe Unguentum Tartari stibiati
Barbenkraut Millefolii herba
Barchenschmalz Adeps suillus
Bardenwurzel Radix Lapathi
Bardigala Flores Primulae · Primulae flos (cum oder sine calycibus)
Bäremosesaft Spiritus Formicarum
Bärenaurikeln Flores Primulae · Primulae flos (cum oder sine calycibus)
Bärenbalsam Balsamum peruvianum
Bärenbeerenblätter Folia Uvae Ursi · Uvae ursi folium
Bärendill Radix Meu · Mei athamantici radix
Bärendreck Succus Liquiritiae · Liquiritiae succus
Bärenfenchel Meum athamanticum · Radix Meu · Mei athamantici radix · Radix Peucedani · Peucedani radix
Bärenfett Adeps suillus
Bärenfußwurzel Radix Hellebori viridis · Hellebori viridis rhizoma
Bärengalle Aloe
Bärenklau Folia Uvae ursi · Uvae ursi folium · Herba Agrimoniae · Agrimoniae herba · Herba Lycopodii · Lycopodii herba · Herba Sphondylii · Heracleum sphondylium
Bärenklauenblätter Folia Uvae Ursi · Uvae ursi folium
Bärenklaukraut Heraclei sphondylii herba
Bärenklee Herba Meliloti · Meliloti herba
Bärenkraut Folia Uvae Ursi · Uvae ursi fo-

Bärenkrautblumen Flores Verbasci · Verbasci flos
Bärenkümmel Fructus Anethi · Anethi fructus · Meum athamanticum
Bärenlauch Bulbus Allii ursini · Allii ursini bulbus
Bärenleber Spongiae tostae
Bärenmoos Herba Adianti aurei
Bärenmundwurzel Radix Pyrethri · Pyrethri radix
Bärenöhrchen Flores Primulae · Primulae flos (cum oder sine calycibus)
Bärenöhrli Flores Primulae · Primulae flos (cum oder sine calycibus)
Bärenpflaster Emplastrum Cantharidum perpetuum
Bärenpulver Lycopodium
Bärensaft Succus Liquiritiae · Liquiritiae succus
Bärensalbe Unguentum flavum
Bärensamen Lycopodium
Bärensanikelblüten Flores Primulae · Primulae flos (cum oder sine calycibus)
Bärenstein Succinum raspatum
Bärentalpe Herba Sphondylii · Heraclei sphondylii herba
Bärentappe Herba Sphondylii · Heraclei sphondylii herba
Bärentappsamen Lycopodium
Bärentatze Clavaria Ramaria (botrytis) · Succus Liquiritiae · Liquiritiae succus
Bärentee Folia Uvae Ursi · Uvae ursi folium
Bärentraube Arctostaphylos uva-ursi
Bärentraubenblätter Folia Uvae Ursi · Uvae ursi folium
Bärenwickel Herba Vincae · Vincae minoris folium
Bärenwurzel Radix Carlinae · Carlinae radix · Radix Hellebori viridis · Hellebori viridis rhizoma · Radix Heraclei · Heraclei radix · Radix Meu · Mei athamantici radix
Bärenzahn Herba Taraxaci · Taraxaci herba · Taraxaci folium
Bärenzahnkraut Herba Taraxaci · Taraxaci herba · Taraxaci folium
Bärenzahnwurzel Radix Taraxaci · Taraxaci radix
Bärenzucker Succus Liquiritiae · Liquiritiae succus
Bärfenchel Radix Meu · Mei athamantici radix
Bärfett Adeps suillus
Bärfink Folia Uvae Ursi · Uvae ursi folium
Bärhainige Schweinepulver Calcium phosphoricum crudum
Barilla Natrium carbonicum crudum
Barillen Flores Paeoniae · Paeoniae flos
Barillenöl Oleum Lavandulae · Lavandulae aetheroleum
Barillenrosen Flores Paeoniae · Paeoniae flos
Barillenwurzel Radix Paeoniae · Paeoniae radix · Radix Sarsaparillae · Sarsaparillae radix
Bariumcarbonat (Hom.) Barium carbonicum, Baryta carbonica
Bariumchlorid (Hom.) Barium chloratum, Barium muriaticum, Baryta muriatica
Bariumjodid, Getrocknetes (Hom.) Barium jodatum, Baryta jodata
Barkel Oleum Petrae album
Bärklee Herba Meliloti · Meliloti herba
Barklers Fructus Lauri pulvis grossus · Lauri fructus pulvis grossus
Barkussalbe Unguentum basilicum flavum
Bärlapp Lycopodium clavatum
Bärlappkraut Herba Lycopodii · Lycopodii herba
Bärlappsamen Lycopodium (keine Samen)
Bärlappsporen Lycopodium
Bärlapschkraut Herba Lycopodii · Lycopodii herba
Bärlauch Allium ursinum
Bärlauchkraut Allii ursini herba
Bärlauchwurzel Bulbus Allii ursini · Allii ursini bulbus
Bärlauchzwiebel Allii ursini bulbus
Bärmelwurzel Radix Valerianae · Valerianae radix
Bärmende Herba Absinthii (Bärmende wird in manchen Gegenden auch die Hefe genannt) · Absinthii herba
Bärmutterfett Adeps suillus

Bärmutterkümmel Fructus Mëu · Mei athamantici fructus
Bärmutterwurzel Radix Carlinae · Carlinae radix · Radix Levistici · Levistici radix · Radix Meu · Mei athamantici radix
Barmwurz Herba Genistae · Cytisi scoparii herba
Barnabaterpflaster Emplastrum Lithargyri compositum
Barngrundsalv Unguentum basilicum
Barras Resina Pini
Barrenstein Succinum raspatum
Barsdorfer Salbe Unguentum leniens · Unguentum ophthalmicum · Unguentum rosatum album
Barsenitza Unguentum Elemi compositum
Barsfett Oleum Jecoris · Iecoris aselli oleum
Bärsfett Lecoris aselli oleum
Bartatze Herba Heraclei · Heraclei sphondylii herba · Herba Sphondylli
Bartelschmiere Unguentum mixtum · Unguentum Populi · Populi unguentum
Bartengele Flores Primulae · Primulae flos (cum oder sine calycibus)
Bartgrasöl Oleum Citronellae · Citronellae aetheroleum
Barthun Herba Abrotani
Barthunkraut Herba Abrotani
Bartmoos Muscus arboreus
Bartzenkraut Herba Cicutae
Barwara Rhizoma Rhei · Rhei radix
Bärwinde Folia Malvae · Malvae folium
Barwinkelsimmergrün Herba Vincae · Vincae minoris folium
Bärwurzel Radix Carlinae · Carlinae radix · Radix Meu · Mei athamantici radix
Bärwurzgleiß Radix Meu · Mei athamantici radix
Barytgelb Barium chromicum
Barytweiß Barium sulfuricum praecipitatum
Barzenkrautsame Fructus Phellandri · Phellandri fructus
Basalspiritus Aqua vulneraria spirituosa
Baschienen Fructus Myrtilli · Myrtilli fructus
Baschierperkraut Folia Fragariae · Fragariae folium
Baselich Ocimum basilicum
Bäseligrasblüten Flores Napi
Bäseliraps Flores Napi
Bäsilga Herba Basilici · Basilici herba
Basilge Salicariae herba
Basilgram Ocimum basilicum
Basilgramkraut Herba Basilici · Basilici herba
Basilica Ocimum basilicum
Basilicon Ocimum basilicum
Basilie Ocimum basilicum
Basilienblüten Flores Basilici · Flores Silenae
Basilienkraut Herba Basilici · Basilici herba · Ocimum basilicum
Basilienminze Herba Calaminthae · Calaminthae herba
Basilienquendel Herba Calaminthae · Calaminthae herba
Basilik Herba Basilici · Basilici herba
Basilikum Ocimum basilicum
Basilikumblüten Flores Basilici · Basilici flos
Basilikumkraut Herba Basilici · Basilici herba
Basilikumöl Basilici aetheroleum
Basilikumpflaster Ceratum citrinum · Ceratum Resinae Pini · Emplastrum stypticum
Basilikumsalbe, Gelbe Unguentum basilicum flavum
Basilikumsalbe, Schwarze Unguentum basilicum nigrum
Basilisca Ocimum basilicum
Bäsinge Fructus Myrtilli · Myrtilli fructus
Basiscreme Cremor basalis
Baslbeer Fructus Berberidis · Berberidis fructus
Baslik Unguentum basilicum
Basselbeeren Fructus Berberidis · Berberidis fructus · Fructus Sorbi · Sorbi aucupariae fructus
Basselbuttersalbe Unguentum Rosmarini compositum · Rosmarini unguentum compositum
Bassoragummi Tragacantha
Bast = Rinde

Bastardsafran Flores Carthami · Carthami flos
Bastelfelberrinde Cortex Salicis · Salicis cortex
Bastensalbe Unguentum cereum
Bastjes Cortex Frangulae · Frangulae cortex
Bastlertropfen Tinctura anticholerica
Batasilessig Sabadillessig
Batehenblumen Flores Paeoniae · Paeoniae flos
Batekenblumen Flores Primulae · Primulae flos (cum oder sine calycibus)
Batenkenblüten Flores Betonicae · Flores Paeoniae · Paeoniae flos · Flores Primulae · Primulae flos (cum oder sine calycibus)
Batettenblumen Flores Primulae · Primulae flos (cum oder sine calycibus)
Bathengel Flores Primulae · Primulae flos (cum oder sine calycibus) · Herba Chamaedryos · Teucrii chamaedryos herba · Herba Scordii
Bathengelkraut Herba Chamaedryos · Teucrii chamaedryos herba
Bathengensamen Semen Paeoniae · Paeoniae semen
Bathengenwurzel Radix Paeoniae · Paeoniae radix
Bathenkenblumen Flores Paeoniae · Paeoniae flos
Bathgenblumen Flores Paeoniae · Paeoniae flos · Flores Primulae · Primulae flos (cum oder sine calycibus)
Bathgenwurzel Radix Paeoniae · Paeoniae radix
Bathumbucketellersalbe Unguentum contra Pediculos
Batonienblüten Flores Betonicae
Batteralsem Herba Absinthii · Absinthii herba
Batteriesalz Ammonium chloratum technicum
Bättigras Rhizoma Graminis · Graminis rhizoma
Bättliwurz Rhizoma Graminis · Graminis rhizoma
Batunge Betonica officinalis · Stachys officinalis
Bätzelakraut Herba Bursae Pastoris · Bursae pastoris herba
Bauchbersterinde Cortex Frangulae · Frangulae cortex
Bauchmiezelkraut Herba Trifolii arvensis · Trifolii arvensis herba
Bauchmiezeltee Herba Trifolii arvensis · Trifolii arvensis herba
Bauchwehbusch Jatropha gossypifolia
Bauchwehkraut Folia Menthae piperitae · Menthae piperitae folium · Herba Millefolii · Millefolii herba
Bauchwehstupp für Ferkel Tannalbin oder Tannoform
Bauchwehwurz Potentilla erecta
Bauerficköl Oleum compositum externum
Bauernbeifuß Herba Absinthii · Absinthii herba
Bauernboretsch Herba Anchusae · Anchusae herba
Bauernfenchel Peucedanum
Bauernheilkraut Herba Sideritidis
Bauernkaffee Lupinus angustifolius
Bauernkraut Herba Anchusae · Anchusae herba · Herba Ledi palustris · Ledi palustris herba
Bauernkrautwurzel Radix Anchusae · Anchusae radix
Bauernkümmel Semen Nigellae · Nigellae semen
Bauernlöffelkraut Herba Droserae · Droserae herba
Bauernmedizin Herba Absinthii · Absinthii herba
Bauernrhabarber Euphorbia-cyparissias-Kraut
Bauernrocken Flores Carthami · Carthami flos
Bauernrosen Flores Rhoeados · Papaveris rhoeados flos · Paeoniae flos
Bauernrosensamen Paeoniae semen
Bauernrosenwurzel Paeoniae radix
Bauernschinken Herba Bursae Pastoris · Bursae pastoris herba
Bauernschminke Lithospermum
Bauernsenf Armoracia rusticana · Herba

Bursae Pastoris • Bursae pastoris herba • Iberis
Bauernsenf, Bitterer Iberis amara
Bauernspindel Flores Carthami • Carthami flos
Bauerntabak Folia Nicotianae • Nicotianae folium • Nicotiana rustica
Bauernveilchen Flores Cheiri • Cheiranthi cheiri flos
Bauernwermut Herba Absinthii • Absinthii herba
Bäukbeeren Fructus Myrtilli • Myrtilli fructus
Baulastienblüten Flores Graminis • Graminis flos • Flores Granati • Granati flos
Baum des Lebens Summitates Thujae
Baumannstropfen Spiritus Angelicae compositus • Angelicae spiritus compositus • Tinctura aromatica • Tinctura Chinioidini
Bäumchenholwurz Radix Aristolochiae cavae
Baumfarn Rhizoma Polypodii • Polypodii rhizoma
Baumfarnwurzel Rhizoma Polypodii • Polypodii rhizoma
Baumflechte Lichen Pulmonariae • Lichen pulmonarius • von Lobaria pulmonaria • Echte Lungenflechte
Baumharz Ceratum Resinae Pini • Resina Pini
Baumharz, Arabisches Gummi arabicum
Baumholderblumen Flores Sambuci • Sambuci flos
Bäumlekraut Herba Mercurialis • Mercurialis herba
Bäumlikraut Herba Anthrisci
Baumlilien Flores Caprifolii
Baumlungenkraut Lichen Pulmonariae • Lichen pulmonarius • von Lobaria pulmonaria • Echte Lungenflechte
Baummalven Flores Malvae arboreae • Alceae flos • Alceae roseae flos
Baummalvenblüten Flores Malvae arboreae • Alceae flos • Alceae roseae flos
Baummoos Lichen Pulmonariae • Lichen pulmonarius • von Lobaria pulmonaria • Echte Lungenflechte

Baumöl Oleum Olivarum album • Olivae oleum album • Oleum Olivarum commune
Baumölsalbe Unguentum basilicum • Unguentum cereum
Baumrinde Cortex Frangulae • Frangulae cortex
Baumrosen Flores Malvae arboreae • Alceae flos • Alceae roseae flos
Baumtod Hedera helix
Baumwachs Cera arborea • Ceratum Resinae Pini
Baumwaffe Lichen Pulmonariae • Lichen pulmonarius • von Lobaria pulmonaria • Echte Lungenflechte
Baumwinde Herba Convolvuli • Convolvuli herba
Baumwollsamenöl, Hydriertes Gossypii oleum hydrogenatum
Baunscheidtöl mit folgenden Vorschriften: a. Oleum Crotonis, Oleum Olivarum b. Spiritus Sinapis, Oleum Arachidis $\overline{aa}$ 40,0 Glycerinum 20,0 Oleum Sinapis 1,0
Baurach Kalium nitricum
Bauschrosenblätter Flores Rhoeados • Papaveris rhoeados flos
Bayern und Franzosen Herba Pulmonariae • Pulmonariae herba
Bayerwurzel Graminis rhizoma
Baylahuenkraut Haplopappus baylahuen
Baynilla Fructus Vanillae • Vanillae fructus
Bayonettstangenwurzel Rhizoma Calami • Calami rhizoma
Baysalz Sal marinum
Beaderling Petersilie
Beberis-vulgaris-Stamm-und Wurzelrinde Berberidis cortex cum radicis cortice
Bebern Fructus Myrtilli • Myrtilli fructus
Beccabungablätter Herba Beccabungae • Beccabungae herba
Bechelten, Schwarze Fructus Lauri • Lauri fructus
Becherblume Sanguisorba officinalis
Becherlkraut Herba Hyoscyami • Hyoscyami folium
Becherltee Fructus Papaveris • Papaveris fructus

Bechermoos Lichen pyxidatus
Becherprimel Primula obconica
Becherschlüsselblume Primula obconica
Bechet Orleana
Bechnerrinde Cortex Frangulae · Frangulae cortex
Bedeckungspflaster Emplastrum Lithargyri simplex
Bedeckungspflastersalbe Emplastrum Lithargyri simplex · Unguentum diachylon
Bedegar, Bedeguar Fungus Cynosbati
Bedienchen Rhizoma Iridis · Iridis rhizoma
Bedranwurzel Radix Pyrethri · Pyrethri radix · Radix Valerianae · Valerianae radix
Bedwas Cera flava · Cera japonica · Ceratum Resinae Pini
Beelzebub Linimentum saponato-camphoratum · Oleum Lini sulfuratum · Pulvis contra Pediculos
Beemser Tropfen Tinctura bezoardica
Beenderaarde Conchae · Ebur ustum
Beenderkool Ebur ustum
Beendermeel Calcium phosphoricum crudum
Beenderolie Oleum animale
Beenöl Oleum Behen · Oleum Ricini · Ricini oleum virginale
Beeredruifbladen Folia Uvae Ursi · Uvae ursi folium
Beerenbalsam Oleum Juniperi empyreumaticum
Beerengrün Succus viridis
Beerenholzrinde Cortex Frangulae · Frangulae cortex
Beerenkraut Herba Agrimoniae · Agrimoniae herba
Beerensalbe Unguentum flavum
Beerenstrauch Sambucus nigra
Beerkraut Herba Agrimoniae · Agrimoniae herba
Beerlappsamen Lycopodium
Beerlingskraut Herba Cardui benedicti · Cnici benedicti herba
Beermutterwurz Radix Meu · Mei athamantici radix
Beersaat Fructus Foeniculi · Foeniculi fructus
Beersaatwurzel Radix Foeniculi · Foeniculi radix
Beerwinkel Herba Vincae · Vincae minoris folium
Beerwurzel Radix Meu · Mei athamantici radix
Beesinge Fructus Myrtilli · Myrtilli fructus
Beetwachs Cera arborea
Beginnenkörner Semen Paeoniae · Paeoniae semen
Begrünsäure Acidum picronitricum
Beguins Geist Ammonium sulfuratum
Behennuß Moringae semen
Behenöl Moringae oleum · Oleum Behen · Oleum Ricini · Ricini oleum virginale
Behnwell Radix Consolidae · Symphyti radix
Beibißkraut Herba Artemisiae · Artemisiae herba
Beibißwurzel Radix Artemisiae · Artemisiae radix
Beibs Herba Artemisiae · Artemisiae herba
Beibswurzel Radix Artemisiae · Artemisiae radix
Beienichrutbluet Flores Ulmariae · Spiraeae flos
Beifuß, Bitterer Artemisia absinthium · Herba Absinthii · Absinthii herba
Beifuß, Pontischer Herba Absinthii pontici · Absinthii pontici herba
Beifuß, Roter Herba Artemisiae · Artemisiae herba
Beifuß, Türkischer Herba Chenopodii botryos · Botryos herba
Beifuß, Weißer Herba Artemisiae · Artemisiae herba
Beifußkraut Herba Artemisiae · Artemisiae herba
Beifußöl Oleum Hyoscyami · Hyoscyami oleum
Beifußsaft Oleum Hyoscyami · Hyoscyami oleum
Beifußsalbe Unguentum Linariae
Beifußtinktur Tinctura Artemisiae · Artemisiae tinctura
Beifußwurzel Radix Artemisiae · Artemisiae radix

Beilkraut Herba Coronillae
Beinblumen Flores Calthae
Beinbruch Conchae praeparatae · Talcum
Beinbruchpflaster Emplastrum ad Rupturas
Beinbruchwurzel Radix Consolidae · Symphyti radix
Beinheil Radix Consolidae · Symphytum officinale · Symphyti radix
Beinholzblätter Herba Ligustri
Beinikraut Herba oder Flores Ulmariae · Spiraeae herba oder flos
Beinköllenblumen Flores Verbasci · Verbasci flos
Beinpflaster Emplastrum Lithargyri compositum
Beinsalbe, Englische Unguentum Zinci · Zinci unguentum
Beinsalbe, Rote Unguentum Hydrargyri oxydati rubri dilutum
Beinsalbe, Reiße Unguentum exsiccans
Beinsalbe, Weiße Unguentum Zinci · Zinci unguentum
Beinschwarz Ebur ustum
Beinweide Cortex Lonicerae · Lonicerae cortex
Beinweidenblätter Herba Ligustri
Beinwell Symphytum officinale
Beinwellwurzel Radix Consolidae · Radix Symphyti · Symphyti radix
Beinwellwurzelpulver Radix Consolidae pulvis · Symphyti radix pulvis
Beinwohl Radix Consolidae · Symphyti radix
Beinwurz Radix Symphyti · Symphyti radix
Beinwürze Radix Consolidae · Symphyti radix
Beinwurzel Radix Consolidae · Radix Symphyti · Symphyti radix
Beipoß Herba Artemisiae · Artemisiae herba
Beipoßwurzel Radix Artemisiae · Artemisiae radix
Beisam Moschus
Beiselbeeren Fructus Berberidis · Berberidis fructus
Beißbeeren Fructus Capsici · Capsici fructus
Beissete Hausschmiere Unguentum contra Scabiem
Beißschoten Fructus Capsici · Capsici fructus
Beißwurz Radix Pulsatillae · Pulsatillae radix
Beißwurzkraut Herba Pulsatillae · Pulsatillae herba
Beiweich Herba Artemisiae · Artemisiae herba
Beiweichkraut Herba Artemisiae · Artemisiae herba
Beiweichwurzel Radix Artemisiae · Artemisiae radix
Beiwes Herba Artemisiae · Artemisiae herba
Beiwidli Cortex Lonicerae · Lonicerae cortex
Beiwürze Radix Consolidae · Symphyti radix
Beiwurzel Radix Gentianae · Gentianae radix
Beizekraut Herba Abrotani · Herba oder Rhizoma Imperatoriae · Imperatoriae herba oder rhizoma
Beizewurz Rhizoma Imperatoriae · Imperatoriae rhizoma
Beizmannstropfen Spiritus Angelicae compositus · Angelicae spiritus compositus · Tinctura Chinioidini
Bekerzwam Fungus Sambuci
Belinispiritus Spiritus Rosmarini
Belladonnablätter Belladonnae folium
Belladonnablättertrockenextrakt, Eingestellter Belladonnae folii extractum siccatum normatum
Belladonnaextrakt Belladonnae extractum
Belladonnapulver, Eingestelltes Belladonnae pulvis normatus
Belladonnatinktur, Eingestellte Belladonnae folii tinctura normata
Belladonnawurzel Belladonnae radix
Bellen Gemmae Populi · Populi gemma · Strobuli Lupuli · Lupuli flos
Bellenknospen Gemmae Populi · Populi gemma
Belsamine Herba Balsamitae · Balsamitae

herba
Belze Spiritus saponato-camphoratus
Belzwachs Ceratum Resinae Pini
Bemerellenblätter Folia Nicotianae · Nicotianae folium · Radix Symphyti
Benderspflaster Emplastrum fuscum
Benediktendistel Herba Cardui benedicti · Cnici benedicti herba
Benediktenkörner Semen Cardui benedicti · Cnici benedicti semen · Semen Paeoniae · Paeoniae semen
Benediktenkraut Geum urbanum · Herba Cardui benedicti · Cnici benedicti herba
Benediktenkraut, Echtes Cnicus benedictus
Benediktenkraut, Kurzes Herba Cardui benedicti · Cnici benedicti herba
Benediktennägeleinwurz Radix Caryophyllatae · Caryophyllatae rhizoma
Benediktenöl Oleum Hyoscyami · Hyoscyami oleum · Oleum viride
Benediktenrinde Cortex Ligni Guajaci
Benediktenrosen Flores Paeoniae · Paeoniae flos
Benediktenrosenwurzel Radix Paeoniae · Paeoniae radix
Benediktenwurzel Radix Caryophyllatae · Caryophyllatae rhizoma
Benediktfleckblumen Herba Cardui benedicti · Cnici benedicti herba
Benediktinerkorallen Semen Paeoniae · Paeoniae semen
Benediktinerkörner Semen Cardui Mariae · Cardui mariae fructus · Semen Paeoniae · Paeoniae semen
Benediktinerpflaster Emplastrum fuscum camphoratum
Benediktuspulver Herba Cardui benedicti pulvis · Cnici benedicti herba pulvis
Benediktwürze Radix Caryophyllatae · Caryophyllatae rhizoma
Benedixentee Herba Cardui benedicti · Cnici benedicti herba
Benedixkraut Herba Cardui benedicti · Cnici benedicti herba
Benedixöl Oleum Ricini · Ricini oleum virginale
Benedixtropfen Tinctura amara · Tinctura Chinioidini
Benedixwurzel Radix Caryophyllatae · Caryophyllatae rhizoma
Bengalpfeffer Piper longum
Benganellaschoten Fructus Vanillae · Vanillae fructus
Bengelkraut Herba Mercurialis · Mercurialis herba
Bengelwurzel Radix Meu · Mei athamantici radix
Benilleschoten Fructus Vanillae · Vanillae fructus
Beningrosen Flores Paeoniae · Paeoniae flos
Beninienrosen Flores Paeoniae · Paeoniae flos
Benjoin Benzoe
Bensenöl Oleum Rosmarini · Rosmarini aetheroleum
Bensisamen Fructus Petroselini · Petroselini fructus · Semen Hyoscyami · Hyoscyami semen
Benzalkoniumchlorid-Lösung Benzalkonii chloridi solutio
Benzinoform Carboneum tetrachloratum
Benzoeblumen Acidum benzoicum sublimatum
Benzoeessig Acetum aromaticum · Acetum cosmeticum
Benzoesalz Acidum benzoicum
Benzoesalz, Wesentliches Acidum benzoicum
Benzoeschmalz Adeps benzoatus
Benzon Benzinum Petrolei
Berberbeeren Fructus Berberidis · Berberidis fructus
Berberbeerstrauchrinde Cortex Berberidis Radicis · Berberidis cortex cum radicis cortice
Berberis-vulgaris-Beeren, Frische Berberis vulgaris e fructibus
Berberis-vulgaris-Rinde, Äthanolischer Dekokt Berberis vulgaris, ethanol Decoctum
Berberitze Berberis vulgaris
Berberitzenblätter Berberidis folium
Berberitzenfrüchte Fructus Berberidis · Berberidis fructus

Berberitzenrinde Cortex Berberidis · Berberidis cortex
Berberitzensaft Sirupus Berberidis · Berberidis sirupus
Berberitzenwurzelrinde Berberidis radicis cortex
Berbersche Borke Cortex Chinae · Cinchonae cortex
Berbisbeeren Fructus Berberidis · Berberidis fructus
Berbiswurzelrinde Cortex Berberidis Radicis · Berberidis radicis cortex
Berebotöl Oleum Bergamottae · Bergamottae aetheroleum
Berenburger Kruiden Species amarae
Bergalraun Bulbus victorialis longus
Bergalrunke Bulbus victorialis longus
Bergamottminze Mentha citrata
Bergamottöl Bergamottae aetheroleum
Bergbalsam Oleum Petrae rubrum
Bergbalsam, Weißer Oleum Petrae album
Bergbärwurz Meum athamanticum
Bergbasilie Herba Acinosae
Bergbetonienblüten Flores Arnicae · Arnicae flos
Bergblau Coeruleum montanum · Cuprum carbonicum basicum nativum (Coeruleum montanum)
Bergbuchs Herba Vitis idaeae · Vitis idaeae herba (folium)
Bergbuchsbaum Herba Vitis idaeae · Vitis idaeae herba (folium)
Bergdistel Radix Carlinae · Carlinae radix
Bergdotterblume Flores Arnicae · Arnicae flos
Bergdroß Folia Betulae · Betulae folium
Bergengeli Flores Primulae · Primulae flos (cum oder sine calycibus)
Bergenkraut Herba Verbasci · Verbasci folium
Bergenkrautblume Flores Verbasci · Verbasci flos
Bergenzian Radix Gentianae · Gentianae radix
Bergeppich Herba Oreoselini
Bergeppichkraut Herba Oreoselini
Bergerlaub Herba Hederae helicis · Hederae helicis folium
Bergeröl Oleum Jecoris · Iecoris aselli oleum
Bergersalbe Unguentum flavum
Bergfenchel Fructus Seseli
Bergfieberwurzel Radix Gentianae · Gentianae radix
Bergflachs Alumen plumosum · Herba Lini montani
Bergfleisch Alumen plumosum
Berggamander Herba Chamaedryos · Teucrii chamaedryos herba
Berggamänderli Herba Chamaedryos · Teucrii chamaedryos herba
Berggelb Ochrea
Bergglas Fel Vitri
Berggraupen Lichen islandicus
Berggrün Cuprum carbonicum nativum (Viride montanum)
Berggünsel Herba Ajugae
Berghaarstrang Herba Oreoselini
Berghaarstrangkraut Herba Oreoselini
Berghanf Herba Eupatorii cannabini · Eupatorii cannabini herba
Berghirschwurz Radix Peucedani · Peucedani radix
Bergholz Alumen plumosum
Berghopfen Herba Marrubii · Marrubii herba · Herba Origani cretici · Origani cretici herba
Berghopfenöl Oleum Origani cretici · Origani cretici aetheroleum
Berghopfenrinde Cortex Mezerei · Mezerei cortex
Berghoppe Herba Origani cretici · Origani cretici herba
Bergkalaminthe Herba Calaminthae · Calaminthae herba
Bergknabenöl Oleum Bergamottae · Bergamottae aetheroleum
Bergknappenkraut Folia Farfarae · Farfarae folium
Bergkölle Artemisia · Dracunculus · Artemisiae dracunculi herba · Dracunculi herba
Bergkordienkraut Herba Chamaedryos · Teucrii chamaedryos herba
Bergkork Alumen plumosum

Bergkümmel Fructus Cumini · Cumini fructus
Bergkümmel, Echter Laserpitium siler
Bergkümmel, Französischer Semen Seseleos massiliensis
Bergkümmel, Kretischer Semen Seseleos cretici · Tordylium officinale
Bergkümmelwurzel, Kretische Radix Tordyllii
Berglaserkraut Herba Laserpitii
Berglasur Coeruleum montanum
Berglätschen Folia Farfarae · Farfarae folium
Berglattich Folia Prenanthis
Berglattlech Folia Prenanthis
Berglauch Bulbus victorialis longus
Berglauch, Fleckiger Bulbus victorialis longus
Berglawendel Herba Origani cretici · Origani cretici herba · Herba Serpylli · Serpylli herba
Bergleder Alumen plumosum
Berglein Linum catharticum
Bergliebstöckel Levisticum officinale
Berglilie Herba Violae calcaratae
Berglodefer Liquor Ferri sesquichlorati
Bergmännchen Herba Pulsatillae · Pulsatillae herba
Bergmannstee Species pectorales cum Fructibus
Bergmannstropfen Essentia dulcis · Tinctura aromatica · Tinctura Chinioidini · Tinctura Coralliorum
Bergmehl Infusorienerde
Bergmelisse Herba Calaminthae · Calaminthae herba
Bergmilch Talcum pulvis
Bergminze Folia Menthae crispae · Menthae crispae folium · Herba Calaminthae · Calaminthae herba · Herba Thymi · Thymi herba
Bergminzenöl Oleum Menthae crispae · Menthae crispae aetheroleum
Bergnaphtha Oleum Petrae crudum
Bergöl, Rotes Oleum Petrae rubrum
Bergöl, Schwarzes Oleum animale foetidum · Oleum Rusci · Betulae pix · Oleum Terebinthinae sulfuratum
Bergöl, Weißes Oleum Petrae album
Bergpapier Alumen plumosum
Bergpech Asphaltum
Bergpechöl Oleum Asphalti
Bergpeterle Herba Oreoselini
Bergpetersilie Herba Oreoselini
Bergpfeffer Fructus Mezerei · Mezerei fructus
Bergpolei Herba Teucrii
Bergpudel Meum athamanticum
Bergrhabarber Radix Rhaponticae
Bergrhapontikawurzel Rhizoma Rhaponticae · Rhizoma Rhei · Rhei radix
Bergringelblumen Flores Arnicae · Arnicae flos
Bergrosen Flores Rhododendri
Bergrösli Flores Rhododendri · Flores Rosae · Rosae flos
Bergrot Ferrum oxydatum rubrum (Caput mortuum)
Bergruhrkraut Gnaphalium uliginosum · Herba Gnaphalii · Gnaphalii uliginosi herba
Bergrute Herba Thalictri
Bergsalz = Steinsalz
Bergsanikel, Großer Digitalis purpurea
Bergsanikel, Kleiner Gratiola officinalis
Bergsanikelblätter Folia Cortusae
Bergsanikelkraut Herba Cortusae
Bergsanikelkraut, Großes Digitalis purpureae folium
Bergsanikelkraut, Kleines Gratiolae herba
Bergscharte Herba Serratulae
Bergschwefel Lycopodium
Bergsellerie Herba Oreoselini
Bergseselsamen Fructus Seseleos
Bergsilarsamen Fructus Seseleos
Bergsilie Herba Oreoselini
Bergsinau Herba Alchemillae alpinae
Bergskordienkraut Herba Chamaedryos · Teucrii chamaedryos herba
Bergtee Sideritidis herba
Bergteer Asphaltum · Oleum Petrae nigrum
Bergthymian Herba Calaminthae · Calaminthae herba
Bergtropfen Oleum Petrae album

Bergveyeli Herba Violae calcaratae
Bergviole Herba Violae calcaratae
Bergviönli Herba Violae calcaratae
Bergwegebreit Flores oder Herba Arnicae · Arnicae flos oder herba
Bergwermut Herba Absinthii pontici · Absinthii pontici herba · Herba Artemisiae · Artemisiae herba
Bergwiesenscharte Herba Serratulae
Bergwindenkraut Herba Soldanellae alpinae
Bergwinkel Vinca minor
Bergwinkelkraut Herba Vincae · Vincae minoris folium
Bergwohlverlei Flores Arnicae · Arnicae flos
Bergwolle Alumen plumosum · Asbest
Bergwurz Absinthium
Bergwurzblumen Arnicae flos
Bergwurzel Radix Arnicae · Arnicae radix · Radix Gentianae · Gentianae radix · Rhizoma Tormentillae · Tormentillae rhizoma
Bergwurzelzwang Rhizoma Rhei · Rhei radix
Bergwurzkraut Herba Absinthii · Absinthii herba
Bergziger Lac Lunae
Bergzinnober Cinnabaris nativa
Beritzen Folia Uvae Ursi · Uvae ursi folium
Berklas Fructus Lauri · Lauri fructus
Berliner Lebensessenz Tinctura Aloes composita · Aloes tinctura composita
Berlinerblausäure Acidum hydrocyanicum
Berlinersalz Natrium bicarbonicum
Berlinertee Species laxantes St. Germain
Berlizenpflaster Unguentum Elemi compositum
Bern = Birnen
Bernagie Herba Boraginis · Boraginis herba
Bernbommistel Viscum album
Bernhardinerdistelkraut Herba Cardui benedicti · Cnici benedicti herba
Bernhardinerkraut Herba Cardui benedicti · Cnici benedicti herba
Bernhardinerkugeln Globuli camphorati
Bernhardinersalbe Unguentum sulfuratum compositum
Bernhardskraut Herba Cardui benedicti · Cnici benedicti herba
Bernittenstein Zincum sulfuricum
Bernitzkekraut Folia Uvae Ursi · Uvae ursi folium
Bernitzkenbeeren, Rote Fructus Vitis idaeae · Vitis idaeae fructus
Bernkraut Herba Cardui benedicti · Cnici benedicti herba
Bernsilberöl Oleum Terebinthinae sulfuratum
Bernstein, Schwarzer Asphaltum
Bernsteinblumen Acidum succinicum
Bernsteingruß Succinum raspatum
Bernsteinkohle Colophonium Succini
Bernsteinsalbe Unguentum basilicum
Bernsteinsalbe, Harte Ceratum Resinae Pini
Bernsteinsalz Acidum succinicum
Bernsteintropfen Liquor Ammonii succinici
Bernsteinwasser Acidum succinicum cum Oleo aethereo mixtum
Bernwurzdistel Herba Cardui benedicti · Cnici benedicti herba
Beroertewater Aqua aromatica
Bersilicum Basilicum
Berstelkraut Herba Conii · Conii herba
Berstelkrautsamen Fructus Conii · Conii fructus
Berstkraut Herba Conii · Conii herba
Bertholdspflaster Emplastrum fuscum camphoratum
Berthollletsalz Kalium chloricum
Bertram, Deutscher Herba Ptarmicae
Bertram, Falscher Herba Ptarmicae
Bertram, Wohlriechender Herba Agerati
Bertramblumen Flores Chamomillae romanae · Chamomillae romanae flos · Flores Pyrethri · Pyrethri flos
Bertramessig Acetum Pyrethri
Bertramgarbe Herba Ptarmicae
Bertramkraut, Wildes Herba Ptarmicae
Bertramtinktur Tinctura Pyrethri
Bertramwurzel Radix Pyrethri · Pyrethri radix
Beruf, Verruf- und Widerruf Herba Marrubii und Herba Mari veri (gemischt!) · Herba Senecionis · Senecionis herba · Herba Sideritidis

Berufkraut Herba Senecionis (auch Erigeron-Arten) · Herba Sideritidis
Berufundbeschreikraut Herba Sideritidis
Beruhigungspulver Pulvis epilepticus Marchionis · Pulvis Magnesiae cum Rheo · Pulvis temperans
Beruhigungssaft Sirupus Chamomillae · Sirupus Sennae cum Manna · Sirupus Valerianae
Beruhigungstropfen Tinctura Valerianae · Valerianae tinctura
Berwinkkraut Herba Vincae · Vincae minoris folium
Beschatennät Semen Myristicae · Myristicae semen
Beschreikraut Herba Conyzae · Conyzae majoris herba · Herba Sideritidis · Herba Veronicae · Veronicae herba
Besemkraut Herba Artemisiae · Artemisiae herba
Besenbaum Betula pubescens
Besenbirke Betula pubescens
Besenginster Cytisus scoparius · Herba Genistae · Cytisi scoparii herba · Herba Spartii
Besenginsterblüten Flores Genistae · Flores Spartii scoparii · Cytisi scoparii flos
Besenginsterkraut Sarothamni scoparii herba · Cytisi scoparii herba
Besenhaide Herba Ericae · Callunae herba · Herba Spartii · Cytisi scoparii herba
Besenheideblüten Callunae flos
Besenheidekraut Callunae herba
Besenkraut Herba Abrotani · Herba Artemisiae · Artemisiae herba · Herba Spartii · Cytisi scoparii herba
Besenkrautblumen Flores Spartii scoparii · Cytisi scoparii flos
Besenöl Tinctura Castorei
Besenstrauch Cytisus scoparius · Herba Spartii scoparii · Cytisi scoparii herba
Besenwurzel Radix Artemisiae · Artemisiae radix
Besinge Fructus Myrtilli · Myrtilli fructus
Besingkraut Fragariae folium
Besjeszalf Unguentum Zinci · Zinci unguentum

Besmetblome Herba Adoxae moschatae
Besnijdenisolie Oleum Amygdalarum · Amygdalae oleum virginum
Besondere Tropfen Tinctura Jodi diluta 1:30
Besseltropfen Tinctura bezoardica
Bessen = Beeren
Bestuscheffs Nerventropfen Tinctura Ferri chlorati aetherea
Betakraut Herba Betonicae
Betalpen Herba Lycopodii · Lycopodii herba
Betanikentee Folia Ribis
Beterli Radix Petroselini · Petroselini radix
Bethanienkörner Semen Paeoniae · Paeoniae semen
Bethanienrosen Flores Paeoniae · Paeoniae flos
Bethengel Herba Chamaedryos · Teucrii chamaedryos herba
Bethengelkraut Herba Chamaedryos · Teucrii chamaedryos herba
Betka = Speisetäubling · Russula vesca
Betonerde Liquor Aluminii acetici
Betonie Betonica officinalis · Stachys officinalis
Betonienblüten Flores Betonicae · Flores Lamii · Flores Primulae · Primulae flos (cum oder sine calycibus)
Betonienkerne Semen Paeoniae · Paeoniae semen
Betonienkraut Herba Betonicae
Betonienpflaster Emplastrum Meliloti
Betoniensamen Semen Paeoniae · Paeoniae semen
Betonikablumen Flores Paeoniae · Paeoniae flos
Betonikakraut Herba Betonicae
Betramgarbe Herba Ptarmicae
Betscheletee Flores Sambuci · Sambuci flos
Bettbrunzerkraut Herba Taraxaci · Taraxaci herba · Taraxaci folium
Bettchlore Terebinthina communis
Bettelläuse die Samen von Orlaya grandiflora und Bidens tripartitus · Fructus Bardanae · Fructus Caucalis grandiflorae
Bettelmannsläuse die Samen von Orlaya grandiflora und Bidens tripartitus · Fruc-

tus Caucalis grandiflorae
Bettelsalbe Unguentum contra Pediculos
Bettlerkraut Herba Berberidis • Herba Clematidis
Bettlerkrautblüten Flores Clematidis
Bettlerläusekraut Herba Xanthii
Bettlermantel Herba Alchemillae • Alchemillae herba
Bettlersalbe Unguentum contra Pediculos • Unguentum Rosmarini compositum • Rosmarini unguentum compositum
Bettlerschmiere Unguentum contra Pediculos
Bettlerseil Herba Convolvuli • Convolvuli herba
Bettpisserkraut Herba Taraxaci • Taraxaci herba • Taraxaci folium
Bettscheißerkraut Herba Taraxaci • Taraxaci herba • Taraxaci folium
Bettseicher Herba Millefolii • Millefolii herba • Herba Taraxaci • Taraxaci herba • Taraxaci folium
Bettseicherkraut Herba Taraxaci • Taraxaci herba • Taraxaci folium
Bettstroh Herba Centaurii • Centaurii herba • Herba Galii veri • Galii veri herba
Bettstrohunserliebenfrauen Herba Galii veri • Galii veri herba • Herba Serpylli • Serpylli herba
Bettwachs Cera arborea • Cera flava • Ceratum Resinae Ilini
Bettzwillingstinktur Tinctura Benzoes
Betwas Cera arborea
Betzenblätter Folia Plantaginis majoris • Plantaginis majoris folium
Beuken = Birken
Beulenbrand Ustilago Maidis
Beulenharz Resina Pini • Terebinthina
Beulzalf Unguentum Lauri
Beuteldieb Herba Bursae Pastoris • Bursae pastoris herba
Beutelkraut Herba Bursae Pastoris • Bursae pastoris herba
Beutelschneiderkraut Herba Bursae Pastoris • Bursae pastoris herba
Bever = Biber
Bevernaardwortel Radix Pimpinellae • Pimpinellae radix
Bewekpflaster Ceratum Resinae Pini • Emplastrum saponatum
Beweksalbe Unguentum basilicum nigrum • Unguentum Elemi
Bewellblätter Folia Uvae Ursi • Uvae ursi folium
Bewellwurz Radix Consolidae • Symphyti radix
Bezelten, Blaue Bezetta coerulea
Bezelten, Rote Bezetta rubra
Bezoarpulver Bezoar minerale • Pulvis antiepilepticus Marchionis
Bezoartropfen Tinctura carminativa
Bezoarwurzel Radix Bardanae • Bardanae radix • Radix Contrajervae
Bezordicpulver Conchae praeparatae
Bhang Herba Cannabis indicae • Cannabis indicae herba
Bibcheressenz Tinctura Pimpinellae • Pimpinellae tinctura
Biber, Europäischer Castor fiber
Biber, Kanadischer Castor canadensis
Biberfett Adeps suillus cum Tinctura Castorei
Bibergalltropfen Tinctura Castorei
Bibergeil (Hom.) Castoreum • Bauchdrüsensekret vom Biber
Bibergeilessenz Tinctura Castorei
Bibergeilfett Adeps suillus cum Tinctura Castorei
Bibergeilöl Tinctura Castorei camphorata
Bibergeist Tinctura Castorei
Biberhödchen Herba Ficariae
Biberhödleinkraut Herba Ficariae
Biberklee Folia Trifolii fibrini • Menyanthidis trifoliatae folium • Herba Pirolae • Chimaphilae herba • Menyanthes trifoliata
Biberkraut Folia Trifolii fibrini • Menyanthidis trifoliatae folium • Herba Aristolochiae • Aristolochiae herba • Herba Centaurii • Centaurii herba
Bibernalle Radix Pimpinellae • Pimpinellae radix
Bibernelkenwurzel Radix Pimpinellae • Pimpinellae radix
Bibernelle Radix Pimpinellae • Pimpinellae

radix
Bibernelle, Falsche Radix Sanguisorbae · Sanguisorbae rhizoma et radix
Bibernelle, Große Pimpinella major
Bibernelle, Italienische Radix Sanguisorbae · Sanguisorbae rhizoma et radix
Bibernellessenz Tinctura Pimpinellae · Pimpinellae tinctura
Bibernelltinktur Pimpinellae tinctura
Bibernellwurzel Radix Pimpinellae · Pimpinellae radix
Biberöl Oleum Ricini · Ricini oleum virginale
Bibertropfen Tinctura Castorei
Biberwurzel Radix Aristolochiae cavae
Bibes Herba Artemisiae · Artemisiae herba
Biboth Herba Artemisiae · Artemisiae herba
Bibs Herba Artemisiae · Artemisiae herba
Bibswurzel Radix Artemisiae · Artemisiae radix
Bicarmel Natrium bicarbonicum
Bickbeeren Fructus Myrtilli · Myrtilli fructus
Bickelbeeren Fructus Myrtilli · Myrtilli fructus
Bickelbeerenblätter Herba Myrtilli · Myrtilli herba
Bickensalbe Unguentum ophthalmicum rubrum
Biebes Herba Artemisiae · Artemisiae herba
Biebeskraut Herba Artemisiae · Artemisiae herba
Biederhall Conchae praeparatae
Biefeskraut Herba Artemisiae · Artemisiae herba
Biefoth Herba Artemisiae · Artemisiae herba
Bielefelder Pulver Kalium bromatum pulvis
Bielefeldtropfen Tinctura Chinae composita · Cinchonae tinctura composita
Bienblätter Folia Melissae · Melissae folium
Bienenhaide Herba Sedi
Bienenharz Benzoe · Propolis
Bienenhütel Flores Lamii
Bienenkitt Propolis
Bienenklee Flores Trifolii albi
Bienenkraut Herba Melissae · Melissae herba · Herba Serpylli · Serpylli herba · Herba Thymi · Thymi herba · Melissa officinalis
Bienenkrautgeist Spiritus Melissae compositus · Melissae spiritus compositus
Bienenkrautsalbe Unguentum contra Pediculos
Bienenkrautsamen Fructus Apii · Apii fructus
Bienenleim Propolis
Bienenpulver Pulvis contra Pediculos
Bienensalbe Unguentum contra Pediculos
Bienensaug Flores Lamii · Folia Melissae · Melissae folium
Bienenschmalz Unguentum cereum
Bienenspeck Cera flava · Cetaceum
Bienentaubblüten Flores Lamii
Bienenwachs, Gelbes Cera flava
Bienenwachs, Weißes Cera alba
Bienescheide Herba Ledi palustris · Ledi palustris herba
Bienetzaugensalbe Unguentum ophthalmicum compositum
Biengras Folia Melissae · Melissae folium
Bienkraut Herba Ledi palustris · Ledi palustris herba
Bienkrettig Folia Melissae · Melissae folium
Bierebäumeniwintergrün Herba Pirolae · Chimaphilae herba · Viscum album
Bierekrokt Herba Galii veri · Galii veri herba
Bierfink Folia Uvae Ursi · Uvae ursi folium · Folia Vincae · Vincae minoris folium
Biergist = Hefe · Faex medicinalis
Bierhebe Faex medicinalis
Bierhefe Faex medicinalis · Saccharomyces cerevisiae
Bierhopfen Strobuli Lupuli · Lupuli flos
Bierkraut Carrageen
Bierkräuter Radix Helenii, Radix Liquiritiae, Carrageen $\overline{aa}$
Bierlucht Sulfur in Filis
Biermersch Herba Absinthii · Absinthii herba
Bierpulver Natrium bicarbonicum
Bierstein Natrium bicarbonicum

Biertram Herba Dracunculi · Dracunculi herba
Biesters Magentropfen Tinctura amara · Tinctura Chinae composita · Cinchonae tinctura composita
Biewalcher Herba Bursae Pastoris · Bursae pastoris herba
Biewelkraut Herba Aristolochiae · Aristolochiae herba
Bifaut Herba Artemisiae · Artemisiae herba
Biffingerhalsam Linimentum saponato-camphoratum
Bifoiß Artemisia vulgaris
Bigaradeblüten Flores Aurantii
Bijonenblume Flores Paeoniae · Paeoniae flos
Biliner Pastillen Pastilli Natrii bicarbonici
Biliner Salz Natrium bicarbonicum
Billeche Betula alba
Billerkraut Herba Melissae
Billgenkraut Herba Hyperici · Hyperici herba
Billingrinde Cortex Quillayae · Quillaiae cortex
Billkörner Semen Hyoscyami · Hyoscyami semen
Billsamen Semen Hyoscyami · Hyoscyami semen
Bilsen, Tolle Folia Hyoscyami · Hyoscyami folium
Bilsenbohnenkraut Folia Hyoscyami · Hyoscyami folium
Bilsenkörner Semen Hyoscyami · Hyoscyami semen
Bilsenkraut Folia Hyoscyami · Hyoscyami folium
Bilsenkraut für homöopathische Zubereitungen Hyoscyamus niger ad praeparationes homoeopathicas
Bilsenkraut, Indianisches Folia Nicotianae · Nicotianae folium
Bilsenkraut, Peruvianisches Folia Nicotianae · Nicotianae folium
Bilsenkraut, Schwarzes Hyoscyamus niger
Bilsenkrautöl Hyoscyami oleum
Bilsenkrauttinktur Hyoscyamus tinctura
Bilsenkrut Hyoscyamus niger
Bilsenöl Oleum Hyoscyami · Hyoscyami oleum
Bilsensamen Semen Hyoscyami · Hyoscyami semen
Bimbambolium Unguentum flavum, Oleum Lauri āā · Unguentum Populi · Populi unguentum
Bimbaum Radix Taraxaci cum Herba · Taraxaci radix cum herba
Bimbernell Radix Pimpinellae · Pimpinellae radix
Biminellwurzel Radix Pimpinellae · Pimpinellae radix
Bimpaul Radix Taraxaci cum Herba · Taraxaci radix cum herba
Bims Lapis Pumicis
Bimselkraut Folia Hyoscyami · Hyoscyami folium
Bimsenöl Oleum Rosmarini · Rosmarini aetheroleum
Bimsenstein Lapis Pumicis · Pumicis lapis
Bimsmehl Lapis Pumicis pulvis · Pumicis lapis pulvis
Bimstein Pumicis lapis
Binderwurzel Radix Gentianae · Gentianae radix
Bingelkraut Mercurialis annua · Mercurialis herba
Bingelkrut Mercurialis annua
Bingelwurzel Radix Pimpinellae · Pimpinellae radix
Bingenrosen Flores Paeoniae · Paeoniae flos · Flores Rhoeados · Papaveris rhoeados flos
Bingeskörner Semen Paeoniae · Paeoniae semen
Binnenstein Lapis Pumicis
Binse Juncus
Binsenlauch Allium schoenoprasum
Binsenöl, Grünes Oleum Hyoscyami · Hyoscyami oleum
Binsenöl, Weißes Oleum Rosmarini · Rosmarini aetheroleum
Binsenpfeffer Cubebae
Binsenpulver Rhizoma Veratri pulvis · Veratri rhizoma pulvis

Binsensteintropfen Tinctura Castorei
Biperidenhydrochlorid Biperideni hydrochloridum
Bipskraut Herba Artemisiae · Artemisiae herba
Birasöl Oleum Lumbricorum · Oleum Petrae
Birche = Birke
Birkenbalsam Oleum Rusci · Betulae pix · Oleum Therebinthinae sulfuratum
Birkenblätter Betulae folium
Birkenblätter, Geschnittene Betulae folium concisum
Birkenblüte Viscum album
Birkenholzkohle Carbo vegetabilis
Birkenholzöl Oleum Rusci · Betulae pix
Birkenknospen Betulae gemmae
Birkenkohle Carbo vegetabilis
Birkenlaub Folia Betulae · Betulae folium
Birkenmischling Viscum album
Birkenöl Oleum Olivarum album · Olivae oleum album · Oleum Ricini · Ricini oleum virginale
Birkenreizker Lactarius tornimosus
Birkenrinde Cortex Salicis · Betulae cortex
Birkenrindenteer Betulae pix
Birkenröhrling Boletus scaber
Birkensaft Betulae succus · Mel depuratum · Sirupus Mannae · Sirupus simplex
Birkentee Folia Betulae · Betulae folium · Rhizoma Tormentillae · Tormentillae rhizoma
Birkenteer Oleum Rusci · Betulae pix
Birkenwasser Aqua Tiliae
Birkwurzel Rhizoma Tormentillae · Tormentillae rhizoma
Birmet Herba Absinthii · Absinthii herba
Birnbaumeichenkraut Herba Pirolae · Chimaphilae herba
Birnbaummistel Viscum album
Birnenöl Amylium aceticum
Birnenrot Succus ruber
Birnentang Macrocystis integrifolia
Birnkraut Herba Pirolae · Chimaphilae herba
Birnquitten Fructus Cydoniae · Cydoniae fructus
Birrenäspel Viscum album
Bisam Moschus
Bisamblumen Flores Violae tricoloris · Violae tricoloris flos
Bisamgamander Herba Ivae moschatae · Ivae moschatae herba
Bisamgänsefuß Herba Chenopodii · Chenopodii (ambrosioidis) herba
Bisamgarbe Herba Ivae moschatae · Ivae moschatae herba
Bisamkörner Semen Abelmoschi · Abelmoschi semen
Bisamkraut Herba Ivae moschatae · Ivae moschatae herba
Bisamkürbis Cucurbita moschata
Bisammalvensamen Semen Abelmoschi · Abelmoschi semen
Bisamnüsse Semen Myristicae · Myristicae semen
Bisampappelsamen Semen Abelmoschi · Abelmoschi semen
Bisamsalbe Oleum Nucistae · Myristicae oleum expressum
Bisamsamen Semen Abelmoschi · Abelmoschi semen
Bisamscharfgarbe Herba Ivae moschatae · Ivae moschatae herba
Bisamstrauch Semen Abelmoschi · Abelmoschi semen
Bisamtinktur Tinctura Moschi
Bisamtropfen Tinctura Moschi
Bisamwasser Spiritus Lavandulae compositus · Lavandulae spiritus compositus
Bisamwurzel Radix Sumbuli
Bischerlingsamen Fructus Conii · Conii fructus
Bischoffessenz Tinctura episcopalis
Bischoffextrakt Tinctura episcopalis
Bischoffrosen Flores Rosae · Rosae flos
Bischoffrosenblätter Flores Rosae · Rosae flos
Bischofftee Species pectorales cum Fructibus
Bischofskraut Ammi visnaga
Biselbloama Herba Taraxaci · Taraxaci herba · Taraxaci folium
Bisengwurzel Radix Sumbuli · Sumbuli ra-

dix
Bismalvawurzel Radix Althaeae · Althaeae radix
Bismarckpulver Chininum valerianicum
Bisquit mer Ossa Sepiae
Bissangli Taraxacum officinale
Bissanliwurzel Radix Taraxaci · Taraxaci radix
Bißkraut Herba Pulsatillae · Pulsatillae herba
Bißwurzkraut Herba Pulsatillae · Pulsatillae herba
Bissynüsse Semen Colae · Colae semen
Biswabrawurz Rhizoma Bistortae · Bistortae rhizoma
Bitteraal Aloe
Bitterals Herba Absinthii · Absinthii herba
Bitteralsem Herba Abrotani · Herba Absinthii · Absinthii herba
Bitteramselkraut Herba Polygalae amarae · Polygalae amarae herba
Bitteransatz Species amarae
Bitteräpfel Fructus Colocynthidis · Colocynthidis fructus
Bitterbast Lignum Quassiae · Quassiae lignum
Bitterbaum Picrasma excelsa
Bitterbeifuß Herba Absinthii · Absinthii herba
Bitterblatt Folia Trifolii fibrini · Menyanthidis trifoliatae folium
Bitterbohnen Semen Lupini
Bitterdistel Cnicus benedictus
Bitterdistelkraut Herba Cardui benedicti · Cnici benedicti herba
Bittererde Magnesia usta
Bitteresche Ailanthus altissima
Bitterfenchelöl Foeniculi amari fructus aetheroleum
Bitterfieberwurz Radix Gentianae · Gentianae radix
Bittergallenmagentropfen Tinctura Aloes composita · Tinctura amara · Tinctura carminativa
Bittergaric Agaricus albus
Bittergurkenäpfel Fructus Colocynthidis · Colocynthidis fructus

Bitterholz Lignum Quassiae · Quassiae lignum · Quassia amara
Bitterholz, Jamaikanisches Lignum Quassiae surinamense
Bitterholzrinde Lignum Quassiae · Quassiae lignum
Bitterklee Folia Trifolii fibrini · Menyanthidis trifoliatae folium
Bitterklee, Dreiblättriger Menyanthes trifoliata
Bitterkleeblätter Menyanthidis trifoliatae folium
Bitterkleesalz zum Einnehmen Magnesium sulfuricum
Bitterkleesalz zum Fleckentreinigen Kalium bioxalicum (giftig!)
Bitterkleesessenz Tinctura amara
Bitterkola Garcinia kola
Bitterkraut Herba Absinthii · Absinthii herba · Herba Centaurii · Centaurii herba · Herba Melissae · Melissae herba
Bitterkraut, Römisches Herba Absinthii pontici · Absinthii pontici herba
Bitterkraut, zum Ansetzen Species amarae
Bitterkresse Herba Cochleariae · Cochleariae herba
Bitterkressech Herba Cochleariae · Cochleariae herba
Bitterkreuzwurzel Radix Gentianae · Gentianae radix
Bitterlingkraut Herba Persicariae
Bittermagenpulver Cortex Chinae pulvis · Cinchonae cortex pulvis
Bittermandelessenz Benzaldehyd dilutus · Oleum Amygdalarum amararum aethereum (blausäurefrei!)
Bittermandelöl, Künstliches Benzaldehyd (ungiftig!) · Nitrobenzolum (giftig!)
Bittermandeltropfen Aqua Amygdalarum amararum diluta
Bittermandelwasser Benzaldehydcyanhydrin solutio
Bitterorangen, Unreife Aurantii fructus immaturus
Bitterorangenblüten Aurantii amari flos
Bitterorangenblütenöl Aurantii amari floris aetheroleum

Bitterorangenschale Aurantii amari pericarpium • Aurantii amari epicarpium et mesocarpium
Bitterorangenschalenöl Aurantii pericarpii aetheroleum
Bitterorangenschalentinktur Aurantii amari epicarpii et mesocarpii tinctura
Bitterpulver Magnesium sulfuricum • Species ad longam vitam
Bitterramselkraut Herba Polygalae amarae • Polygalae amarae herba
Bitterrinde Cortex Chinae • Cinchonae cortex
Bitterrinde, Mexikanische Cortex Copalchi • Copalchi cortex
Bittersalz, Englisches Magnesium sulfuricum (Seidlitzer) • Saidschützer
Bittersäure Acidum picrinicum
Bittersilche Petroselinum crispum
Bitterspäne Lignum Quassiae • Quassiae lignum
Bitterstiele Stipites Dulcamarae • Dulcamarae stipes
Bittersüß Solanum dulcamara
Bittersüßstengel Stipites Dulcamarae • Dulcamarae stipes
Bittertee Herba Absinthii • Absinthii herba • Radix Gentianae • Gentianae radix • Species amarae • Species amaricantes
Bittertropfen Tinctura amara
Bitterweh Species amarae • Species amaricantes
Bitterweide Cortex Salicis • Salicis cortex
Bitterweidenrinde Cortex Salicis • Salicis cortex
Bitterweinstein Magnesium tartaricum
Bitterwurz(el) Radix Gentianae • Gentianae radix
Bittre Beeren Fructus Rhamni
Bittrer Geist (Kneipp) Tinctura Trifolii fibrini
Biwelkrüt Herba Aristolochiae • Aristolochiae herba
Bixbeeren Fructus Myrtilli • Myrtilli fructus
Blaar = Blase, blaartrekkend = blasenziehend
Blaaskersen, Blaskruidkersen Fructus Alkekengi

Blachblumen Flores Bellidis • Bellidis flos
Blackenwurz Radix Lapathi
Blackfischbein Ossa Sepiae
Bläder Folia Farfarae • Farfarae folium
Bladscha Radix oder Herba Petasitidis • Petasitidis radix und folium
Blafendl Lavandula vera
Blag = blau
Blag Osterblom Hepatica nobilis
Blagäugelchen Hepatica nobilis
Blagen Schwefel Sulfur griseum
Blagen Spiritus Spiritus coeruleus
Blagen Stein Cuprum sulfuricum
Blagge Radix Bardanae • Bardanae radix
Blähhalspulver Carbo Spongiae • Pulvis strumalis
Blähhalssalbe Unguentum Kalii jodati • Unguentum Populi • Populi unguentum
Blähhalstropfen Spiritus strumalis • Tinctura strumalis
Blähungspulver Pulvis Liquiritiae compositus • Liquiritiae pulvis compositus • Pulvis Magnesiae cum Rheo
Blähungstreibendes Wasser Aqua Chamomillae composita
Blähungstropfen Spiritus Menthae piperitae • Menthae piperitae spiritus • Tinctura carminativa • Tinctura Rhei aquosa • Rhei tinctura aquosa
Blaidt Herba oder Flores Arnicae • Arnicae herba oder flos
Blainblumen Flores Bellidis • Bellidis flos
Blaispulver Lycopodium
Blanc de balaine Cetaceum
Blanc de minéral Barium sulfuricum
Blanc d'Espagne Bismutum subnitricum
Blanke Tropfen Acidum sulfuricum dilutum
Blankenheimer Tee Herba Galeopsidis • Galeopsidis herba
Blanker Spiritus Spiritus dilutus
Blasam, Ägyptischer Balsamum de Mecca • Unguentum Aeruginis
Blasenbeeren Fructus Alkekengi • Fructus Rhamni catharticae • Rhamni cathartici fructus
Blasengrün Succus viridis
Blasengrünbeeren Fructus Rhamni catharti-

cae · Rhamni cathartici fructus
Blasenharz Colophonium
Blasenkäfer Cantharides
Blasenkirschen Fructus Alkekengi
Blasenkraut Herba Herniariae · Herniariae herba · Herba Ononidis · Ononidis herba
Blasenpapier = Pergamentpapier
Blasenpech Resina Pini
Blasenpflaster Emplastrum Cantharidum
Blasenpflaster, Gewöhnliches Emplastrum Cantharidum ordinarium
Blasenpuppen Fructus Alkekengi
Blasensteinsäure Acidum uricum
Blasentang Fucus vesiculosus · Fucus vel Ascophyllum
Blasentangasche Carbo Ligni
Blasentee Folia Uvae Ursi · Uvae ursi folium · Herba Equiseti · Equiseti herba · Herba Herniariae · Herniariae herba · Species urologicae
Blasenzug Emplastrum Cantharidum
Blasiuskalk Kalium ferrocyanatum flavum
Blasser-Sonnenhut-Wurzel Echinaceae pallidae radix
Blatsche Herba Acetosae · Herba Lapathi acuti
Blätter, Orientalische Folia Sennae · Sennae folium
Blättererde Kalium aceticum
Blätterflechte Lichen islandicus
Blatterholzrinde Cortex Ligni Guajaci
Blatterkraut Herba Ficariae
Blätterlack Lacca in Tabulis
Blatternholz Lignum Guajaci · Guaiaci lignum
Blatternkraut Herba Scrophulariae · Scrophulariae herba
Blatternpflaster Emplastrum Tartari stibiati
Blatternsalbe Unguentum Cantharidum · Unguentum Tartari stibiati
Blätteröl Oleum Hyoscyami · Hyoscyami oleum
Blättertragant Tragacantha
Blätterwurzel Rhizoma Tormentillae · Tormentillae rhizoma
Blatterzeitwurzel Rhizoma Filicis · Filicis rhizoma
Blatterzugblüten Flores Clematidis
Blatterzugkraut Herba Clematidis
Blattgold Aurum foliatum
Blattgrün Chlorophyll
Blattkraut Herba Polygoni avicularis · Polygoni avicularis herba
Blattlos Herba Herniariae · Herniariae herba
Blattsilber Argentum foliatum
Blattwurzel Rhizoma Tormentillae · Tormentillae rhizoma
Blattzinn Stannum foliatum
Blatzblumen Flores Rhoeados · Papaveris rhoeados flos
Blatzblumenblätter Folia Digitalis
Blau Ätzstein Cuprum sulfuricum
Blau Berliner Coeruleum berolinense
Blau Bremer Coeruleum montanum
Blau Doste Herba Origani · Origani herba
Blau Dunst Herba Origani · Origani herba
Blau Dürrwurz Herba Erigerontis
Blau Elster Herba Aconiti · Aconiti herba
Blau Entwendung Unguentum Hydrargyri cinereum dilutum
Blau für Töpfer Cobaltum oxydatum
Blau Galizienstein Cuprum sulfuricum
Blau Geist Spiritus coeruleus
Blau Glöckel Flores Malvae vulgaris · Malvae flos
Blau Haukstein Cuprum sulfuricum
Blau Himmelstein Cuprum sulfuricum
Blau Knoblauch Asa foetida
Blau Mercurius Unguentum Hydrargyri cinereum dilutum
Blau Nichts Stibium sulfuratum nigrum
Blau Salbe Unguentum Hydrargyri cinereum dilutum
Blau Salvolatile Spiritus coeruleus
Blau Stärke Ultramarin
Blau Stein Cuprum sulfuricum
Blau Thénards Cobaltum aluminatum
Blau Tropfen Tinctura Guajaci compositata
Blau Turnbulls Coeruleum berolinense
Blau Umwand Unguentum Hydrargyri cinereum dilutum
Blau Veilchensaft Sirupus Violarum
Blau Vernets Cuprum sulfuricum

Blau Vitriol Cuprum sulfuricum
Blau Wolkensalbe Unguentum Hydrargyri cinereum dilutum
Blau Zwirnsamen Semen Lini • Lini semen
Blau, Erlanger Coeruleum berolinense
Blau, Hamburger Coeruleum montanum
Blau, Kali Kalium ferrocyanatum
Blau, Kasseler Coeruleum montanum
Blau, Leithner Cobaltum aluminatum
Blau, Neuwieder Coeruleum montanum
Blau, Öskensaft Sirupus Violarum
Blau, Pariser Coeruleum parisiense
Blau, Pomade Unguentum Hydrargyri cinereum dilutum
Blau, Preußisches Coeruleum berolinense
Blau, Williamsons Coeruleum berolinense
Blauantimon Stibium sulfuratum nigrum
Blaubeere Vaccinium myrtillus
Blaubeeren Fructus Myrtilli • Myrtilli fructus
Blaudsche Pillen Pilulae Ferri carbonici
Blaue Besinge Fructus Myrtilli • Myrtilli fructus
Blaue Entwendung Unguentum Hydrargyri cinereum dilutum
Blaue Lupine Lupinus angustifolius
Blaue Schneider Centaurea cyanus
Bläue, Flüssige Solutio Indici spirituosa
Bläuepulver Ferrum cyanatum • Ultramarin
Bläuepulver, Englisches Coeruleum montanum
Blauer Fingerhut Folia Myrtilli • Myrtilli folium
Blauer Kuckuck Prunella vulgaris
Blaues Nichts Stibium sulfuratum nigrum
Blaugelsterkraut Herba Aconiti • Aconiti herba
Blaugummibaumblätter Eucalypti folium • Folia Myrtilli • Myrtilli folium
Blauhimmelstern Borago officinalis • Flores Boraginis • Boraginis flos
Blauholz Lignum Campechianum
Blauhuder Herba Hederae terrestris • Glechomae hederaceae herba
Bläuli Flores Gentianae
Blaulilienwurz Rhizoma Iridis • Iridis rhizoma

Blaumalven Folia Malvae • Malvae folium
Blaumützchen Flores Cyani • Cyani flos
Blaumützen Herba Aconiti • Aconiti herba
Blauösken Flores Violae tricoloris • Violae tricoloris flos
Blaupappeln Folia Malvae • Malvae folium
Blaupräparierter Dubstein Cuprum aluminatum
Blaupulver Ultramarin
Blausalz Kalium ferrocyanatum
Blausäure Kalium ferrocyanatum flavum (zum Härten oder Löten)
Blausaures Kali Kalium ferrocyanatum flavum
Blauselkenpulver Cortex Chinae pulvis • Cinchonae cortex pulvis
Blausonnenwirbel Radix Cichorii • Cichorii radix
Blauspäne Lignum Campechianum
Blauspiritus Spiritus coeruleus
Blaustein Cuprum sulfuricum
Blausteinwasser Liquor stypticus
Blautinktur Solutio Pyoktanini 5%
Blautod Aconitum napellus
Blautpflaster Emplastrum oxyroceum
Blauveilchensaft Sirupus Violarum
Blauvölkensaft Sirupus Violarum
Blauwand Unguentum Hydrargyri cinereum dilutum
Blauwasser Aqua coerulea
Blauwasser zum Waschen Solutio Indici diluta
Blauwsteentjes Kupfersulfatstifte
Blauwurzel Radix Pimpinellae • Pimpinellae radix
Blawellen Herba Bugulae
Bledium Stibium sulfuratum nigrum
Bleek = bleich
Bleekersdrank Tinctura anticholerica
Bleekwater Liquor Natrii hypochlorosi
Bleewittplaster Emplastrum Cerussae
Blei, Falsches Graphites
Bleiacetat Plumbi acetas
Bleiasche Lithargyrum
Bleiasche, Echte Kalium carbonicum crudum
Bleibalsam Liquor Plumbi subacetici •

Plumbi subacetatis solutio
Bleibepulver Ferrum sulfuricum et Rhizoma Calami pulvis mixtus
Bleicerat Unguentum Plumbi · Plumbi unguentum
Bleichasche, Blanke Natrium carbonicum crudum
Bleichflüssigkeit Hydrogenium peroxydatum technicum · Liquor Natrii hypochlorosi
Bleichkalk Calcaria chlorata · Calcii hypochloris
Bleichpulver Calcaria chlorata · Calcii hypochloris
Bleichpulver, Englisches, Tennants Calcaria chlorata · Calcii hypochloris
Bleichsalz Calcaria chlorata · Calcii hypochloris
Bleichschellack Lacca alba
Bleichsoda Liquor Natrii hypochlorosi
Bleichstichttropfen Tinctura Ferri pomati
Bleichsuchtpillen Pilulae Blaudii
Bleichsuchtpulver Ferrum oxydatum cum Saccharo
Bleichsuchtwein Vinum ferratum
Bleichwasser Aqua chlorata · Hydrogenium peroxydatum technicum · Liquor Natrii hypochlorosi
Bleierz Plumbago (= Graphites)
Bleiessenz Liquor Plumbi subacetici · Plumbi subacetatis solutio
Bleiessig Liquor Plurnbi subacetici · Plumbi subacetatis solutio
Bleiessigsalbe Unguentum Plumbi · Plumbi unguentum
Bleiessigsalz Plumbum aceticum
Bleiextrakt Liquor Plumbi subacetici · Plumbi subacetatis solutio
Bleiextrakt, Goulardsches Liquor Plumbi subacetici · Plumbi subacetatis solutio
Bleigeist Acidum aceticum dilutum
Bleigelb Lithargyrum
Bleiglanz Graphites
Bleiglätte Lithargyrum
Bleiglättenessig Liquor Plumbi subacetici · Plumbi subacetatis solutio
Bleiglättenextrakt Liquor Plumbi subacetici · Plumbi subacetatis solutio
Bleiglättpflaster Emplastrum Lithargyri · Plumbi emplastrum
Bleiglättsalbe Unguentum Plumbi · Plumbi unguentum
Bleiiodid Plumbi iodidum
Bleikristalle Plumbum nitricum
Bleiöl Liquor Plumbi subacetici · Plumbi subacetatis solutio
Bleipflaster Emplastrum Lithargyri simplex · Plumbi emplastrum
Bleipflastersalbe Unguentum diachylon · Plumbi emplastri unguentum
Bleirot Minium
Bleisafran Minium
Bleisalbe Unguentum Plumbi · Plumbi unguentum
Bleisalz Plumbum aceticum
Bleisiccatif Plumbum oleinicum
Bleispiritus Acidum aceticum dilutum
Bleistein Graphites
Bleiwasser Aqua Plumbi · Plumbi aqua
Bleiweiß Cerussa · Plumbi subcarbonas
Bleiweiß, Gelbes Lithargyrum
Bleiweiß, Kremnitzer Cerussa
Bleiweiß, Schwarzes Graphites, Plumbago
Bleiweißkugeln Globuli camphorati
Bleiweißpflaster Emplastrum Cerussae
Bleiweißsalbe Unguentum Cerussae
Bleiweißwasser Aqua Plumbi
Bleiwurzel Radix Plumbaginis
Bleizucker Plumbum aceticum
Blendbaum Excoecaria agallocha
Blende Semen Fagopyri · Fagopyri semen
Bleschblomen Flores Calendulae · Calendulae flos
Bleu de Lyon Anilinum
Bleu du lumière Anilinum
Blickholder Fructus Juniperi · Juniperi pseudo-fructus
Blie = Blei
Bliemlsöl Oleum Hyperici · Hyperici oleum
Bliewater Aqua Plumbi
Bliewit Cerussa
Blii Herba Anserinae · Anserinae herba
Blindbaum Excoecaria agallocha
Blindbaumholz Lignum Aloes

Blindendingpflaster Emplastrum Lithargyri compositum
Blindgeboren Semen Strychni · Strychni semen
Blindlingspulver Lac Lunae
Blindschleichenblut Sanguis Hirci
Blinksel Borax
Blitzpulver Colophonium pulvis · Lycopodium
Blockfischbein Ossa Sepiae
Blockzitwer Curcuma aromatica
Bloderkraut Alliaria petiolata
Blodword Capsella bursa-pastoris
Blödwurz Herba Oreoselini
Blödwurzkraut Herba Oreoselini
Bloed = Blut
Blohmen = Blumen
Blomen Matricaria recutita
Bloot = Blut
Blös Cobaltum
Bloßpflaster Emplastrum Cantharidum
Blot = Blut
Blöth = Blüte
Blotigel Hirudines
Blotkraut Herba Scrophulariae · Scrophulariae herba
Blotschenblume Digitalis purpurea
Blotsuger Hirudines
Bloze Tubera oder Herba Aconiti · Aconiti tuber oder herba
Blu = blau
Blubutter Unguentum Hydrargyri cinereum dilutum
Blufgras Herba Polygoni · Polygoni avicularis herba
Blufmerkur Hvdrargyrum sulfuratum rubrum
Blum Macis
Blümchenwasser Aqua aromatica
Blümchenwasser, Neunerlei Aqua aromatica
Blumeletabak Pulvis sternutatorius viridis
Blumen, Ewige Flores Stoechados · Helichrysi flos
Blumenessenz Spiritus coloniensis · Tinctura fumalis
Blumenkopfminze Herba Menthae crispae · Menthae crispae folium
Blumenkresse Tropaeolum majus
Blumenschwefel Sulfur sublimatum
Blumenstaub Lycopodium
Blumentee Flores Malvae · Malvae flos · Species pectorales · Species resolventes · Thea nigra
Blümlischnapf Pulvis sternutatorius viridis
Blümlitabak Pulvis sternutaftrius viridis
Blunkenpulver Pulvis pro Equis
Bluscht = Blüte
Bluschwater Solutio Acidi borici
Blut Christi Aqua aromatica rubra · Aqua carminativa regia
Blutauge Comarum palustre
Blutbalsamtropfen Tinctura Ferri acetici aetherea
Blutblumen Flores Arnicae · Arnicae flos · Flores Carthami · Carthami flos · Flores Rhoeados · Papaveris rhoeados flos
Blutbrechwurz Rhizoma Tormentillae · Tormentillae rhizoma
Blutegel Hirudo medicinalis
Bluteisenstein Lapis Haematitis
Blüten, Allerlei Pulvis fumalis
Blütenduft Tinctura fumalis
Blütenstaub Boletus cervinus pulvis · Lycopodium · Pulvis Cantharidum compositus
Blutfieberblumen Herba Centaurii · Centaurii herba
Blutfixiertropfen Tinctura Ferri pomati
Blutgarbe Herba Polygoni · Polygoni avicularis herba
Blutgummi Resina Draconis
Blutharz Resina Draconis
Blutholz Lignum Campechianum · Lignum Santali rubrum · Santali rubri lignum
Bluthühnerwurz Geranium-sanguineum-Wurzel
Blutiel Hirudines
Blutisquisantium Flores Chrysanthemi · Pyrethri flos
Blutknopf Sanguisorba officinalis
Blutkohle Carbo animalis
Blutkonserve Sanguis humanus
Blutkoralle Corallium rubrum
Blutkrampftropfen Tinctura Cinnamomi ·

Cinnamomi corticis tinctura
Blutkraut Herba Bursae Pastoris • Bursae pastoris herba • Herba Chelidonii • Chelidonii herba • Herba Salicariae und Polygoni • Hyperici herba • Lythrum salicaria
Blutkrautblüten Flores Ulmariae • Spiraeae flos
Blutkrautwurzel Radix Inulae • Helenii rhizoma • Radix Lapathi • Rhizoma Hydrastis • Hydrastis rhizoma • Rhizoma Sanguinariae • Rhizoma Tormentillae • Tormentillae rhizoma
Blutkrut Sanguisorba officinalis
Blutlaugenmoos Lichen Pulmonariae • Lichen pulmonarius • von Lobaria pulmonaria • Echte Lungenflechte
Blutlaugensalz, Gelbes Kalium ferrocyanatum flavum
Blutlaugensalz, Rotes Kalium ferricyanatum rubrum
Blutlaustinktur Carminum solutum • Tinctura Coccionellae
Blutlungenmoos Lichen Pulmonariae • Lichen pulmonarius • von Lobaria pulmonaria • Echte Lungenflechte
Blutmohn Flores Rhoeados • Papaveris rhoeados flos
Blutmoos Paleae Cibotii
Blutpetersilie Herba Conii • Conii herba
Blutpflaster Emplastrum ad Rupturtis • Emplastrum oxycroceum
Blutpulver Sanguis Hirci
Blutreinigendes Pulver Tubera Jalapae pulvis • Jalapae tuber pulvis
Blutreinigung, Rote Tinctura Lignorum
Blutreinigungspillen Pilulae laxantes
Blutreinigungspulver Pulvis Equorum (fürs Vieh) • Pulvis Liquiritiae compositus • Liquiritiae pulvis compositus • Pulvis Magnesiae cum Rheo
Blutreinigungssaft Sirupus Sarsaparillae • Sirupus Sennae • Sennae sirupus
Blutreinigungssalbe Unguentum Picis liquidae
Blutreinigungssäure Mixtura sulfurica acida
Blutreinigungsspiritus Spiritus Melissae compositus • Melissae spiritus compositus
Blutreinigungstee Species laxantes
Blutreinigungstropfen Tinctura Aloes composita • Tinctura Lignorum
Blutreinigungswurzel Radix Sarsaparillae • Sarsaparillae radix
Blutreizker Lactarius deliciosus
Blutrosen Flores Rhoeados • Papaveris rhoeados flos • Flores Rosae • Rosae flos
Blutsafranpflaster Emplastrum oxycroceum
Blutsalbe Unguentum Santali rubri
Blutsauger Hirudines
Blutschierling Herba Conii • Conii herba
Blutschwamm Fungus Chirurgorum
Blutstahl Lapis Haematitis
Blutstecher Hirudines
Blutstein Ferrum oxydatum pulvis • Lapis Haematitis
Blutstielkraut Herba Galii veri
Blutstillerin Herba Sanguisorbae • Sanguisorbae herba
Blutstillkraut Millefolii herba
Blutstillungstropfen Liquor Ferri sesquichlorati
Blutstropfen Tinctura Cinnamomi • Tinctura Lignorum
Blutstropfenkraut Herba Anagallidis • Anagallidis herba • Herba Rorellae • Droserae herba • Herba Sanguisorbae • Sanguisorbae herba
Blutströpfle Herba Sanguisorbae • Sanguisorbae herba
Blutstruppen Herba Anagallidis • Anagallidis herba
Blutsuger Hirudines
Bluttrieb Flores Arnicae • Arnicae flos
Bluttropfen Tinctura Cinnamomi • Cinnamomi corticis tinctura
Blutungenmoos Lichen Islandicus
Blutweiderich Lythrum salicaria
Blutweiderichkraut Lythri herba
Blutwurz Potentilla erecta
Blutwurzel Radix Alcannae • Alkannae radix • Radix Polygonati • Polygonati rhizoma • Radix Tormentillae • Tormentillae rhizoma
Blutwurzel, Kanadische Rhizoma Sanguinariae canadensis • Sanguinariae canadensis

rhizoma
Blutzuckerler Hirudines
Boarfett Adeps suillus
Bobbel = Pappel
Böbberli Fructus Coriandri · Coriandri fructus
Boberellen Fructus Alkekengi
Bobolium Unguentum Populi · Populi unguentum
Boccawurzel Tabernanthe radix / Tabernanthe radicis cortex
Bochwurz Radix Pimpinellae · Pimpinellae radix
Bock Herba Artemisiae · Artemisiae herba
Bock, Roter Herba Artemisiae · Artemisiae herba
Bockelsalbe Unguentum contra Pediculos
Bockenpulver Cortex Chinae pulvis · Cinchonae cortex pulvis
Bockerellen Fructus Alkekengi
Bockholder Sambucus ebulus
Bockholz Lignum Guajaci · Guaiaci lignum
Bockkraut Herba Pulmonariae · Pulmonariae herba
Bockpulver Boletus cervinus pulvis · Pulvis stimulans
Bocksbart Herba Pulsatillae · Pulsatillae herba
Bocksbartblüten Flores Spiraeae · Spiraeae flos
Bocksbartkraut Herba Pulsatillae · Pulsatillae herba · Herba Spiraeae · Spiraeae herba
Bocksbartwurzel Radix Senegae · Polygalae radix
Bocksbeerblätter Folia Ribis nigri · Ribis nigri folium
Bocksbeeren Fructus Ribis nigri · Ribis nigri fructus
Bocksblätter Folia Uvae Ursi · Uvae ursi folium
Bocksblumenkraut Herba Matricariae · Tanaceti parthenii herba
Bocksblut Sanguis Hirci
Bocksblut, Flüssiges Tinctura Catechu
Bocksbohnenblätter Folia Trifolii fibrini · · Menyanthidis trifoliatae folium
Bocksdorn, Chinesischer Lycium chinense

Bocksdorn, Gemeiner Lycium barbarum
Bocksdornbeeren Lycii fructus
Bocksdornfrüchte Lycii fructus
Bocksdorngummi Tragacantha
Bocksdornrinde Lycii radicis cortex
Bocksdostenkraut Herba Origani cretici · Origani cretici herba
Bockshorn Fructus Ceratoniae · Ceratoniae fructus · Semen Foenugraeci · Trigonellae foenugraeci semen
Bockshornklee Semen Foenugraeci · Trigonellae foenugraeci semen · Trigonella foenum-graecum
Bockshörnlein Fructus Ceratoniae · Ceratoniae fructus
Bockshornsaft Sirupus Liquiritiae · Sirupus Papaveris
Bockshornsamen Semen Foenugraeci · Trigonellae foenugraeci semen
Bockskraut Herba Pulmonariae · Pulmonariae herba
Bocksmelde Herba Chenopodii · Chenopodii (ambrosioidis) herba
Bockspeterlein Radix Pimpinellae · Pimpinellae radix
Bockspetersilie Radix Pimpinellae · Pimpinellae radix
Bockstalg Sebum
Bockswurzel, Rote Radix Artemisiae · Artemisiae radix · Radix Pimpinellae · Pimpinellae radix
Bockswurzel, Weiße Radix Artemisiae · Artemisiae radix
Bockweizen Semen Fagopyri · Fagopyri semen
Bockwurz Radix Pimpinellae · Pimpinellae radix
Bockwurzelkraut Folia Belladonnae · Belladonnae folium
Bodachöhlräbe Flores Napi
Bodder = Butter
Bodder, Rote Unguentum potabile
Bodenasche Kalium carbonicum
Boeile Herba Serpylli · Serpylli herba
Boek = Buche
Boelkenskruid Herba Agrimoniae · Agrimoniae herba

Boeren = Bauern
Boerenrhabarber Cortex Frangulae · Frangulae cortex
Boeriöl Oleum Juniperi baccarum · Juniperi aetheroleum
Boertjeszalf Unguentum Lauri
Bofist Bovista
Bogaunerrosen Flores Paeoniae · Paeoniae flos
Bogenbaum Taxus baccata
Bogenbaumblätter Folia Taxi
Böhmische Erde Bolus rubra
Böhmische Tropfen Mixtura sulfurica acida
Böhmisches Christwurzkraut Herba Adonidis vernalis · Adonidis herba
Bohmwaß Cera arborea
Böhnafeieli Flores Cheiranthi · Cheiranthi cheiri flos
Böhnara Aconitum napellus
Bohnbaum Cytisus laburnum
Bohnechrut = Bonechrut
Bohnekrittel Herba Saturejae · Saturejae herba
Bohnen, Ägyptische Dolichos lablab
Bohnen, Aromatische Fabae Tonco
Bohnen, Brasilianische Fabae Pichurium
Bohnen, Indianische Faba St. Ignatii
Bohnen, Römische Semen Ricini · Ricini semen
Bohnen, Russische Semen Ricini · Ricini semen
Bohnen, Weiße Phaseolus vulgaris semen
Bohnenblätter, Wilde Herba Trifolii
Bohnenhülsen Fructus Phaseoli · Phaseoli pericarpium · Fructus Phaseoli sine semine · Phaseoli pericarpium
Bohnenkölle Herba Saturejae · Saturejae herba
Bohnenkraut Herba Saturejae · Saturejae herba · Herba Thymi · Thymi herba
Bohnenmehl Semen Phaseoli pulvis · Phaseoli semen pulvis
Bohnenöl Oleum Papaveris
Bohnenpflaster Emplastrum Cantharidum perpetuum
Bohnensamen Phaseolus vulgaris semen
Bohnenschalen Fructus Phaseoli · Phaseoli pericarpium
Bohnenwachs Cera abrorea
Bohnenwicken Semen Fabae
Bohneveiäli Lupinus angustifolius
Bohren = Bären
Bohrenfett Adeps suillus
Bokerellen Fructus Alkekengi
Bokert Fagopyrum esculentum
Bolarerde, Rote Bolus rubra
Bolarerde, Weiße Bolus alba · Kaolinum ponderosum
Bolderjahn Radix Valerianae · Valerianae radix
Boldo Peumus boldus
Boldoblätter Folia Boldo · Boldi folium
Bolei Herba Millefolii · Millefolii herba · Herba Pulegii · Pulegii herba · Herba Serpylli · Serpylli herba
Boleig Herba Millefolii · Millefolii herba · Herba Pulegii · Pulegii herba · Herba Serpylli · Serpylli herba
Boleikraut Herba Pulegii · Pulegii herba
Boleiwasser Aqua vulneraria spirituosa
Bolerblumen Herba Serpylli · Serpylli herba
Bolerde, Rote Bolus rubra
Bolerde, Weiße Bolus alba · Kaolinum ponderosum
Boley Herba Millefolii · Millefolii herba · Herba Pulegii · Pulegii herba · Herba Serpylli · Serpylli herba
Boliusbambolium Unguentum Populi · Populi unguentum
Boliviapulver Cortex Chinae pulvis · Cinchonae cortex pulvis
Bollchen = Plätzchen · Bonbons
Bolle Bulbus Cepae · Allium cepa · Allii cepae bulbus
Böllen Bulbus Cepae · Allii cepae bulbus
Bollendätsch Herba Plantaginis · Plantaginis herba
Bollerjahn Radix Valerianae · Valerianae radix
Bollkraut Folia Belladonnae · Belladonnae folium
Bollmannspulver, Graues Pulvis antiepilepticus niger
Bollwurz Radix Belladonnae · Belladonnae

radix
Bollwurzkraut Folia Belladonnae · Belladonnae folium
Bologneserstein Barium sulfuricum nativum
Bolskolchen Bolus rubra
Bolssalbe Unguentum exsiccans
Boltenpflaster Emplastrum Cerussae
Bolterjan Radix Valerianae · Valerianae radix
Bolus, Armenischer Bolus armeniaca
Bolus, Orientalischer Bolus rubra
Bolzenblumen Flores Verbasci · Verbasci flos
Bombeiwel Taraxacum officinale
Bombernell Radix Pimpinellae · Pimpinellae radix
Bombolium Unguentum Populi · Populi unguentum
Bompaul Radix Taraxaci cum Herba · Taraxaci radix cum herba
Bomtrankli Balsamum tranquillans
Bonamarinde Cortex Quillayae · Quillaiae cortex
Bonechrut Aconitum napellus
Bonilley-Blau Indigopurpur
Bonke, Geele Herba Genistae · Cytisi scoparii herba
Bönkehaltwort Radix Aristolochiae
Bonnemerholz Cortex Quillajae · Quillaiae cortex
Bonuskonussalbe Unguentum basilicum nigrum
Boogholder Sambucus ebulus
Boom = Baum
Boombast Cortex Frangulae · Frangulae cortex
Boomsaft Succus viridis
Boomwit Gossypium
Boonblatt Folia Trifolii fibrini · Menyanthidis trifoliatae folium
Boorghäarala Semen Foenugraeci · Trigonellae foenugraeci semen
Boperment Auripigment
Böpperli Fructus Coriandri · Coriandri fructus
Boradikraut Herba Boraginis · Boraginis herba
Boragblüten Flores Boraginis · Boraginis flos
Boragikraut Herba Boraginis · Boraginis herba
Boratsch Herba Boraginis · Boraginis herba
Borax Natriumtetraborat
Borax, Ammoniakalischer Ammonium boricum
Borax, Gebrannter Borax calcinatus
Borax, Oktaedrischer, Venetianischer Borax raffinatus
Boraxblumen Acidum boricum
Boraxbraunstein Manganum boricum
Boraxhonig Mel rosatum boraxatum
Boraxsaft Mel boraxatum · Mel rosatum boraxatum
Boraxsalz Acidum boricum
Boraxsäure Acidum boricum
Boraxweinstein Tartarus boraxatus
Borchardblumen Flores Stoechados · Helichrysi flos
Borech Herba Boraginis · Boraginis herba
Boretsch Borago officinalis
Borgel Herba Boraginis · Boraginis herba
Borgelblüten Flores Boraginis · Boraginis flos
Borgelkraut Borago officinalis
Börgerpulver Cortex Cascarillae pulvis · Cascarillae cortex pulvis
Boriß Borago officinalis
Bork = Rinde
Borkenpulver Cortex Chinae pulvis · Cinchonae cortex pulvis
Borkenpulver, Rasiertes Cortex Chinae pulvis · Cinchonae cortex pulvis
Borkenpulver, Siebenundsiebzigerlei Cortex Chinae pulvis · Cinchonae cortex pulvis
Bormannspflaster Emplastrum ad Rupturas · Emplastrum oxycroceum
Bornkassen Herba Nasturtii · Nasturtii herba
Bornkraß Nasturtium officinale
Bornkraut Herba Cardui benedicti · Cnici benedicti herba
Bornkresse Herba Nasturtii · Nasturtii herba

Bornstein Succinum
Bornwurz Herba Cardui benedicti · Cnici benedicti herba
Borratzi Borago officinalis
Borretsch Borago officinalis · Boraginis · Boraginis herba
Borretschblüten Flores Boraginis · Boraginis flos
Borretschkraut Boraginis herba
Borretschöl, Raffiniertes Boraginis officinalis oleum raffinatum
Borsalbe Acidi borici unguentum
Borsäure Acidum boricum
Borsäure-Lösung Acidi borici solutio
Borsdorfer Äpfelpomade Unguentum leniens · Unguentum ophthalmicum · Unguentum rosatum album
Borst = Brust
Borstenkraut Cicuta virosa
Borstensalbe Lanolin · Unguentum leniens · Unguentum Plumbi · Plumbi unguentum
Borstkruiden Species pectorales
Borstsalv Lanolin · Unguentum Plumbi · Plumbi unguentum
Borstsamen Semen Ricini · Ricini semen
Borwasser Acidi borici solutio
Borword Agrimonia eupatoria
Bösablätter Folia Betulae · Betulae folium
Boschbesen Fructus Myrtilli · Myrtilli fructus
Boschtblumen Flores Rhoeados · Papaveris rhoeados flos
Bosekraut Herba Pulsatillae · Pulsatillae herba
Boseltropfen Liquor Ammonii anisatus · Ammonii hydroxidi solutio anisata
Bösengeistpulver Pulvis Herbarum
Bosheitspulver Pulvis pro Equis
Bossisches Augenpflaster Emplastrum ophthalmicum
Bost = Brust
Bostdroppen Elixir e Succo Liquiritiae · Liquor Ammonii anisatus · Ammonii hydroxidi solutio anisata
Bostkoken Succus Liquiriliae in tabulis
Botanybayharz Acaroidum
Botengenkraut Herba Betonicae · Herba Primulae
Botenken Flores Paeoniae · Paeoniae flos
Botenkenblüten Flores Betonicae
Boter = Butter, Salbe
Botjeszalf, Botzalf Unguentum Hydrargyri rubrum dilutum
Botryoskraut Herba Chenopodii · Chenopodii (ambrosioidis) herba
Botschen Folia Stramonii · Stramonii folium
Bött = Bett
Bouillontropfen Tinctura Chinioidini
Bowlenkraut Herba Asperulae · Asperulae herba · Galii odorati herba
Boxkraut Pulmonariae herba
Boyest Fungus cervinus
Boysalz Sal marinum
Braak = Brech (-Nuß usw.)
Braakpoeder Pulvis aerophorus
Brachdistel Radix Eryngii · Eryngii radix
Brachdistelkraut Herba Eryngii · Eryngii herba
Brachkraut Herba Veronicae · Veronicae herba
Brachkrautwurzel Radix Valerianae · Valerianae radix
Brägelkraut Herba Senecionis · Senecionis herba
Bragerblüten Flores Koso · Koso flos
Brahmkraut Herba Genistae · Cytisi scoparii herba
Brakendistelwurzel Radix Eryngii · Eryngii radix
Brakenkrautblüten Flores Spiraeae · Spiraeae flos
Brambeerblätter Folia Rubi fruticosi · Rubi fruticosi folium
Brambernstruch Rubus fruticosus
Bramblume Flores Genistae · Cytisi scoparii flos
Bramedorn Herba Rubi fruticosi · Rubi fruticosi herba
Bramel Rubus fruticosus
Bramelbeeren Fructus Berberidis · Berberidis fructus
Brämeleblätter Folia Farfarae · Farfarae folium

Brämeli Herba Rubi fruticosi · Rubi fruticosi herba
Bramenkraut Herba Genistae · Cytisi scoparii herba
Brämerbeerblätter Folia Rubi fruticosi · Rubi fruticosi folium
Brämerblätter Folia Rubi fruticosi · Rubi fruticosi folium
Braminze Folia Menthae piperitae · Menthae piperitae folium
Bramskraut Herba Genistae · Cytisi scoparii herba
Branblumen Flores Spartii scoparii · Cytisi scoparii flos
Brandbaumblätter Folia Taxi
Brandblätter Folia Farfarae · Farfarae folium
Brandblumen Flores Genistae · Cytisi scoparii flos
Brandenstein Manganum peroxydatum
Brandheilpulver Pulvis temperans ruber
Brandheilpulver fürs Vieh Pulvis pro Equis
Brandkorn Secale cornutum
Brandkraut Herba Clematidis
Brandlappe Folia Farfarae · Farfarae folium
Brandlatschen Folia Farfarae · Farfarea folium
Brandlattich Tussilago farfara
Brandlattichblätter Folia Farfarae · Farfarea folium
Brandöl Oleum Lini cum Aqua Calcariae · Oleum phenolatum (carbolisatum) · Oleum Philosophorum
Brandpflaster Emplastrum Lithargyri simplex
Brandpulver Pulvis temperans
Brandpulver fürs Vieh Pulvis antiphlogisticus · Pulvis Equorum griseum oder rubrum · Pulvis Herbarum
Brandrosen Flores Malvae arboreae · Alceae flos · Alceae roseae flos
Brandsalbe Unguentum Acidi borici · Unguentum Liquoris Aluminii acetici · Unguentum Olei Jecoris (Cutital Stada) · Unguentum Plumbi · Plumbi unguentum
Brandsalbe, Goulardsche Unguentum Plumbi · Plumbi unguentum
Brandschwede, Roter Ceratum Cetacei rubrum
Brandwurzel Radix Hellebori nigri · Hellebori nigri rhizoma
Brasilettholz Lignum Fernambuci
Brasilian. Balsam Balsamum Copaivae
Brasilienholz, Gelbes Lignum Fernambuci
Brasilienholz, Rotes Lignum Fernambuci
Brasilienholz, Schwarzes Lignum Campechianum
Brasilienpfeffer Fructus Amomi · Amomi fructus · Pimentae fructus · Fructus Capsici · Capsici fructus
Brasilienrinde Cortex adstringens brasiliensis
Brasiliensalbe Unguentum brasilicum
Brasilischer Pfeffer Fructus Amomi · Amomi fructus · Pimentae fructus · Fructus Capsici · Capsici fructus · Piper longum
Brasilpfeffer Fructus Amomi · Amomi fructus · Pimentae fructus · Fructus Capsici · Capsici fructus · Piper longum
Brastelfelberrinde Cortex Salicis · Salicis cortex
Bratenfarbe Saccharum tostum (Tinctura Sacchari tosti)
Brauen Herba Spartii scoparii · Cytisi scoparii herba
Brauerkraut Herba Ledi · Ledi palustris herba
Brauminze Folia Menthae piperitae · Menthae piperitae folium
Braun, Arkebusade Mixtura vulneraria acida
Braun, Breslauer Cuprum ferrocyanatum
Braun, Brustleder Pasta Liquiritiae
Braun, Chemisch Cuprum ferrocyanatum
Braun, Diadostenöl Oleum Origani cretici · Origani cretici aetheroleum
Braun, Dost Herba Origani · Origani herba
Braun, Einreibung Tinctura Arnicae · Arnicae tinctura
Bräun, Gelber Semen Milii
Braun, Hamburger Tropfen Tinctura coronata
Braun, Harz Colophonium
Braun, Hattches Cuprum ferrocyanatum
Braun, Hoffmannstropfen Elixir Aurantii compositum

Braun, Jungfernleder Pasta gummosa
Braun, Kanehl Cortex Cinnamomi · Cinnamomi cortex
Braun, Lungenpfuhl Sirupus Liquiritiae
Braun, Mutterkrampftropfen Tinctura Valerianae · Valerianae tinctura
Braun, Mutterpflaster Emplastrum fuscum
Braun, Reglise Pasta gummosa · Pasta Liquiritiae
Braun, Stickschwede Emplastrum fuscum
Braun, Tafelsalbe Emplastrum fuscum
Braun, Zehrtropfen Tinctura amara
Braun, Zug Emplastrum Lithargyri compositum
Braun. Halstropfen Tinctura Jodi diluta
Braunbeerblätter Folia Rubi fruticosi · Rubi fruticosi folium
Braunbeerblüten Folia Rubi fruticosi · Rubi fruticosi folium
Braunbeize Manganum aceticum (für die Färberei)
Braundosten Herba Origani · Origani herba
Braunelle Herba Prunellae · Prunellae herba
Braunelle, Gemeine Prunella vulgaris
Braunellensalz Kalium nitricum tabulatum
Bräunesaft Mel rosatum boraxatum
Bräunetropfen für Schweine Spiritus Acidi salicylici 4% · Tinctura Aloes composita · Aloes tinctura composita
Braunheil Herba Prunellae · Prunellae herba
Braunheilig Folia Menthae crispae · Menthae crispae folium
Braunheiligenkraut Folia Menthae crispae · Menthae crispae folium
Braunheilkraut Herba Prunellae · Prunellae herba
Bräunheilkraut Herba Ligustri
Braunholz Lignum Fernambuci
Bräunholzblätter Herba Ligustri
Brauniet Manganum peroxydatum nativum
Braunkersch Herba Nasturtii · Nasturtii herba
Braunmägdlein Flores Adonidis
Braunmanderkraut Herba Chamaedryos · Teucrii chamaedryos herba
Braunmandulinkraut Herba Teucrii
Braunmanganerz Manganum hyperoxydatum
Braunmercurialöl, Äußerlich Oleum Terebithinae cum Oleo Lini sulfurato
Braunmercurialöl, Innerlich Tinctura Aloes composita · Aloes tinctura composita
Braunminz Folia Menthae piperitae · Menthae piperitae folium
Braunochsenpflaster Emplastrum oxycroceum
Braunrei Unguentum Aeruginis
Bräunreinigung Mel rosatum boraxatum · Unguentum Aeruginis
Braunrosen Flores Malvae arboreae · Alceae flos · Alceae roseae flos
Braunrot Caput mortuum
Braunrotsalbe Unguentum basilicum fuscum
Braunsalbe Unguentum exsiccans
Braunschweiger Salz Natrium sulfuricum
Braunsilge Ocimum basilicum
Braunsilgen Herba Basilici · Basilici herba
Braunsilgenholz Lignum Campechianum
Braunsilgentropfen Tinctura Chinioidini
Braunsilienkraut Herba Basilici · Basilici herba
Braunsilze Ocimum basilicum
Braunspahn Ligrum Fernambuci
Braunspiritus Mixtura vulneraria acida
Braunstein Manganum peroxydatum
Brauntog Emplastrum Lithargyri compositum
Braunwurz Scrophulariae radix
Braunwurz, Knotige Scrophularia nodosa
Braunwurzkraut Scrophulariae herba
Brausebeutel Rhizoma Veratri pulvis in sacca · Veratri rhizoma pulvis in sacca
Brausemagnesia Magnesia citrica effervescens
Brausepulver Pulvis aerophorus · Pulvis erophorus
Brausepulver für Schweine Zincum oxydatum
Brausepulver, Abführendes Pulvis aerophorus laxans
Brausepulver, Englisches Pulvis aerophorus

dispensatus
Brausepulversäure Acidum tartaricum
Brautimhaar Semen Nigellae • Nigellae semen
Brautkleid Rosmarinus officinalis
Brayerblüten Flores Koso • Koso flos
Breadfelder Spiritus Spiritus coloniensis
Brechbirnen Fructus Cynosbati • Rosae pseudofructus cum fructibus
Brechhaselwurz Rhizoma Asari • Asari rhizoma
Brechhassel Rhizoma Asari • Asari rhizoma
Brechkörner Semen Ricini • Ricini semen
Brechnuss Semen Strychni • Strychni semen
Brechnuss (Hom.) Nux vomica, Strychnos nux-vomica
Brechnussbaum Strychnos nux-vomica
Brechnussextrakt Strychni extractum
Brechnusstinctur Strychni tinctura
Brechpulver Stibium chloratum basicum
Brechrosinen Semen Staphisagriae • Delphinii staphisagriae semen
Brechsalz Tartarus stibiatus
Brechsamen Semen Strychni • Strychni semen
Brechsirup Sirupus emeticus • Sirupus Ipecacuanhae • Ipecacuanhae sirupus
Brechvitriol Zincum sulfuricum
Brechwasser Solutio Tartari stibiati
Brechwegdorn Rhamnus frangula • Frangula alnus
Brechwein Vinum stibiatum
Brechweinstein Tartarus stibiatus
Brechwurz Rhizoma Asari • Asari rhizoma • Rhizoma Veratri • Veratri rhizoma
Brechwurz(el) Cephaelis ipecacuanha
Brechwurzel Radix Ipecacuanhae • Ipecacuanhae radix
Brechwurzel, Deutsche Rhizoma Asari • Asari rhizoma • Rhizoma Hellebori albi
Brechwurzelsirup Ipecacuanhae sirupus
Brehmeblumen Flores Spartii • Cytisi scoparii flos
Brehmkraut Herba Spartii • Cytisi scoparii herba
Brehnepulver für Schweine Cantharides pulvis mixti

Breiglocke Platycodon grandiflorum
Brein Semen Milii solis • Lithospermum-officinale-Samen
Breißelbeerblätter Folia Vitis idaeae • Vitis-idaeae folium
Breitblatt Herba Anchusae • Anchusae herba
Breitblattwurzel Radix Buglossi • Anchusae radix
Breitglockenwurzel Platycodi radix
Breitwägeli Herba Plantaginis
Breitwegerich Plantago major
Breitwegerichkraut Plantaginis maioris herba
Bremelblumen Flores Genistae • Cytisi scoparii flos
Bremmenöl Oleum animale foetidum
Bremsenöl Oleum animale foetidum
Bremsensamen Semen Cynosbati • Cynosbati semen • Rosae fructus
Brendelblümlein Flores Gentianae
Brenners Fleckwasser Benzinum
Brenners Pflaster Emplastrum fuscum
Brenngeist Spiritus Sinapis • Allylis isothiocyanatis solutio spirituosa
Brennkraut Herba Arnicae • Arnicae herba
Brennkraut, Kriechendes Herba Clematidis
Brennkrautblumen Flores Arnicae • Arnicae flos • Flores Clematidis • Clematidis flos • Flores Verbasci • Verbasci flos
Brennnessel für homöopathische Zubereitungen Urtica dioica ad praeparationes homoeopathicus
Brennnessel, Englische Folia Melissae • Melissae folium
Brennnessel, Große Urtica dioica
Brennnesselblätter Urticae folium
Brennnesselblumen Flores Lamii
Brennnesselkraut Urticae herba
Brennnesselsaft Sirupus Althaeae • Althaeae sirupus
Brennnesselsamen Fructus Petroselini • Petroselini fructus • Semen Urticae • Urticae fructus (semen)
Brennnesselspiritus Spiritus Sinapis • Allylis isothiocyanatis solutio spirituosa • Spiritus Urticae

Brennnesseltee Herba Urticae · Urticae herba
Brennnesseltinctur Urticae folii tinctura
Brennnesselwurzel Radix Bardanae · Bardanae radix · Radix Carlinae · Carlinae radix · Radix Taraxaci · Taraxaci radix · Urticae radix
Brennnesselwurzeltinctur Urticae radicis tinctura
Brennöl Oleum Rapae · Rapae oleum
Brennsilber Argentum nitricum
Brennstein Argentum nitricum cum Kalio nitrico · Argentum nitricum fusum · Succinum
Brennstift Argentum nitricum fusum
Brenntwater Aqua Foeniculi · Foeniculi aqua
Brennwinkelkraut Herba Vincae · Vincae minoris folium
Brennwurzeltee Flores Clematidis
Brennwurzrinde Cortex Mezerei · Mezerei cortex
Breschpulver Pulvis stimulans
Breselkraut Herba Matricariae · Tanaceti parthenii herba
Bresilgenholz Lignum Fernambuci
Bresilienspäne, Rote Lignum Fernambuci
Bresilienspäne, Schwarze Lignum Campechianum
Breslingkraut Folia Fragariae · Fragariae folium
Brettener Pflaster Emplastrum fuscum
Brettfeldsches Wasser Spiritus coloniensis
Breudlattich Tussilago farfara
Breuk = Bruch
Breukkruid Herba Herniariae · Herniariae herba
Breusch Herba Ericae · Callunae herba
Brevierpflaster Ceratum Aeruginis
Briesebohne Fabae Tonco
Brillantgrün Viride nitens
Brillenkraut Herba Bursae Pastoris · Bursae pastoris herba
Brimblüte Flores Primulae · Primulae flos (cum oder sine calycibus)
Brimkörner Semen Cydoniae · Cydoniae semen
Brimmekraut Herba Genistae · Cytisi scoparii herba
Brimmelblumen Flores Primulae · Primulae flos (cum oder sine calycibus)
Brimmelkraut Herba Genistae · Cytisi scoparii herba
Brimmelsamen Semen Genistae
Brinkblumen Flores Bellidis · Bellidis flos
Brisilhölz Lignum Fernambuci
Brissagobaum Catalpa bignonioides
Brochkraut Herba Droserae · Droserae herba
Brockenmoos Lichen islandicus
Brohmenkraut Herba Genistae · Cytisi scoparii herba
Brohmerblätter Herba Rubi fruticosi · Rubi fruticosi herba
Brombeerblätter Herba Rubi fruticosi · Rubi fruticosi herba
Brombeere Rubus fruticosus
Brombeeren Fructus Rubi fruticosi · Rubi fruticosi fructus
Brombeersirup Rubi fruticosi sirupus
Brombeerwasser Aqua Rubi fruticosi
Brombeerwurzel Radix Bardanae · Bardanae radix
Brombesing Rubus fruticosus
Bromhexin-Lösung Bromhexini solutio
Bromkraut Herba Genistae · Cytisi scoparii herba
Bromlbeeren Fructus Berberidis · Berberidis fructus
Brommedorn Herba Rubi fruticosi · Rubi fruticosi herba
Bromsoda Natrium bromatum
Bromwasserstoffsäure Acidum hydrobromicum
Bronna = Brunnen
Brönners Fleckwasser Benzinum
Brönneßle Herba oder Semen Urticae · Urticae herba oder fructus
Bronziersalz, Engl. Stibium chloratum
Brosamenpflaster Emplastrum stypticum Hamburgense
Brot Panis
Brotkrume Panis mica
Brotkügerl Fructus Coriandri · Coriandri

fructus
Brotkümmel Fructus Carvi • Carvi fructus
Brotpilz Lactarius turpis
Brotsame Pimpinella anisum
Brotsamen Fructus Anisi • Anisi fructus • Fructus Foeniculi • Foeniculi fructus
Brotvater Secale cornutum
Brotwasser Aqua aromatica
Brotwurzel Dioscoreae villosae radix et rhizoma
Brubeer Herba Rubi fruticosi • Rubi fruticosi herba
Bruchampfer Herba Acetosellae • Acetosellae herba
Bruchband Emplastrum ad Rupturas
Bruchbandpflaster Emplastrum ad Rupturas • Emplastrum saponatum rubrum
Bruchhopfen Humulus lupulus
Bruchklee Herba Acetosellae • Acetosellae herba
Bruchkraut Herba Agrimoniae • Agrimoniae herba • Herba Herniariae • Herniariae herba • Herba Lycopodii • Lycopodii herba • Herba Saniculae • Saniculae herba
Bruchkraut, Kahles Herniaria glabra
Bruchöl Oleum Chamomillae infusum • Matricariae oleum • Oleum Hyoscyami • Hyoscyami oleum
Bruchpflaster Emplastrum ad Rupturas • Emplastrum fuscum camphoratum • Emplastrum saponatum
Bruchpflaster, Schwarzes Emplastrum fuscum camphoratum
Bruchsalbe Unguentum flavum cum Oleo Hyoscyami
Bruchstein Lapis Osteocollae
Bruchsteinwasser Aqua Petroselini
Bruchtee Folliculi Sennae
Bruchweidenrinde Cortex Salicis • Salicis cortex
Bruchwurzkraut Herba Hyperici • Hyperici herba
Bruckwurzel Rhizoma Tormentillae • Tormentillae rhizoma
Brudersamen Semen Staphisagriae • Delphinii staphisagriae semen
Bruderschaftsmandar Herba Anchusae • Anchusae herba
Brüesch Herba Ericae • Callunae herba
Bruetströpfli Flores Anemonis vernae
Bruhnheilschwede Emplastrum fuscum camphoratum
Bruhnstickschwede Emplastrum fuscum camphoratum
Bruidspoeder Pulvis aerophorus
Bruin = braun
Bruispoeder Pulvis aerophorus
Brumma Taraxacum officinale
Brummernblätter Herba Rubi fruticosi • Rubi fruticosi herba
Brun = braun
Brundost Herba Origani • Origani herba
Brunellenkoken Kalium nitricum
Brunellenkraut Herba Prunellae • Prunellae herba
Brunellensalz Kalium nitricum
Brunellenstein Kalium nitricum
Brunestockkraut Herba Convolvuli • Convolvuli herba
Brunetten Flores Adonidis
Brungalltropfen Elixir Aurantii compostium • Elixir e Succo Liquiritiae • Tinctura Aloes composita • Aloes tinctura composita • Tinctura amara
Brunheilkraut Herba Prunellae • Prunellae herba
Brunheilschwede Emplastrum fuscum
Bruni Herba Prunellae • Prunellae herba
Brünierflüssigkeit Liquor Stibii chlorati
Bruniljenkraut Herba Basilici • Basilici herba
Brüningspulver Pulvis pro Pecore
Brunitz Umbra
Brunnenkohl Herba Beccabungae • Beccabungae herba
Brunnenkresse Herba Nasturtii • Nasturtii herba
Brunnenkresse, Echte Nasturtium officinale
Brunnenkressenkraut Nasturtii herba
Brunnenpflaster Emplastrum fuscum camphoratum
Brunnenpol Herba Beccabungae • Beccabungae herba
Brunnensalbe Emplastrum fuscum cam-

phoratum
Brunnleberkraut Herba Marchantiae
Brunochsensaft Emplastrum oxycroceum
Brunrei Oxymel Aeruginis
Brunrei, Brunreinige Mel rosatum boraxatum
Brunreinige Oxymel Aeruginis
Brunreinigunq Unguentum Aeruginis
Brunsiljenpfeffer Fructus Amomi • Amomi fructus • Pimentae fructus • Fructus Capsici • Capsici fructus
Brunsiljenpflaster Ceratum Resinae Pini • Emplastrum fuscum camphoratum • Emplastrum Picis Hamburgense
Brunsiljensalbe Unguentum basilicum
Brunsilken = Brunsiljen
Brunspulver Pulvis aerophorus
Brunst Fungus cervinus
Brunstichdumpflaster Ceratum Resinae Pini • Emplastrum fuscum
Brunstkugeln Fungus cervinus
Brunstpulver Cantharides (pulvis mixtus) • Fungus cervinus pulvis • Pulvis stimulans
Bruntogpflaster Emplastrum fuscum • Emplastrum Lithargyri compositum
Bruschdkraut Folia Farfarae • Farfarae folium
Bruschdwurz Radix Angelicae • Angelicae radix
Bruschwurzel Radix Rusci • Rusci rhizoma
Bruskwurzel Radix Rusci • Rusci rhizoma
Brusopkraut Herba Ericae • Callunae herba
Brustalant Inula helenium • Radix Helenii • Helenii rhizoma
Brustalantblüten Flores Helenii
Brustbalsam Balsamum peruvianum • Elixir e Succo Liquiritiae
Brustbeeren Fructus Jujubae • Fructus Myrtilli • Myrtilli fructus
Brustbeerensaft Sirupus Rhoeados
Brustchifel Fructus Ceratoniae • Ceratoniae fructus • Siliqua dulcis
Brustdiakel Emplastrum Lithargyri molle • Emplastrum saponatum
Brustdigestivpulver Pulvis Liquiritiae compositus • Liquiritiae pulvis compositus
Brustelixier Elixir e Succo Liquiritiae • Liquiritiae succi elixir
Brusterbeutel Rhizoma Veratri albi pulvis in sacca • Veratri rhizoma pulvis in sacca
Brustkanehl Succus Liquiritiae in baculis
Brustkaramellensaft Sirupus Liquiritiae • Sirupus Papaveris
Brustkaramellentropfen Elixir e Succo Liquiritiae
Brustkraut Folia Farfarae • Farfarae folium • Herba Adianti aurei • Herba Agrimoniae • Agrimoniae herba • Herba Violae tricoloris • Violae tricoloris herba
Brustkräuter, Liebersche Herba Galeopsidis • Galeopsidis herba
Brustkuchen Succus Liquiritiae tabulatus
Brustlakritzen Pastilli Ammonii chlorati
Brustlattich Folia Farfarae • Farfarae folium • Tussilago farfara
Brustleder, Braunes Pasta Liquiritiae
Brustleder, Weißes Pasta gummosa
Brustleichtöl Liquor Ammonii anisatus • Ammonii hydroxidi solutio anisata
Brustlösung Mixtura gummosa
Brustpasta, Braune Pasta Liquiritiae
Brustpasta, Weiße Pasta gummosa
Brustpflaster Emplastrum Meliloti • Emplastrum saponatum
Brustpflaster, Rotes Emplastrum saponatum rubrum
Brustpulver: Französisches, Grünes, Kurellasches, Opedovskysches, Preußisches, Wedelsches Pulvis Liquiritiae compositus • Liquiritiae pulvis compositus
Brustreinigungstee Species laxantes
Brustsaft Sirupus Althaeae • Althaeae sirupus • Sirupus Liquiritiae
Brustsaft, Brauner Sirupus Liquiritiae
Brustsalbe, Gelbe Unguentum basilicum
Brustsalbe, Weiße Unguentum Hydrargyri album dilutum
Brustsirup Ipecacuanhae sirupus compositus
Bruststengel Succus Liquiritiae in baculis
Brusttee Species pectorales
Brusttee, Lieberscher Herba Galeopsidis • Galeopsidis herba
Brusttee, Schusters Species bechicae

Brusttee, Weißer Species pectorales albae
Brusttee, Wiener Species pectorales cum Fructibus
Brustteekraut Herba Veronicae · Veronicae herba
Brusttropfen Aqua Amygdalarium amararum diluta · Liquor Ammonii anisatus · Ammonii hydroxidi solutio anisata
Brusttropfen, Dänische Elixir e Succo Liquiritiae
Brustwarzenbalsam Balsamum peruvianum dilutum
Brustwarzencerat Ceratum Cetacei album
Brustwarzenliniment Emulsio Balsami peruviani
Brustwarzensalbe Ceratum Cetacei album · Unguentum leniens
Brustwasser Aqua aromatica · Aqua Foeniculi · Foeniculi aqua · Elixir e Succo Liquiritiae dilutum 1+9
Brustwurz(el) Radix Angelicae · Angelicae radix · Radix Liquiritiae · Liquiritiae radix · Rhizoma Calami · Calami rhizoma
Brustwurz(el), Echte Radix Angelicae · Angelicae radix
Brustzeltchen Trochisci pectorales
Brutkraut Herba Fumariae · Fumariae herba
Bruuch Herba Ericae · Callunae herba
Bruuspulver Pulvis aerophorus
Brymbura Solanum tuberosum
Bsäemehl Lycopodium
Buabanägele Herba Pulmonariae · Pulmonariae herba
Bübelskraut Herba Aristolochiae · Aristolochiae herba
Bubenfist Bovista
Bubenkrautwurzel Radix Lapathi
Bubenrosen Flores Paeoniae · Paeoniae flos
Bubenschellen Orchis morio
Bubenstrauch Berberis vulgaris
Bübröl Radix Pimpinellae · Pimpinellae radix
Buccoblätter Bucco folium
Buchampfer Herba Acetosellae
Buchbaumblätter Folia Buxi · Buxi folium
Buchbindertropfen Tinctura Chinae · Cinchonae tinctura
Buchbrot Herba Acetosellae
Buchbrotblätter Herba Acetosellae
Bucheckern Fagi fructus
Bucheckernöl Oleum Fagi silvaticae
Büchelmaron Thymus serpyllum
Bucheln Fagi fructus
Büchelwurz Radix Angelicae · Angelicae radix
Buchenfrüchte Fagi fructus
Buchenholzöl Kreosotum · Pix liquida
Buchenholzteer Fagi pix
Buchenmoos Lichen Pulmonariae · Lichen pulmonarius · von Lobaria pulmonaria · Echte Lungenflechte
Buchenschwamm Fungus Chirurgorum
Buchenteer Fagi pix
Buchhalter Archangelica officinalis · Angelica archangelica
Buchholder Herba Chaerophylli
Buchholderbeeren Fructus Ebuli · Ebuli fructus
Buchklee Herba Acetosellae
Buchlahmöl Oleum Lini · Lini oleum virginale
Buchlunge Lichen pulmonarius
Buchnüsse Fagi fructus
Buchsalz Ammonium chloratum
Buchsbaum Buxus sempervirens
Buchsbaumblätter Buxi folium
Büchsenflechte Lichen pixidatus
Büchsenmacheröl Paraffinum liquidum
Büchsenmoos Lichen pixidatus
Buchweizen Semen Fagopyri · Fagopyri semen
Buchweizenkraut Fagopyri herba
Buck Herba Artemisiae · Artemisiae herba
Buckablätter Folia Bucco · Bucco folium · Barosmae folium
Bückbeeren Fructus Myrtilli · Myrtilli fructus
Buckberstekraut Herba Solani nigri · Solani nigri herba
Buckel Herba Artemisiae · Artemisiae herba
Buckelbeeren Fructus Myrtilli · Myrtilli fructus

Buckelekraut, Rotes Herba Artemisiae · Artemisiae herba · Herba Prunellae · Prunellae herba
Bucken Folia Bucco · Bucco folium · Barosmae folium · Herba Artemisiae · Artemisiae herba
Buckenblätter Folia Bucco · Bucco folium · Barosmae folium
Buckkraut Herba Artemisiae · Artemisiae herba
Bücksalz Kalium carbonicum purum
Bucksblut Resina Draconis · Sanguis Hirci
Buckwurzel Radix Artemisiae · Artemisiae radix
Budänen Flores Paeoniae · Paeoniae flos
Budelledok Linimentum saponato-camphoratum
Budertschikraut Folia Vitis idaeae · Vitis-idaeae folium
Budlergreifeln Folia Vitis idaeae · Vitis idaeae folium
Budschen Herba Artemisiae · Artemisiae herba
Budschenkraut Herba Artlinisiae
Buerrosen Flores Malvae arboreae · Alceae flos · Alceae roseae flos · Flores Paeoniae · Paeoniae flos
Buffbohnen Semen Fabae
Buffbohnenblüten Flores Fabarum
Büffelkopfpflaster Emplastrum fuscum · Emplastrum oxycroceum
Bügelwachs Cera alba · Stearinum
Buggakraut Herba Artemisiae · Artemisiae herba
Buggele Herba Prunellae · Prunellae herba
Buggele, Rote Herba Artemisiae · Artemisiae herba
Buikopenend zout Magnesium sulfuricum
Bukublätter Folia Bucco · Bucco folium · Barosmae folium
Buldermann Hedera terrestris · Glechoma hederacea
Buldermannkraut Herba Hedera terrestris · Glechomae hederaceae herba
Bulläpfel Boletus cervinus
Bullenhafer Fructus Seselos
Bullenkraut Herba Droserae · Droserae herba
Bullenkruud Fungus cervinus
Bullentropfen Spiritus Juniperi · Juniperi spiritus
Bullergans Radix Valerianae · Valerianae radix
Bullerjan Valeriana officinalis
Bullerjanwurzel Radix Valerianae · Valerianae radix
Bullharz Resina Pini · Terebinthina veneta
Bullkraut Herba Droserae · Droserae herba
Bullpulver Pulvis stimulans
Bullrichs Salz Natrium bicarbonicum
Bullwurz Atropa belladonna
Bülse Folia Hyoscyami · Hyoscyami folium
Bülzenöl Oleum Hyoscyami · Hyoscyami oleum
Bumbeile Taraxacum officinale
Bumbernell Radix Pimpinellae · Pimpinellae radix
Bummeldorn Radix Ononidis · Ononidis radix
Bumreben Herba Hederae terrestris · Glechomae hederaceae herba
Bundika, Rote Radix Rhapontici · Rhei rhapontici radix
Bundrelli Herba Hederae terrestris · Glechomae hederaceae herba
Büngeltee Folia Trifolii fibrini · Menyanthidis trifoliatae folium
Bungenkraut Herba Beccabungae · Beccabungae herba
Bunger Herba Veronicae · Veronicae herba
Büngertee Folia Trifolii fibrini · Menyanthidis trifoliatae folium
Buntblümchen Flores Bellidis · Bellidis flos
Buntika, Rote Radix Rhapontici · Rhei rhapontici radix
Büntzelwurz Radix Pimpinellae · Pimpinellae radix
Bünzkraut Stipites Dulcamarae · Dulcamarae stipes
Buranchem Cortex Monesiae
Burchert Folia Belladonnae · Belladonnae folium
Bürckwurz Radix Tormentillae · Tormentillae rhizoma

Bureauwasser Liquor Aluminii acetici · Liquor Natrii hypochlorosi
Burensalbe Unguentum Acidi borici
Bureth Herba Boraginis · Boraginis herba
Buretschkraut Herba Boraginis · Boraginis herba
Bürgelkraut Herba Portulacae
Burgerschlüssel Herba Primulae
Burgundischharz Resina Pini
Burgundischpech Resina Pini
Buris Herba Boraginis · Boraginis herba
Burkaus Magenpulver Magnesium sulfuricum
Burncrasse Nasturtium officinale
Burnkresse Nasturtium officinale
Burows Lösung Liquor Aluminii acetici
Burows Tee Herba Cardui benedicti, Herba Centaurii, Lichen islandicus, Stipites Dulcamarae āā
Burows Tropfen Tinctura anticholerica
Burows Wasser Liquor Aluminii acetici
Burres Herba Boraginis · Boraginis herba
Burrhuswundelixir Tinctura Benzoes composita
Bürrosen Flores Malvae arboreae · Alceae flos · Alceae roseae flos · Flores Rhoeados · Papaveris rhoeados flos
Bürstenblumen Flores Carthami · Carthami flos
Bürstenkrautblüten Flores Carthami · Carthami flos
Burtel Portulaca oleracea
Bürtziholz Lignum Juniperi · Juniperi lignum
Burzelkraut Herba Portulaceae
Buschampfer Herba Acetosellae
Buschbaum Buxus sempervirens
Buschbohne Phaseolus vulgaris
Buschhopfen Humulus lupulus
Buschklee Herba Acetosellae · Lespedeza thunbergii
Buschmöhren Herba Chaerophylli
Buschnagerln Flores Tunicae sylvestris
Buschquecken Rhizoma Caricis · Caricis rhizoma
Buschsauerampfer Herba Acetosellae
Buschwindröschen Anemone nemorosa

Buschwindröschenkraut Anemonis nemorosae herba
Busemannsfürke Herba Bidentis
Busenblümlein Calendula officinalis · Calendulae flos
Busenklee Folia Trifolii fibrini · Menyanthidis trifoliatae folium
Buserkerpflaster Emplastrum oxycroceum
Butänjenblumen Flores Paeoniae · Paeoniae flos
Butellentock Linimentum saponato-camphoratum
Butennen Flores Paeoniae · Paeoniae flos
Butte Oenanthe phellandrium
Buttekerne Semen Cynosbati · Cynosbati semen · Rosae fructus
Büttelrosen Flores Rosae · Rosae flos
Butter Butyrum
Butter, Gelbe Unguentum flavum
Butter, Grüne Unguentum Majoranae · Majoranae unguentum · Unguentum nervinum
Butter, Rote Ceratum Cetacei rubrum · Unguentum potabile rubrum
Butterampferwurzel Radix Lapathi
Butterblätter Folia Farfarae · Farfarae folium
Butterblume Taraxacum officinale
Butterblumen Flores Calendulae · Calendulae flos · Flores Farfarae · Farfarae flos · Potentilla anserina · Taraxacum · Trollius europaeus
Butterblumenkraut Radix Taraxaci cum Herba · Taraxaci radix cum herba · Ranunculus acer
Butterblumenwurzel Radix Taraxaci cum Herba · Taraxaci radix cum herba · Ranunculus acer
Butterfaß Radix Nymphaeae
Butterfett Butyri adeps
Butterkarnanis Elaeosaccharum Anisi · Tartarus depuratus
Butterkerne Radix Nymphaeae
Butterklee Folia Trifolii fibrini · Menyanthidis trifoliatae folium
Butterkraut Herba Ficariae
Butterkrebssalbe, Gelbe Unguentum Hydrar-

gyri oxydati flavi 1%
Butterlatten Folia Farfarae · Farfarae folium
Butterlattichwurzel Radix Lapathi
Buttermilchkraut Herba Taraxaci · Taraxaci herba · Taraxaci folium
Butternuß Juglans cinerea
Butternußrinde Juglandis cinereae cortex
Butterpilz Bolettis luteus
Butterpulver Borax · Natrium bicarbonicum · Tartarus depuratus
Butterrosen Flores Trollii
Buttersalbe Unguentum flavum · Unguentum Rosmarini compositum · Rosmarini unguentum compositum
Butterstiel Herba Galii veri · Galii veri herba
Butterstielholzrinde Cortex Frangulae · Frangulae cortex
Butterstrinzel Herba Calthae
Butterwecken Malva sylvestris · Tubera (Fructus) Colchici · Colchici tuber
Butterwurz Radix Gentianae · Gentianae radix
Butterwurzel Radix Lapathi
Buttesamen Fructus Phellandri · Phellandri fructus
Butthänchen Flores Paeoniae · Paeoniae flos
Butthühnchenblumen Flores Paeoniae · Paeoniae flos
Buttlenrose Flores Rosae · Rosae flos
Butzelbeeren Fructus Juniperi · Juniperi pseudo-fructus
Butzenklette Radix Bardanae · Bardanae radix
Butzenklettenwurzel Radix Bardanae · Bardanae radix
Bützenkraut Herba Lappae · Bardanae herba
Butzerling Herba Conii · Conii herba
Buxbaumblätter Folia Buxi · Buxi folium · Folia Uvae Ursi · Uvae ursi folium
Buxbaumöl Oleum Cajeputi · Cajeputi aetheroleum
Buxbaumwurzel Radix Bardanae · Bardanae radix
Buxblätter Folia Buxi · Buxi folium
Bybot, Bybs Herba Artemisiae · Artemisiae herba
Byfuß Artemisia vulgaris
Bylsa Hyoscyamus niger
Byngelkrut Mercurialis annua
Bynßauge Lamium album
Bysum Moschus moschiferus
Byverwurtz Aristolochia clematis
Byword Lamium album

C

Cachunußbaum Anacardium occidentale
Cadmiumgelb Cadmium sulfuricum
Cadmiumsulfat Cadmium sulfuricum
Caducus Malus domestica
Caecilienkraut Herba Hyperici · Hyperici herba
Caecilienöl Oleum Hyperici · Hyperici oleum
Caerulin Carminum coeruleum
Cajeputöl, Rektifiziertes Cajeputi aetheroleum rectificatum
Calabarbohne Semen Calabar · Physostigma venenosum · Calabar semen
Calamintha Folia Menthae crispae · Menthae crispae folium · Herba Dracunculi (eigentlich Herba Calaminthae) · Dracunculi herba
Calappusöl Oleum Cocos · Cocos oleum
Calciumarsenit (Hom.) Calcium arsenicosum, Calcarea arsenicosa
Calciumfluorid Calcium fluoratum
Calciumhydrogensulfat Calcium phosphoricum
Calciumhydroxid Calcii hydroxidum
Caliaturholz Lignum Santali rubrum · Santali rubri lignum
Calicedraharz Gummi Acajou
Calomel Hydrargyrum chloratum
Calomel, Vegetabilischer Podophyllinum
Calumbawurzel Radix Colombo · Colombo radix
Camedreen Teucrium chamaedrys
Camelea Daphne mezereum
Campaschen Fructus Vanillae · Vanillae fructus
Campherliniment, Flüchtiges Linimentum ammoniato-camphoratum
Campheröl Oleum camphoratum 10 per centum
Campheröl, Starkes Oleum camphorazum 20 per centum
Camphersalbe Unguentum camphoratum
Camphersäure Acidum camphoricum
Campherspiritus Spiritus camphoratus
Camphertinktur, Benzoesäurehaltige Camphora tinctura benzoata
Canadaterpentin Balsamum canadense
Cancer Astacus astacus, Syn. Astacus fluviatilis
Candiolschoten Fructus Ceratoniae · Ceratoniae fructus
Candorus Abies alba
Caneel Cinnamomum zeylanicum · Cortex Cinnamomi · Cinnamomi cortex
Caneel, Weißer Cortex Canellae albae
Caneelbaum, Weißer Canella alba
Caneelrind, Weiße Cortex Canellae albae
Canfer Cinnamomum camphora
Canfora Cinnamomum camphora
Canna Saccharum officinarum
Cantharidenpflaster Emplastrum Cantharidum
Cantharidenpflaster, Gewöhnliches Emplastrum Cantharidum ordinarium
Cantorbalsam Unguentum ophthalmicum rubrum
Capachläre Herba Adianti
Capillärkraut Herba Adianti
Capillärsaft Sirupus Adianti · Sirupus Florum Aurantii
Capillärsirup Sirupus amylaceus
Capreziensaft Sirupus Aurantii Florum
Caprylsäure Acidum caprylicum
Caputtropfen Oleum Cajeputi dilutum
Carabe Succinum
Caraffelwurz Radix Caryophyllatae · Caryophyllatae rhizoma
Caramel Tinctura Sacchari tosti

Carbe Carum carvi
Carbenustee Herba Cardui benedicti · Cnici benedicti herba
Carbid Calciumcarbid
Cardamine Herba Cardaminis
Cardinalkraut, Blaues Herba Lobeliae · Lobeliae herba
Cardobenediktenöl Oleum viride
Carfunkelwasser Spiritus Melissae compositus · Melissae spiritus compositus
Carmeisenbeeren Grana Kermes
Carmelien Flores Chamomillae · Matricariae flos
Carmelinen Flores Chamomillae · Matricariae flos
Carmeliterwasser Spiritus Melissae compositus · Melissae spiritus compositus
Carminkörner Grana Kermes
Carminlak Lacca florentina
Carnaubapalme Copernicia prunifera
Carnaubawachs Cera carnauba
Carobben Fructus Ceratoniae · Ceratoniae fructus
Carony-Rinde Cortex Angosturae · Angosturae cortex
Carottensamen Fructus Dauci
Carpobalsam Balsamum Copaicae
Carrageen Irländische Alge
Carswurzel Rhizoma Caricis · Caricis rhizoma
Cartham Flores Carthami · Carthami flos
Carthamine Flores Cardaminis
Carui Carum carvi
Carvensamen Fructus Carvi · Carvi fructus
Carvi Carum carvi
Cascararinde Cortex Cascarae Sagradae · Rhamni purshianae cortex
Cascaratrockenextrakt, Eingestellter Rhamni purshianae extractum siccum normatum
Caschu Cachou · Catechu
Caschunussbaum Anacardium occidentale
Caschunüsse Anacardii occidentalis fructus orientalis
Casper, Höche Herba Origani · Origani herba
Casper, Niedere Herba Serpylli · Serpylli herba

Cassiaöl Cinnamomi cassiae aetheroleum
Cassienblüten Flores Cassiae · Cassiae flos
Cassienfistel Cassia fistula
Cassienröhren Cassia fistula
Cassiepfeifen Cassia fistula
Cassonade, Weiße Saccharum album
Castellansche Lösung, Farblose Castellani solutio sine colore
Casteralrinde Cortex Cascarae sagradae · Rhamni purshianae cortex
Casteralwurzel Cortex Cascarillae · Cascarillae cortex
Castoröl Oleum Ricini · Ricini oleum virginale
Catarrhkraut Herba Chenopodii · Chenopodii (ambrosioidis) herba
Catharinenflachs Herba Linariae · Linariae vulgris herba
Catharinensamen Semen Nigellae · Nigellae semen
Catuaba Erythroxylon catuaba
Catuabenrindentee Cortex Catuaba
Cayantöl Elaeis-oleifera-Palmkernöl
Cayennepfeffer Fructus Capsici (Brit.) · Capsici fructus acer · Fructus Piperis minoris · Piper Cayennense
Cayennepfefferdickextrakt, Standardisierter Capsici acris extractum spissum normatum
Cayennepfefferfluidextrakt, Eingestellter Capsici extractum fluidum normatum
Cayennepfefferharzöl, Quantifiziertes, Raffiniertes Capsici oleoresina raffinata et quantificata
Cayennepfeffersalbe Capsici unguentum compositum
Cayennepfeffertinktur Capsici tinctura
Cayennepfeffertinktur, Eingestellte Capsici tinctura normata
C-B zur Witterung Moschus
Cedemonie Cortex Cinnamomi ceylanici · Cinnamomi cortex
Cederatöl Oleum Citri
Cederbaumblätter Summitates Sabinae · Sabinae summitates
Cedernbalsam Balsamum carpathicum
Cedernmanna Manna
Cedernterpentin Balsamum carpathicum

Cedernwacholderöl Oleum Cadinum · Juniperi pix
Cedroöl Oleum Citri
Cedwezrinde Cortex Cinnamomi Ceylanici · Cinnamomi cortex
Celluloseacetat Cellulosi acetas
Cellulosepulver Cellulosi pulvis
Centaurenkraut Herba Centaurii · Centaurii herba
Centorelle Herba Centaurii · Centaurii herba
Cerat, Gelbes Ceratum Resinae Pini · Unguentum cereum
Cerat, Grünes Ceratum Aeruginis
Ceratsalbe Unguentum cereum · Unguentum Plumbi · Plumbi unguentum
Cermelwurzel Radix Carlinae · Carlinae radix · Rhizoma Curcumae · Curcumae rhizoma
Ceruis Cerussa
Ceruis, Blaue Unguentum Hydragyri cinereum dilutum
Ceruis, Gelbe Lycopodium
Ceruis, Graue Zincum oxydatum crudum
Ceruis, Weiße Talcum pulvis
Cervelatspiritus Liquor Ammonii caustici
Ceterachkraut Herba Ceterach
Cetylpalmitat Cetylis palmitas
Cetylsalbe Unguentum cetylicum
Ceylonmoos Agar-Agar · Fucus amylaceus
Ceylonöl Oleum Cocos · Cocos oleum
Chäferwurzel Rhizoma Veratri · Veratri rhizoma
Chagitee Carrageen
Chagrillenrinde Cortex Cascarillae · Cascarillae cortex
Chaisenträgerpflaster Emplastrum ad Rupturas · Emplastrum oxycroceum
Chakerellenbork Cortex Cascarillae · Cascarillae cortex
Chakrill Cortex Cascarillae · Cascarillae cortex
Chaldron Flores Convallariae · Convallariae flos
Chalenderli Herba Teucrii
Chalmis Rhizoma Calami · Calami rhizoma
Chalte Benedikt Herba Cardui benedicti · Cnici benedicti herba
Chämäch Fructus Carvi · Carvi fructus
Chambon, Weißer Unguentum Hydrargyri album
Chambonkraut Herba Basilici, Majoranae et Thymi āā
Chämie Fructus Carvi · Carvi fructus
Chämifegerli Radix Caryophylli
Chamois Terra de Siena
Champagnerwurzel Rhizoma Veratri · Veratri rhizoma
Champignon, Kleiner Wald- Agaricus silvaticus
Champignon, Schaf- Psalliota arvensis · Agaricus arvensis
Champignon, Wiesen- Agaricus campestris
Champignonöl Oleum Hyoscyami · Hyoscyami oleum
Champonwess Unguentum Hydrargyri album dilutum
Chapiläre Radix Adianti
Charabellenkraut Herba Anthrisci
Chargetewurzel Radix Levistici · Levistici radix
Charlotte Allium ascalonicum
Charlottenblumen Herba Pulsatillae · Pulsatillae herba
Charlottenpulver Tubera Jalapae pulvis · Jalapae tuber pulvis
Chäsli Malva sylvestris
Chatzatöpli Flores Stoechados · Helichrysi flos
Chatzenschwanz Herba Equiseti · Equiseti herba
Chebaneh Galbanum
Cheinedroppen Tinctura Chinae composita · Cinchonae tinctura composita
Chemi Fructus Carvi · Carvi fructus
Chemischblau Cobaltum aluminatum
Chemischblau, Geist Spiritus coloniensis
Chemischblau, Gelb Plumbum oxydatum flavum
Chemischblau, Seife Ammonium carbonicum
Chermeskörner Grana Kermes
Chestene Herba Castaneae vescae
Chettenblume Herba Taraxaci · Taraxaci

herba · Taraxaci folium
Chidä Flores Lavandulae · Lavandulae flos
Chilisalpeter Natrium nitricum
Chinaäpfelschale Pericarpium Aurantii
Chinabaumharz Chinioidinum
Chinacomposition Tinctura Chinae composita · Cinchonae tinctura composita
Chinadina Chinioidinum
China-Eisenwein Cinchonae vinum ferratum
Chinaelixier Cinchonae elixir
Chinaextrakt, Weingeistiger Cinchonae extractum spirituosum
Chinakraut Herba Marrubii · Marrubii herba
Chinaöl Balsamum peruvianum
Chinapomade Unguentum pomadinum fuscum
Chinarinde Cortex Chinae · Cinchonae cortex
Chinarindenbaum, Gelber Cinchona officinalis
Chinarindenbaum, Roter Cinchona pubescens
Chinarindenfluidextrakt, Eingestellter Cinchonae extractum fluidum normatum
Chinasalz Chininum sulfuricum
Chinatinktur Cinchonae tinctura
Chinatinktur, Standardisierte Cinchonae tinctura normata
Chinatinktur, Zusammengesetzte Cinchonae tinctura composita
Chinatropfen Tinctura Chinae composita · Cinchonae tinctura composita
Chinatropfen, Schwarze Tinctura Chinioidini
Chinawein Cinchonae vinum
Chinawurzel Rhizoma Chinae · Chinae rhizoma
Chindli Tubera Ari · Ari maculati rhizoma
Chindlichrut Arum maculatum
Chinesischer Kampfer Camphora
Chinesisches Pulver Cortex Chinae pulvis · Cinchonae cortex pulvis
Chingerte Cortex Frangulae · Frangulae cortex
Chinidinsulfat Chinidini sulfas
Chinin Chininum
Chininsulfat Chinini sulfas

Chinitimtini Tinctura Chinioidini
Chiococcawurzel Radix Caincae
Chirettakraut Chiratae indicae herba
Chironie Herba Centaurii · Centaurii herba
Chironienkraut Herba Centaurii · Centaurii herba
Chistena Herba Castaneae
Chlapperrose Flores Rhoeados · Papaveris rhoeados flos
Chlepperli Colutea arborescens
Chlor, Flüssiges Liquor Natrii hypochlorosi
Chlor, Weißes Calcaria chlorata
Chlor-Alum Aluminium chloratum
Chloräther Spiritus Aetheris chlorati
Chlore Terebinthina laricina
Chlorine, Flüssige Aqua chlorata
Chlorinkalk Calcaria chlorata
Chlorkalk Calcii hypochloris
Chlorophyllgrün Chlorophyllum
Cholerawurzel Radix Angelicae · Angelicae radix
Cholesterin Cholesterolum
Cholesterol Cholesterolum
Chollgert Cortex Frangulae · Frangulae cortex
Chölm Herba Origani · Origani herba · Herba Serpylli · Serpylli herba · Herba Thymi · Thymi herba
Cholsäure Acidum cholicum
Chömi Fructus Carvi · Carvi fructus
Chömig Fructus Carvi · Carvi fructus
Chömmi Fructus Carvi · Carvi fructus
Chorzetwurzel Rhizoma Curcumae · Curcumae rhizoma
Chostez Herba Serpylli · Serpylli herba
Chrabellenkraut Herba Anthrisci
Christbaumöl Oleum Ricini · Ricini oleum virginale
Christblumenwurzel Radix Hellebori
Christdorn Ilex aquifolium
Christdornblätter Folia Ilicis · Ilicis aquifolii folium
Christdornkörner Fructus Cardui Mariae · Cardui mariae fructus
Christensaft Extractum Liquiritiae
Christhändchen Tubera Salep · Salep tuber
Christi Blut Pulvis temperans ruber

Christi Krone Silybum marianum
Christiankraut Herba Hyperici · Hyperici herba
Christichrut Herba Galii veri · Galii veri herba
Christignadenkraut Herba Hyperici · Hyperici herba
Christihausmannspflaster Emplastrum fuscum camphoratum
Christihauspflaster Emplastrum Cerussae
Christiheilundwandeltropfen Tinctura Lignorum
Christikreuzblumen Herba Hyperici · Hyperici herba
Christikreuzblut Herba Hyperici · Hyperici herba
Christikreuztee Herba Centaurii · Centaurii herba
Christikreuztropfen Tinctura antispastica
Christileidentee Herba Polygalae
Christinenkraut Herba Conyzae · Conyzae majoris herba · Herba Pulicariae
Christipalmöl Oleum Ricini · Ricini oleum virginale
Christischweiß Herba Sedi
Christistiele Stipites Cerasorum
Christistrauchwurz Radix Gentianae · Gentianae radix
Christiwundheilpflaster Emplastrum fuscum camphoratum
Christiwundkraut Herba Hyperici · Hyperici herba
Christkarde Radix Hellebori nigri · Hellebori nigri rhizoma
Christkartenwurzel Radix Hellebori nigri · Hellebori nigri rhizoma
Christkoken Trochisci Liquiritiae
Christnuß Juglans regia
Christoffleöl Oleum Ricini · Ricini oleum virginale
Christöl Oleum animale foetidum
Christophskraut Herba Actaeae
Christpalmenöl Oleum Ricini · Ricini oleum virginale
Christpflaster Emplastrum fuscum camphoratum · Emplastrum Lithargyri simplex
Christrose Helleborus niger
Christrosenpflaster Emplastrum fuscum
Christsalbe Emplastrum fuscum camphoratum · Emplastrum Lithargyri simplex · Unguentum rosatum
Christschweißkraut Herba Sedi
Christusdorn Euphorbia milii
Christushändchen Tubera Salep · Salep tuber
Christuskreuzdorntee Flores Acaciae · Pruni spinosae flos
Christuskrone Potentilla erecta
Christuspalmenöl Oleum Ricini · Ricini oleum virginale
Christuspalmensamen Semen Ricini · Ricini semen
Christuspflaster Emplastrum fuscum camphoratum · Emplastrum Lithargyri simplex
Christusschweiß Herniaria glabra
Christwasser, Chriesiwasser Spiritus Cerasorum
Christwundkraut Herba Hyperici · Hyperici herba
Christwurzel Radix Arnicae · Arnicae radix · Radix Helenii · Helenii rhizoma · Radix Pyrethri · Pyrethri radix · Rhizoma Veratri · Veratri rhizoma · Rhizoma Zedoariae · Zedoariae rhizoma
Christwurzkraut Herba Adonidis · Adonidis herba
Chromgelb Plumbum chromicum
Chromgrün Chromium oxydatum
Chromrot Plumbum chromicum basicum
Chromsalz, Gelbes Kalium chromicum
Chromsalz, Rotes Kalium dichromicum
Chromzinnober Plumbum chromicum basicum
Chroteblume Flores Taraxaci
Chrottebeeri Fructus Belladonnae · Belladonnae fructus · Rhamnus frangula · Frangula alnus
Chrottepösche Flores Taraxaci
Chruchbohna Cortex Fructus Phaseoli · Phaseoli pericarpium
Chrüzlichrut Herba Galii veri · Galii veri herba
Chrysolepinsäure Acidum picrinicum
Chüechlikrut Folia Salviae · Salviae folium

Chümi Fructus Carvi · Carvi fructus
Chümmi Fructus Carvi · Carvi fructus
Chüttencherme Semen Cydoniae · Cydoniae semen
Chyaziksäure Acidum hydrocyanicum
Cibeben Passulae majores
Cicade Confectio Aurantii
Cichorie, Blaue Cichorium intybus
Cichorie, Gelbe Taraxacum officinale
Cichorienblüte Flores Cichorii · Cichorii flos · Flores Malvae sylvestris · Malvae flos
Cichoriensaft Sirupus Rhei · Rhei sirupus
Cichorienwurzel Radix Cichorii · Cichorii radix · Radix Taraxaci · Taraxaci radix
Cimicifugawurzelstock Cimicifugae rhizoma
Cimynte Mentha arvensis
Cineol Cineoleum
Cinereum Unguentum Hydrargyri cinereum dilutum
Cinnabaris Antimonii Stibium sulfuratum aurantiacum
Ciriaksalbe Unguentum cereum
Citrachensalbe Unguentum Zinci · Zinci unguentum
Citrachenschmiere Unguentum Zinci · Zinci unguentum
Citrone und Citronell siehe unter „Z"
Citronelle Melissa officinalis
Citronellöl Citronellae aetheroleum
Citronensäure, Wasserfrei Acidum citricum anhydricum
Citronenschale, Frische Limonis flavedo recens
Citronensirup Limonis sirupus
Citronentinktur Limonis tinctura
Citrullensamen Semen Citrulli
Clandersamen Fructus Coriandri · Coriandri fructus
Clando Rhizoma Zedoariae · Zedoariae rhizoma
Cle Trifolium pratense
Clorborumpulver Fructus Lauri pulvis · Lauri fructus pulvis
Coane Rhizoma Zedoariae · Zedoariae rhizoma
Cobalt(II)-nitrat (Hom.) Cobaltum nitricum
Cobbysaft Electuarium Sennae
Cocablätter Cocae folium
Cocastrauch Erythroxylum coca
Cocawein Cocae vinum
Cocculevant Semen Cocculi
Coccusrot Carminum
Cochenille-Laus Dactylopius coccus
Cochenille-Laus (Hom.) Coccus cacti · Dactylopius coccus
Cochinöl Oleum Cocos · Cocos oleum
Cocosöl Oleum Cocos · Cocos oleum
Codeinphosphat-Kapseln Codeini phosphatis capsulae
Codiumtee Herba Marrubii · Marrubii herba
Coerulin Carminum coeruleum
Coffeintabletten Coffeini compressi
Colaextrakt Colae extractum
Colafluidextrakt Colae extractum fluidum
Colanuss Colae semen
Colchicin Colchicinum
Colcothar Ferrum oxydatum rubrum crudum
Coldcream Unguentum leniens
Colenerskraut Herba Anagallidis · Anagallidis herba
Coliander Coriandrum sativum
Colliaturholz Lignum Santali rubrum · Santali rubri lignum
Collodiumwolle Pyroxilinum
Colloxylin Collodiumwolle
Colmarkraut Herba Anagallidis · Anagallidis herba
Colombawurzel Radix Colombo · Colombo radix
Colophonter Colophonium
Columbo Jateorhiza palmata
Columbuswurzel Radix Colombo · Colombo radix
Comfreywurzel Radix Consolidae · Symphyti radix
Comijn = Kümmel · Fructus Carvi · Carvi fructus
Commerzienwurzel Rhizoma Calami · Calami rhizoma
Compositieboter Unguentum flavum
Concilie Herba Melissae
Condurango (Hom.) Marsdenia cundurango

Condurangofluidextrakt Condurango extractum fluidum
Condurangorinde Condurango cortex
Condurangowein Condurango vinum
Conettblätter Folia Laurocerasi
Confortanstinktur Tinctura aromatica
Conselena Coccionella
Consenztropfen Tinctura amara
Contentblätter Folia Laurocerasi
Conterias Pulvis Herbarum
Convallenwurzel Rhizoma Convallariae · Convallariae rhizoma
Copahubalsam Copaivae balsamum
Copaivabalsam Copaivae balsamum
Copalchirinde Copalchi cortex
Copalke Cortex Copalchi · Copalchi cortex
Coralle siehe Koralle
Corallin Acidum rosolicum
Cordes´sche Paste Cordes pasta
Cordes´sche Salbe Cordes unguentum
Cordes´sche Schüttelmixtur Cordes lotio
Coriander Coriandrum sativum
Coriola Polygonum aviculare
Corniolen Fructus Corni · Corni fructus
Coronyrinde Cortex Angosturae · Angosturae cortex
Coroschönos Herba Equiseti · Equiseti herba
Cosmoline Unguentum Paraffini · Paraffini unguentum · Vaselinum
Cosmolinöl Paraffinum subliquidum
Costenzkraut Herba Origani · Origani herba
Costus, Arabischer Cortex Costi arabici
Costus, Deutscher Radix Petasitidis · Petasitidis rhizoma
Cotentblätter Folia Laurocerasi
Couleur Tinctura Sacchari tosti
Courtpflaster Emplastrum adhaesivum anglicum
Cranium humanum Calcium phosphoricum · Cornu Cervi praeparatum
Crème céleste Unguentum leniens
Crème céleste, Sultan Unguentum leniens
Crème céleste, Weiße Unguentum leniens
Cremnitzer Weiß Cerussa
Cremortartari Tartarus depuratus
Cremortartari, Flüchtiger Ammonium bitartaricum
Criminalsalbe Unguentum Hydrargyri praecipitati album
Crocus für homöopathische Zubereitungen Croci stigma ad praeparationes homoeopathicas
Crocus Martis Tartarus depuratus
Crocus Martis Antimonii Lapis Haematitis
Crucewort Euphorbia lathyris
Cruffiliata Geum urbanum
Crutzbaum Ricinus communis
Crutzebom Ricinus communis
C-Salbe Unguentum · Unguentum Elemi
Cubeben Fructus Cubebae · Cubebae fructus
Cubebenzucker Confectio Cubebae
Cudbaer Orseille
Cujonenpflaster Emplastrum Lithargyri compositum
Culmus Acorus calamus
Cumin Fructus Cumini · Cumini fructus
Curacao-Aloe Aloe barbadensis
Curcumawurzelstock Curcumae longae rhizoma
Curry Fructus Capsici · Capsici fructus
Cyanenkraut Herba Centaurii Cyani
Cyclamen Cyclamen purpurascens
Cylang Cortex Mezerei · Mezerei cortex
Cymbelkraut Herba Cymbalariae
Cyminte Herba Nepetae · Nepetae catariae herba
Cyperngras Rhizoma Graminis · Graminis rhizoma
Cypernholz Lignum Rhodii
Cypernwurz Rhizoma Cyperi
Cypressenkraut Herba Abrotani · Herba Melissae
Cypressenöl Oleum Cupressae aethereum · Oleum Ricini · Ricini oleum virginale
Cypressenrinde Cortex Ulmi · Ulmi cortex
Cypressentee Herba Abrotani · Herba Melissae
Cypriansküchel Trochisci Santonini
Czwebeln Allium cepa

D

Däängras Herba Polygoni avicularis · Polygoni avicularis herba
Dabatin Terpentin
Dachelsalbe Emplastrum Lithargyri compositum
Dachkraut Herba Sempervivi
Dachlauch Herba Sempervivi
Dachlonpflaster Emplastrum Lithargyri compositum
Dachöl Oleum animale foetidum · Oleum Rusci · Betulae pix
Dachsenkraut Herba Bursae pastoris · Bursae pastoris herba
Dachsfett Adeps suillus
Dachspaum Taxus baccata
Dachsteinöl Oleum Philosophorum
Dachstropfen Tinctura Chinioidini
Dachwurz Sempervivum tectorum
Dachwurzel Herba Sempervivi
Dackelsalbe Emplastrum Lithargyri compositum · Unguentum diachylon
Dackensalbe Emplastrum Lythargyri compositum · Unguentum Hydrargyri cinereum dilutum
Däcklonpflaster Emplastrum Lithargyri compositum
Dackmeldung Opodeldok
Däg, Schwarzer Oleum animale foetidum · Oleum Rusci · Betulae pix
Dägenschwarz Pix navalis
Daggert Oleum Rusci · Betulae pix
Dagget Oleum Rusci · Betulae pix
Dahlie Dahlia variabilis
Dählzäpfli Turiones Pini
Dähngras Herba Polygoni · Polygoni avicularis herba
Dahnnesseltee Flores Lamii · Herba Galeopsidis · Galeopsidis herba
Daimanakraut Herba Veronicae · Veronicae herba
Daiment Herba Menthae crispae · Menthae crispae folium
Dalkruid Herba Convallariae majoris · Convallariae herba
Däll Herba Anethi · Anethi herba
Damarputi Dammar
Damarrinde Cortex Mezerei · Mezerei cortex
Damarum Dammar
Damarwurzel Radix Valerianae · Valerianae radix
Damenleder, Gelbes Pasta Liquiritiae
Damenleder, Weißes Pasta gummosa
Damenpflaster Emplastrum anglicum
Damenpulver Amylum
Dametillwurzel Rhizoma Tormentillae · Tormentillae rhizoma
Damiana Turnera diffusa
Damianablätter Damianae folium · Turnerae diffusae folium et herba
Dammarabaum Agathis dammara
Dammarge Radix Valerianae · Valerianae radix
Dammdistel Radix Eryngii · Eryngii radix
Dampappel Bovista
Dampfgummi Dextrin
Dampföl Acidum hydrochloricum crudum
Dangel Flores Lamii albi · Lamii albi flos
Dänische Tropfen Elixir e Succo Liquiritiae
Dänisches Wundwasser Mixtura vulneraria acida
Dänkeli Viola tricolor
Dannappelöl Oleum Terebinthinae · Terebinthinae aetheroleum
Dannblumen Flores Calendulae · Calendulae flos
Dänneblomm Tanacetum vulgare
Dannepible Turiones Pini

Danntoppeöl Oleum Terebinthinae · Terebinthinae aetheroleum
Dantimul Baliospermum-montanum-Wurzel
Danziger Magentropfen Tinctura amara · Tinctura aromatica · Tinctura Calami composita · Calami tinctura composita
Danziger Öl Oleum Terebinthinae · Terebinthinae aetheroleum
Danziger Tropfen Tinctura amara · Tinctura aromatica · Tinctura aromatica acida
Dapperundgeschwind Liquor Ammonii caustici
Darbant Emplastrum ad Rupturas · Emplastrum oxycroceum · Terebinthina communis
Dardana Gentiana lutea
Darells Tropfen Tinctura Rhei vinosa · Rhei tinctura vinosa
Darmfraßpulver Lycopodium
Darmgichtkraut Folia Melissae · Melissae folium
Darmgichtsaft Sirupus Chamomillae · Sirupus Rhei cum Manna · Sirupus Sennae · Sennae sirupus
Darmgichttropfen Tinctura Rhei aquosa · Rhei tinctura aquosa
Darmgichtwasser, Äußerlich Aqua aromatica spirituosa
Darmgichtwasser, Innerlich Aqua Petroselini
Darmglöckel Linum catharticum
Darmkrampftropfen Tinctura Rhei vinosa · Rhei tinctura vinosa · Tinctura Valerianae · Valerianae tinctura
Darmkraut Folia Fragariae · Fragariae folium
Darmreißsaft Sirupus Chamomillae
Darmrinden Conserva Tamarindorum
Darmsaft Sirupus Papaveris
Darmwinde Pulvis Magnesiae cum Rheo
Darmwindensaft Sirupus Chamomillae
Darmwindpulver Pulvis Magnesiae cum Rheo
Darmwurz Helenii rhizoma · Inula helenium
Darnschlea Flores Acaciae · Pruni spinosae flos
Datilbaum Phoenix dactylifera
Dattel, Chinesische Fructus Jujubae · Ziziphus jujuba
Dattel, Rote Fructus Jujubae · Ziziphus jujuba
Datteln Phoenix dactylifera
Dattelöl Oleum Sesami · Sesami oleum (raffinatum)
Daudelblumen Flores Lamii albi · Lamii albi flos
Daudelblüten Flores Lamii albi · Lamii albi flos
Dauekraut Herba Galeopsidis · Galeopsidis herba
Dauergelb Barium chromicum
Dauewang Herba Marrubii · Marrubii herba
Daukrüt Herba Anserinae · Anserinae herba
Däumenkraut Herba Menthae crispae · Menthae crispae folium
Daumentee Folia Menthae crispae · Menthae crispae folium
Daunkraut Herba Galeopsidis · Galeopsidis herba
Daurant = Dorant
Davillatropfen Tinctura anticholerica Bastleri
Daxenkraut Herba Bursae Pastoris · Bursae pastoris herba
Dealdensalv Unguentum flavum
Debunivisches Öl Mixtura oleoso-balsamica
Decaoctyl Naphthalinum
Deckwinde Herba Convolvuli · Convolvuli herba
Dedetersalbe Unguentum flavum
Deengras Herba Polygoni · Polygoni avicularis herba
Defensivpflaster Emplastrum ad Rupturas · Emplastrum Cerussae · Unguentum terebinthinatum
Degen, Schwarzer Oleum animale foetidum · Oleum Rusci · Betulae pix
Degen, Weißer Oleum Terebinthinae · Terebinthinae aetheroleum
Degenöl Oleum Philosophorum · Oleum Rusci · Betulae pix
Degenstief, Umgewandter Unguentum diges-

tivum
Degenstiefel Unguentum digestivum
Dehnkrautsamen Lycopodium
Deimenthun Herba Menthae crispae · Menthae crispae folium
Deimiänche Herba Serpylli · Serpylli herba
Deiwelskersche Atropa belladonna
Deiwelspflanz Dictamnus albus
Deklamierpflaster Emplastrum fuscum camphoratum
Deklinationswasser Aqua Sambuci
Delftsche Haolie Oleum Arachidis · Arachidis oleum
Deliquentenäpfel Fructus Colocynthidis · Colocynthidis fructus
Deliquentenöl Oleum Hyoscyami · Hyoscyami oleum
Delphinblumen Flores Calcatrippae · Calcatrippae flos
Delphinsäure Acidum valerianicum
Demutkraut Herba Serpylli · Serpylli herba · Herba Thymi · Thymi herba
Dendabloama Flores Rhoeados · Papaveris rhoeados flos
Dendelmehl Lycopodium
Denkanmich Herba Violae tricoloris · Violae tricoloris herba
Denkblümchen Flores Violae tricoloris · Violae tricoloris flos
Denkblümli Herba oder Flores Violae tricoloris · Violae tricoloris herba und flos
Denkelcher Flores Violae tricoloris · Violae tricoloris flos
Denkeli Flores Violae tricoloris · Violae tricoloris flos
Denkhindenkher Cortex Chinae pulvis · Cinchonae cortex pulvis
Denkraut Herba Lycopodii · Lycopodii herba
Denmarkwurzel Radix Valerianae · Valerianae radix
Dennchars Resina Pini
Denne = Tanne
Dennemark Herba Valerianae
Dennemarkwurzel Radix Valerianae · Valerianae radix
Denngras Herba Polygoni avicularis · Polygoni avicularis herba
Dennhöfers Pulver Pulvis pro Equis
Deopalmsalbe, Rote Unguentum Hydrargyri rubrum dilutum
Deopalmsalbe, Weiße Unguentum Hydrargyri album dilutum
Deputatsalbe, Rote Unguentum Hydrargyri rubrum dilutum oder album dilutum
Deputatsalbe, Weiße Unguentum Hydrargyri rubrum dilutum oder album dilutum
Der lieben Frau Lederschuh Aconitum napellus
Derband Emplastrum ad Rupturas · Emplastrum oxycroceum
Derbedillwurzel Rhizoma Tormentillae · Tormentillae rhizoma
Deridek Electuarium theriacale
Deriskörner Semen Sabadillae · Sabadillae semen
Derlitze Cornus mas
Derosnes Salz Narcotinum
Derpant Emplastrum ad Rupturas · Emplastrum oxycroceum
Derre Latten Folia Farfarae · Farfarae folium
Deschelkraut Herba Bursae Pastoris · Bursae pastoris herba
Desinfektioneisen Ferrum sulfuricum crudum
Desinfektionsessig Acetum aromaticum · Acetum pyrolignosum
Desinfektionskalk Calcaria chlorata · Calcaria phenolata (carbolisata)
Desinfektionspulver Calcaria phenolata (carbolisata)
Desinfektionssäure Phenolum (Acidum carbolicum) crudum
Desinfizierpulver Calcaria phenolata (carbolisata)
Desinfizierungseisen Ferrum sulfuricum crudum
Dessenpulver Folia Sennae pulvis · Sennae folium pulvis
Dessmerkörner Semen Abelmoschi · Abelmoschi semen
Destilliertes Wörmköl Oleum Absinthii aethereum
Deufelsbeer Atropa belladonna

Deument Folia Menthae crispae • Menthae crispae folium • Herba Tanaceti • Tanaceti herba
Deumentee Folia Menthae crispae • Menthae crispae folium
Deutsch. Alant Inula germanica
Deutsch. Bertramwurzel Pyrethri germanici radix
Deutsch. Brechwurz Rhizoma Asari • Asari rhizoma
Deutsch. Ingwer Rhizoma Ari • Ari maculari rhizoma
Deutsch. Pfeffer Fructus Mezerei • Mezerei fructus
Deutsch. Rhabarber Cortex Frangulae • Frangulae cortex • Radix Rhapontici • Rhei rhapontici radix
Deutsch. Sarsaparille Rhizoma Caricis • Caricis rhizoma
Deutsch. Ziest Herba Stachydis
Deutsch. Zitwer Rhizoma Calami • Calami rhizoma
Dexenbeeren Fructus Juniperi • Juniperi pseudo-fructus
Dexenholz Lignum Juniperi • Juniperi lignum
DHU: Homöopathisches Repetitorium, Ausg. 2010 • Deutsche-Homöopathie-Union, Karlsruhe
Diachalmapflaster, Doppeltes Emplastrum Lithargyri compositum
Diachalmapflaster, Einfaches Emplastrum Lithargyri simplex
Diachelgummi Emplastrum Lithargyri compositum
Diachylonpflaster, Doppeltes Emplastrum Lithargyri compositum
Diachylonpflaster, Einfaches Emplastrum Lithargyri simplex
Diachylonsalbe Unguentum diachylon
Diacodiumsaft Sirupus Papaveris
Diadostenöl Oleum Origani • Origani aetheroleum
Diagget Oleum Rusci • Betulae pix
Diagryd Resina Scammonii
Diajalmapflaster Emplastrum Lithargyri compositum
Diakel, Brauner Emplastrum Lithargyri compositum
Diakel, Gelber Emplastrum Lithargyri compositum
Diakel, Grüner Unguentum diachylon
Diakel, Weicher Emplastrum Lithargyri molle
Diakel, Weißer Emplastrum Lithargyri simplex
Diakelgummipflaster Emplastrum Lithargyri compositum
Diakelsalbe Unguentum diachylon
Diakelsimpel Emplastrum Lithargyri • Plumbi emplastrum
Diakodikussaft Sirupus Papaveris
Diakonuspflaster Emplastrum Lithargyri simplex
Diakonuspflaster, Doppeltes Emplastrum Lithargyri compositum
Diakonussaft Sirupus Papaveris
Diakostenöl Oleum Origani • Origani aetheroleum
Dialsulfpflaster Emplastrum sulfuratum
Dialt Unguentum flavum
Dialthea Unguentum flavum
Diamantkraut Herba Mesembryanthemi
Diantensalbe Unguentum flavum
Diazepam-Suppositorien Diazepami suppositoria
Dibdam Radix Dictamni • Dictamni albi radix
Dichersteinöl Oleum Philosophorum
Dickendam Radix Dictamni albus • Dictamni albi radix
Dickendarm Radix Dictamni • Dictamni albi radix • Radix Paeoniae • Paeoniae radix
Dickenstief Unguentum digestivum • Unguentum Elemi • Unguentum Terebinthinae compositum
Dickenstiefsalbe Unguentum digestivum • Unguentum Elemi
Dickeschwarzsulfurtropfen Oleum Terebinthinae sulfuratum
Dickfußröhrling Boletus pachypus (giftig!)
Dickköpfe Capita Papaveris • Flores Chamomillae romanae • Chamomillae romanae flos

Dickkopfskraut Herba Senecionis · Senecionis herba
Dicks Pflaster Emplastrum fuscum camphoratum
Dickunddünn Electuarium Sennae
Dickundtief Unguentum digestivum · Unguentum Elemi · Unguentum Terebinthinae compositum
Dictam, Weißer Radix Dictamni · Dictamni albi radix
Dictamblätter, Kretische Folia Dictamni cretici
Dictamwurzel Radix Dictamni · Dictamni albi radix
Dicturöl Oleum compositum
Didiers Senfkörner Semen Sinapis album · Erucae seme · Sinapis albae semen
Diebsessig Acetum aromaticum · Acetum Sabadillae · Mixtura vulneraria acida
Diebsknobelwurz Radix Polygonati · Polygonati rhizoma
Diengräs Herba Polygoni avicularis · Polygoni avicularis herba
Dienöstrol Dienestrolum
Dierlingen Fructus Corni · Corni fructus
Dierlitzen Fructus Corni · Corni fructus
Diesbachblau Coeruleum berolinense
Diestelkraut Herba Cardui benedicti · Cnici benedicti herba
Dietrichs Balsam Tinctura Guajaci composita
Dietrichs Gichttropfen Tinctura Guajaci
Dietrichs Magentropfen Elixir Aurantii compositum · Tinctura Chinae composita · Cinchonae tinctura composita
Dietrichs Pflaster Emplastrum fuscum camphoratum
Dietrichs Verdauungstropfen Elixir Aurantii compositum · Tinctura Chinae composita · Cinchonae tinctura composita
Digestivkuchen Pastilli Natrii bicarbonici
Digestivpastillen Pastilli Natrii bicarbonici
Digestivpulver Natrium bicarbonicum · Pulvis Magnesiae cum Rheo
Digestivsalbe Unguentum digestivum · Unguentum Elemi · Unguentum Terebinthinae compositum
Digestivsalz Kalium chloratum · Natrium bicarbonicum
Digitalis-lanata-Blätter Digitalis lanatae folium
Digitalis-lanata-pulver, Eingestelltes Digitalis lanatae pulvis normatus
Digitalis-purpurea-Blätter Digitalis pupureae folium
Digitalis-purpurea-Pulver, Eingestelltes Digitalis purpureae pulvis normatus
Digitalistinktur Digitalis tinctura
Dihmichen Herba Thymi · Thymi herba
Dill, Gemeiner Anethum graveolens
Dill, Toller Folia Hyoscyami · Hyoscyami folium
Dill, Wilder Meum athamanticum
Dillblattwurz Radix Meu · Mei athamantici radix
Dille Anethum graveolens
Dillengeist Spiritus aromaticus
Dillensamen Fructus Anethi · Anethi fructus
Dillentropfen Oleum Anethi dilutum · Anethi aetheroleum dilutum
Dillfenchel Anethum graveolens
Dillfrüchte Anethi fructus
Dillkraut Anethi herba
Dillöl Anethi aetheroleum · Oleum Anethi · Anethi aetheroleum
Dillöl, Grünes Oleum Hyoscyami · Hyoscyami oleum
Dillpillen Pilulae laxantes
Dillsaat Fructus Anethi · Anethi fructus
Dillsamen Fructus Anethi · Anethi fructus
Dillspitzen Anethi herba
Dillwasser Aqua Anethi · Aqua carminativa
Dillwurzel, Wilde Radix Meu · Mei athamantici radix
Dimchen Herba Serpylli · Serpylli herba
Dimodium Stibium sulfuratum nigrum
Dingelgingelgangeltee Herba Violae tricoloris · Violae tricoloris herba
Dingschwede Emplastrum Lithargyri · Plumbi emplastrum · Emplastrum saponatum
Dinkelkornbranntwein Spiritus Frumenti
Dintenbeerblätter Herba Ligustri

Dintenbeeren Fructus Rhamni catharticae · Rhamni cathartici fructus
Dintengummi Gummi arabicum
Diokleesalbe Unguentum diachylon
Dippels (tierisches) Öl Oleum animale aethereum
Diptam Radix Dictamni albus · Dictamni albi radix
Diptam, Kretischer Folia Dictamni cretici
Diptam, Weißer Radix Dictamni · Dictamni albi radix
Diptamdosten Folia Dictamni cretici
Dirlitze Cornus mas
Dirmenöl Oleum Tamarisci
Distel, Englische Radix Carlinae · Carlinae radix
Distel, Gelbe Herba Galeopsidis · Galeopsidis herba
Distel, Gesegnete Herba Cardui benedicti · Cnici benedicti herba
Distelkraut Herba Cardui benedicti · Cnici benedicti herba
Distelkraut, Gelbes Herba Galeopsidis · Galeopsidis herba
Distelsafran Flores Carthami · Carthami flos
Distelsamen Fructus Cardui Mariae · Cardui mariae fructus
Distle, Kruse Herba Cardui benedicti · Cnici benedicti herba
Distlikraut Herba Hieracii
Ditarinde Alstoniae scholaris cortex
Dittichrut Arum maculatum
Dittiwurz Radix Convallariae · Convallariae (radix) rhizoma
Dittiwurzel Rhizoma Podophylli · Podophylli rhizoma
Dittmayers Hustentropfen Elixir e Succo Liquiritiae cum Aqua Amygdalarum amararum āā
Ditundat Electuarium theriacale
Ditzeweck Tubera (Fructus) Colchici · Colchici tuber
Dixtam, Gemeiner Radix Dictamni · Dictamni albi radix
Djambublätter Djambu folium
Dobernigl = Steinpilz
Dochder vor de Moder Hepatica nobilis
Dochliepflaster Emplastrum saponatum
Dockenkraut Herba Rumicis · Herba Scabiosae · Knautiae arvensis herba
Dockenkrautwurzel Radix Bardanae · Bardanae radix
Dockkraut Herba Rumicis · Herba Scabiosae · Knautiae arvensis herba
Dodenkopp Caput mortuum
Dohlrübe Radix Bryoniae · Bryoniae radix
Dohminichtssalbe Unguentum sulfuratum griseum
Dokenkrautwurzel Radix Bardanae · Bardanae radix
Doktorblümchen Flores Farfarae · Farfarae flos
Doktoressig Acetum aromaticum
Doktormartinluthersalbe Unguentum flavum
dol = toll (-Kirsche usw.)
Dollapfelblätter Folia Stramonii · Stramonii folium
Dollbillerkraut Folia Hyoscyami · Hyoscyami folium
Dolldill Folia Hyoscyami · Hyoscyami folium
Dolldillenöl Oleum Hyoscyami · Hyoscyami oleum
dolle = toll (-Kirsche usw.)
Dollenkrautwurzel Radix Bardanae · Bardanae radix
Dollensamen Fructus Anethi · Anethi fructus
Dollkorn Secale cornutum
Dollkörner Fructus Cocculi · Pulvis contra Pediculos
Dollkraut Folia Belladonnae · Belladonnae folium · Folia Stramonii · Stramonii folium · Herba Conii · Conii herba
Dollmkrautwurz Radix Bardanae · Bardanae radix
Dollrübe Radix Bryoniae · Bryoniae radix
Dollsamen Semen Hyoscyami · Hyoscyami semen
Dolltockenwurz Rhizoma Veratri · Veratri rhizoma
Dollwetterpilz = Knollenblätterpilz Amanita phalloides (giftig!) · Amanita phalloides

(giftig!)
Dollwurz Radix Belladonnae · Belladonnae radix
Dolo Atropa belladonna
Dolone Atropa belladonna
Dolwortz Paris quadrifolia
Dominiksalbe Unguentum sulfuratum
Donarbesen Viscum album · Visci albi herba
Donavarwurzel Helenii rhizoma
Doni Liquor Aluminii acetici (zum Auflegen)
Donisselblüten Flores Lamii albi · Lamii albi flos
Donnerbart Sempervivum tectorum
Donnerbesen Viscum album
Donnerblumen Herba Scabiocae · Knautiae arvensis herba
Donnerbuna Viscum album
Donnerdistel Herba Cardui benedicti · Cnici benedicti herba
Donnerdistelkraut Herba Cardui benedicti · Cnici benedicti herba · Herba Eryngii · Eryngii herba
Donnerfluch Radix Aristolochiae
Donnerflug Radix Aristolochiae
Donnerkerzen Flores Verbasci · Verbasci flos
Donnerkraut Herba Acetosellae · Herba Sempervivi tectorum
Donnerkugelblätter Folia Stramonii · Stramonii folium
Donnerkugelsamen Semen Stramonii · Stramonii semen
Donnermarkwurzel Radix Valerianae · Valerianae radix
Donnernägel Flores Tunicae silvaticae
Donnernessel Urtica dioica
Donnerpilz = Schusterpilz · Boletus luridus · Boletus Satanas · Boletus lupinus
Donnerrebe Herba Hederae · Glechomae hederaceae herba
Donnerstein Lapis Belemnites
Donnerwurz Radix Aristolochiae · Radix Asparagi · Asparagi rhizoma · Asparagi radix
Doppelblau Anilinum
Doppeldiachelpflaster Emplastrum Lithargyri compositum
Doppeldiakel Emplastrum Lithargyri compositum
Doppeldoberaner Tropfen Tinctura Spilanthis
Doppelgliederbalsam Spiritus saponato-camphoratus
Doppelgliederöl Oleum Hyoscyami · Hyoscyami oleum
Doppelgrün Spiritus nervinus viridis · Unguentum nervinum viride · Unguentum Populi · Populi unguentum
Doppelkappe Adlumia fungosa
Doppelsalz Ferrum sulfuricum ammoniatum · Kalium sulfuricum
Doppelsalz, Saures Kalium bisulfuricum
Doppelte Kamillen Flores Chamomillae romanae · Chamomillae romanae flos
Doppelte Natron Natrium bicarbonicum
Doppelviolett Anilinum
Doppelzungenkraut Herba Uvulariae
Dorandell Radix Tormentillae · Tormentillae rhizoma
Dorant Herba Linariae · Linariae vulgris herba · Herba Marrubii · Marrubii herba · Herba Ptarmicae
Dorant, Blauer Herba Antirrhini
Dorant, Großer Herba Antirrhini
Dorant, Weißer Herba Marrubii · Marrubii herba · Herba Ptarmicae
Dorantwurzel Radix Doronici
Dorband Emplastrum ad Rupturas · Emplastrum oxycroceum
Döre Herba Hederae · Glechomae hederaceae herba
Dorische Salbe Unguentum Zinci · Zinci unguentum
Dorlee Fructus Corni · Corni fructus
Dormentil Potentilla erecta
Dorn, Arabischer, Jüdischer Radix Carlinae · Carlinae radix
Dornapfel Fungus Cynosbati · Rosae pseudofructus cum fructibus
Dornapfelblätter Folia Stramonii · Stramonii folium
Dornapfelsamen Semen Stramonii · Stramonii semen
Dornapfelschwamm Fungus Cynosbati

Dornblume Flores Calendulae · Calendulae flos
Dornella Potentilla erecta
Dornhopfen Flores Humuli lupuli · Lupuli flos
Dornklee Ononis spinosa
Dornkopfblätter Folia Stramonii · Stramonii folium
Dornkopfsamen Semen Stramonii · Stramonii semen
Dornkraut Herba Galeopsidis · Galeopsidis herba
Dornmyrte Ruscus aculeatus
Dornmyrtenwurzel Radix Rusci · Rusci rhizoma
Dornröschen Rosa canina
Dornrosen Flores Rosae caninae
Dornrosenschwamm Fungus Cynosbati
Dorns Pulver Pulvis pro Infantibus
Dornschlehblüte Flores Acaciae · Pruni spinosae flos
Dornwurzel Radix Ononidis · Ononidis radix
Dorrübe Rhizoma Cyclaminis
Dorschsaft Mel rosatum boraxatum
Doschentee Herba Origani · Origani herba
Doschte Herba Origani · Origani herba
Dost, Großer Herba Origani vulgaris · Origani herba
Dost, Kleiner Herba Serpylli · Serpylli herba
Doste und Dorant Herba Origani et Herba Ptarmicae āā
Doste, Blaue Herba Origani · Origani herba
Dosten, Kandischer Herba Origani cretici · Origani cretici herba
Dostenkraut Herba Origani vulgaris · Origani herba
Dostenkraut, Kretisches Herba Origani cretici · Origani cretici herba
Dostenöl Oleum Origani · Origani aetheroleum
Dostkraut Herba Origani vulgaris · Origani herba
Dottenkraut Herba Vincae · Vincae minoris folium
Dotterblumen Flores Calendulae · Calendulae flos · Flores Calthae palustris · Flores Verbasci · Verbasci flos · Taraxacum officinale
Dotterblumenwurzel Radix Taraxaci cum Herba · Taraxaci radix cum herba
Dotternesselbluest Flores Lamii albi · Lamii albi flos
Dotteröl Linimentum Calcariae · Oleum Amygdalarum · Amygdalae oleum virginum · Oleum Ovorum
Dotterschmalz Unguentum flavum
Dotterweide Cortex Salicis · Salicis cortex
Dotterweidenrinde Cortex Salicis · Salicis cortex
Döüwelshût Digitalis purpurea
Dover'sches Pulver Opii et ipecacuanhae pulvis
Draban Artemisia dracunculus
Drabankraut Herba Dracunculi · Dracunculi herba
Dracelumsimonspflaster Emplastrum Lithargyri simplex
Drachantkraut Herba Dracunculi · Dracunculi herba · Herba Eupatorii · Eupatorii cannabini herba
Drache, Weißer Kalium nitricum
Drachenampferwurzel Radix Lapathi
Drachenblut Bolus rubra · Resina Draconis · Draconis resina
Drachenblutfrüchteharz Draconis resina
Drachenkraut Herba Eupatorii · Eupatorii cannabini herba
Drachenöl Oleum Hyperici · Hyperici oleum
Drachenpulver pro Equis ruber
Drachenwurz Radix Artemisiae · Artemisiae radix · Rhizoma Ari · Ari maculati rhizoma · Rhizoma Bistortae · Bistortae rhizoma
Dragant Tragacantha
Dragantenöl Oleum animale foetidum · Oleum Philosophorum
Dragantensalbe Unguentum flavum
Dragantkraut Herba Dracunculi · Dracunculi herba
Dragees Tabulettae obductae
Drägerbsen Fructus Phaseoli · Phaseoli fructus

Dragnunkraut, Weißes Herba Ptarmicae
Dragon Artemisia dracunculus
Dragonbeifuß Artemisia dracunculus
Dragonelikraut Herba Dracunculi · Artemisiae dracunculi herba · Dracunculi herba
Dragonell Artemisia dracunculus
Dragonerblumen Flores Bellidis · Bellidis flos · Flores Cyani · Cyani flos
Dragonerpulver Pulvis contra Pediculos
Dragonkraut Herba Artemisiae · Artemisiae herba · Herba Dracunculi · Artemisiae dracunculi herba · Dracunculi herba
Dragum Artemisia dracunculus
Dragumwermut Artemisia dracunculus
Dragunbeifuß Herba Dracunculi · Dracunculi herba
Dragunten Artemisia dracunculus
Dragunwermut Herba Ptarmicae
Drangkraut Herba Sideritidis
Drangwortel Rhizoma Iridis · Iridis rhizoma
Dratblumen Flores Calthae
Drauskraut Herba Tanaceti · Tanaceti herba
Drebladt Trifolium pratense
Drecklilie Bulbus Asphodeli · Asphodeli albi radix
Drecksetzdich Herba Taraxaci · Taraxaci herba · Taraxaci folium
Dreeblad Folia Trifolii fibrini · Menyanthidis trifoliatae folium
Dreefoot Radix Valerianae · Valerianae radix
Drei Geister Spiritus camphoratus, Spiritus Rosmarini, Spiritus saponatus āā
Drei Jakob Emplastrum Lithargyri compositum
Drei Jakob Pflaster Emplastrum Lithargyri compositum
Dreiacker Electuarium theriacale
Dreiackersch Pulvis antiepilepticus
Dreiader Herba Plantaginis
Dreiaggis Electuarium theriacale
Dreialtöl Unguentum flavum cum Oleo Lauri
Dreialtschmeer Unguentum flavum
Dreiat Electuarium theriacale
Dreiblatt Folia Trifolii fibrini · Menyanthidis trifoliatae folium · Menyanthes trifoliata

Dreidicke Salbe Unguentum triplex
Dreidisteltee Herba Cardui benedicti · Cnici benedicti herba
Dreidorn Berberis vulgaris
Dreidornwurzel Radix Berberidis · Berberidis radix
Dreieinigkeitswurzel Radix Angelicae · Angelicae radix
Dreierlei Salbe Unguentum Terebinthinae · Unguentum viride
Dreierlei Tropfen Spiritus aethereus, Spiritus Menthae piperitae, Tinctura Valerianae āā · Tinctura bezoardica composita · Tinctura Chinae composita · Cinchonae tinctura composita
Dreierleikinderpulver Pulvis antacidus · Pulvis antiepilepticus · Pulvis pro Infantibus
Dreifaltigkeit Herba Violae tricoloris · Violae tricoloris herba
Dreifaltigkeitsblumen Flores Violae tricoloris · Violae tricoloris flos
Dreifaltigkeitssaft Sirupus Violae
Dreifuß Tanacetum vulgare
Dreigrenzenpulver Pulvis pro Vaccis
Dreijak, Englischer Succinum
Dreikönigsbutter Unguentum basilicum
Dreikönigstee Species laxantes
Dreikreuzertee Species laxantes
Dreilappanemone Herba Hepaticae · Hepaticae herba · Hepaticae nobilis herba
Dreimalgrün Unguentum Lauri, Unguentum Populi, Unguentum nervinum viride āā
Dreiochs Electuarium theriacale
Dreiockel, Dreiocker Electuarium theriacale
Dreirosenzerat Ceratum fuscum
Dreißigkraut Herba Plantaginis
Dreiviertel Katzenstein Zincum sulfuricum
Dreiviertel kohlensaures Ammoniak Ammonium carbonicum
Drejak, Englischer Succinum
Drejakel Electuarium theriacale
Dresdener Tee Species laxantes
Dresselkraut Herba Cardui benedicti · Cnici benedicti herba
Driak, Driakel Electuarium theriacale
Driakelgummi Emplastrum Lithargyri compositum

Driakelpflaster Emplastrum Lithargyri compositum
Driakelsimpel Emplastrum Lithargyri simplex
Driantenpflaster Emplastrum Lithargyri simplex
Driantensalbe Unguentum flavum
Driantenwurzel Althaeae radix
Driantpflaster Emplastrum Plumbi compositum
Driefkrautwurzel Radix Ononidis · Ononidis radix
Drieslakritz Electuarium Sennae
Drigantensalbe Unguentum flavum
Drijak Electuarium theriacale
Drijfsteen Lapis Pumicis
Driochs Electuarium theriacale
Dripkrautrinde Cortex Mezerei · Mezerei cortex
Dripkrut Daphne mezereum
Drischling = Feldchampignon · Psalliota campestris
Drisenet Pulvis aromaticus cum Saccharo
Drivpulver Pulvis pro Equis
Droddelmehl Lycopodium
drög = trocken
Drögblatt Ruta graveolens
Drogenauszüge, Wässrige Decocta, Infusa, Macerata
drogg = trocken
Droggsalv Pasta Zinci
Drögnicht Nihilum album · Zincum oxydatum crudum
Drögniß Zincum oxydatum crudum
Drögpulver Tartarus depuratus
Drögsalv Pasta Zinci · Unguentum exsiccans
Droogwater Soda
Droosle Folia Betulae · Betulae folium
Drop Succus Liquiritiae · Liquiritiae succus
Droppoeder Pulvis Liquiritiae compositus · Liquiritiae pulvis compositus
Droß Succus Liquiritiae · Liquiritiae succus
Drossel Folia Betulae · Betulae folium
Drosselbeeren Fructus Sorbi · Sorbi aucupariae fructus
Drosselholz Rhamnus frangula · Frangula alnus
Drosselkirschen Fructus Frangulae · Frangulae fructus
Droßwurz Radix Scrophulariae composita · Scrophulariae radix composita · Rhizoma Polypodii · Polypodii rhizoma
Drottenmehl Lycopodium
Drubensalbe Ceratum Cetacei
Druckbalsam Tinctura Benzoes composita oder Tinctura Aloes, Tinctura Benzoes, Tinctura Myrrhae āā
Druckersalz Natrium stannicum
Drucköl Oleum camphoratum · Oleum phenolatum (carbolisatum)
Druckschmiere Tinctura Benzoes composita oder Tinctura Aloes, Tinctura Benzoes, Tinctura Myrrhae āā
Drudenfuß Herba Lycopodii · Lycopodii herba · Viscum album
Drudenkraut Herba Lycopodii · Lycopodii herba
Drudenmehl Lycopodium
Drudennest Viscum album
Druide Electuarium theriacale
Druidenfinger Lapis Belemnites
Druidenkraut Herba Verbenae · Verbenae herba
Druidmehl Lycopodium
Druidenmistel Viscum album
Druidenstein Lapis Belemnites
Drümmel Semen Lolii temulenti
Drumpelbeeren Fructus Myrtilli · Myrtilli fructus
Druschling = Feldchampignon · Psalliota campestris
Drüsen Glandulae
Drusenbranntwein Spiritus dilutus
Drüsenkraut Herba Tanaceti · Tanaceti herba
Drusenöl Aether oenanthicus
Drüsenöl Linimentum ammoniato-camphoratum · Oleum Jecoris · Iecoris aselli oleum
Drüsenpflaster Emplastrum Meliloti · Emplastrum saponatum
Drusenpulver Pulvis pro Equis griseus
Drüsenpulver Pulvis pro Equis griseus

Drusensalbe Unguentum flavum
Drüsensalbe, Gelbe Unguentum flavum
Drüsensalbe, Graue Unguentum Hydrargyri cinereum dilutum
Drüsensalbe, Weiße Unguentum Kalii jodati
Drüßwurz Herba Scrophulariae · Scrophulariae herba
Drutenfußmehl Lycopodium
Duahnstesnicht Liquor Ammonii anisatus · Ammonii hydroxidi solutio anisata
Dubbespillen Pilulae laxantes · Pilules Dupuis
Dübels = Teufels
Dübels Affbitt Radix Succisae · Succisae radix · Rhizoma Tormentillae · Tormentillae rhizoma
Dübels Nachbitt Radix Succisae · Succisae radix · Rhizoma Tormentillae · Tormentillae rhizoma
Dubelskörner Fructus Cocculi · Fructus Lauri · Lauri fructus
Dubenköpfli Tubera Salep · Salep tuber
Dubenwocken Herba Equiseti · Equiseti herba
Dubockkraut Herba Equiseti · Equiseti herba
Dubstein Cuprum aluminatum
Duchblumensamen Semen Colchici · Colchici semen
Duckstein Lapis Osteocollae
Ductan Tutia praeparata
Dudeln Archangelica officinalis · Angelica archangelica
Duftlabkraut Galium odoratum
Duftveilchen Viola odorata
Duicend = Tausend
Duinbezin Fructus Rhamni catharticae · Rhamni cathartici fructus
Dukatenröslein Hieracium pilosella
Dukatensamen Semen Psyllii · Psyllii semen
Dukatien Herba Pilosellae
Dulcianstropfen Spiritus Aetheris nitrosi · Tinctura aromatica · Tinctura Coralliorum
Dull Folia Hyoscyami · Hyoscyami folium
Dullbeerenkraut Herba Solani nigri · Solani nigri herba
Dullbillerkraut Folia Hyoscyami · Hyoscyami folium
Dulldäg Hyoscyamus niger
Dulldill Semen oder Folia Hyoscyami · Hyoscyami semen oder folium
Dulldillenöl Oleum Hyoscyami · Hyoscyami oleum
Dullkraut Folia Hyoscyami · Hyoscyami folium
Dullsalv Electuarium Sennae
Dullsamen Semen Hyoscyami · Hyoscyami semen
Dumengurkenpulver Gutti pulvis (Rhizoma Rhei pulvis)
Dument Herba Menthae crispae · Menthae crispae folium · Herba Tanaceti · Tanaceti herba
Dumme Schlüsseli Flores Primulae · Primulae flos (cum oder sine calycibus)
Dummerjahn Herba Conyzae · Conyzae majoris herba
Dummjungenpflaster Emplastrum fuscum · Emplastrum Lithargyri compositum
Dummjurkenpulver Gutti pulvis · Rhizoma Rhei pulvis · Rhei radix pulvis
Dummkraut Folia Hyoscyami · Hyoscyami folium
Dunkelkorn Grana Paradisi
Dunkeltropfen Tinctura Lignorum
Dunnerfurzkraut Herba Ribis grossulariae
Dunnergahnkraut Herba Conyzae · Conyzae majoris herba
Dunst, Blauer Herba Origani · Origani herba
Dunst, Grauer Tutia praeparata
Dunstpulver Pulvis fumalis
Duplikatsalz Kalium sulfuricum
Durant Herba Marrubii · Marrubii herba · Herba Ptarmicae
Durban Emplastrum oxycroceum
Durchbindöl Oleum Lini · Lini oleum virginale
Durchblumenwurzel Bulbus Colchici · Colchici tuber
Durchbrech Herba Hyperici · Hyperici herba
Durchbrechkraut Herba Hyperici · Hyperici

herba
Durchdringend Adersalbe Oleum Lauri • Lauri oleum • Unguentum Populi • Populi unguentum • Unguentum Rosmarini compositum • Rosmarini unguentum compositum
Durchdringend Salbe Unguentum Rosmarini compositum • Rosmarini unguentum compositum
Durchdringend Spiritus Linimentum saponato-camphoratum • Spiritus camphoratus cum Liquore Ammonii caustici 2:1
Durchdringöl, Gelbes Oleum camphoratum
Durchdringöl, Grünes Oleum Hyoscyami • Hyoscyami oleum
Durchdringöl, Rotes Oleum Hyperici • Hyperici oleum
Durchdringöl, Weißes Linimentum ammoniatum
Durchfliegender Spiritus Liquor Ammonii caustici
Durchgangstropfen Tinctura Rhei vinosa • Rhei tinctura vinosa
Durchgedrungen Gliederöl Oleum Hyoscyami • Hyoscyami oleum • Oleum Hyperici • Hyperici oleum • Oleum Philosophorum
Durchgedrungen Hoffmanns-Salbe Unguentum contra Scabiem
Durchheilöl Oleum Hyoscyami • Hyoscyami oleum • Oleum viride
Durchkraut Herba Hyperici • Hyperici herba
Durchliegpflaster Emplastrum Cerussae • Emplastrum saponatum
Durchliegsalbe Unguentum Cerussae • Unguentum Plumbi tannici
Durchschlagöl Oleum Ricini • Ricini oleum virginale
Durchwachs-Hasenohr Bupleurum rotundifolium
Durchwachskraut Herba Hyperici • Hyperici herba
Durchwachsöl Oleum Hyoscyami • Hyoscyami oleum • Oleum Hyperici • Hyperici oleum • Oleum Juniperi Ligni • Juniperi ligni aetheroleum • Oleum Spicae • Spicae aethroleum (Stammpflanze: Lavandula latifolia) • Oleum Terebinthinae • Terebinthinae aetheroleum
Durchwachssalbe, Gelbe Unguentum flavum
Durchwachssalbe, Grüne Unguentum Populi • Populi unguentum
Durchwuchsöl Oleum Hyoscyami • Hyoscyami oleum • Oleum Hyperici • Hyperici oleum • Oleum Juniperi Ligni • Juniperi ligni aetheroleum • Oleum Spicae • Spicae aethroleum (Stammpflanze: Lavandula latifolia) • Oleum Terebinthinae • Terebinthinae aetheroleum
Durchzugpflaster, Schwarzes Emplastrum fuscum camphoratum
Durchzugpflaster, Weißes Ceratum Cetacei • Emplastrum Lithargyri simplex
Dürenholz Lignum Juniperi • Juniperi lignum
Durkantpflaster Emplastrum oxycroceum
Dürlestrich Sebum ovile
Dürlitzenkirschen Fructus Corni • Corni fructus
Dürmensalbe Unguentum Aeruginis
Dürrbandpflaster Emplastrum ad Rupturas • Emplastrum oxycroceum
Dürre Jages Theriaca
Dürre Sigelate Terra sigillata
Dürrentillwurzel Radix Petroselini • Petroselini radix • Rhizoma Tormentillae • Tormentillae rhizoma
Dürri Heiti Fructus Myrtilli • Myrtilli fructus
Dürrkorn Secale cornutum
Dürrkraut Herba Herniariae • Herniariae herba
Dürrwachs Herba Hyperici • Hyperici herba
Dürrwachskraut Herba Hyperici • Hyperici herba
Dürrwurz Inula conyzae
Dürrwurz, Blaue Herba Erigerontis • Radix Inulae • Helenii rhizoma
Dürrwurzelkraut Herba Pulicariae
Dürrwurzkraut Herba Conyzae • Conyzae majoris herba
Dusenblatt Achillea millefolium
Dusentgulden, Großer Centaurea centaurium
Duttenbeerblätter Folia Vitis idaeae • Vitisidaeae folium
Düttensaft Sirupus Rhoeados

Düwekropf Herba Fumariae · Fumariae herba
Düwelpflaster Emplastrum foetidum
Düwelsabbitt Radix Succisae · Succisae radix
Düwelsappel Datura stramonium
Düwelsbeeren Rhamus frangula · Frangula alnus
Düwelsblume Flores Arnicae · Arnicae flos
Düwelsnachbitt Radix Succisae · Succisae radix
Duwenkutschen Aconitum napellus
Duwock Herba Equiseti · Equiseti herba
Duwok Herba Equiseti · Equiseti herba
Duzian Tutia praeparata
Dydam Radix Dictamni · Dictamni albi radix
Dyl Anethum graveolens · Herba Anethi · Anethi herba
Dylbe Anethum graveolens

E

Eau de Carmes Spiritus Melissae compositus • Melissae spiritus compositus
Eau de Cologne Spiritus coloniensis
Eau de Javelle Liquor Natrii hypochlorosi
Eau de Labarraque Liquor Natrii hypochlorosi
Eau de Lavande (Levante) Spiritus Lavandulae • Lavandulae spiritus
Eau de Luce Liquor Ammonii succinici
Eau de Trèves Acetum aromaticum
Eau peau d'Eldoch Spiritus saponato-camphoratus
Ebbeerikraut Herba Fragariae • Fragariae herba
Ebbich Folia Althaeae • Althaeae folium
Ebenreis Herba Abrotani
Eberdistelwurz Radix Carlinae • Carlinae radix
Eberesche Sorbus aucuparia
Eberesche, Schwarze Aronia melanocarpa
Ebereschenbeeren Fructus Sorbi • Sorbi aucupariae fructus
Ebereschenblätter Folia Myrtilli • Myrtilli folium
Ebereschenblüten Flores Acaciae • Pruni spinosae flos
Ebereschenmus Succus Sorborum • Sorborum succus
Ebereschensaft Sorborum succus
Ebereschensirup Sorborum sirupi
Eberhards Pulver Pulvis Liquiritiae compositus • Liquiritiae pulvis compositus
Eberholzöl Oleum Sassafras
Eberitzen Herba Abrotani • Abrotani herba • Artemisia abrotanum
Ebernkraut Herba Epilobii • Epilobii herba • Herba Fragariae • Fragariae herba
Eberraute Herba Abrotani • Abrotani herba • Artemisia abrotanum
Eberreis Herba Abrotani • Abrotani herba • Artemisia abrotanum
Eberreiß Herba Abrotani • Abrotani herba • Artemisia abrotanum
Eberrite Herba Abrotani • Abrotani herba • Artemisia abrotanum
Eberrot Herba Abrotani • Abrotani herba • Artemisia abrotanum
Eberrute Herba Abrotani • Abrotani herba • Artemisia abrotanum
Eberrutenkraut Herba Abrotani • Abrotani herba
Ebersbeeren Fructus Sorbi • Sorbi aucupariae fructus
Ebersbrot Fructus Ceratoniae • Ceratoniae fructus
Ebertpflaster Emplastrum fuscum
Eberwurz Carlinae radix
Eberwurz, Stängellose Carlina acaulis
Eberwurzel Radix Carlinae • Carlinae radix
Eberwurzwurzel Carlinae radix
Eberzahn Radix Carlinae • Carlinae radix
Ebheu Hedera helix
Ebich Hedera helix
Ebreschen Fructus Sorbi • Sorbi aucupariae fructus
Ebrittenkraut Herba Abrotani
Ebritzenbeeren Fructus Sorbi • Sorbi aucupariae fructus
Ebsche Fructus Sorbi • Sorbi aucupariae fructus
Ebshamer Salz Magnesium sulfuricum
Echter Steinklee Melilotus officinalis
Echtes Fliegenholz Quassia amara
Eckeln Semen Quercus • Quercus semen
Eckern Semen Quercus • Quercus semen
Eckernkaffee Semen Quercus tostum • Quercus semen tostum
Eckstein = Bernstein

Ecksteinöl Oleum Succini
Eddernessel Flores Lamii albi · Lamii albi flos · Herba Galeopsidis · Galeopsidis herba
Eddersaat Semen Hyoscyami · Hyoscyami semen
Edeldistel Herba Cardui benedicti · Cnici benedicti herba
Edelgamander Herba Chamaedryos · Teucrii chamaedryos herba
Edelgamanderkraut Chamaedryos herba
Edelgamanderleinkraut Herba Chamaedryos · Teucrii chamaedryos herba
Edelgarbe Herba Millefolii · Millefolii herba
Edelharzwurzel Radix Helenii · Helenii rhizoma
Edelherzpulver, Rotes Pulvis epilepticus ruber
Edelherzpulver, Schwarzes Pulvis epilepticus niger
Edelherzpulver, Weißes Pulvis epilepticus Marchionis
Edelherztropfen Tinctura aromatica · Tinctura Coralliorum
Edelherzwurzel Radix Helenii · Helenii rhizoma
Edelkamillen Flores Chamomillae romanae · Chamomillae romanae flos
Edelkastanienblätter Castaneae folium
Edelkoralle (Hom.) Corallium rubrum
Edelleberkraut Herba Hepaticae · Hepaticae herba · Hepaticae nobilis herba
Edelleberwurzel Rhizoma Calami · Calami rhizoma
Edelmaran Herba Majoranae · Majoranae herba
Edelmeerkraut Herba Absinthii maritimi
Edelmindkraut Folia Menthae piperitae · Menthae piperitae folium · Herba Virgaureae · Solidaginis virgaureae herba
Edelminze Folia Menthae piperitae · Menthae piperitae folium
Edelrainfarn Herba Balsamitae · Balsamitae herba
Edelreizker Lactarius deliciosus
Edelromey Flores Chamomillae romanae · Chamomillae romanae flos
Edelsalbei Folia Salviae · Salviae folium
Edelschmiere Unguentum leniens
Edelsteinpulver Pulvis epilepticus Marchionis
Edeltannennadelöl Pini piceae aetheroleum
Edelwundkraut Herba Virgaureae · Solidaginis virgaureae herba
Edelwurz Helenii rhizoma · Helenii rhizoma · Inula helenium
Edera Hedera helix
Edernessel Flores Lamii albi · Lamii albi flos · Herba Galeopsidis · Galeopsidis herba
Edetinsäure Acidum edeticum
Editumiditum Resina Anime und Elemi
Eekel Hirudines
Eelst Hirudines
Eenbärenstruk Juniperus communis
Efeu für homöopathische Zubereitungen Hedera helix ad praeparationes homoeopathicas
Efeublätter Hederae helicis folium
Effenbaumrinde Cortex Ulmi · Ulmi cortex
Effernrinde Cortex Ulmi · Ulmi cortex
Egel Hirudines
Egelkraut Herba Droserae · Droserae herba
Egelpfennigkraut Herba Nummulariae · Lysimachiae herba
Egerer Salz Magnesium sulfuricum
Egerling = Feldchampignon · Psalliota campestris
Egerting = Feldchampignon · Psalliota campestris
Egidienwurzel Radix Angelicae · Angelicae radix
Egilkraut Herba Nummulariae · Lysimachiae herba
Eglantierknop Fructus Cynosbati · Rosae pseudofructus cum fructibus
Egyptenkraut Herba Meliloti · Meliloti herba
Egyptische Salbe Unguentum Aeruginis
Egyptischer Balsam Unguentum Aeruginis
Egyptischer Heusamen Semen Foenugraeci · Trigonellae foenugraeci semen
Egyptischer Jakob Unguentum Aeruginis
Egyptischer Schafskopf Unguentum Aeruginis

Egyptisches Öl Oxymel Aeruginis
Ehnbeer = Einbeere
Ehr, Schwarze Mumia aegyptica
Ehrenpreis, Echter Veronica officinalis
Ehrenpreis, Virginischer (Hom.) Leptandra • Leptandra virginica, Veronica virginica
Ehrenpreiskraut Herba Veronicae • Veronicae herba
Ehrenpulver Herba Centaurii pulvis • Centaurii herba pulvis
Ehrenrosen Flores Althaeae • Althaeae flos • Flores Malvae arboreae • Alceae flos • Alceae roseae flos
Ehrentraut Herba Veronicae • Veronicae herba
Ei Ovum
Eibe Taxus baccata
Eibenblätter Folia Taxi
Eibisch, Echter Althaea officinalis
Eibischbaumblätter Folia Sorbi
Eibischbeerblüten Flores Sambuci • Sambuci flos
Eibischblätter Folia Althaeae • Althaeae folium
Eibischblumen Flores Althaeae • Althaeae flos
Eibischfleisch Pasta gummosa
Eibischkraut Folia Althaeae • Althaeae folium
Eibischpapilloten Pasta gummosa
Eibischpasta Pasta gummosa
Eibischsaft Sirupus Althaeae • Althaeae sirupus
Eibischsalbe Unguentum flavum
Eibischsirup Althaeae sirupus
Eibischtee Althaeae species
Eibischteigzucker Pasta gummosa
Eibischwurzel Radix Althaeae • Althaeae radix
Eibischwurzel für tierarzneiliche Zwecke Althaeae radix ad usum veterinarium
Eibischwurzel, Geschält Althaeae radix mundata
Eibischwurzel, Geschnitten Althaeae radix concisa
Eibischwurzel, Ungeschält Althaeae radix naturalis
Eibschen Fructus Sorbi • Sorbi aucupariae fructus
Eichäpfel Gallae
Eiche (Stiel-, Sommer-) Quercus robur
Eiche aus Cappadocien Herba Chenopodii • Chenopodii (ambrosioidis) herba
Eiche aus Jerusalem Herba Botryos • Botryos herba
Eichelbecher Calyculae Glandium Quercus
Eichelholzsalbe Unguentum Elemi
Eichelkaffee Glandes Quercus tosti
Eicheln Quercus semen
Eichelpflaster Emplastrum Lithargyri • Plumbi emplastrum
Eichelzucker Quercitum
Eichenblätter Folia Juglandis • Juglandis folium
Eichenfarnwurzel Rhizoma Polypodii • Polypodii rhizoma
Eichenflechte Muscus arboreus
Eichengerbsäure Acidum tannicum
Eichenholz, Gelbes Cortex Quercus tinctoriae
Eichenkenster Viscum album
Eichenkerne Glandes Quercus
Eichenkinster Viscum album
Eichenlohe Cortex Quercus pulvis grossus
Eichenlunge Lichen Pulmonariae • Lichen pulmonarius • von Lobaria pulmonaria • Echte Lungenflechte
Eichenlungenmoos Herba Scrophulariae • Scrophulariae herba • Lichen Pulmonariae • Lichen pulmonarius • von Lobaria pulmonaria • Echte Lungenflechte
Eichenmispel Viscum album
Eichenmistel Viscum album
Eichennester Viscum album
Eichenrinde Cortex Quercus • Quercus cortex
Eichenrinde für tierarzneiliche Zwecke Quercus cortex ad usum veterinarium
Eichenrindensalbe Unguentum Plumbi tannici
Eichenschwamm Fungus Chirurgorum
Eicherln Glandes Quercus
Eichfarnwurz Rhizoma Polypodii • Polypodii rhizoma

Eichhännchen = Austernseitling · Pleurotus ostreatus
Eichhase Polyporus ramosissimus
Eichhörnliwurzel Viscum album
Eichpilz Boletus edulis
Eichwaldswurzel Radix Gentianae · Gentianae radix
Eidernessel Flores Lamii albi · Lamii albi flos · Herba Agrimoniae · Agrimoniae herba · Herba Galeopsidis · Galeopsidis herba
Eiebaumblätter Folia Taxi
Eienblätter Folia Taxi
Eieräugli Flores Primulae · Primulae flos (cum oder sine calycibus)
Eierblume Herba Taraxaci · Taraxaci herba · Taraxaci folium
Eierblumenkraut Herba Taraxaci · Taraxaci herba · Taraxaci folium
Eierbräst Herba Senecionis · Senecionis herba
Eierbusch Taraxacum officinale
Eierfarbe Tinctura Croci · Tinctura Curcumae
Eiergelb Crocus pulvis · Orleana · Rhizoma Curcumae · Curcumae rhizoma
Eierhagel Ononis spinosa
Eierkraut Herba Dracunculi · Dracunculi herba · Herba Taraxaci · Taraxaci herba · Taraxaci folium
Eierkrautwurzel Radix Taraxaci · Taraxaci radix
Eierlecithin Lecithinum ex Ovo
Eieröl Linimentum Calcariae · Oleum Amygdalarum · Amygdalae oleum virginum · Oleum Ovorum
Eierschalen Conchae praeparatae
Eierschalenbeeren Solanum dulcamara
Eierschalenstengel Stipites Dulcamarae · Dulcamarae stipes
Eierstockkraut Herba Scabiosae · Knautiae arvensis herba
Eierwasser Aqua Chamomillae
Eierwurzel Rhizoma Curcumae · Curcumae rhizoma · Rhizoma Zingiberis · Zingiberis rhizoma
Eigelb Vitellum Ovi
Eigelbeeren Fructus Myrtilli · Myrtilli fructus
Eikbuschtee Radix Althaeae · Althaeae radix
Eilegras Herba Polygoni · Polygoni avicularis herba
Einbaumöl Oleum Juniperi Ligni · Juniperi ligni aetheroleum
Einbeeren Fructus Juniperi · Juniperi pseudo-fructus · Fructus Rhamni catharticae · Rhamni catharticí fructus
Einbeerkraut Herba Paridis · Paridis herba
Einbeeröl Oleum Chamomillae infusum · Matricariae oleum · Oleum Hyoscyami · Hyoscyami oleum · Oleum Juniperi Ligni · Juniperi ligni aetheroleum
Einblatt Parnassia palustris
Einblattblüten Flores Hepatitis albae
Eindornwurzel Radix Ononidis · Ononidis radix
Einedroppen Tinctura Chinae composita · Cinchonae tinctura composita
Eines Fructus Anisi · Anisi fructus
Einfache Salbe Unguentum cereum
Eingangswurzel Radix Gentianae · Gentianae radix
Eingrün Herba Vincae · Vincae minoris folium
Einhackel Radix Carlinae · Carlinae radix
Einhagelwurz Radix Ononidis · Ononidis radix
Einhagenwurzel Radix Carlinae · Carlinae radix
Einholz Lignum Juniperi · Juniperi lignum
Einholzbeeren Fructus Juniperi · Juniperi pseudo-fructus
Einholzöl Oleum Juniperi Ligni · Juniperi ligni aetheroleum
Einhorn, Schwarzes Ebur ustum
Einhorn, Weißes Conchae praeparatae
Einis Fructus Anisi · Anisi fructus
Einklappe Lycopodium
Einklappsamen Lycopodium
Einklopfpulver Lycopodium
Einreibung, Braune Tinctura Arnicae · Arnicae tinctura
Einrichtpflaster Emplastrum ad Rupturas
Einschlag Sulfur in filis (zum Schwefeln)
Einschlag, Blauer Unguentum Hydrargyri ci-

nereum dilutum
Einschlagkräuter Species aromaticae
Einschlagspan Sulfur in filis
Einschlagtee Species resolventes
Einsiedepapier Pergamentpapier
Einspan Sulfur in filis
Einstreupulver Lycopodium · Pulvis exsiccans · Pulvis inspersorius
Einsuppenkraut Herba Saturejae · Saturejae herba
Einwand, Blau Unguentum Hydrargyri cinereum dilutum
Einwendung, Blaue Unguentum Hydrargyri cinereum dilutum
Einzich Radix Gentianae · Gentianae radix
Eisbadkraut Herba Saturejae · Saturejae herba
Eisbärendreck Pasta gummosa
Eisblumen Flores Lamii albi · Lamii albi flos
Eisblüten Flores Lamii albi · Lamii albi flos
Eischholzsalbe Unguentum Elemi
Eisels Liniment Linimentum ammoniatum et Tinctura Arnicae āā
Eisen(III)-sulfat Ferrum phosphoricum
Eisenaloepillen Pilulae aloeticae ferratae
Eisenäpfeltinktur Tinctura Ferri pomati
Eisenäther Tinctura Ferri chlorati aetherea
Eisenbart Verbena officinalis
Eisenbaumblätter Folia Taxi
Eisenbeerblätter Herba Ligustri
Eisenbeize Liquor Ferri acetici crudi
Eisenbeize, Salpetersaure Ferrum nitricum oxydatum · Liquor Ferri nitrici
Eisenblumen Ferrum sesquichloratum sublimatum
Eisenblut Herba Hyperici · Hyperici herba
Eisenbrausepulver Ferrum citricum effervescens
Eisenbrühe Liquor Ferri acetici
Eisenchinincitrat Chinini ferrosi citras
Eisendek Herba Verbenae · Verbenae herba
Eisenelexier, Aromatisches Ferri elixir aromaticum
Eisenfeile Ferrum pulveratum
Eisengras Radix Ononidis · Ononidis radix
Eisenhammerschlag Ferrum oxydatum fuscum

Eisenhart Verbena officinalis
Eisenhärte Kalium ferrocyanatum
Eisenhartkraut Herba Verbenae · Verbenae herba
Eisenhendrik Herba Verbenae · Verbenae herba
Eisenherz Verbena officinalis
Eisenherzkraut Herba Verbenae · Verbenae herba
Eisenholz Casuarina equisetifolia
Eisenhut Herba Aconiti · Aconiti herba
Eisenhut, Blauer Aconitum napellus
Eisenhutknollen Tubera Aconiti · Aconiti tuber
Eisenhutkraut Aconiti herba
Eisenhütli Herba oder Tubera Aconiti · Aconiti herba oder tuber
Eisenhuttinktur Aconiti tinctura
Eisenkali, Blausaures Kalium ferrocyanatum
Eisenkalk Ferrum oxydatum rubrum crudum
Eisenkraut Herba Alchemillae · Alchemillae herba · Herba Ononidis spinosae · Ononidis herba · Herba Verbenae · Verbenae herba
Eisenkraut, Echtes Verbena officinalis
Eisenkrautwasser Aqua Melissae
Eisenkrautweiblein Herba Erysimi · Erysimi herba
Eisenkrautwurzel Radix Pyrethri · Pyrethri radix · Rhizoma Caryophyllatae · Caryophyllatae rhizoma
Eisenkugeln Tartarus ferratus in globulis
Eisenmennige Ferrum oxydatum rubrum crudum
Eisenöl Liquor ferri sesquichlorati · Oleum Olivarum album · Olivae oleum album · Paraffinum subliquidum
Eisenpflaster Emplastrum ad Rupturas · Emplastrum fuscum camphoratum · Emplastrum oxycroceum
Eisenpillen, Blancards Pilulae Ferri jodati
Eisenpillen, Pariser Pilulae Ferri carbonici
Eisenpillen, Schwarze Pilulae aloeticae ferratae
Eisenpillen, Valettsche Pilulae Ferri carbonici
Eisenpillen, Weiße Pilulae Ferri carbonici

saccharati
Eisenpulver Ferri pulvis
Eisenrostwasser Liquor Ferri acetici
Eisenrot Ferrum oxydatum
Eisensafran Ferrum oxydatum fuscum
Eisensalbe Unguentum contra Perniones
Eisensalmiak Ammonium chloratum ferratum
Eisensalz Ferrum sulfuricum
Eisenschwarz Graphites · Plumbago
Eisenschwärze Graphites · Plumbago
Eisenschwefel Ferrum sulfuratum
Eisensirup Sirupus Ferri oxydati
Eisensublimat Ferrum sesquichloratum siccum
Eisentinktur, Apfelsaure Tinctura Ferri pomati · Ferri tinctura pomati
Eisentinktur, Aromatische Ferri tinctura aromatica
Eisenton, Roter Bolus rubra
Eisentropfen Tinctura Ferri pomati · Ferri tinctura pomati
Eisentropfen, Klapproths Tinctura Ferri acetici aethera
Eisentropfen, Saure Tinctura Ferri acetici aethera
Eisentropfen, Schwarze Tinctura Ferri pomati
Eisenvitriol Ferrum sulfuricum
Eisenwein Tinctura Ferri aromatica · Vinum ferratum
Eisenweinstein Tartarus ferratus in globulis
Eisenweinsteinkugeln Tartarus ferratus in globulis
Eisenzucker Ferrum oxydatum cum Saccharo · Ferri oxidum saccharatum
Eisenzucker, Flüssiger Ferri oxidum saccharatum liquidum
Eiserichkraut Herba Hyssopi · Hyssopi herba · Herba Verbenae · Verbenae herba
Eiserichöl Oleum viride
Eisernkraut Herba Verbenae · Verbenae herba
Eiserpeter Rhizoma Caricis · Caricis rhizoma
Eiserpeterwurzel Rhizoma Caricis · Caricis rhizoma

Eisessig Acidum aceticum glaciale
Eisewigkraut Herba Hyssopi · Hyssopi herba · Herba Verbenae · Verbenae herba
Eisfelberrinde Cortex Salicis · Salicis cortex
Eiskraut Herba Mesembryanthemi
Eiskrautsaft Sirupus Plantaginis
Eiskrautwasser Aqua Petroselini
Eisöl Acidum sulfuricum anglicum
Eisopkraut Herba Hyssopi · Hyssopi herba
Eispillen Pilulae Rhei
Eispomade Unguentum pomadinum album
Eissalbe Linimentum saponato-camphoratum · Unguentum Glycerini · Glyceroli unguentum · Unguentum Paraffini · Paraffini unguentum · Unguentum Plumbi · Plumbi unguentum
Eistropfen Aether
Eiterbatzen Fructus Grossulariae
Eiteressig Aether aceticus
Eiterflußpulver Pulvis Liquiritiae compositus · Liquiritiae pulvis compositus
Eiternessel Herba Urticae · Urticae herba
Eiterplotzen Folia Farfarae · Farfarae folium
Eiwisch Folia Althaeae · Althaeae folium
Ekelle Cinnamomi cortex
Ekenmispel Viscum album
Elainsäure Acidum oleinicum
Elappenpulver Tubera Jalapae pulvis · Jalapae tuber pulvis
Elau Terebinthina laricina
Elbdorfer Pulver Pulvis epilepticus ruber
Elbensalbe Unguentum flavum
Elch Herba Absinthii · Absinthii herba
Eldensalbe Unguentum flavum
Eldenwurzel Radix Helenii · Helenii rhizoma
Elderrinde Cortex Alni
Elefantenfußbaum Ginkgo biloba
Elefantenlausbaum Anacardium occidentale
Elefantenlausbaum, Ostindischer Anacardium orientale · Semecarpus anacardium
Elefantenlausbaum, Ostindischer (Hom.) Anacardium · Anacardium orientale, Semecarpus anacardium
Elefantenläuse, Ostindische Fructus Anacardii · Anacardii orientalis fructus
Elefantenohrbaum Ginkgo biloba

Elefantenöl Oleum Terebinthinae sulfuratum
Elefantensalbe Oleum Terebinthinae sulfuratum
Elektrisiersalz Hydrargyrum sulfuratum neutrale
Element Linimentum ammoniatum
Elementarstein Ferrum sulfuricum nativum
Elementi Liquor Ammonii caustici
Elementlauer Pulver Conchae praeparatae • Cornu Cervi ustum praeparatum
Elementöl Linimentum ammoniatum
Elementsalz Ammonium chloratum technicum
Elementspiritus Liquor Ammonii caustici
Elemibalsam Unguentum Elemi
Elemiharz Elemi resina
Elend Radix Eryngii • Eryngii radix
Elend, Graues Pulvis antiepilepticus Marchionis
Elendhorn Conchae praeparatae
Elendklauen Cornu cervi raspatum
Elendklauen, Gebrannte Conchae praeparatae • Cornu cervi ustum
Elendklauensirup Sirupus Althaeae • Althaeae sirupus
Elendklauenwurz Radix Consolidae • Symphyti radix
Elendkörner Semen Paradisi
Elendkraut Herba Chenopodii • Chenopodii (ambrosioidis) herba
Elendmoos Lichen islandicus
Elendpulver Conchae praeparatae • Cornu cervi ustum
Elendshorn Conchae praeparatae
Elendsklauensaft Sirupus Althaeae • Althaeae sirupus
Elendswurzel Radix Helenii • Helenii rhizoma • Radix Peucedani • Peucedani radix
Eleutherococcuswurzel Eleutherococci radix
Elfbortenholz Lignum Juniperi • Juniperi lignum
Elfenbauholz Lignum Juniperi • Juniperi lignum
Elfenbein, Gebranntes Ebur ustum
Elfenbein, Weißgebranntes Calcium phosphoricum crudum • Conchae praeparatae • Cornu Cervi ustum
Elfenbeinholz Lignum Quassiae • Quassiae lignum
Elfenbeinpulver Ossa Sepiae pulvis
Elfenbeinschwarz Ebur ustum
Elfenbeinspiritus Liquor Ammonii carbonici pyrooleosum
Elfenblutkraut Herba Hyperici • Hyperici herba
Elfenbortholz Lignum Juniperi • Juniperi lignum
Elfenhirtenholz Lignum Juniperi • Juniperi lignum
Elfenkraut Digitalis purpurea
Elfenrauch Herba Fumariae • Fumariae herba
Elflortenholz Lignum Guajaci • Guaiaci lignum
Elfrank Stipites Dulcamarae • Dulcamarae stipes
Elhorn Sambucus nigra
Eliasäpfel Fructus Colocynthidis • Colocynthidis fructus
Eliaswagen Aconitum napellus
Elidenstein Zincum sulfuricum
Elisabethinerkugeln Globuli camphorati
Elisabethkugeln Globuli camphorati • Terra sigillata
Elisabethpulver Pulvis strumalis
Elixiertropfen Elixir e Succo Liquiritiae
Elixir, 12 Kreuzer Tinctura aromatica acida
Elixir, Aromatisches Tinctura aromatica acida
Elixir, Mynsichts Tinctura aromatica acida
Elixir, Pecticum Elixir e Succo Liquiritiae
Elixir, Rabels Mixtura sulfurica acida
Elixir, Saures Mixtura sulfurica acida
Elixir, Schmerzstillendes Tinctura Opii benzoica
Elixir, Schwedisches Tinctura Aloes composita • Aloes tinctura composita
Elixir, Stockdumm Tinctura Aloes composita • Aloes tinctura composita
Elixir, Stoughtons Tinctura Aloes composita • Aloes tinctura composita
Elixir, Weißes Aqua Cinnamomi
Elleborus Veratrum album

Ellend Eryngium campestre
Ellensankt Lignum Guajaci • Guaiaci lignum
Ellentropfen Äther
Ellerbeeren Fructus Aurantii immaturi • Aurantii fructus immaturus
Ellerbeerensalbe Unguentum Cantharidum
Ellerinde Cortex Alni
Ellerlinge = Pilze, die in der Nähe von Erlen wachsen (Hygrophorus-Arten)
Ellersche Tropfen Liquor Ammonii succinici et Spiritus aethereus $\overline{aa}$
Ellhornbeeren Fructus Sambuci • Sambuci fructus
Ellhornblumen Flores Sambuci • Sambuci flos
Elmenrinde Cortex Ulmi • Ulmi cortex • Ulmi cortex
Elsabeeren Fructus Sorbi • Sorbi aucupariae fructus
Elsabör Fructus Sorbi • Sorbi aucupariae fructus
Elsch Herba Absinthii • Absinthii herba
Elsebaumrinde Cortex Frangulae • Frangulae cortex
Elsen Herba Absinthii • Absinthii herba
Elsenbeeröl Acetum pyrolignosum crudum • Oleum Rapae • Rapae oleum
Elsenburenöl Acetum pyrolignosum crudum • Oleum Rapae • Rapae oleum
Elsenbusöl Acetum pyrolignosum crudum • Oleum Rapae • Rapae oleum
Elsenich Radix Peucedani • Peucedani radix
Elsenkraut Herba Absinthii • Absinthii herba
Elsenrinde Cortex Alni • Cortex Pruni padi
Elsflether Pflaster Cataplasma arteficiale
Elsteraugenbalsam = Hühneraugentinktur
Elsterbaumrinde Cortex Alni
Elsterkraut, Blaues Herba Aconiti • Aconiti herba
Elstersalz Sal Carolinum factitium
Elxenrinde Cortex Pruni padi
Elzkraut Herba Absinthii • Absinthii herba
Emailliersoda Natrium carbonicum siccatum
Emanuels Tee Species laxantes

Embryonbalsam Aqua aromatica spirituosa
Emdsstengel Herba Chaerophylli
Emerillstein Lapis Smiridis
Emmakraut Herba Serpylli • Serpylli herba
Emsenspiritus Spiritus Formicarum
Emser Salz, Künstliches Sal Ems articiciale
Enber = Ingwer
Endesundides Radix Gentianae et Dictamni pulvis $\overline{aa}$ • Gentianae radix et Dictamni pulvis
Endivie, Wilde Radix Cichorii • Cichorii radix
Endivienwurzel Radix Cichorii • Cichorii radix
Endtners Pflaster Emplastrum fuscum
Eneber Rhizoma Zingiberis • Zingiberis rhizoma
Eneberöl Oleum Juniperi Ligni • Juniperi ligni aetheroleum
Enessamen Fructus Anisi vulgaris • Anisi fructus
Engelbalsam Linimentum saponato-camphoratum • Tinctura Aloes composita • Aloes tinctura composita
Engelblumen Flores Arnicae • Arnicae flos • Flores Gnaphalii • Antennariae dioicae flos • Flores Stoechados • Helichrysi flos
Engeleinliebentee Herba Violae tricoloris • Violae tricoloris herba
Engelkenwurzel Radix Angelicae • Angelicae radix • Rhizoma Polypodii • Polypodii rhizoma
Engelkraut Herba Arnicae • Arnicae herba
Engelkrauttropfen Tinctura Arnicae • Arnicae tinctura
Engelpulver Pulvis fumalis
Engelrauch Olibanum
Engelröschen Flores Calendulae • Calendulae flos
Engelrot Ferrum oxydatum crudum
Engelstrompete Datura suaveolens • Brugmansia suaveolens
Engelsüß Polypodium vulgare • Succus Liquiritiae • Liquiritiae succus
Engelsüßkraut Polypodii herba
Engelsüßwurzelstock Rhizoma Polypodii • Polypodii rhizoma

Engeltrank(blume) Flores Arnicae · Arnicae flos
Engelwurz Angelica archangelica
Engelwurzel Radix Angelicae · Angelicae radix
Engelwurzel, Süße Rhizoma Polypodii · Polypodii rhizoma
Engersch Pimpinella saxifraga
Engeuer Zingiber officinale
Engherste Radix Pimpinellae · Pimpinellae radix
Englisch. Balsam Tinctura Benzoes composita
Englisch. Beinsalbe Pasta Zinci · Unguentum Zinci · Zinci unguentum
Englisch. Bleichpulver Calcaria chlorata
Englisch. Brausepulver Pulvis aerophorus
Englisch. Brennessel Folia Melissae · Melissae folium
Englisch. Distel Radix Carlinae · Carlinae radix
Englisch. Flüchtiges Salz Ammonium carbonicum
Englisch. Geist Aqua vulneraria spirituosa
Englisch. Geniste Herba Genistae
Englisch. Gewürz Fructus Amomi · Amomi fructus · Pimentae fructus
Englisch. Goldpulver Rhizoma Rhei pulvis · Rhei radix pulvis
Englisch. Heftpflaster Emplastrum anglicum
Englisch. Instrumentensalbe Unguentum Veratri album
Englisch. Krätzsalbe Unguentum sulfuratum compositum
Englisch. Kreide Calcium carbonicum praecipitatum · Talcum pulvis
Englisch. Laxiersalz Magnesium sulfuricum
Englisch. Leuchtstein Phosphorus
Englisch. Magentropfen Tinctura Chinae composita · Cinchonae tinctura composita
Englisch. Magnesia Magnesia usta
Englisch. Melisse Folia Melissae · Melissae folium
Englisch. Minze Folia Menthae piperitae · Menthae piperitae folium
Englisch. Moos Carrageen
Englisch. Potentatensalbe Unguentum Hydrargyri album dilutum
Englisch. Pulver Magnesium sulfuricum siccatum
Englisch. Riechsalz Ammonium carbonicum
Englisch. Rot Caput mortuum
Englisch. Saft Electuariam Sennae
Englisch. Salbe Unguentum leniens · Unguentum sulfuratum compositum
Englisch. Salz Ammonium carbonicum · Magnesium sulfuricum
Englisch. Salz fürs Vieh Natrium sulfuricum
Englisch. Seife Sapo venetus
Englisch. Soda Natrium bicarbonicum
Englisch. Spinat Rumex patientia
Englisch. Spiritus Linimentum saponato-camphoratum liquidum
Englisch. Stahltropfen Tinctura Ferri pomati
Englisch. Tropfen Liquor Ammonii carbonici pyrooleosi
Englisch. Vitriol Ferrum sulfuricum
Englisch. Vitriolelixir Tinctura aromatica acida
Englisch. Wasser Spiritus Rosmarini
Englisch. Wunderbalsam Tinctura Benzoes composita
Englisch. Zimt Cortex Cinnamomi cassiae · Cinnamomi chinensis cortex
Engrion Senecio vulgaris
Engwer Rhizoma Zingiberis · Zingiberis rhizoma
Enis Fructus Anisi · Anisi fructus · Fructus Foeniculi · Foeniculi fructus
Enskuswurzel Radix Ivaranchusae
Ensterjahn Radix Gentianae · Gentianae radix
Entabeerkraut Herba Rubi fruticosi · Rubi fruticosi herba
Entbindungstropfen Tinctura carminativa · Tinctura Cinnamomi · Cinnamomi corticis tinctura
Entenfuß Rhizoma Podophylli · Podophylli rhizoma
Entenfußbaum Ginkgo biloba
Entenfußwurzel Rhizoma Galangae · Galangae rhizoma · Rhizoma Polypodii · Polypodii rhizoma

Entiom = Enzian
Entsetzenpulver Flores Chrysanthemi cinerariifolii · Pyrethri flos · Flores Pyrethri pulvis · Pulvis contra Insecta
Entwendung, Blaue Unguentum Hydrargyri cinereum dilutum
Entwin, Weißer Radix Bryoniae · Bryoniae radix · Radix Gentianae albus
Enyß Pimpinella anisum
Enzenwurzel Radix Gentianae · Gentianae radix
Enzian Radix Gentianae · Gentianae radix
Enzian, Gelber Gentiana lutea
Enzian, Ostindischer Herba Chiratae · Chiratae indicae herba
Enzian, Schwarzer Radix Gentianae niger
Enzian, Weißer Conchae praeparatae · Radix Bryoniae · Bryoniae radix · Radix Gentianae albus
Enzianextrakt Gentianae extractum
Enziantinktur Gentianae tinctura
Enziantrockenextrakt, Eingestellter Gentianae extractum siccum normatum
Enzianwein Gentianae vinum
Enzianwurzel Gentianae radix
Enznerwurz Radix Gentianae · Gentianae radix
Enzoich Radix Gentianae · Gentianae radix
Epaum Hedera helix
Epf Apium graveolens
Ephedrakraut Ephedrae herba
Ephedrin, Wasserfreies Ephedrinum anhydricum
Epheublätter Herba Hederae helicis · Hederae helicis folium · Herba Pirolae · Chimaphilae herba
Epheutropfen Aether aceticus
Epileptischpulver Pulvis antiepilepticus
Epinephrin Adrenalium
Eppe Apium graveolens
Eppekruid Herba Apii · Apii herba · Herba Petroselini · Petroselini herba
Eppezaad Fructus Phellandri · Phellandri fructus
Eppich Apium graveolens · Herba Hederae helicis · Hederae helicis folium · Radix Levistici · Levistici radix

Eppichbeeren Fructus Ebuli · Ebuli fructus
Eppichblätter Ebuli folium
Eppichharz Gummiresina Hederae
Eppichsaft Sirupus Althaeae · Althaeae sirupus
Eppichsaumen Fructus Apii · Apii fructus
Eppichwurzel Ebuli radix · Radix Apii · Apii radix
Eppig Hedera helix
Epsomsalz Magnesium sulfuricum
Eptenwurzel Radix Apii · Apii radix
Eptesamen Fructus Apii · Apii fructus
Er ist der nicht Tubera Salep pulvis · Salep tuber pulvis
Erbel Fragaria vesca
Erbelkraut Folia Fragariae · Fragariae folium
Erbelwurzel Fragariae radix · Fragariae radix
Erbetpulver Pulvis Magnesiae cum Rheo
Erbeyß Pisum sativum
Erbishöfle Fructus Berberidis · Berberidis fructus
Erbrigbeeren Fructus Berberidis · Berberidis fructus
Erbsala Fructus Berberidis · Berberidis fructus
Erbselbeeren Fructus Berberidis · Berberidis fructus
Erbselblätter Herba Veronicae · Veronicae herba
Erbseldornrinde Cortex Berberidis · Berberidis cortex
Erbselensaft Sirupus Berberidis · Berberidis sirupus
Erbselewurz Radix Berberidis · Berberidis radix
Erbseln Fructus Berberidis · Berberidis fructus
Erbseltropfen Oleum Juniperi · Juniperi aetheroleum
Erbselwasser Aqua Tiliae
Erbsensalbe Unguentum flavum
Erbshofen Fructus Berberidis · Berberidis fructus
Erbsichdornbeeren Fructus Berberidis · Berberidis fructus

Erdapfel Kartoffel · Rhizoma Cyclaminis
Erdbeerblätter Folia Fragariae · Fragariae folium
Erdbeere (Wald-) Fragaria vesca
Erdbeeröl Oleum Hyperici · Hyperici oleum
Erdbeersalbe, Rote Ceratum Cetacei rubrum · Unguentum ophthalmicum rubrum · Unguentum potabile
Erdbeersalbe, Weiße Unguentum leniens · Unguentum Plumbi · Plumbi unguentum
Erdbeersirup Fragariae sirupi
Erdbeerwurzel Radix Fragariae · Fragariae radix
Erdbirne Tubera Helianthi (auch Kartoffel)
Erdbrot Bulbus Colchici · Colchici tuber · Rhizoma Cyclaminis
Erde, Animalische Conchae praeparatae · Cornu Cervi ustum
Erde, Böhmische Terra viridis germanica
Erde, Cyprische Terra viridis veronensis
Erde, Faule Alumen plumosum
Erde, Französische Terra viridis veronensis
Erde, Gelbe Ocker
Erde, Grüne Terra viridis veronensis
Erde, Japanische Catechu
Erde, Lemnische Terra lemnia
Erde, Maltheser Bolus alba · Kaolinum ponderosum
Erde, Nürnberger Terra rubra
Erde, Rote Lapis ruber fabrilis · Terra rubra
Erde, Schmiedeberger Ferrum oxydatum rubrum
Erde, Striegauer Aluminium
Erde, Tiroler Terra viridis germanica
Erde, Türkische Bolus alba · Kaolinum ponderosum
Erde, Veronenser Terra viridis veronensis
Erde, Walkers Talcum pulvis
Erde, Weiße Bolus alba · Kaolinum ponderosum
Erdefeukraut Herba Hederae Helicis · Hederae helicis folium
Erdeicheln Radix Filipendulae
Erdeichenkraut Herba Chamaedryos · Teucrii chamaedryos herba
Erdenkopf Secale cornutum
Erdenkränzlein Herba Hederae terrestris · Glechomae hederaceae herba
Erdfarbe, Rote Bolus rubra · Terra rubra
Erdfarn Rhizoma Polypodii · Polypodii rhizoma
Erdfarnwurzel Rhizoma Polypodii · Polypodii rhizoma
Erdfichtenkraut Herba Chamaepityos
Erdgallenkraut Herba Anagallidis · Anagallidis herba · Herba Centaurii · Centaurii herba · Herba Fumariae · Fumariae herba · Herba Gratiolae · Gratiolae herba
Erdgelb Ocker
Erdgerstenkraut Herba Ficariae
Erdglas Glacies Mariae
Erdgrün Terra viridis veronensis
Erdharz Succinum
Erdhaselnüsse Rhizoma Cyperi esculenti
Erdhollerblätter Ebuli folium
Erdhollerwurzel Ebuli radix
Erdhuf Folia Farfarae · Farfarae folium
Erdkiefernkraut Herba Chamaepityos
Erdkirschen Fructus Alkekengi
Erdknoten (ägyptische) Fructus Ajowani · Ajowani fructus · Fructus Ammeos vulgaris
Erdkraut Herba Fumariae · Fumariae herba
Erdkrautwurzel Radix Aristolochiae cavae
Erdkrokodil Stincus marinus
Erdkronen Folia Farfarae · Farfarae folium
Erdkronenblätter Folia Farfarae · Farfarae folium
Erdkropf Herba Fumariae · Fumariae herba
Erdkröte Bufo bufo
Erdkröte (Hom.) Bufo bufo, Bufo rana
Erdleberkraut Herba Hepaticae · Hepaticae herba · Hepaticae nobilis herba · Muscus caninus
Erdmandeln Rhizoma Cyperi esculenti
Erdmandelöl Oleum Arachidis · Arachidis oleum
Erdmännlein Mandragorae radix
Erdminneröl Oleum Petrae
Erdmoos Herba Lycopodii · Lycopodii herba
Erdnabel Tubera Cyclaminis
Erdnuß Boletus cervinus · Lathyrus tuberosus (nicht zu verwechseln mit den ölhal-

tigen Erdnüssen von Arachis hypogaea!) • Rhizoma Cyclaminis
Erdnüßchen Rhizoma Cyperi esculenti
Erdnussöl Arachidis oleum
Erdnussöl, Hydriertes Arachidis oleum hydrogenatum
Erdnussöl, Raffiniertes Arachidis oleum raffinatum
Erdöl Oleum Petrae album
Erdöl, Schwarzes Oleum Petrae nigrum
Erdöläther Benzinum Petrolei
Erdpech Asphaltum
Erdpfefferkraut Herba Sedi acris • Sedi acris herba
Erdpinenkraut Herba Chamaepityos
Erdpuppen Fructus Alkekengi
Erdrauch Fumaria officinalis
Erdrauchblätter Herba Fumariae • Fumariae herba
Erdrauchkraut Herba Fumariae • Fumariae herba
Erdrauchsaft Sirupus Papaveris
Erdrauchwurz Radix Aristolochiae cavae
Erdrauchzucker Elaeosaccharum Foeniculi
Erdraute Herba Fumariae • Fumariae herba
Erdrübe Rhizoma Cyclaminis
Erdscheiben Rhizoma Cyclaminis
Erdscheibsalbe Unguentum anthelminthicum
Erdschierling Herba Conii • Conii herba
Erdschwefel Lycopodium
Erdwachs Ceresin • Ozokerit • Paraffinum durum
Erdwachsöl Oleum Asphalti
Erdwachsparaffin Ceresin • Paraffinum durum
Erdweihrauchkraut Herba Chamaedryos • Teucrii chamaedryos herba • Herba Chamaepityos
Erdwurmöl Oleum Juniperi Ligni • Juniperi ligni aetheroleum
Erdwurz Radix Carlinae • Carlinae radix
Eremitenpflaster Emplastrum fuscum
Erenbris Veronica chamaedris
Erfrischungsessig Acetum aromaticum
Erfrischungspulver Pulvis aerophorus • Pulvis temperans
Erfurter Pflaster Emplastrum fuscum camphoratum
Erhaltungspulver, Oppermanns Acidum boricum
Erhaltungstropfen Spiritus aethereus • Tinctura carminativa
Erheiterungspillen Pilulae laxantes
Eriodictyonblätter Eriodictyonis folium
Erkältungstropfen Spiritus aethereus • Tinctura carminativa
Erlauertropfen Spiritus Melissae compositus • Melissae spiritus compositus
Erlenrinde Cortex Alni
Erlmutwasser Aqua Foeniculi • Foeniculi aqua
Erlsbeeren Fructus Berberidis • Berberidis fructus
Ernst, Roter Radix Gentianae • Gentianae radix
Ernstwurzel Radix Gentianae • Gentianae radix
Eröffnungstee Species laxantes
Erpelnkraut Herba Fragariae • Fragariae herba
Erpuis Colophonium
Ersaßundfraßundsahdurchdiebrille Lignum Sassafras et Radix Sarsaparillae āā
Erundsie Bulbus victorialis longus et rotundus
Erweichende Kräuter Species emollientes
Erweichende Salbe Unguentum diachylon • Unguentum leniens
Erythraea Herba Millefolii • Millefolii herba
Erzäpfelwurzel Rhizoma Curcumae • Curcumae rhizoma
Erzbruchpflaster Emplastrum ad Rupturas
Erzengel Flores Lamii
Erzengelwurz Radix Angelicae • Angelicae radix
Erzengewurz Radix Angelicae • Angelicae radix
Erzöfle Fructus Berberidis • Berberidis fructus
Erzwurz Radix Angelicae • Angelicae radix
Escadonkraut Artemisiae dracunculi herba • Dracunculi herba
Eschak Ammoniacum
Eschalk Ammoniacum

Eschenbeersaft Succus Sorborum
Eschenblätter Folia Ribium · Herba Fraxini · Fraxini folium
Eschenblüten Flores Acaciae · Pruni spinosae flos
Eschenfett Adeps suillus · Oleum Jecoris · Iecoris aselli oleum
Eschenrinde Cortex Fraxini · Fraxini cortex
Eschensaat Pulvis contra Pediculos
Eschenwurzel Radix Dictamni · Dictamni albi radix
Escheröl Oleum Jecoris · Iecoris aselli oleum
Escherwurz Radix Dictamni · Dictamni albi radix
Eschöl Acetum pyrolignosum crudum (für die Augen: Oleum Jecoris)
Eschscholzienkraut Eschscholziae herba
Esdrachant Herba Dracunculi · Dracunculi herba
Esdragonkraut Artemisiae dracunculi herba · Dracunculi herba
Eselfuß Folia Farfarae · Farfarae folium
Eselfußblümli Flores Farfarae · Farfarae flos
Eselhuf Folia Farfarae · Farfarae folium
Eselklauensaft Sirupus Liquiritiae
Eselohren Tubera Ari · Ari maculati rhizoma
Eselohrwurzel Radix Consolidae · Symphyti radix
Eselpeterlein Herba Chaerophylli
Eselpfotensaft Sirupus Althaeae · Althaeae sirupus
Eselsaronwurzel Rhizoma Ari · Ari maculati rhizoma
Eselsbalsamapfel Fructus Ecballii · Ecballii fructus
Eselschmiere Linimentum ammoniatum
Eselsdistelkraut Onopordi acanthii herba
Eselsfett Adeps suillus
Eselsfußblüten Flores Farfarae · Farfarae flos
Eselsgurke Fructus Ecballii · Ecballii fructus
Eselshuf Folia Farfarae · Farfarae folium
Eselskörbel Herba Chaerophyllii
Eselskümmerling Fructus Ecballii · Ecballii fructus
Eselskürbiß Fructus Ecballii · Ecballii fructus
Eselslattich Folia Farfarae · Farfarae folium
Eselsmilch Euphorbia esula
Eselsohrwurzel Radix Consolidae · Symphyti radix · Tubera Ari · Ari maculati rhizoma
Eselspetersilie Herba Chaerophylli
Eselspfotensaft Sirupus Althaeae · Althaeae sirupus
Eselsspiegel Glacies Mariae
Eselswolfsmilch Euphorbia esula
Eserébohnen Semen Calabar · Calabar semen
Eserésamen Semen Calabar · Calabar semen · Semen Physostigmatis
Esetenpulver Pulvis contra Insecta
Esfiditi Asa foetida
Esistdernicht Tubera Salep pulvis · Salep tuber pulvis
Espe Populus tremula
Espenlaub Folia Uvae Ursi · Uvae ursi folium
Espenöl Oleum Hyoscyami · Hyoscyami oleum
Espert = Rothäubchen · Boletus rufus
Essence d'Aspic Oleum Spicae · Spicae aethroleum (Stammpflanze: Lavandula latifolia)
Essence de Mirban Nitrobenzolum
Essentia coronata Tinctura aromatica et Tinctura amara $\overline{aa}$
Essentia, dulcis Essentia dulcis Hallensis · Spiritus Aetheris nitrosi · Tinctura aromatica
Essentia, Hypercon Elixir Aurantii compositum
Essenz, Aromatische Tinctura amara · Essentia aromatica
Essenz, Hamburger Elixir Proprietatis
Essenz, Marina Tinctura amara
Essenz, Süße Essentia dulcis
Essenztinctur Tinctura Aloes composita · Aloes tinctura composita
Essig Acetum
Essig, Konzentrierter Acidum aceticum dilutum
Essig, Radikaler Acidum acetum dilutum
Essig, Romantischer Acetum aromaticum

Essig, Westendorfscher Acidum aceticum
Essig, Wohlriechender Acetum aromaticum
Essigalaun Aluminium aceticum
Essigalkohol Acidum aceticum
Essigammonium Ammonium aceticum
Essigäther Aether aceticus
Essigbaumbeeren Fructus Sumach
Essigdornbeeren Fructus Berberidis · Berberidis fructus
Essigdornrinde Cortex Berberidis radicis · Berberidis radicis cortex
Essigelendsdruppen Aether aceticus
Essigester Ethylium acetas
Essiggeist Acetonum
Essiggeist, Versüßter Spiritus Aetheris aceticus
Essighonig Oxymel simplex
Essigkerne Semen Coccognidii
Essigkraut Herba Acetosae
Essigkupfer Cuprum aceticum
Essigmet Oxymel simplex
Essignaphta Aether aceticus
Essignatron Natrium aceticum
Essigrosen Flores Rosae · Rosae flos
Essigsalbe Unguentum Plumbi · Plumbi unguentum
Essigsalmiak Ammonium aceticum
Essigsäure Acidum aceticum
Essigsäure zum Riechen Acidum aceticum aromaticum
Essigsäure, Verdünnte Acidum aceticum dilutum
Essigsäureanhydrid Acetanhydridum
Essigscharf Berberis vulgaris
Essigsirup Oxymel simplex
Essigstätt Aether aceticus
Essigtautropfen Aether aceticus
Eßkastanienblätter Castaneae folium
Eßlauch Allium ascalonicum
Eßnüsse Boletus cervinus
Estelkraut Herba Urticae · Urticae herba
Estragon Artemisia dracunculus
Estragonkraut Artemisiae dracunculi herba · Dracunculi herba
Eteröl Oleum Amygdalarum · Amygdalae oleum virginum
Ethanol, Wasserfrei Ethanolum anhydricum

Ether zur Narkose Aether anaestheticus
Etherweingeist Spiritus ethereus
Ethylchlorid Aethylium chloratum · Ethylis chloridum
Ethylenglycolsalicylat Glycolum salicylicum · Ethylenglycoli salicylas
Ethyloleat Aethylium oleinicum · Ethylis oleas
Ets = Atz- (Flüssigkeit usw.)
Etsvogt Acidum hydrochloricum
Etternessel Flores Lamii albi · Lamii albi flos · Herba Galeopsidis · Galeopsidis herba
Etternesselpulver Pulvis Liquiritiae compositus · Liquiritiae pulvis compositus
Eucalyptol Cineolum
Eucalyptus Eucalyptus globulus
Eucalyptusblätter Eucalypti folium
Eucalyptuskampfer Eucalyptol
Eucalyptusöl Eucalypti aetheroleum
Eucalyptustinktur Eucalypti tinctura
Euchlerwasser Aqua Sambuci
Euchlorinkali Kalium chloricum
Euferbia Euphorbia officinarum
Eukermes Fructus Kermes
Eulenfett Adeps suillus
Euphrasia Euphrasia officinalis
Euterflußpulver Pulvis Liquiritiae compositus · Liquiritiae pulvis compositus
Eutersalbe Unguentum flavum · Unguentum Plumbi · Plumbi unguentum
Evalaub Herba Hederae helicis · Hederae helicis folium
Evastropfen Tinctura Chinioidini · Tinctura Cinnamomi · Cinnamomi corticis tinctura
Evenblätter Folia Taxi
Everitte Herba Abrotani
Ewertsblätter Lignum Juniperi · Juniperi lignum
Ewertskräuter Lignum Juniperi · Juniperi lignum
Ewerwortel Radix Carlinae · Carlinae radix
Ewig, Lebensöl Mixtura oleoso-Balsamica · Tinctura Benzoes composita
Ewig. Blumen Flores Stoechados · Helichrysi flos
Ewig. Blumen, Tee Radix Althaeae · Althaeae

radix
Ewiggrün Herba Vincae · Vincae minoris folium
Ewigkeitsblumen Flores Stoechados citrinae · Helichrysi flos
Ewigkeitspflaster Emplastrum Cantharidum perpetum
Execruciuspflaster Emplastrum oxycroceum venale
Expellerwurzel Rhizoma Galangae · Galangae rhizoma
Exsiccantsalbe Unguentum exsiccans · Unguentum Plumbi · Plumbi unguentum · Unguentum Zinci · Zinci unguentum
Extractum Saturni Liquor Plumbi subacetici · Plumbi subacetatis solutio
Extrapiken Species amarae
Extrasaturn Liquor Plumbi subacetici · Plumbi subacetatis solutio
Extratorni Liquor Plumbi subacetici · Plumbi subacetatis solutio
Eyngrün Herba Vincae · Vincae minoris folium

F

Fabriciustropfen Tinctura anticholerica
Fabrikgummi Dextrinum · Gummi arabicum
Fabriköl Oleum Olivarum commune
Fächerblattbaum Ginkgo biloba
Fächerblumen Flores Arnicae · Arnicae flos
Fächerzwiebel Boophane disticha
Fachheilkraut Herba Anagallidis · Anagallidis herba
Fackelblumen Flores Verbasci · Verbasci flos
Fackelkraut Herba Verbasci · Verbasci folium
Fackerstupp Tannoform oder Tannalbin
Fädelkrautsamen Semen Colchici · Colchici semen
Faden Herba Filicis maris · Filicis herba
Fadenlack Lacca in filis
Fadenstein Alumen plumosum
Fadenwurzel Radix Helenii · Helenii rhizoma · Rhizoma Graminis · Graminis rhizoma
Fagandawurzel Radix Helenii · Helenii rhizoma
Fählbaumrinde Cortex Frangulae · Frangulae cortex
Fahlenföt Folia Arnicae · Arnicae folium · Arnicae herba · Folia Farfarae · Farfarae folium
Fahlenfüße Folia Arnicae · Arnicae folium · Arnicae herba · Folia Farfarae · Farfarae folium
Fahlenpfotsblätter Folia Farfarae · Farfarae folium
Fahlenpfotsblüten Flores Arnicae · Arnicae flos
Fahrenöl Oleum Rosmarini · Rosmarini aetheroleum
Fahrenwurzel Rhizoma Filicis · Filicis rhizoma

Fakpapak Electuarium theriacale
Fälbaumrinde Cortex Salicis · Salicis cortex
Falbenrinde Cortex Salicis · Salicis cortex
Falbenrock Herba Equiseti · Equiseti herba
Fälberrinde Cortex Salicis · Salicis cortex
Fälberumrinde Cortex Salicis · Salicis cortex
Falbingerrinde Cortex Frangulae · Frangulae cortex
Faldboll Herba Serpylli · Serpylli herba
Faldron Herba Convallariae · Convallariae herba
Fallblumen Flores Arnicae · Arnicae flos · Flores Calendulae · Calendulae flos · Flores Rhoeados · Papaveris rhoeados flos
Fallboll Herba Serpylli · Serpylli herba
Fallkraut Arnica montana · Herba Arnicae · Arnicae herba
Fallkrautblumen Flores Arnicae · Arnicae flos
Fallkrautwurz Radix Arnicae · Arnicae radix
Fallsuchtpulver Pulvis antiepilepticus (Marchionis)
Falsch Fütter Asa foetida
Falsch Wohlverleih Herba Conyzae · Conyzae majoris herba
Falsche Alraune Bryonia cretica
Falsche Arnika Heterotheca inuloides
Falsche Einkornwurzel Chamaelirium-luteum-Rhizom
Falsche Kola Garcinia kola
Falsche Kolanüsse Garcinia-kola-Samen
Falsche Myrrhe Bdellium indicum
Falscher Holler Herba Spiraeae · Spiraeae herba
Falscher Jasmin Gelsemium sempervirens
Falscher Kalmus Rhizoma Pseudacori · Iridis pseudacori rhizoma
Falscher Safran Flores Carthami · Carthami flos

Faltenflechte Muscus arboreus
Faltrian Radix Valerianae · Valerianae radix
Faltrianblume Flores Convallariae · Convallariae flos
Familienpulver Pulvis Liquiritiae compositus · Liquiritiae pulvis compositus
Familiensalbe Unguentum Hydrargyri cinereum dilutum
Familientee Species laxantes
Familientinktur Tinctura Vanillae
Familienwurzel Bulbus victorialis
Fanchsamen Fructus Foeniculi · Foeniculi fructus
Fandeli Flores Lavandulae · Lavandulae flos
Fanderblüten Flores Lavandulae · Lavandulae flos
Fännezwock Semen Foenugraeci · Trigonellae foenugraeci semen
Färbchrut Herba Genistae · Genistae herba · Genistae tinctoriae herba
Farbe, Blaue Cobaltum-Silicium kalinum (Schneeberger) (Smalte)
Färbebaum Rhamnus catharticus
Färbebeeren Fructus Rhamni catharticae · Rhamni cathartici fructus
Färbeblumen Flores Carthami · Carthami flos · Flores Chamomillae romanae · Chamomillae romanae flos · Herba Genistae cum floribus
Färbecroton Chrozophora tinctoria
Färbedistel Flores Carthami · Carthami flos · Herba Serratulae
Färbekörner Fructus Rhamni catharticae · Rhamni cathartici fructus
Färbekraut Herba Genistae · Genistae herba · Genistae tinctoriae herba
Farbenwurzel Radix Rubiae · Rubiae radix · Rhizoma Filicis · Filicis rhizoma
Färbepflaster Emplastrum fuscum
Färberblumen Flores Arnicae · Arnicae flos · Flores Calendulae · Genistae flos · Flores Genistae · Cytisi scoparii flos
Färbercharte Herba Dipsaci
Färberdistel Carthamus tinctorius
Färberdistelblüten Carthami flos
Färberdistelöl, Natives Carthami oleum virginale
Färberdistelöl, Raffiniertes Carthami oleum raffinatum
Färbereichenrinde Cortex Quercus tinctoriae
Färbergarbe Herba Anthemidis tinctoriae
Färbergilbe Herba Genistae · Genistae herba · Genistae tinctoriae herba
Färberginster Genista tinctoria
Färberginsterkraut Herba Genistae · Genistae herba · Genistae tinctoriae herba
Färbergras Herba Luteolae
Färberhülse Baptisia tinctoria
Färberhundskamillen Flores Anthemidis tinctoriae
Färberkamillen Flores Anthemidis tinctoriae
Färberkrapp Radix Rubiae tinctorum · Rubiae tinctorum radix
Färberkraut Herba Genistae · Genistae herba · Genistae tinctoriae herba · Herba Hyperici · Hyperici herba
Färberkraut, Ägyptisches Lawsonia inermis · Hennae folium
Färberkrautwurzel Radix Alcannae · Alkannae radix
Färbermoos Lichen Roccellae
Färberreseda Herba Luteolae
Färberröte Radix Rubiae tinctorum · Rubiae tinctorum radix
Färbersafflor Flores Carthami · Carthami flos
Färberscharte Herba Genistae · Genistae herba · Genistae tinctoriae herba
Färberwaid Herba Isatis · Isatis tinctoria · Isatis herba
Färberwurzel Radix Alcannae · Alkannae radix · Radix Rubiae tinctorum · Rubiae tinctorum radix
Farbfleckchen Bezetta rubra
Farbginster Herba Genistae tinctoriae · Genistae herba · Genistae tinctoriae herba
Farbholz Lignum Campechianum
Farbspäne Lignum Campechianum
Farbstein Extractum ligni Campechiani · Extractum ligni Campechiani crudum cum Ferro sulfurico crudo
Faresbeeren Fructus Berberidis · Berberidis

fructus
Fargitta Verbascum
Farin Saccharum pulvis
Farinawasser Spiritus coloniensis
Farinzucker Saccharum pulvis
Färkensbrot Tubera Cyclaminis
Farnextrakt Extractum Filicis aethereum · Filicis extractum
Farnflußöl Oleum Terebinthinae sulfuratum
Farnhaare Penghawar Djambi
Farnkraut Herba Capilli Veneris · Capilli Veneris herba
Farnkrautmännlein Rhizoma Filicis · Filicis rhizoma
Farnkrautwolle Penghawar Djambi
Farnöl Extractum Filicis aethereum
Farnwurzel Rhizoma Filicis · Filicis Rhizoma
Farnwurzel, Süße Rhizoma Polypodii · Polypodii rhizoma
Farnwurzelextract Extractum Filicis aethereum
Farsbeeren Fructus Berberidis · Berberidis fructus
Fasanbeeren Hippophae rhamnoides fructus
Fasankraut Herba Millefolii · Millefolii herba
Fasciculus Herba Centaurii in fasciculis
Fasel Phaseolus vulgaris
Fasel, Juckende Dolichos pruriens
Faselrübe Radix Bryoniae · Bryoniae radix
Faselwurz Radix Bryoniae · Bryoniae radix
Fasenwurzel Rhizoma Filicis · Filicis rhizoma
Faseralaun Alumen plumosum
Faserstein Alumen plumosum
Faserton Alumen plumosum
Fasiole Phaseolus vulgaris
Fasole Cortex Fructus Phaseoli · Phaseoli pericarpium
Fastenblumen Flores Primulae · Primulae flos (cum oder sine calycibus)
Fatintwamms Sirupus simplex
Faulbaum Rhamnus frangula · Frangula alnus
Faulbaumbeeren Fructus Frangulae · Fructus Rhamni catharticae · Rhamni cathartici fructus
Faulbaumextrakt, Trockener Frangulae extractum siccum
Faulbaumfluidextrakt Frangulae extractum fluidum
Faulbaumholzkohle Carbo pulvis
Faulbaumrinde Cortex Frangulae · Frangulae cortex
Faulbaumrinde, Amerikanische Cortex Cascarae sagradae · Rhamni purshiani cortex
Faulbaumrinde, Geschnittene Frangulae cortex concisus
Faulbaumrindentrockenextrakt, Eingestellter Frangulae corticis extractum siccum normatum
Faulbeeren Fructus Frangulae · Fructus Rhamni catharticae · Rhamni cathartici fructus
Faulbeerkraut Herba Solani nigri · Solani nigri herba
Faule Fud Colchicum autumnale
Faule Grete Herba Fumariae · Fumariae herba · Semen Foenugraeci · Trigonellae foenugraeci semen
Faule Magd Anagallis arvensis
Faule Rinde Cortex Frangulae · Frangulae cortex
Faule Rübe Radix Bryoniae · Bryoniae radix
Faules Liesl Anagallis arvensis
Faulfischkraut Herba Chenopodii · Chenopodii (ambrosioidis) herba
Faulkirschen Rhamnus frangula · Frangula alnus
Faulkirschrinde Cortex Pruni padi
Faullieschen Herba Anagallidis · Anagallidis herba
Faulrübe Radix Bryoniae · Bryoniae radix
Faulschken Flores Violae tricoloris · Violae tricoloris flos
Feberkraut, Feberraute Herba Matricariae · Tanaceti parthenii herba
Fechdistel Herba Eryngii · Eryngii herba
Federalaun Alumen plumosum
Federblumen Flores Verbasci · Verbasci flos
Federfaden Rhizoma Filicis · Filicis rhizo-

ma
Federfadenwurzel Rhizoma Filicis · Filicis rhizoma
Federfarn Dryopteris filix-mas
Federharz Resina elastica
Federöl, Weiß Linimentum ammoniatum
Federweiß Alumen plumosum · Fel vitri pulvis · Glacies Mariae · Lac Lunae · Talcum pulvis
Federweiß fürs Vieh Fel vitri pulvis
Feedistelsamen Fructus Cardui Mariae · Cardui mariae fructus
Feenweibelkraut Herba Ballotae · Ballotae herba · Ballotae nigrae herba
Feghen Herba Equiseti · Equiseti herba
Fegkraut Herba Equiseti · Equiseti herba
Fegwurzel Rhizoma Graminis · Graminis rhizoma
Fehdistel Herba Eryngii · Eryngii herba
Fehdistelsamen Fructus Cardui Mariae · Cardui mariae fructus
Fehlbeeren Fructus Rhamni catharticae · Rhamni cathartici fructus
Fehnkobe Fructus Foeniculi · Foeniculi fructus
Fehnkohl Fructus Foeniculi · Foeniculi fructus
Fehnkohlwater Aqua Foeniculi · Foeniculi aqua
Feiewurzel Rhizoma Iridis · Iridis rhizoma
Feigblatteppich Herba Ficariae
Feigblätter Herba Linariae · Linariae vulgris herba
Feigbohnen Semen Lupini
Feigelblüten Flores Cheiri · Cheiranthi cheiri flos
Feigelsaft Sirupus Violarum
Feigeltee Herba Violae tricoloris · Violae tricoloris herba
Feigen Caricae · Caricae fructus
Feigenkraut Herba Mesembryanthemi
Feigensaft Sirupus Caricae · Caricae sirupus · Sirupus Liquiritiae
Feigensirup, Zusammengesetzter Caricae sirupus compositus
Feigenwurz Rhizoma Iridis · Iridis rhizoma
Feigenwurzel Radix Scrophulariae · Scrophulariae radix
Feigenzucker Glucose (Saccharum amylaceum)
Feigerl = Veilchen
Feigsbättersalbe Unguentum Plumbi · Plumbi unguentum
Feigwarzenkraut Herba Ficariae · Herba Linariae · Linariae vulgris herba · Herba Potentillae · Herba Scrophulariae · Scrophulariae herba
Feigwurz Ranunculus ficaria
Feigwurzel Rhizoma Tormentillae · Tormentillae rhizoma
Feigwurzkraut Herba Ficariae
Fein Grete Semen Foenugraci · Trigonellae foenugraeci semen
Fein Margereth Semen Foenugraci · Trigonellae foenugraeci semen
Fein Marie Semen Foenugraci · Trigonellae foenugraeci semen
Fein Schere Herba Chaerophylli
Fein Zimt Cortex Cinnamomi Ceylanici · Cinnamomi cortex
Feinsaft Sirupus Adianti · Sirupus Aurantii Florum
Feisterling Sparassis crispa
Felbaum Populus-Arten
Felbaumknospen Gemmae Populi · Populi gemma
Felbenrinde Cortex Salicis · Salicis cortex
Felberich Lysimachia vulgaris
Felberrinde Cortex Salicis · Salicis cortex
Feld- u. Waldhopfen Herba Origani · Origani herba
Feldampfer Herba Rumicis
Feldandorn Herba Sideritidis
Feldbeeren Fructus Rhamni catharticae · Rhamni cathartici fructus
Feldblume Folia Taraxaci · Taraxaci folium
Feldbohl Herba Serpylli · Serpylli herba
Feldbohnen Semen Fabae
Feldbulla Herba Serpylli · Serpylli herba
Feldcichorie Cichorium intybus
Feldcypresse Herba Chamaepityos
Felddistel Cirsium arvense
Felddoste Herba Origani · Origani herba
Felddragun Herba Ptarmicae

Feldenkelein Herba Violae tricoloris · Violae tricoloris herba
Feldestragon Herba Ptarmicae
Feldgarbe Herba Millefolii · Millefolii herba
Feldgarbenblüten Flores Millefolii · Millefolii flos
Feldheimertropfen Tinctura Valerianae · Valerianae tinctura
Feldheimerwasser Aqua Valerianae
Feldholder Flores Sambuci · Sambuci flos
Feldholderbeeren Fructus Ebuli · Ebuli fructus
Feldhopfen Herba Hyperici · Hyperici herba
Feldjambert Herba Acetosae
Feldkaim Herba Serpylli · Serpylli herba
Feldkäm Herba Serpylli · Serpylli herba
Feldkamillen Flores Chamomillae · Matricariae flos
Feldkatzen Flores Stoechados · Helichrysi flos · Flores Trifolii arvensis · Trifolii arvensis flos
Feldkelle Fructus Carvi · Carvi fructus
Feldkellenkraut Herba Serpylli · Serpylli herba
Feldkerzen Flores Verbasci · Verbasci flos
Feldkerzenblumen Flores Verbasci · Verbasci flos
Feldkerzenkraut Herba Verbasci · Verbasci folium
Feldkimmel Herba Serpylli · Serpylli herba
Feldklee Flores Trifolii arvensis · Trifolii arvensis flos
Feldköhm Herba Serpylli · Serpylli herba
Feldkratzen Flores Carlinae · Flores Stoechados · Helichrysi flos
Feldkraut Herba Fumariae · Fumariae herba
Feldkresse Flores Cardaminis
Feldkümmel Carum carvi · Herba Serpylli · Serpylli herba
Feldlattich Folia Farfarae · Farfarae folium
Feldlöwenmaul Linaria vulgaris
Feldmagenblumen Flores Rhoeados · Papaveris rhoeados flos
Feldmalvenkraut Folia Malvae · Malvae folium
Feldmannstreuwurzel Radix Eryngii · Eryngii radix
Feldmassero Herba Pulegii · Pulegii herba · Herba Serpylli · Serpylli herba
Feldmelisse Herba Calaminthae · Calaminthae herba
Feldminze Mentha arvensis
Feldmohn Flores Rhoeados · Papaver rhoeas · Papaveris rhoeados flos
Feldnelken Flores Tunicae sylvestris
Feldpappelkraut Folia Malvae · Malvae folium
Feldpappeln Flores Malvae vulgaris · Malvae flos
Feldpatersalbe Emplastrum fuscum · Unguentum Majoranae · Majoranae unguentum · Unguentum ophthalmicum rubrum
Feldpol Herba Pulegii · Pulegii herba · Herba Serpylli · Serpylli herba
Feldpole Herba Pulegii · Pulegii herba · Herba Serpylli · Serpylli herba
Feldpolei Herba Pulegii · Pulegii herba · Herba Serpylli · Serpylli herba
Feldquendel Herba Serpylli · Serpylli herba
Feldrauch Herba Fumariae · Fumariae herba
Feldraute Herba Fumariae · Fumariae herba
Feldrautenkraut Herba Fumariae · Fumariae herba
Feldreiskraut Herba Taraxaci · Taraxaci herba · Taraxaci folium
Feldriß Folia Alceae
Feldrittersporn Flores Calcatrippae · Calcatrippae flos
Feldrosen Flores Rhoeados · Papaveris rhoeados flos
Feldrüsterrinde Cortex Ulmi · Ulmi cortex
Feldsafran Flores Carthami · Carthami flos
Feldsalat Valerianella olitoria
Feldschierling Herba Conii · Conii herba
Feldschwefel Lycopodium
Feldspinat Herba Chenopodii · Chenopodii (ambrosioidis) herba
Feldstiefmütterchen(kraut) Violae tricoloris herba
Feldthymian Herba Serpylli · Serpylli herba ·

Thymus pulegioides
Feldveilchen Flores Violae tricoloris · Violae tricoloris flos
Feldwebelrezept Pulvis contra Pediculos · Species amarae
Feldwinde Flores Malvae vulgaris · Malvae flos · Herba Convolvuli · Convolvuli herba
Fellhornrinde Cortex Frangulae · Frangulae cortex
Fellstein Talcum pulvis
Felriß Flores Alceae · Alceae flos · Alceae roseae flos · Flores Taraxaci
Felsbeerblätter Folia Belladonnae · Belladonnae folium
Felsendammar Resina Dammar
Felsengras Lichen islandicus
Felsenkrautwasser Aqua Tiliae
Felsenmoos Carrageen
Felsenöl Oleum Petrae
Felsenpulver Pulvis pro Equis
Felsensalz Kalium nitricum
Felsenspiritus Oleum Petrae
Felsenstorchschnabelöl Zdravetzöl
Felsenwermut Herba Absinthii · Absinthii herba
Felsenwurzel Radix Petroselini · Petroselini radix
Felskraut Herba Galii
Feminell Flores Calendulae · Calendulae flos · Calendula officinalis
Femmel Fructus Cannabis · Cannabis sativae fructus
Fenchel Fructus Foeniculi · Foeniculi fructus
Fenchel, Bitterer Foeniculi amari fructus · Foeniculum vulgare var. vulgare
Fenchel, Chinesischer Fructus Anisi stellati · Anisi stellati fructus
Fenchel, Kurzer Fructus Anisi · Anisi fructus
Fenchel, Römischer Fructus Anisi · Anisi fructus · Fructus Foeniculi · Foeniculi fructus
Fenchel, Sibirischer Fructus Anisi stellati · Anisi stellati fructus
Fenchel, Süßer Foeniculi dulcis fructus · Foeniculum vulgare var. dulce
Fenchel, Wilder Fructus Phellandri · Phellandrii fructus
Fenchelblüte Flores Lavandulae · Lavandulae flos
Fencheldill Fructus Foeniculi · Foeniculi fructus
Fenchelessenz Tinctura Foeniculi composita · Foeniculi tinctura composita
Fenchelgarbe Fructus Phellandri · Phellandri fructus
Fenchelholz Lignum Sassafras · Sassafras lignum
Fenchelhonig Foeniculi mel
Fenchelöl Foeniculi aetheroleum
Fenchelsamen Fructus Foeniculi · Foeniculi fructus
Fenchelsirup Foeniculi sirupi
Fenchelspiritus Tinctura Foeniculi composita · Foeniculi tinctura composita
Fencheltinktur, Zusammengesetzte Foeniculi tinctura composita
Fenchelwasser Foeniculi aqua
Fenchelwurzel Radix Foeniculi · Foeniculi radix
Fenchelwurzel, Wilde Radix Meu
Fendarli Lavandula spica
Fenichel Fructus Foeniculi · Foeniculi fructus
Fenicolum Foeniculum vulgare
Feniculum Foeniculum vulgare
Fenigel Fructus Foeniculi · Foeniculi fructus
Fenigrecum Trigonella foenum-graecum
Fenigrek Trigonella foenum-graecum
Fenisöl Oleum Foeniculi · Foeniculi amari fructus aetheroleum
Fenissamen Fructus Foeniculi · Foeniculi fructus
Fenkel Fructus Foeniculi · Foeniculi fructus
Fennbeeren Fructus Oxycoccos
Fennel = Hopfen
Fennichl (Egerland) Foeniculum vulgare
Fennigel Fructus Foeniculi · Foeniculi fructus
Fenningelkohl Fructus Foeniculi · Foeniculi fructus

Fennkohl Fructus Foeniculi · Foeniculi fructus
Fenugrecksamen Semen Foenugraeci · Trigonellae foenugraeci semen
Fenugrek Semen Foenugraeci · Trigonellae foenugraeci semen
Fenweibel Herba Ballotae · Ballotae herba · Ballotae nigrae herba
Ferienkomm Tinctura oder Spiritus Formicarum
Ferkelbrot Tubera Cyclaminis
Ferkelgras Herba Polygoni · Polygoni avicularis herba
Ferkelkraut Herba Polygoni · Polygoni avicularis herba
Ferkelkraut, Gemeines Hypochaeris radicata
Ferkelkraut, Kahles Hypochaeris glabra
Ferkelpulver, Steyrisches Tannoform oder Tannalbin
Ferkelwurz Radix Peucedani · Peucedani radix
Fernambukholz Lignum Fernambuci
Fernambuklack Lacca globulata
Fernebock Lignum Fernambuci
Ferresbeeren Fructus Berberidis · Berberidis fructus
Fersekraut Herba Solani nigri · Solani nigri herba
Fettblume Anemone nemorosa
Fettbohne Sojae semen
Fette Henne Sedum acre
Fetthenne Sedum acre
Fetthenne, Rote Sedum telephium
Fetthennenblätter Sedi telephii folium
Fetthennenöl Oleum Arachidis · Arachidis oleum
Fettkraut Pinguicula vulgaris
Fettlaxier Oleum Ricini · Ricini oleum virginale
Fettstein Talcum pulvis
Fettundmager Oleum Terebinthinae rectificatum cum Tinctura amara
Feuchtbohne Semen Lupini
Feuerbaum Juniperus communis
Feuerbaumbeeren Fructus Juniperi · Juniperi pseudo-fructus
Feuerblumen Flores Arnicae · Arnicae flos · Flores Malvae arboreae · Alceae flos · Alceae roseae flos · Flores Rhoeados · Papaveris rhoeados flos · Flores Verbasci · Verbasci flos
Feuerblüten Flores Arnicae · Arnicae flos · Flores Malvae arboreae · Alceae flos · Alceae roseae flos · Flores Rhoeados · Papaveris rhoeados flos · Flores Verbasci · Verbasci flos
Feuerholz Lignum Juniperi · Juniperi lignum
Feuerkraut Herba Epilobii · Epilobii herba · Lichen islandicus
Feuermohn Flores Rhoeados · Papaveris rhoeados flos
Feuernelken Herba Centaurii minoris · Centaurii herba
Feuerpulver Radix Gentianae pulvis · Gentianae radix pulvis
Feuerröschen Adonis vernalis
Feuersalbe, Rote Unguentum Hydrargyri rubrum dilutum
Feuersalbe, Weiße Unguentum Zinci · Zinci unguentum
Feuerschwamm Fungus Chirurgorum
Feuerwurzel Radix Dictamni · Dictamni albi radix · Radix Hellebori nigri · Hellebori nigri rhizoma · Radix Pyrethri · Pyrethri radix · Rhizoma Polypodii · Polypodii rhizoma
Feuerzinken Corallium rubrum
Feverkraut Folia Trifolii fibrini · Menyanthidis trifoliatae folium
Fiakerpulver Pulvis Liquiritiae compositus · Liquiritiae pulvis compositus
Fibrinkleber Fibrini glutinum
Fichtelöl Oleum Philosophorum
Fichtenadelextrakt Extractum Pini sylvestris
Fichtenharz Resina Pini · Pini resina
Fichtenknospen Turiones Pini
Fichtenmai Turiones Pini
Fichtennadelöl Oleum Pinis silvestris · Piceae aetheroleum
Fichtenreiser Turiones Pini
Fichtensprossen Turiones Pini
Fichtenteer Pix liquida
Fichtentränen Resina Pini

Fickelbeere Vaccinium myrtillus
Fickerin Ferrum sulfuratum crudum
Fidumfidumöl Oleum Philosophorum
Fieaber = Fieber
Fieberbaumblätter Folia Eucalypti · Eucalypti folium
Fieberblumen Flores Sambuci · Sambuci flos · Herba Centaurii · Centaurii herba
Fieberdistel Silybum marianum
Fieberklee Folia Trifolii fibrini · Menyanthidis trifoliatae folium · Menyanthes trifoliata
Fieberkleewurzel Rhizoma Trifolii fibrini · Menyanthidis trifoliatae rhizoma
Fieberkraut Geum-Arten · Herba Centaurii · Centaurii herba · Herba Matricariae · Tanaceti parthenii herba
Fiebermoos Lichen islandicus · Lichen pixidatus
Fieberöl Oleum Jecoris · Iecoris aselli oleum
Fieberpech Chinioidinum
Fieberpulver Chininum sulfuricum · Cortex Chinae pulvis · Cinchonae cortex pulvis
Fieberpulver, Jacobis Calcium phosphoricum stibiatum
Fieberrankenstaub Lycopodium
Fieberraute Herba Matricariae · Tanaceti parthenii herba
Fieberrinde Cortex Chinae · Cinchonae cortex
Fieberrinde, Falsche Cortex Cascarillae · Cascarillae cortex
Fieberrinde, Gelbe Cortex Chinae flavus
Fieberrinde, Graue Cortex Cascarillae · Cascarillae cortex
Fieberrinde, Rote Cortex Chinae ruber
Fiebersalz Kalium chloratum
Fieberstellwurz Rhizoma Veratri · Veratri rhizoma
Fiebertropfen Tinctura Chinae · Cinchonae tinctura
Fieberweide Cortex Salicis · Salicis cortex
Fieberweidenrinde Cortex Salicis · Salicis cortex
Fieberwurz Radix Aristolochiae · Radix Gentianae · Gentianae radix · Rhizoma Galangae · Galangae rhizoma · Tubera Ari · Ari maculati rhizoma
Fiedelharz Colophonium
Fiedelpech Colophonium
Fief = Fünf
Fieferkrott Herba Dracunculi · Dracunculi herba
Fiefesalbe Unguentum Hydrargyri album dilutum
Fiefingerkraut Herba Potentillae
Fiefmargrethen Semen Foenugraeci · Trigonellae foenugraeci semen
Fiefsteert Herba Fumariae · Fumariae herba
Fieligfreipulver Rhizoma Filicis pulvis · Filicis rhizoma pulvis
Fiene Marie Semen Foenugraeci · Trigonellae foenugraeci semen
Fierteifele Candelae fumales
Fiewerklee Folia Trifolii fibrini · Menyanthidis trifoliatae folium
Fifaderblätter Herba Plantaginis
Fifeibabalsam Balsamum Copaivae
Figbohne Lupinus angustifolius
Figen Fructus Caricae
Figerin Zincum sulfuricum
Figerinöl Acidum sulfuricum
Figonensaft Sirupus coeruleus
Figuiers Goldsalz Aurum chloratum natronatum
Figurenramor Electuarium Sennae
Fikerell Ferrum sulfuricum
Fikerellspiritus Acidum sulfuricum dilutum
Fiktriolölje Acidum sulfuricum
Fildronfaldron Flores Convallariae · Convallariae flos
Filigräzie Semen Foenugraeci · Trigonellae foenugraeci semen
Filipendelwurz Spiraea filipendula · Filipendula vulgaris
Filiten Flores Caryophylli · Caryophylli flos
Filix Dryopteris filix-mas
Filkuhlwasser Aqua Foeniculi · Foeniculi aqua
Filla Geum urbanum
Filonensaft Sirupus Liquiritiae · Sirupus Papaveris · Sirupus Violarum

Filzlappen Folia Digitalis
Filzlaussalbe Unguentum Hydrargyri cinereum dilutum
Fimfsternen Herba Fumariae · Fumariae herba
Fimmel Fructus Cannabis · Cannabis sativae fructus
Fimmelhanf Fructus Cannabis · Cannabis sativae fructus
Fimstart Herba Fumariae · Fumariae herba
Fimstern Herba Fumariae · Fumariae herba
Finanzpulver Conchae praeparatae
Finchams Flüssigkeit Liquor Natrii hypochlorosi
Finchel Fructus Foeniculi · Foeniculi fructus
Findeltee Fructus Foeniculi · Foeniculi fructus
Fine Grete Semen Foenugraci · Trigonellae foenugraeci semen
Fine Margereth Semen Foenugraci · Trigonellae foenugraeci semen
Fine Marie Semen Foenugraci · Trigonellae foenugraeci semen
Finegreifen Semen Foenugraeci · Trigonellae foenugraeci semen
Finfblat Potentilla reptans
Fingeltee Fructus Foeniculi · Foeniculi fructus
Fingerhut, Blauer Flores Calcatrippae · Calcatrippae flos · Folia Myrtilli · Myrtilli folium
Fingerhut, Roter Digitalis purpurae
Fingerhut, Wolliger Digitalis lanata
Fingerhutblätter Folia Digitalis · Digitalis purpureae folium
Fingerkraut Folia Digitalis · Herba Hederae · Glechomae hederaceae herba · Herba Potentillae
Fingerkraut, Aufrechtes Potentilla erecta
Fingerkrautwurz Rhizoma Tormentillae · Tormentillae rhizoma
Fingerlikraut Herba Potentillae
Fingerpiepen Folia Digitalis
Fingerpiepjes Folia Digitalis
Fingertang Laminaria digitata
Finkel (Niederdeutsch) Foeniculum vulgare

Finkenohr Herba Vincae · Vincae minoris folium
Finkensamen Camelina sativa
Finmargretjen Semen Foenugraeci · Trigonellae foenugraeci semen
Finnegretum Semen Foenugraeci · Trigonellae foenugraeci semen
Finnegritt Semen Foenugraeci · Trigonellae foenugraeci semen
Finsterkraut Herba Fumariae · Fumariae herba
Finstern Ononis spinosa
Finsterstachel Radix Ononidis · Ononidis radix
Fiölken Flores Violae tricoloris · Violae tricoloris flos
Firlebock Lignum Fernambuci
Firnispulver Manganum boricum
Firnisstein Succinum raspatum
Firnistrockenpulver Manganum boricum
Firobedbluemli Anagallis arvensis
Firwitzel Ribes rubrum
Fischbein Ossa Sepiae
Fischbeinpulver Ossa Sepiae
Fischblase Colla Piscium
Fischehieve Ossa Sepiae
Fischerkiepenkraut Herba Aconiti · Aconiti herba
Fischhäutel Emplastrum anglicum
Fischkern Pulvis contra Insecta
Fischknochen Ossa Sepiae
Fischköder Zibethum
Fischkörner Fructus Cocculi
Fischkörnerkerze Verbascum phlomoides
Fischkörnerpulver Pulvis contra Pediculos
Fischkraut Herba Gratiolae · Gratiolae herba
Fischkrautwurzel Rhizoma Gratiolae
Fischkümmel Fructus Carvi · Carvi fructus
Fischleber Aloe
Fischleim Colla · Piscium (Ichthyocolla)
Fischleimgummi Sarcocolla
Fischmark Ossa Sepiae
Fischmetalleis Glacies Mariae
Fischminztee Folia Menthae piperitae vel aquaticae · Herba Menthae crispae · Menthae crispae folium

Fischmondsamen Fructus Cocculi
Fischöl Oleum Jecoris · Iecoris aselli oleum
Fischpern Herba Sideritidis
Fischreiherfett Oleum Jecoris · Iecoris aselli oleum
Fischreiheröl Oleum Jecoris · Iecoris aselli oleum
Fischsalbe Herba Salviae
Fischsalz Sal Jecoris
Fischsamen Fructus Cocculi
Fischschiene Ossa Sepiae
Fischschmalz Oleum Jecoris · Iecoris aselli oleum
Fischschuppen Ossa Sepiae
Fischseele Ossa Sepiae
Fischseife Sapo kalinus
Fischtran(k) Oleum Jecoris · Iecoris aselli oleum
Fischwitterung Zibethum
Fischwurzel Radix Scrophulariae · Scrophulariae radix
Fischzähne Semen Papaveris · Papaveris semen
Fisetholz Lignum flavum vel citrinum
Fisole Fabae albae · Phaseolus vulgaris
Fispelkraut Herba Sideritidis
Fistelkassie Cassia fistula
Fistelkraut Herba Pedicularis
Fistelsalbe Unguentum Elemi · Unguentum Mezere
Fistichen Nuces Pistaciae
Fixbleiche Calcaria chlorata
Fixe Luft Liquor Ammonii caustici · Pulvis aerophorus
Fixhurtig Liquor Ammonii caustici
Fixiersalz Natrium thiosulfuricum (subsulfurosum)
Fixstern Stincus marinus
Fixundfertig Tinctura Aloes et Tinctura Arnicae $\overline{aa}$
Fixundgeschwind Liquor Ammonii caustici
Fixweiß Barium sulfuricum
Flachs Linum usitatissimum
Flachs unser Frauen Herba Linariae · Linariae vulgris herba
Flachs, Wilder Linaria vulgaris · Linariae vulgris herba
Flachsbohnen Semen Lupini
Flachsdotter Herba Linariae · Linariae vulgris herba
Flachsdottersamen Semen Lini · Lini semen
Flachsdottersamen, Alexandrinischer Semen Sesami
Flachskraut Herba Linariae · Linariae vulgris herba
Flachskuchen Lini seminis placenta
Flachsleinöl Oleum Lini · Lini oleum virginale
Flachslinsen Semen Lini · Lini semen
Flachsmehl Semen Lini pulvis · Lini semen pulvis
Flachssaat Semen Lini · Lini semen
Flachssalbe Unguentum Linariae
Flachssamen Semen Lini · Lini semen
Flachssamenöl Oleum Lini · Lini oleum virginale
Flachsstein Alumen plumosum
Flachwerk, Wiener Electuarium Sennae
Flaergras Rhizoma Graminis · Graminis rhizoma
Flammruß Fuligo
Flander Lavandula vera
Flanderli Flores Lavandulae · Lavandulae flos
Flanellpflaster, Gelbes Ceratum Resinae Pini
Flanellpflaster, Grünes Ceratum Aeruginis
Flas Linum usitatissimum
Flaschenbaum Annona squamosa
Flatterbinsenwurzel Junci radix
Flattermohn Flores Rhoeados · Papaveris rhoeados flos
Flattersimse Juncus effusus
Flaumeiche Quercus pubescens
Flechsenessenz Spiritus saponato-camphoratus
Flechsenöl Linimentum ammoniatum · Oleum Hyoscyami · Hyoscyami oleum
Flechsensalbe Linimentum ammoniatum · Unguentum flavum · Unguentum nervinum · Unguentum Populi · Populi unguentum
Flechsenspiritus Spiritus saponato-camphoratus
Flechte Lichen

Flechtenlunge Lichen Pulmonariae · Lichen pulmonarius · von Lobaria pulmonaria · Echte Lungenflechte
Flechtenlungenkraut Herba Pulmonariae arboreae
Flechtenpulver Pulvis Liquiritiae compositus · Liquiritiae pulvis compositus
Flechtensalbe Unguentum diachylon · Unguentum exsiccans · Unguentum Hydrargyri album dilutum · Unguentum Picis · Unguentum Zinci · Zinci unguentum
Flechtentee Species laxantes
Flechtenwasser Aqua Kummerfeldii
Flechtgras Rhizoma Graminis · Graminis rhizoma
Flechtgraswurzel Rhizoma Graminis · Graminis rhizoma
Fleckblätter Herba Pulmonariae · Pulmonariae herba
Fleckblume Spilanthes oleracea · Acmella oleracea
Fleckblumenkraut Herba Spilanthis
Fleckenaron Rhizoma Ari · Ari maculati rhizoma
Fleckenkraut Herba Acetosellae · Herba Galegae · Galegae herba · Herba Pulmonariae · Pulmonariae herba
Fleckenlungenkraut Herba Pulmonariae · Pulmonariae herba
Fleckennaphta Benzinum
Fleckenruttichkraut Herba Persicariae
Fleckensalz Acidum tartaricum pulvis · Kalium bioxalicum
Fleckenschierling Herba Conii · Conii herba
Flecks Tropfen Elixir e Succo Liquiritiae
Fleckwasser Benzinum · Liquor Natrii hypochlorosi
Flederblomen Flores Sambuci · Sambuci flos
Flederkrühl Succus Sambuci
Fledermausfett Adeps suillus
Fleeider Sambucus nigra
Flegenkraut Herba Artemisiae · Artemisiae herba
Flegenwurzel Radix Artemisiae · Artemisiae radix
Fleierrinde Cortex Quillayae · Quillaiae cortex
Fleisch Caro
Fleisch und Blut Herba Pulmonariae · Pulmonariae herba
Fleischblumen Flores Trifolii albi · Herba Betonicae
Fleischblüten Flores Cardaminis
Fleischextrakt Carnis extractum
Fleischkohle Carbo animalis
Fleischkraut Herba Betonicae · Herba Hederae terrestris · Glechomae hederaceae herba
Fleischrosen Flores Rosae · Rosae flos
Fleischrosenblätter Flores Rosae · Rosae flos
Flende Semen Fagopyri · Fagopyri semen
Fleuchteufel Herba Hyperici · Hyperici herba
Fleurwasser Aqua Aurantii Florum
Flidderbeere Fructus Sambuci · Sambuci fructus
Flieder Flores Sambuci · Sambuci flos · Fructus Sambuci · Sambuci fructus
Fliederbeere Sambucus nigra
Fliederbeeren Fructus Sambuci · Sambuci fructus
Fliederbrei Succus Sambuci
Fliederkernöl Oleum Arachidis · Arachidis oleum
Fliederkreide Succus Sambuci
Fliedermus Succus Sambuci
Fliederöl Oleum Arachidis · Arachidis oleum
Fliederrinde Sambuci cortex
Fliedersaft Succus Sambuci
Fliederschwamm Fungus Sambuci
Fliedersulz Succus Sambuci
Fliedertee Flores Sambuci · Sambuci flos
Fliederwurzel Radix Levistici · Levistici radix
Fliegauf Liquor Ammonii caustici
Fliege, Spanische Lytta vesicatoria · früher Cantharis vesicatoria
Fliege, Spanische (Hom.) Cantharis, Lytta vesicatoria
Fliegenbaumrinde Cortex Fraxini · Fraxini cortex · Cortex Ulmi · Ulmi cortex · Lignum Quassiae · Quassiae lignum
Fliegend Element Linimentum ammonia-

tum
Fliegend Salz Ammonium carbonicum
Fliegenfänger Apocynum androsaemifolium
Fliegenholz Lignum Quassiae · Quassiae lignum
Fliegenholzrinde Lignum Quassiae · Quassiae lignum
Fliegenkobalt Arsenum metallicum
Fliegenkraut Folia Stramonii · Stramonii folium · Herba Artemisiae · Artemisiae herba
Fliegenleim Viscum aucuparium
Fliegenöl Oleum animale foetidum
Fliegenpfeffer Piper longum · Pulvis contra Insecta
Fliegenpflaster Emplastrum Cantharidum · Emplastrum Drouoti
Fliegenpflaster, Gewöhnliches Emplastrum Cantharidum ordinarium
Fliegenpilz Amanita muscaria (giftig!)
Fliegenpulver Pulvis contra Insecta
Fliegenschwamm = Fliegenpilz · Amanita muscaria (giftig!)
Fliegenspäne Lignum Quassiae · Quassiae lignum
Fliegenstein Arsenum metallicum
Fliegentee Lignum Quassiae · Quassiae lignum
Fliegindieluft Liquor Ammonii caustici
Flierbeeren, Wilde Ebuli fructus
Flierblüten Flores Sambuci · Sambuci flos
Fliere Flores Sambuci · Sambuci flos
Fließkrautwurzel Radix Althaeae · Althaeae radix
Fließpapier Charta biluba
Flintengeist Liquor Ammonii caustici
Flitschrosen Flores Rhoeados · Papaveris rhoeados flos
Flittergold Aurum foliatum
Flittersilber Argentum foliatum
Flizgras Polygonum aviculare
Flochschwarz Fuligo
Flockenblumen Flores Centauriae · Flores Cyani · Cyani flos
Flockenblüten Flores Violae tricoloris · Violae tricoloris flos

Flockentee Flores Verbasci · Verbasci flos
Flockschwarz Fuligo
Flöhalant Herba Conyzae · Conyzae majoris herba
Flohballa = Riesenbovist · Lycoperdon giganteum
Flöhfett Unguentum contra Pediculos
Flohkraut Aspidium filix mas · Herba Conyzae · Conyzae majoris herba · Herba Ledi · Ledi palustris herba · Herba Pulegii · Pulegii herba · Semen Psyllii · Psyllii semen
Flöhkraut Aspidium filix mas · Herba Conyzae · Conyzae majoris herba · Herba Ledi · Ledi palustris herba · Herba Pulegii · Pulegii herba · Semen Psyllii · Psyllii semen
Flohkraut, Flöhkraut Herba Pulicariae
Flöhpulver Pulvis contra Insecta
Flöhsalbe Unguentum contra Pediculos
Flohsamen Plantago psyllium · Semen Psyllii · Psyllii semen
Flohsamen, Indische Plataginis ovatae semen
Flohsamenschalen, Indische Planatginis ovatae seminis tegumentum
Flöhwegerichsamen Semen Psyllii · Psyllii semen
Flonzsaiberl Ceratum labiale
Flor Bezetta rubra · Flores Carthami · Carthami flos
Flor, Blauer Bezetta coerulea
Flor, Gelber Flores Carthami · Carthami flos
Flor, Spanischer Bezetta rubra
Floranzipulver Zincum oxydatum
Florblümli Flores Primulae · Primulae flos (cum oder sine calycibus)
Florentinertropfen Tinctura Iridis
Florentinerwurzel Rhizoma Iridis · Iridis rhizoma
Florescin Zincum oxydatum
Florin, Englischer Lithargyrum
Florsafran Flores Carthami · Carthami flos
Florsalbe, Rote Unguentum Hydrargyri rubrum dilutum
Florwasser Aqua Aurantii Florum
Florwater Aqua Aurantii Florum
Florwurzel Rhizoma Iridis · Iridis rhizoma
Floßblumen Flores Stoechados · Helichrysi flos

Flötenöl Oleum odoratum · Oleum Sesami · Sesami oleum (raffinatum)
Flötenpulver Pulvis contra Pediculos
Flöthpurjeerpulver Pulvis Jalapae laxans
Flöthschnupftabak Pulvis sternutatorius
Flöthverdentpflaster Ceratum Aeruginis
Flötölje Oleum camphoratum
Flötzenpulver Radix Ratanhiae pulvis · Ratanhiae radix pulvis
Flüchtig. Element Linimentum ammoniatum
Flüchtig. Kali Ammonium carbonicum
Flüchtig. Kampfersalbe Linimentum ammoniato-camphoratum
Flüchtig. Laugensalz Ammonium carbonicum
Flüchtig. Liniment Linimentum ammoniatum
Flüchtig. Öl Linimentum ammoniatum
Flüchtig. Salbe Linimentum ammoniatum
Flüchtig. Salmiak Liquor Ammonii caustici
Flüchtig. Salz Ammonium carbonicum
Flüchtig. Spiritus Liquor Ammonii caustici
Flüchtig. Weinsäure Acidum aceticum dilutum
Flüchtigundgeschwind Liquor Ammonii caustici
Flüggopp Liquor Ammonii caustici
Flugsalz Ammonium carbonicum
Flugsandgraswurzel Rhizoma Caricis · Caricis rhizoma
Flugtee Species laxantes Gasteinenses
Flügup Linimentum ammoniatum
Flühblume Flores Primulae · Primulae flos (cum oder sine calycibus)
Fluhbuchsblätter Folia Vitis idaeae · Vitisideae folium
Fluid Liquor Ammonii caustici · Liquor restitutorius (restituens) · Spiritus russicus
Fluidozon Solutio Kalii permanganici 1%
Fluidum Liquor Ammonii caustici, Tinctura Arnicae, Spiritus camphoratus $\overline{aa}$
Fluorit Calcium fluoratum
Fluß Species fumales foetidae (zum Räuchern) · Succinum raspatum
Flußbegehrpulver Pulvis Jalapae laxans
Flußblumen Flores Stoechados · Helichrysi flos
Flußgeist Liquor Ammonii caustici · Spiritus russicus · Spiritus saponato-camphoratus
Flußharz Resina Anime
Flüssig. Moschus Tinctura Moschi
Flüssig. Pech Pix liquida
Flußkampfer Camphora
Flußkatzenschwanz Herba Equiseti · Equiseti herba
Flußkörner Semen Paeoniae · Paeoniae semen · Succinum raspatum
Flußkraut Herba Polygalae · Polygalae vulgaris herba
Flußkrautblumen Flores Althaeae · Althaeae flos · Flores Malvae arboreae · Alceae flos · Alceae roseae flos
Flußkrautwurzel Radix Althaeae · Althaeae radix
Flußkrebs Astacus astacus, Syn. Astacus fluviatilis
Flußmagnetgeist Spiritus Angelicae compositus · Angelicae spiritus compositus
Flußöl, Gelbes Spiritus saponato-camphoratus
Flußöl, Grünes Oleum Hyoscyami + Oleum Cajeputi 9+1
Flußpech Resina Pini
Flußpechpflaster Emplastrum Picis irritans
Flußperill Pulvis sternutatorius
Flußpflaster Capsicumpflaster · Emplastrum Cantharidum perpetuum
Flußpflaster, Fleischmanns Emplastrum oxycroceum
Flußpillen Pilulae laxantes
Flußpulver Glacies Mariae pulvis
Flußpulver zum Einnehmen Pulvis temperans · Tubera Jalapae pulvis · Jalapae tuber pulvis
Flußpulver zum Räuchern Species fumales
Flußpulver zum Schnupfen Pulvis sternutatorius
Flußpurgierpulver Pulvis Jalapae laxans
Flußrauch Species fumales · Succinum raspatum
Flußräucherung Species fumales · Succinum raspatum
Flußsalbe Unguentum nervinum viride ·

Unguentum Rosmarini compositum · Rosmarini unguentum compositum
Flußsäure Acidum hydrofluoricum
Flußschnupftabak Pulvis sternutatorius
Flußschwamm (Hom.) Badiaga, Spongilla lacustris, Spongia fluviatilis
Flußspat Calcium fluoratum
Flußspatsäure Acidum hydrofluoricum
Flußspiritus Spiritus Lavandulae compositus · Lavandulae spiritus compositus · Spiritus russicus · Spiritus saponato-camphoratus
Flußstein Calcium fluoratum
Flußtabak Pulvis sternutatorius
Flußtinktur Tinctura Aloes composita · Tinctura carminativa · Tinctura Lignorum
Flußtropfen = Flußtinktur
Flußundhauptpillen Pilulae laxantes
Flußverband Ceratum Aeruginis
Flußverbandpflaster Ceratum Aeruginis
Flußverteilungstropfen = Flußtinktur
Flußwurzel Radix Pyrethri · Pyrethri radix
Flutöl Oleum Rosmarini, Oleum Terebinthinae āā
Födiumsamen Semen Foenugraeci · Trigonellae foenugraeci semen
Födum Semen Foenugraeci · Trigonellae foenugraeci semen
Foelie Macis
Foelieboter Balsamum oder Oleum Myristicae
Fohlenfüße Folia Farfarae · Farfarae folium
Fohlenpfotsblätter Folia Farfarae · Farfarae folium
Fohrewurzel Rhizoma Filicis · Filicis rhizoma
Foleföt Folia Farfarae · Farfarae folium
Fölfodblätter Folia Farfarae · Farfarae folium
Folgmirnach Pulvis contra Pediculos
Folie Stannum foliatum
Folläschübel Herba Lycopodii · Lycopodii herba
Folle Schübel Herba Lycopodii · Lycopodii herba
Follerjan Herba Valerianae
Follikeltee Folliculi Sennae
Folsäure Acidum folicum

Fontanellerbsen Fructus Aurantii immaturi · Aurantii fructus immaturus · Rhizoma Iridis · Iridis rhizoma · Semen Ciceris
Fontanellkugeln Rhizoma Iridis in globulis · Iridis rhizoma in globulis
Fontanellpflaster Ceratum Aeruginis · Ceratum Resinae Pini · Emplastrum ad Fonticulos · Emplastrum Lithargyri simplex
Fontanellsalbe Unguentum basilicum · Unguentum Cantharidum · Unguentum digestivum
Fontanellsalz Kalium causticum
Fontanellstein Argentum nitricum
Fönumgräkum Semen Foenugraeci · Trigonellae foenugraeci semen
Fönumgräkumsamen Semen Foenugraeci · Trigonellae foenugraeci semen
Fönungräkumpflaster Emplastrum frigidum · Emplastrum Lithargyri compositum
Foosfett Unguentum flavum
Foppkastanienrinde Cortex Hippocastani · Hippocastani cortex
Foppkastanienrindl Cortex Hippocastani · Hippocastani cortex
Forbacher Magenkräuter Species amarae
Forellenpflaster Emplastrum Lithargyri compositum · Emplastrum saponatum
Forlanderli Lavandula spica
Forloop Spiritus dilutus
Formalin Formaldehyd solutus
Formol Formaldehyd solutus
Forsprang Spiritus Vini gallici cum Sale
Försprung Spiritus dilutus · Spiritus Vini gallici cum Sale
Fortepulver Pulvis Pediculorum
Foslungensaft Oxymel simplex · Sirupus Liquiritiae
Fosmannslingröl Oleum Ovorum
Fospelkraut Herba Sideritidis
Foßsalv Unguentum diachylon
Fot = Fuß
Fötgelwurzel Rhizoma Filicis · Filicis rhizoma
Fötium Asa foetida · Semen Foenugraeci · Trigonellae foenugraeci semen
Fötusmilch Aqua Rosae benzoata
Fotzenpomade Ceratum Cetacei rubrum

Fotzensaft Mel rosatum boraxatum
Fotzmaul Herba Scabiosae · Knautiae arvensis herba
Foulscher, Lamberter Flores Cheiranthi · Cheiranthi cheiri flos
Fowlersche Lösung Liquor Kalii
Fraisen = Krämpfe bei Tieren
Fraisperlen Semen Paeoniae · Paeoniae semen
Framantelkraut Herba Alchemillae · Alchemillae herba
Frambozen = Himbeeren
Frambozenazijn Himbeer-Essig
Frambozenstroop Himbeer-Sirup
Främte Herba Absinthii · Absinthii herba
Frangenkraut Helleborus viridis
Frangentropfen Oleum Terebinthinae sulfuratum
Frangenwurzel Radix Hellebori viridis · Hellebori viridis rhizoma · Radix Pyrethri · Pyrethri radix · Rhizoma Veratri · Veratri rhizoma
Frankenpulver Pulvis pro Equis
Frankenwurzel = Frangenwurzel
Frankfurtersalz Natrium bicarbonicum
Frankfurterwurzel Radix Pyrethri · Pyrethri radix
Franzbranntwein Spiritus Vini gallici · Vini gallici spiritus
Franzbrantwein mit Fichtennadelöl Vini gallici spiritus cum piceae aetheroleo
Franzenöl Oleum Terebinthinae sulfuratum
Franzgold Aurum foliatum arsenicosi
Franziskanerin Candelae fumales
Franziskanerrhabarber Rhizoma Rhei · Rhei radix
Franziskerin Candelae fumales
Franzkraut Herba Agrimoniae · Agrimoniae herba
Franzosenharz Resina Guajaci
Franzosenholz Lignum Guajaci · Guajaci lignum
Franzosenkappe Aconitum Napellus
Franzosenkraut Herba Fumariae · Fumariae herba
Franzosenöl Oleum animale foetidum
Franzosenpulver Pulvis contra Insecta · Pulvis pro Equis (fürs Vieh, innerlich)
Franzosensalbe Unguentum Hydrargyri cinereum dilutum
Franzosenspäne Lignum Guajaci · Guajaci lignum
Franzosenwurzel Radix Pyrethri · Pyrethri radix
Französisch. Glogauer Unguentum Hydrargyri citrinum
Französisch. Holzöl Oleum Philosophorum
Französisch. Krätzesalbe Unguentum Hydrargyri album dilutum
Französisch. Tee Species laxantes St. Germain
Franzweizen Semen Fagopyri · Fagopyri semen
Franzwurzel Radix Pyrethri · Pyrethri radix · Rhizoma Veratri · Veratri rhizoma
Fräselmehl Lycopodium
Fräselpulver Pulvis Magnesiae cum Rheo
Fräseltropfen Tinctura Rhei
Frasentee Herba Euphrasiae · Euphrasiae herba
Frätpulver Pulvis pro Equis
Frattmehl Lycopodium
Frauakerza Flores Verbasci · Verbasci flos
Fraubartelspulver Radix Valerianae pulvis · Valerianae radix pulvis
Frauenbalsamkraut Herba Balsamitae · Balsamitae herba
Frauenbißkraut Herba Alchemillae · Alchemillae herba · Herba Chamaedryos · Teucrii chamaedryos herba
Frauenblatt Herba Balsamitae · Balsamitae herba
Frauenblume Herba Anagallidis · Anagallidis herba
Frauendistelsamen Semen Cardui Mariae · Cardui mariae fructus
Frauendosten Herba Origani · Origani herba
Fraueneis Glacies Mariae
Frauenfenchel Fructus Foeniculi · Foeniculi fructus
Frauenflachs Herba Linariae · Linaria vulgaris · Linaria vulgari · Linariae vulgris herba

Frauenflachslöbermund Herba Linariae · Linariae vulgris herba
Frauenglas Glacies Mariae
Frauenhaar Herba Capilli Veneris · Capilli Veneris herba
Frauenhaarflachsöl Oleum Arachidis · Arachidis oleum
Frauenhaarsaft Sirupus Aurantii Florum
Frauenhilf Herba Alchemillae · Alchemillae herba
Frauenisch Glacies Mariae (für Tiere) · Natrium bicarbonicum (für Menschen)
Frauenkerzen Flores Verbasci · Verbasci flos
Frauenkraut Folia Melissae · Melissae folium · Herba Achilleae moschatae · Ivae moschatae herba · Herba Linariae · Linariae vulgris herba
Frauenkrautmus Electuarium Sennae
Frauenkrautöl Oleum Olivarum · Olivae oleum virginale
Frauenkrautsalbe Unguentum Linariae
Frauenkrieg Radix Ononidis · Ononidis radix
Frauenkriegwurzel Radix Ononidis · Ononidis radix
Frauenkunkel Verbascum tapsiforme
Frauenlist Herba Veronicae · Veronicae herba
Frauenmantel Alchemilla vulgaris
Frauenmantelkraut Herba Alchemillae · Alchemillae herba
Frauenmilchkraut Herba Pulmonariae · Pulmonariae herba
Frauenminze Herba Balsamitae · Balsamitae herba
Frauennachtmantel Herba Alchemillae · Alchemillae herba
Frauenpilz = Maronenröhrling · Boletus badius
Frauenrainfarn Herba Balsamitae · Balsamitae herba
Frauenraute Herba Achilleae moschatae · Ivae moschatae herba
Frauenrose Rosa canina
Frauensaft Sirupus Aurantii Florum
Frauensalbei Herba Balsamitae · Balsamitae herba

Frauenschlüssel Flores Primulae · Primulae flos (cum oder sine calycibus)
Frauenschlüsselblume Flores Primulae · Primulae flos (cum oder sine calycibus)
Frauenschüchelkraut Herba Spartii · Cytisi scoparii herba
Frauenschuh Cypripedium calceolus · Radix Aristolochiae
Frauenschühli Flores Primulae · Primulae flos (cum oder sine calycibus)
Frauenschuhwurzelstock Cypripedii rhizoma
Frauenspiegelkraut Herba Bidentis
Frauenstreitwurzel Radix Ononidis · Ononidis radix
Frauentee Species gynaecologicae
Frauentränen Tubera Salep · Salep tuber
Frauenweiß Glacies Mariae · Talcum venetum
Frauenwermut Herba Absinthii · Absinthii herba
Frauenwurzel Caulophylii radix · Cimicifugae racemosae rhizoma
Frauenzimmertropfen Spiritus strumalis · Tinctura Cinnamomi · Cinnamomi corticis tinctura
Frauenzopf Herba Adianti aurei
Frauenzopfkraut Herba Capilli Veneris · Capilli Veneris herba
Frauhaltwort Herba Aristolochiae · Aristolochiae herba
Fräulein- und Herrles-Tee Flores Lamii
Fräulein, Je ein Bulbus victorialis longus et rotundus
Fräulesbloama Flores Rhoeados · Papaveris rhoeados flos
Fräulischlößli Flores Primulae · Primulae flos (cum oder sine calycibus)
Frauvonwürde Herba Hyperici · Hyperici herba
Fraxinellwurzel Radix Dictamni · Dictamni albi radix
Freierskraut Herba Fumariae · Fumariae herba
Freisamblüten Flores Violae tricoloris · Violae tricoloris flos
Freisamkraut Herba Violae tricoloris · Violae tricoloris herba

Freisamrosen Flores Paeoniae · Paeoniae flos
Freisamsaft Sirupus Liquiritiae
Freisamveilchen Flores Violae tricoloris · Violae tricoloris flos
Freiselmehl Lycopodium
Freisensaft Sirupus Papaveris
Freiswasser Aqua aromatica spirituosa
Fremde Bibernelle Pimpinella peregrina
Fremdenöl Oleum Hyoscyami · Hyoscyami oleum · Oleum viride
Frengelwurz Radix Hellebori · Rhizoma Veratri · Veratri rhizoma
Freschekôl Folia Trifolii fibrini · Menyanthidis trifoliatae folium
Freselmehl Lycopodium
Fresem Herba Violae tricoloris · Violae tricoloris herba
Freßpulver Pulvis pro Equis
Freßpulver für Schweine Stibium sulfuratum nigrum
Freßwurzel Rhizoma Ari · Ari maculati rhizoma
Fretzpulver Alumen ustum
Fretzsalbe Unguentum acre
Freudig auf und traurig nieder Stincus marinus
Freundschaftspulver Pulvis Liquiritiae compositus · Liquiritiae pulvis compositus
Freveltat Unguentum Hydrargyri rubrum oder album dilutum
Friars Balsam Tinctura Benzoes composita
Fricktau Herba Droserae (Rorellae) · Droserae herba
Friderizis Tropfen Tinctura odontalgica
Friedloskraut Herba Nummulariae · Lysimachiae herba
Friedrichssalz Magnesium sulfuricum · Natrium sulfuricum · Sal Carolinum factitium
Frieselmehl Lycopodium
Frieselpulver Pulvis pro Infantibus
Frieseltropfen Tinctura Chinioidini
Friespulver Lycopodium
Frigidum Emplastrum frigidum
Frigsblättersalbe Unguentum diachylon · Unguentum frigidum

Frische Brunnenkresse Nasturtii herba
Frisiergummi Gummi arabicum
Fritzensalbe, Rote Unguentum Hydrargyri rubrum
Fritziusbalsam Mixtura oleoso-Balsamica
Froawurzkraut Herba Balsamitae · Balsamitae herba
Fronleichnam Tinctura Opii crocata
Fronsamkraut Herba Violae tricoloris · Violae tricoloris herba
Froschblätter Folia Trifolii fibrini · Menyanthidis trifoliatae folium
Froschdistelsamen Semen Cardui Mariae · Cardui mariae fructus
Fröschelköhl Folia Trifolii fibrini · Menyanthidis trifoliatae folium
Fröschelmehl Lycopodium
Froschlacksalbe Unguentum Cerussae
Froschlaichpflaster Emplastrum Cerussae · Emplastrum Hydrargyri · Emplastrum Lithargyri compositum
Froschlaichsalbe Unguentum Cerussae
Froschlaichwasser Aqua Plumbi
Fröschlingspflaster Emplastrum Cerussae
Froschlöffel Alisma Plantago
Froschpeterlein Fructus Phellandri · Phellandri fructus
Froschpetersilie Fructus Phellandri · Phellandri fructus
Froschpolei Herba Pulegii · Pulegii herba
Froschsalbe Unguentum Zinci · Zinci unguentum
Frosemtee Herba Violae tricoloris · Violae tricoloris herba
Frostknochenöl Spiritus strumalis
Frostöl Mixtura vulneraria acida · Tinctura Benzoes composita · Tinctura Capsici · Tinctura Jodi diluta
Frostpflaster, Gelbes Emplastrum Lithargyri molle · Emplastrum oxycroceum
Frostpflaster, Rotes Emplastrum saponatum rubrum
Frostsalbe Unguentum Cerussae camphoratum · Unguentum exsiccans · Unguentum Plumbi · Plumbi unguentum
Frostwasser Aqua Cinnamomi cum Acido nitrico 15:1 · Mixtura vulneraria acida

Frostwurz Rhizoma Ari · Ari maculati rhizoma
Frostwurzel Rhizoma Ari · Ari maculati rhizoma
Frowebulig Herba Serpylli · Serpylli herba
Fru = Frauen
Fru Bartels Pulver Radix Valerianae pulvis · Valerianae radix pulvis
Frucht aus Indien Fructus Amomi · Amomi fructus · Pimentae fructus
Fruchtbranntwein Spiritus Frumenti
Fruchtschale Pericarpium
Fruchtzucker Lävulose · Saccharum amylaceum
Fruen = Frauen
Fruenholtwort Tubera Aristolochiae rotundae
Fruenmelkkraut Herba Arnicae · Arnicae herba
Frühblümchen Flores Bellidis · Bellidis flos
Frühblumen Flores Primulae · Primulae flos (cum oder sine calycibus)
Frühgänzene Radix Gentianae · Gentianae radix
Frühjahrsknollenblätterpilz Amanita verna (giftig!)
Frühjahrstee = Blutreinigungstee
Frühlingsadonis Herba Adonidis · Adonidis herba
Frühlingsaugentrost Herba Euphrasiae · Euphrasiae herba
Frühlings-Schlüsselblume Primula veris
Frühlingsteufelsauge Herba Adonidis · Adonidis herba
Fruit de chardon Marie Cardui mariae fructus
Fruktose Lävulose · Saccharum amylaceum
Fruschgelekpflaster Emplastrum Cerussae
Fuchsauge Paris quadrifolia
Fuchsbaum Ulmus rubra
Fuchsbeeren Baccae Spinae cervinae
Fuchsbeerenkraut Folia Vitis idaeae · Vitis-idaeae folium
Fuchsblumen Flores Stoechados · Helichrysi flos
Fuchseisenhut Aconitum vulparia
Fuchsenkraut Lysimachia nummularia
Fuchsfenchel Fructus Phellandri · Phellandri fructus
Fuchsin Anilinum rubrum
Fuchsköder Zibethum
Fuchskraut Herba Pulmonariae · Pulmonariae herba
Fuchskreuzkraut Senecio fuchsii
Fuchsleber Extractum Aloes · Folia Sennae pulvis · Sennae folium pulvis · Hepar Antimonii (für Hunde) · Sanguis Hirci pulvis · Succus Liquiritiae · Liquiritiae succus
Fuchslunge Extractum Aloes · Folia Sennae pulvis · Sennae folium pulvis · Hepar Antimonii (für Hunde) · Sanguis Hirci pulvis · Succus Liquiritiae · Liquiritiae succus
Fuchslungenkraut Herba Pulmonariae · Pulmonariae herba
Fuchslungenöl Oleum Hyperici · Hyperici oleum
Fuchslungensaft Elixir e Succo Liquiritiae · Oxymel simplex · Sirupus Liquiritiae · Sirupus Papaveris
Fuchslungensaft, Roter Sirupus Rhoeados
Fuchssalbe Unguentum Plumbi · Plumbi unguentum · Unguentum Rosmarini compositum · Rosmarini unguentum compositum
Fuchsschwanz, Blauer Herba Salicariae
Fuchsschwanzwurzel Radix Lapathi acuti
Fuchsschweif Herba Equiseti · Equiseti herba
Fuchstraubenkraut Herba Solani nigri · Solani nigri herba
Fuchstropfen Tinctura Chinioidini
Fuchswitterung Zibethum arteficiale
Fuchswurz Tubera Aconiti · Aconiti tuber
Fuchswurzkraut Herba Aconiti · Aconiti herba
Fuchtöl Oleum Chamomillae
Füerblumen Flores Rhoeados · Papaveris rhoeados flos
Füeröl Oleum Lini · Lini oleum virginale
Füerpulver Radix Arnicae pulvis · Arnicae radix pulvis
Füerwörteln Radix Arnicae · Arnicae radix
Füffingerkraut Herba Anserinae · Anserinae herba · Herba Pentaphylli
Fühlung Succus Liquiritiae crudus pulvis

Fuhrkraut Herba Nummulariae · Lysimachiae herba
Fuhrmannsblumen Flores Stoechados · Helichrysi flos
Fuhrmannsröschen Flores Stoechados · Helichrysi flos
Fuier = Feuer
Fuipepak Electuarium Sennae · Electuarium theriacale
Fulbeeri Rhamnus frangula · Frangula alnus
Fulboom Cortex Frangulae · Frangulae cortex
Fûlholt Cortex Frangulae · Frangulae cortex
Fulholz(rinde) Cortex Frangulae · Frangulae cortex
Fulholzrinde Cortex Frangulae · Frangulae cortex
Fülifüdesamen Semen Colchici · Colchici semen
Fülifüß Folia Farfarae · Farfarae folium
Füllhornblumen Flores Gnaphalii · Antennariae dioicae flos
Füllkraut Folia Farfarae · Farfarae folium
Fumarsäure Acidum fumaricum
Fünaukraut Herba Alchemillae · Alchemillae herba
Fünfaderkraut Folia Malvae · Malvae folium · Herba Plantaginis
Fünfblatt Herba Agrimoniae · Agrimoniae herba · Herba Pentaphylli
Fünferlei Linimentum saponato-camphoratum · Species amarae
Fünffingerholz Lignum Sassafras · Sassafras lignum
Fünffingerkraut Herba Agrimoniae · Agrimoniae herba · Herba Anserinae · Anserinae herba
Fünffingerkraut, Goldenes Herba Agrimoniae · Agrimoniae herba · Herba Anserinae · Anserinae herba
Fünffingerkrautsalbe Unguentum Linariae
Fünffingerwurzel Rhizoma Tormentillae · Tormentillae rhizoma · Tubera Salep · Salep tuber
Fünfmännertee Herba Agrimoniae · Agrimoniae herba
Fünfstern Herba Fumariae · Fumariae herba
Fünfwundenchristikraut Herba Rutae · Rutae herba
Fünfwunderblumen Flores Primulae · Primulae flos (cum oder sine calycibus)
Fünstern Herba Fumariae · Fumariae herba
Für, Füer = Feuer
Fürblümli Flores Primulae · Primulae flos (cum oder sine calycibus)
Füröl Oleum Lini · Lini oleum virginale
Fürpulverwurzel Radix Pyrethri · Pyrethri radix
Fürst von Elz-Pflaster Emplastrum Picis irritans
Fürstenpflaster Emplastrum saponatum
Fürstenpulver Hydrargyrum oxydatum rubrum · Pulvis pro Equis ruber
Fürstensalbe Unguentum ophthalmicum compositum
Fürstlingsblüten Flores Millefolii · Millefolii flos
Furzglocken Flores Malvae arboreae · Alceae flos · Alceae roseae flos
Fusetholz Lignum flavum
Fusidinsäure Acidum fucidicum
Fuspel Herba Sideritidis
Fuspelkraut Herba Sideritidis
Fußblatt Rhizoma Polypodii · Polypodii rhizoma
Fußblattwurzel Rhizoma Podophylli · Podophylli rhizoma
Fußpulver Alumen pulvis · Pulvis salicylicus cum Talco
Fußsalbe Unguentum diachylon
Fußschweißwasser Liquor antihydrorrhoicus
Fußverbandpflaster Ceratum Aeruginis · Emplastrum Cerussae · Emplastrum fuscum camphoratum
Fustel Lignum citrinum
Fustikholz Lignum flavum
Futingspulver Rhizoma Iridis pulvis · Iridis rhizoma pulvis
Fütingspulver Rhizoma Iridis pulvis · Iridis rhizoma pulvis

Futter, Falsches Asa foetida
Futterhechelwurzel Radix Ononidis · Ononidis radix
Futterkalk Calcium phosphoricum crudum
Futterklee Flores Trifolii albi

G

Gaadekamille Chamaemelum nobile
Gaathan Herba Abrotani
Gäbali Herba Lycopodii · Lycopodii herba
Gabegottes Herba Chelidonii · Chelidonii herba
Gabelkraut Herba Bidentis
Gabianöl Oleum Petrae nigrum
Gabüse Herba Artemisiae · Artemisiae herba
Gachelkraut Herba Millefolii · Millefolii herba
Gachheil Herba Anagallidis · Anagallidis herba
Gacht Herba Millefolii · Millefolii herba
Gackelcher Anemone nemorosa
Gaddeliese Folia Taraxaci · Taraxaci folium
Gadelbeeren Fructus Myrtilli · Myrtilli fructus
Gadelrosenkraut Herba Pulsatillae · Pulsatillae herba
Gädersalbe Unguentum Rosmarini compositum · Rosmarini unguentum compositum
Gadolinerde Yttrium oxydatum
Gafelblätterspiritus Spiritus Cochleariae
Gaffer Camphora
Gagelkraut Folia Myricae
Gagelstrauch Myrica gale
Gageneier Flores Lamii albi · Lamii albi flos
Gagolsalbe Unguentum Althaeae laurinum
Gähgilgen Rhizoma Pseudacori · Iridis pseudacori rhizoma
Gähheil Anagallis arvensis
Gähl = Gelb · Flores Calendulae · Calendulae flos
Gähladerjahn Orleana
Gählbutterfarb Orleana
Gählendewas Emplastrum Lithargyri compositum
Gählfarw Rhizoma Curcumae pulvis · Curcumae rhizoma pulvis
Gählgellingtee Flores Calendulae · Calendulae flos
Gählgölliken Flores Calendulae · Calendulae flos
Gählkinderpulver Pulvis Magnesiae cum Rheo
Gählmaßschwede Ceratum Resinae Pini
Gählrüwsamen Fructus Dauci
Gählsuchtpulver Rhizoma Rhei pulvis · Rhei radix pulvis
Gählsuchtwörteln Rhizoma Curcumae · Curcumae rhizoma
Gähltogpflaster Emplastrum Lithargyri compositum
Gähltogschwede Ceratum Resinae Pini
Gähltraktiv Ceratum Resinae Pini
Gählwasschwede Ceratum Resinae Pini
Gählwundsalv Unguentum basilicum
Gaisbart Ulmaria u. Filipendula
Gaisblatt Herba Pirolae · Chimaphilae herba · Herba Umbellatae
Gaisenbillele Trochisci Succi Liquiritiae
Gaisfenchel Fructus Phellandri · Phellandri fructus
Gaisfuß Aegopodium Podagraria · Herba Agrimoniae · Agrimoniae herba
Gaisglöggli Herba Anemonis nemorosae
Gaisklee Herba Cytisi · Herba Galegae · Galegae herba
Gaisleiter Herba Ulmariae
Gaisraute Herba Galegae · Galegae herba
Gaisrübe Tubera Cyclaminis
Gaisstrauben Lichen islandicus
Gaiswedel Herba Ulmariae
Gal = Galle
Galais Herba Genistae · Genistae herba · Genistae tinctoriae herba
Galant Radix Helenii · Helenii rhizoma ·

Rhizoma Galangae · Galangae rhizoma
Galantwurzel Radix Helenii · Helenii rhizoma · Rhizoma Galangae · Galangae rhizoma
Galappa Tubera Jalapae · Jalapae tuber
Galappenwurzel Tubera Jalapae · Jalapae tuber
Galaun = Alumen
Galbangummi Galbanum
Galbansaft Galbanum
Galei Herba Galegae · Galegae herba · Herba Genistae · Genistae herba · Genistae tinctoriae herba
Galeisenkraut Herba Genistae · Genistae herba · Genistae tinctoriae herba
Galeopsiskraut Herba Galeopsidis · Galeopsidis herba
Galgan Rhizoma Galangae · Galangae rhizoma
Galgant Rhizoma Galangae · Galangae rhizoma
Galgant, Echter Alpinia officinarum
Galgantwurzel Rhizoma Galangae · Galangae rhizoma
Galgenmännchen Radix Mandragorae · Mandragorae radix
Galgennägel Flores Cassiae · Cassiae flos
Galgentropfen Tinctura Galangae
Galgenwurz Rhizoma Galangae · Galangae rhizoma
Gälhagelbeeren Fructus Berberidis · Berberidis fructus
Galhageldornrinde Cortex Berberidis · Berberidis cortex
Galipot Resina Pini
Galitzenstein, Blauer Cuprum sulfuricum
Galitzenstein, Weißer Zincum sulfuricum
Galitzenwurzel Radix Arnicae · Arnicae radix
Galizienstein Zincum sulfuricum
Galläpfel Galla · Gallae
Galläpfelsalz Acidum gallicum · Acidum tannicum
Galläpfelsäure Acidum gallicum
Galläpfeltinktur Gallae tinctura · Tinctura Gallarum · Gallarum tinctura
Gallbungelwasser Aqua aromatica

Galle Fel Tauri · Tauri fel
Galle vom Rind Tauri fel
Galleiche Quercus infectoria
Galleisen Herba Genistae · Genistae herba · Genistae tinctoriae herba
Gallen- und Magenpillen, Bittere Pilulae laxantes
Gallenkraut Folia Trifolii fibrini · Menyanthidis trifoliatae folium · Herba Absinthii · Absinthii herba · Herba Gratiolae · Gratiolae herba
Gallenkrautwurzel Rhizoma Gratiolae · Gratiolae rhizoma
Gallenmagentropfen Elixir Aurantii compositum · Tinctura Absinthii · Absinthii tinctura · Tinctura Aloes composita · Aloes tinctura composita · Tinctura amara
Gallennüsse Gallae
Gallenpflaster Emplastrum oxycroceum
Gallenpillen Pilulae laxantes
Gallenpulver Tubera Jalapae pulvis · Jalapae tuber pulvis
Gallenröhrling Boletus felleus (giftig!)
Gallensaft für Erwachsene Tinctura Jalapae
Gallensaft für Kinder Sirupus Rhamni catharticae
Gallenschleimpillen Pilulae laxantes
Gallenstein Tartarus albus crudus
Gallensumach Rhus semialata
Gallentee Species cholagogae
Gallentropfen Tinctura Aloes composita · Aloes tinctura composita · Tinctura amara
Gallenwurzel Tubera Jalapae · Jalapae tuber
Gallerjahn Rhizoma Galangae · Galangae rhizoma
Gallerjahnwurzel Rhizoma Galangae · Galangae rhizoma
Gallerte Gelatina alba oder rubra
Galleskugeln Gallae
Gallhageldornrinde Cortex Berberidis · Berberidis cortex
Galli Natrum causticum crudum
Gallian Rhizoma Galangae · Galangae rhizoma
Gallipoliöl Oleum Olivarum viride
Gallipot Resina Pini

Gallipotöl Oleum Terebinthinae · Terebinthinae aetheroleum
Gallkraut Folia Trifolii fibrini · Menyanthidis trifoliatae folium · Herba Centaurii · Centaurii herba
Gallnüsse Gallae
Galloppspiritus Liquor Ammonii caustici
Galloprepulver Tubera Jalapae pulvis · Jalapae tuber pulvis
Gallpulver Pulvis laxantes · Tubera Jalapae pulvis · Jalapae tuber pulvis
Galltee Herba Absinthii · Absinthii herba
Galltropfen Tinctura amara
Gallundgliederpulver Magnesia usta · Tubera Jalapae pulvis · Jalapae tuber pulvis
Gallundgliedersaft Sirupus Rhamni catharticae · Tinctura Resinae Jalapae diluta
Gallundmagenpulver Pulvis Jalapae compositus
Gallundmagentropfen Elixir Aurantii compositum · Tinctura Aloes composita · Aloes tinctura composita · Tinctura amara
Gallundschleimpillen Pilulae laxantes
Gallundschleimpulver Magnesia usta · Pulvis Liquiritiae compositus · Liquiritiae pulvis compositus
Gallundschleimsaft Tinctura Jalapae cum Sirupo Rhoeados
Gallus Gallae
Galluschel = Pfifferling · Cantharellus cibarius
Gallusgerbsäure Acidum tannicum
Galluskugeln Gallae
Gallussäure Acidum gallicum
Galmei Lapis Calaminnaris praeparatus
Galmei, Grauer Tutia
Galmeipflaster Emplastrum fuscum
Galmeisalbe Unguentum exsiccans · Unguentum Zinci · Zinci unguentum
Galmeistein Lapis Calaminaris
Galmeizink Lapis Calaminaris
Galmotte = Perlpiz · Amanita rubescens
Galnoten Gallae
Galopp Tubera Jalapae pulvis · Jalapae tuber pulvis
Galoppheilpflaster Emplastrum Lithargyri compositum

Galoppspiritus Liquor Ammonii caustici
Galoppwurzel Tubera Jalapae · Jalapae tuber
Galpillen Pilulae laxantes
Gälröwsamen Fructus Dauci
Galster Herba Genistae · Genistae herba · Genistae tinctoriae herba
Galsterkraut Herba Genistae · Genistae herba · Genistae tinctoriae herba
Galstern Herba Genistae · Genistae herba · Genistae tinctoriae herba
Gamander Herba Chamaedryos · Teucrii chamaedryos herba · Herba Origani · Origani herba · Herba Teucrii
Gamander, Wilder Potentilla erecta
Gamanderkraut Teucrii herba
Gamanderlein Herba Hederae · Glechomae hederaceae herba
Gamber Camphora · Catechu
Gambir Catechu
Gambogia Gutti
Gamsblümli Flores Arnicae · Arnicae flos
Gamsschlingerl Herba Primulae
Gamühn Flores Chamomillae · Matricariae flos
Gandelbeeren Fructus Myrtilli · Myrtilli fructus
Ganfer Camphora
Ganferkraut Herba Abrotani
Gängena Cortex Chinae · Cinchonae cortex
Ganja Herba Cannabis indicae · Cannabis indicae herba
Gansampfer Rhizoma Bistortae · Bistortae rhizoma
Gänsbläml Flores Bellidis · Bellidis flos
Gänschen = Grünling · Tricholoma equestre
Gänseampferwurzel Rhizoma Bistortae · Bistortae rhizoma
Gänseblümchenblätter Bellidis folium
Gänseblumen Flores Bellidis · Bellidis flos · Flores Chamomillae · Matricariae flos · Potentilla anserina
Gänseblumenwurzel Radix Taraxaci · Taraxaci radix
Gänsebürstli Bellis perennis
Gänsedistelwurzel Radix Taraxaci · Taraxaci radix
Gänsefingerkraut Herba Anserinae · Anseri-

nae herba · Potentilla anserina
Gänsefuß Herba Alchemillae · Alchemillae herba · Herba Anserinae · Anserinae herba · Herba Chenopodii · Chenopodii (ambrosioidis) herba
Gänsegarbe Herba Anserinae · Anserinae herba
Gänsegift Folia Hyoscyami · Hyoscyami folium
Gänsegiseli Flores Bellidis · Bellidis flos
Gänsegißmeli Flores Bellidis · Bellidis flos
Gänsegrünkraut Herba Alchemillae · Alchemillae herba · Herba Artemisiae · Artemisiae herba
Gänsekiel Folia Trifolii fibrini · Menyanthidis trifoliatae folium
Gänsekraut Herba Anserinae · Anserinae herba · Herba Artemisiae · Artemisiae herba · Herba Stellariae
Gänsekrautsaft Sirupus Althaeae · Althaeae sirupus
Gänsekresse Herba Bursae Pastoris · Bursae pastoris herba
Gänsel = Pfifferling · Cantharellus cibarius
Gänselatschentee Folia Malvae · Malvae folium
Gänsemalven Herba oder Flores Malvae · Malvae folium oder flos
Gänsepappel Folia Malvae · Malvae folium
Gänsepappelblüten Flores Malvae · Malvae flos
Gänsepech Colophonium · Resina Pini
Gänsepfötchen Herba Anserinae · Anserinae herba
Gänsepulver Semen Foenugraeci pulvis · Trigonellae foenugraeci semen pulvis
Ganserich Herba Alchemillae · Alchemillae herba · Herba Anserinae · Anserinae herba
Gänsewaid Herba Isatis · Isatis tinctoria · Isatis herba
Gänsewurzel Radix Gentianae · Gentianae radix
Gänsezungen Herba Millefolii · Millefolii herba
Gänsezungenblüten Flores Millefolii · Millefolii flos

Gänskritche Anagallis arvensis
Gantöl Oleum Serpylli
Gänzenen Radix Gentianae · Gentianae radix
Ganzert, Weißer Flores Lamii
Ganzkraut Potentilla anserina
Garaffelwurzel Radix Caryophyllatae · Caryophyllatae rhizoma
Gärb Herba Millefolii · Millefolii herba
Garbe Achillea millefolium · Fructus Carvi · Carvi fructus
Garbekraut Herba Absinthii · Absinthii herba · Herba Boraginis · Boraginis herba · Herba Millefolii · Millefolii herba
Garbekraut, Rotes Herba Centaurii · Centaurii herba
Garbekraut, Weißes Herba Millefolii · Millefolii herba
Gärbel Herba Millefolii · Millefolii herba
Garböl Oleum Carvi · Carvi aetheroleum
Gardebenediktenkrüt Herba Cardui benedicti · Cnici benedicti herba
Gardschanbalsam Balsamum Gurjunae
Garifelwurzel Rhizoma Caryophyllatae · Caryophyllatae rhizoma
Gärisch Radix Astrantiae majoris · Rhizoma Imperatoriae · Imperatoriae rhizoma
Garisch, Schwarzer Rhizoma Imperatoriae · Imperatoriae rhizoma
Garisch, Weißer Radix Astrantiae majoris
Gärisch, Weißer Radix Imperatoriae · Imperatoriae rhizoma
Garischkraut Herba Betonicae
Garlen Arctostaphylos uva-ursi
Garnichts Alumen plumosum · Zincum oxydatum
Garnille Matricaria chamomilla · Matricaria recutita
Garnwurzel Radix Lapathi · Radix Rumicis
Garoubast, -zalf Cortex bzw. Unguentum Mezere
Garre Achillea millefolium
Gartcresse Lepidium sativum
Gartee Herba Millefolii · Millefolii herba
Gartenampfer Herba Acetosae
Gartenbalsam, Kleiner Herba Agerati
Gartenbänedig Herba Cardui benedicti ·

Cnici benedicti herba
Gartenbingelkraut Mercurialis annua
Gartenbohne Phaseolus vulgaris
Gartenbürstli Flores Bellidis · Bellidis flos
Gartenbutterblume Flores Calendulae · Calendulae flos
Garteneppichsamen Fructus Petroselini · Petroselini fructus
Gartengleisse Aethusa cynapium
Gartenhaferminz Radix Consolidae · Symphyti radix
Gartenhaferwurz Radix Consolidae · Symphyti radix
Gartenhainkraut Herba Abrotani
Gartenhau Artemisia abrotanum
Gartenheide Herba Centaurii · Centaurii herba
Gartenheil Herba Abrotani
Gartenhühnchen Herba Abrotani
Gartenispen Hyssopus officinalis
Gartenkamillen Flores Chamomillae romanae · Chamomillae romanae flos
Gartenkohl Brassica oleracea
Gartenkole Satureja hortensis
Gartenkorallen Fructus Capsici · Capsici fructus
Gartenkörbel Herba Cerefolii
Gartenkoriander Coriandrum sativum
Gartenkraß Lepidium sativum
Gartenkresse Lepidii sativi herba (recens)
Gartenkümmel Fructus Foeniculi · Foeniculi fructus
Gartenlauch Bulbus Allii
Gartenmajoran Herba Majoranae · Majoranae herba
Gartenmalven Flores Malvae arboreae · Alceae flos · Alceae roseae flos
Gartenmelde Atriplex hortensis
Gartenmelisse Melissa officinalis
Gartenmichel Semen Nigellae · Nigellae semen
Gartenminze Folia Menthae crispae · Menthae crispae folium
Gartennägelein Flores Caryophylli · Caryophylli flos
Gartenpappeln Flores Malvae arboreae · Alceae flos · Alceae roseae flos

Gartenpimpernelle Sanguisorba minor
Gartenpoleikraut Herba Pulegii · Pulegii herba
Gartenportulak Portulaca oleracea
Gartenquendel Herba Thymi · Thymi herba
Gartenraute Herba Rutae · Rutae herba
Gartenrautenöl Rutae aetheroleum
Gartenringeln Flores Calendulae · Calendulae flos
Gartenrispen Herba Hyssopi · Hyssopi herba
Gartenritterspörli Flores Calcatrippae · Calcatrippae flos
Gartenrosenblütenblätter Rosae flos
Gartenrosenöl Rosae aetheroleum
Gartenrute Folia Rutae · Rutae herba
Gartensaflor Flores Carthami · Carthami flos
Gartensafran Flores Carthami · Carthami flos
Gartensalat Herba Lactucae
Gartensalbei Folia Salviae · Salviae folium
Gartensaturei Herba Saturejae · Saturejae herba
Gartenschierling Herba Conii · Conii herba
Gartensenf Semen Erucae · Erucae semen
Gartensevi Summitates Sabinae · Sabinae summitates
Gartensteinklee Herba Meliloti · Meliloti herba
Gartenstrinkler Herba Meliloti · Meliloti herba
Gartenthymian Herba Thymi · Thymi herba
Gartenwurzel Herba Abrotani
Garthagel Herba Abrotani
Garthalm Herba Abrotani
Garthan Herba Abrotani
Gartheil Herba Abrotani
Garthen Herba Hyperici · Hyperici herba
Gartkome Ocimum basilicum
Gartkomele Satureja hortensis
Gartringel Flores Calendulae · Calendulae flos
Gartryngele Calendula officinalis
Garu Cortex Mezerei · Mezerei cortex
Garvekraut Herba Millefolii · Millefolii herba

Gärwere Rhizoma Veratri • Veratri rhizoma
Gasagechnöpf Flores Violae tricoloris • Violae tricoloris flos
Gäsekill Folia Trifolii fibrini • Menyanthidis trifoliatae folium
Gaselwörz Radix Asari • Asari rhizoma
Gasolen Benzinum Petrolei
Gasolin Benzinum Petrolei
Gassensirup Sirupus Althaeae • Althaeae sirupus
Gassia Fructus Cassiae fistulae • Cassiae fistulae fructus
Gast Herba Genistae • Cytisi scoparii herba • Genistae tinctoriae herba
Gasteiner Tee Species laxantes St. Germain
Gaswasser Aqua phenolata (carbolisata)
Gatterkraut Herba Agrimoniae • Agrimoniae herba
Gätzäpfel Tubera Cyclaminis
Gaublumen Flores Rhoeados • Papaveris rhoeados flos
Gauchampfer Herba Acetosellae
Gauchblumen Flores Cardaminis • Herba Anagallidis • Anagallidis herba
Gauchbrot Herba Acetosellae • Herba Anagallidis • Anagallidis herba
Gauchheil Herba Prunellae • Prunellae herba
Gauchheil, Blauer Anagallis foemina
Gauchheil, Roter Anagallis arvensis
Gauchheilkraut Anagallidis herba
Gauchklee Herba Acetosellae • Acetosellae herba
Gaude Radix Rubiae tinctorum • Rubiae tinctorum radix
Gaugelpulver Pulvis fumalis
Gaugersbalsam Mixtura oleoso-balsamica
Gäule, Halbe Radix Lapathi acuti
Gaultheriablätter Gaultheriae folium
Gaultheriaöl Gaultheriae aetheroleum
Gaultheriaöl, Künstl. Methylium salicylicum
Gawendel Herba Serpylli • Serpylli herba
Gbanja-Kola Cola nitida
Geädersalbe Unguentum Rosmarini compositum • Rosmarini unguentum compositum
Gebackpulver Lapis calaminaris

Gebärmutterkraut Levisticum officinale
Gebärmutterkümmel Semen Heraclei
Gebärmutterschmalz Adeps suillus
Gebärmuttertropfen Tinctura Cinnamomi • Cinnamomi corticis tinctura • Tinctura Opii benzoica
Gebärmutterwurzel Radix Aristolochiae rotundae • Radix Levistici • Levistici radix • Radix Meu • Radix Mei • Mei athamantici radix
Gebenedeite Distel Herba Cardui benedicti • Cnici benedicti herba
Gebirgsbärlapp Lycopodium annotinum
Gebirgstee Herba Marrubii • Marrubii herba
Geblütpulver fürs Vieh Pulvis Equorum ruber
Geblütpulver, Neunundneunziger Pulvis Liquiritiae compositus • Liquiritiae pulvis compositus
Geblütpulver, Siebenundneunziger Pulvis Liquiritiae compositus • Liquiritiae pulvis compositus
Geblütreinigungsgeist Spiritus Mastichis compositus • Spiritus Melissae compositus • Melissae spiritus compositus
Geblütstee Species laxantes
Geblütstropfen Tinctura Cinnamomi • Cinnamomi corticis tinctura • Tinctura Ferri pomati • Tinctura Pini composita
Gebranntes Totenbein Conchae praeparatae
Gebrochene Maas Capita Papaveris matura concisa
Geburtsbalsam Aqua carminativa
Gebüsen Herba Artemisiae • Artemisiae herba
Geckenheil Herba Anagallidis • Anagallidis herba
Geckenkraut Herba Anagallidis • Anagallidis herba
Gedärmfreisaft Sirupus Papaveris
Gedenkemein Herba Violae tricoloris • Violae tricoloris herba
Gedenkwurz Rhizoma Polygonati • Polygonati rhizoma
Geduldstropfen Spiritus Aetheris nitrosi
Geduldwurzel Radix Lapathi
Geele Bonkes Flores Genistae • Cytisi scopa-

rii flos
Geesche Dackensalbe Unguentum Hydrargyri album dilutum
Geeskraut Herba Stellariae
Geest = Geist, Spiritus, Hefe
Geestwortel, Heilige Radix Angelicae · Angelicae radix
Gefah pertja Guttaperja
Gefingerter Lerchensporn Corydalis solida
Gefleckter Enzian Gentiana punctata
Gefleckter Schierling Conium maculatum
Geflecktes Knabenkraut Orchis maculata
Geflügelter Enzian Gentiana punctata
Gefrörsalbe = Frostsalbe
Gegenfraß Herba Boraginis · Boraginis herba
Gegenstoß Herba Anchusae · Anchusae herba
Gegenstraß Herba Boraginis · Boraginis herba
Geh weg und komm wieder Herba Veronicae · Veronicae herba · Unguentum contra Scabiem
Gehanswurzel Rhizoma Filicis · Filicis rhizoma
Gehirnhautpulver Pulvis Liquiritiae compositus · Liquiritiae pulvis compositus
Gehlgurannspulver Rhizoma Galangae pulvis · Galangae rhizoma pulvis · Tubera Jalapae pulvis · Jalapae tuber pulvis
Gehörntes Elfenbein Lignum Guajaci · Guaiaci lignum · Radix Dictamni · Dictamni albi radix
Gehöröl Oleum camphoratum cum Oleo Cajeputi
Geierbalsam Unguentum Elemi
Geierpflanze Condurango · Cundurango · Marsdenia cundurango · Marsdenia cundurango
Geiferwurz Radix Pyrethri · Pyrethri radix
Geigenharz Colophonium
Geilwurzel Radix Angelicae · Angelicae radix
Geimer, Gelber Rhizoma Curcumae · Curcumae rhizoma
Geimer, Schwarzer Semen Nigellae · Nigellae semen
Geimer, Weißer Rhizoma Zingiberis · Zingiberis rhizoma
Geisbart Flores Ulmariae · Spiraeae flos
Geisbartkraut Herba Spiraeae · Spiraeae herba
Geisbaum Fraxinus excelsior
Geisbaumrinde Cortex Fraxini · Fraxini cortex
Geisbeerblätter Herba Ligustri
Geisblatt Herba Pirolae · Chimaphilae herba
Geisblattblüten Flores Caprifolii · Flores Convallariae · Convallariae flos
Geisblümchen Flores Bellidis · Bellidis flos
Geisfenchel Fructus Phellandri · Phellandri fructus
Geisfußkraut Herba Podagrariae
Geisholzblätter Herba Ligustri
Geisklee Cytisus · Herba Galegae · Galegae herba
Geiskraut Herba Spiraeae · Spiraeae herba
Geiskraut, Weißfilziges Senecio bicolor
Geisleiterli Aspidium filix mas
Geismajoran Herba Serpylli · Serpylli herba
Geispillen Trochisci Succi Liquiritiae
Geisraute Herba Galegae · Galegae herba
Geissblatt Lonicera
Geißengisseli Bellidis flos
Geißklee Laburnum anagyroides
Geißkraut Galega officinalis
Geißnägeli Anemone nemorosa
Geißraute, Echte Galega officinalis
Geißrautenkraut Galegae herba · Galegae officinalis herba
Geißtrauben Lichen islandicus
Geist der Venus Acidum aceticum dilutum
Geist, Bitterer Tinctura Trifolii fibrini (Kneipp)
Geist, Chemischer Spiritus coloniensis
Geist, Hoffmanns Spiritus aethereus
Geist, Minderers Liquor Ammonii acetici
Geist, Rabels Mixtura sulfurica acida
Geist, Sylvis Spiritus carminativus
Geistblumen Flores Bellidis · Bellidis flos · Herba Anemonis nemorosae
Geisterblumen Flores Genistae · Cytisi scoparii flos

Geisterkraut Herba Genistae
Geistersalz Ammonium carbonicum
Geistersamen Semen Psyllii · Psyllii semen
Geisterschmiere Liquor Ammonii caustici
Geistertropfen Tinctura Chinioidini
Geistlingstropfen Mixtura pyrotartarica
Geistrauben Radix Angelicae · Angelicae radix
Geistwurzel Lichen islandicus
Geiswedel Herba Spiraeae · Spiraeae herba
Geitenkruid Herba Galegae · Galegae herba
Gekocht Laxier Infusum Sennae compositum
Gelatine Gelatina
Gelatinekapseln Capsulae gelatinosae
Gelb. Apfelsalbe Unguentum flavum
Gelb. Casseler Plumbum oxychloratum
Gelb. chemisch Plumbum oxychloratum
Gelb. chinesisch Terra de Siena
Gelb. Distel Herba Galeopsidis · Galeopsidis herba
Gelb. Durchwachssalbe Unguentum flavum
Gelb. Eichenholz Cortex Quercus tinctoriae
Gelb. Gothaer Plumbum chromicum
Gelb. Grindsalbe Unguentum sulfuratum compositum
Gelb. Hamburger Plumbum chromicum
Gelb. Hundepulver Sulfur sublimatum
Gelb. Ingwer Rhizoma Curcumae · Curcumae rhizoma
Gelb. Käslaubkraut Galium verum
Gelb. Klee Melilotus officinalis
Gelb. Kölner Plumbum chromicum
Gelb. Krätzsalbe Unguentum sulfuratum compositum
Gelb. Leipziger Plumbum chromicum
Gelb. Ochsenzunge Radix Lapathi acuti
Gelb. Pariser Plumbum chromicum
Gelb. Pech Resina Pini
Gelb. Polei Lycopodium
Gelb. Pomade Unguentum flavum
Gelb. Pomade in Tafeln Ceratum citrinum · Unguentum Hydrargyri citrinum
Gelb. Puder Lycopodium
Gelb. Sachtwurzel Rhizoma Curcumae · Curcumae rhizoma
Gelb. Salbe Unguentum flavum
Gelb. Striegauer Terra de Siena
Gelb. Tafelbalsam Unguentum Hydrargyri citrinum
Gelb. Tafelsalbe Ceratum Resinae Pini
Gelb. Teufelspflaster Ceratum Resinae Pini
Gelb. Teufelssalbe Unguentum Hydrargyri citrinum
Gelb. Turners Plumbum oxychloratum
Gelb. Universalspiritus Mixtura oleoso-balsamica
Gelb. Unterhaltungssalbe Unguentum Mezere
Gelb. Vivat Unguentum contra Scabiem
Gelb. Wachspflaster Ceratum Resinae Pini
Gelb. Weiderich Herba Lysimachiae · Lysimachiae herba
Gelb. Wurzelsaft Succus Dauci inspissatus
Gelb. Zug Ceratum Resinae Pini · Emplastrum Lithargyri compositum
Gelb. Zwickauer Plumbum chromicum
Gelbbeeren Fructus Berberidis · Berberidis fructus
Gelber Jasmin Gelsemium sempervirens
Gelberde Ochrea · Ocker
Gelbhagelbeeren Fructus Berberidis · Berberidis fructus
Gelbharz Resina Pini
Gelbholzrinde Cortex Frangulae · Frangulae cortex
Gelbin Barium chromicum
Gelbingwer Rhizoma Curcumae · Curcumae rhizoma
Gelbkraut Herba Chelidonii · Chelidonii herba · Herba Genistae · Genistae herba · Genistae tinctoriae herba
Gelbraute Herba Rutae · Rutae herba
Gelbrottee Herba Rutae · Rutae herba
Gelbrübensaft Succus Dauci inspissatus
Gelbsenf Sinapis alba
Gelbsuchtpulver Rhizoma Curcumae pulvis · Curcumae rhizoma pulvis · Rhizoma Rhei pulvis · Rhei radix pulvis
Gelbsuchtsalz Sal Carolinum
Gelbsuchtwurzel Bulbus Asphodeli · Asphodeli albi radix · Radix Gentianae · Gentianae radix
Gelbveiglein Cheiranthus cheiri · Erysimum

cheiri
Gelbwurz, Javanische Curcuma xanthorrhiza · Curcumae xanthorrhizae rhizoma
Gelbwurz, Kanadische Hydrastidis rhizoma · Hydrastis candensis
Gelbwurzel Bulbus Asphodeli · Asphodeli albi radix · Curcuma longa · Rhizoma Curcumae · Curcumae rhizoma
Gelbwurzel, Kanadische Rhizoma Hydrastis · Hydrastis rhizoma · Hydrastis rhizoma
Gelbwurzelkraut Herba Chelidonii · Chelidonii herba
Gelbzug Ceratum Resinae Pini · Emplastrum Lithargyri compositum
Gelcken Flores Calendulae · Calendulae flos
Geldbeutel Herba Bursae Pastoris · Bursae pastoris herba
Geldmännchen Radix Mandragorae · Mandragorae radix
Geldsäcklikraut Herba Bursae Pastoris · Bursae pastoris herba
Gelemotte = Perlpiz · Amanita rubescens
Gelenköl Oleum Hyoscyami · Hyoscyami oleum
Gelenköl, Weißes Linimentum ammoniatum
Gelenksalbe Unguentum Linariae · Unguentum nervinum
Gelenkschmiere Linimentum ammoniatum · Unguentum nervinum
Gelenkspiritus Spiritus russicus · Spiritus saponato-camphoratus
Gelepisblumen Flores Verbasci · Verbasci flos
Gelhagel Fructus Berberidis · Berberidis fructus
Gelisia Helleborus niger
Gelken Flores Calendulae · Calendulae flos
Gelsterkraut Herba Genistae · Cytisi scoparii herba · Genistae tinctoriae herba
Gelsterkraut, Blaues Herba Aconiti · Aconiti herba
Geltenblume Flores Cardaminis
Gelwurz Bulbus Asphodeli · Asphodeli albi radix
Gember = Ingwer
Gemeine Wolfsmilch Euphorbia esula
Gemsblumen Flores Arnicae · Arnicae flos

Gemsenkugeln Bezoar germanicus
Gemsenpillen Bezoar germanicus
Gemsfell Unguentum Hydrargyri citrinum
Gemswurzel Radix Arnicae · Arnicae radix · Radix Doronici
Genavinawurzel Rhizoma Galangae · Galangae rhizoma
Gench Rhizoma Graminis · Graminis rhizoma
Gendelbeeren Fructus Myrtilli · Myrtilli fructus
Geneber = Ingwer
genees = heilend
geneeskrachtig = heilkräftig
Genepi Herba Achilleae moschatae · Ivae moschatae herba
Genesterkraut Herba Genistae · Cytisi scoparii herba
Geneverwurz Radix Pyrethri · Pyrethri radix
Gengber Rhizoma Zingiberis · Zingiberis rhizoma
Gengeltee Herba Violae tricoloris · Violae tricoloris herba
Gengelwurz Rhizoma Tormentillae · Tormentillae rhizoma
Genippkraut Herba Achilleae moschatae · Ivae moschatae herba
Genistblumen Flores Spartii · Cytisi scoparii flos
Genistkraut Herba Spartii · Cytisi scoparii herba
Genovevabalsam Unguentum basilicum
Genovevasalbe Unguentum basilicum
Gensblumen Flores Arnicae · Arnicae flos
Gensekerse Capsella bursa-pastoris
Gensekrut Potentilla anserina
Gensel Herba Sedi
Genserblumen Flores Spartii · Cytisi scoparii flos
Genstkraut Herba Spartii · Cytisi scoparii herba
Gentar Succinum
Gentwurzkraut Herba Abrotani
Genueser Öl Oleum Olivarum · Olivae oleum virginale
Genzeni Radix Gentianae · Gentianae radix
Georgenkraut Herba Valerianae

Georginentee Carrageen
Georgstropfen Oleum Terebinthinae sulfuratum
Geraniumöl Geranii aetheroleum · Oleum Pelargonii odoratum
Gerbel Herba Millefolii · Millefolii herba
Gerber(n) Rhizoma Veratri · Veratri rhizoma
Gerbermyrte Myrica gale
Gerbersalbe Unguentum Linariae
Gerbersumach Rhus coriaria · liefert den giftigen Sizilianischen Sumach (Rhuscoriaria-Blätter)
Gerberwurzel Cortex Quercus · Quercus cortex
Gerbsäuresalbe Acidi tannici unguentum
Gerbstoffsäure Acidum tannicum
Geremarinde Cortex Juremae
Gerischkraut Herba Betonicae
Gerischwurz Rhizoma Imperatoriae · Imperatoriae rhizoma
Gerlachspulver Tubera Jalapae pulvis · Jalapae tuber pulvis
Germäder Rhizoma Veratri · Veratri rhizoma
Germaintee Species laxantes St. Germain
Germaintinktur Infusum Sennae compositum
Germaniatee Species laxantes St. Germain
Germanstee Species laxantes St. Germain
Germele Rhizoma Veratri · Veratri rhizoma
Germelen Radix Hellebori albi · Veratri rhizoma
Germer, Weißer Veratrum album
Germerpflaster Emplastrum saponatum rubrum
Germersamen Semen Sabadillae · Sabadillae semen
Germertee Species laxantes St. Germain
Germertropfen Tinctura Veratri
Germerwurz Radix Hellebori albi · Rhizoma Veratri · Veratri rhizoma
Germlingspulver Lapis calaminaris
Geröstetmenschenfleisch Mumia
Gerste, Geschälte Hordei fructus decorticatus
Gerstenessig Acetum Vini

Gerstenextrakt Extractum Malti
Gerstengraupen Hordeum excorticatum
Gerstengrütze Hordeum excorticatum
Gerstenmalz Hordei maltum
Gerstenmehl Farina Hordei
Gerstensirup Sirupus Althaeae · Althaeae sirupus
Gerstenstärke Amylum Hordei
Gerstenzucker Saccharum Malti
Gerstewurz u. Gerstwurzel Radix Imperatoriae · Imperatoriae rhizoma
Gertel Herba Abrotani
Gertelkraut Herba Abrotani
Gertelsamen Lycopodium
Gertwurz Herba Abrotani
Gertwurzkraut Herba Abrotani
Gervel Achillea millefolium
Gesälz Electuarium Sennae
Gesangbuchkräuter Species ad longam vitam · Species Hierae picrae
Geschlachter = Steinpilz
Geschmackblätter Folia Salviae · Salviae folium
Geschmackblümel Herba Centaurii · Centaurii herba
Geschmecket Folia Salviae · Salviae folium
Geschwefelt Laugensalz Kalium sulfuratum
Geschwindmachfixundfertig Liquor Ammonii caustici · Tinctura Arnicae · Arnicae tinctura
Geschwulstglöckel Herba Ononidis · Ononidis herba
Geschwulstkraut Stipites Dulcamarae · Dulcamarae stipes
Geschwulstsalbe Unguentum Linariae
Geschwulsttee Stipites Dulcamarae · Dulcamarae stipes
Geschwulsttee zum Räuchern Species ad suffiendum
Gesichter Viola tricolor
Gesichtssalbe Unguentum leniens
Gesichttee Herba Violae tricoloris · Violae tricoloris herba
Gesselblätter Herba Ficariae
Gest Flores Genistae · Cytisi scoparii flos
Gestütspulver Pulvis pro Equis
Gesundheitsbalsam Mixtura oleoso-balsami-

ca · Tinctura Benzoes composita
Gesundheitselixier, -essenz Tinctura Aloes composita · Aloes tinctura composita
Gesundheitskaffee Glandes Quercus tostae
Gesundheitskräuter Herba Galeopsidis · Galeopsidis herba
Gesundheitsmehl Magnesium carbonicum
Gesundheitspillen Pilulae laxantes
Gesundheitspulver Natrium bicarbonicum · Pulvis Liquiritiae compositus · Liquiritiae pulvis compositus
Gesundheitstee Species laxantes
Gesundheitstropfen Mixtura oleoso-balsamica · Tinctura Benzoes composita
Getötet Quecksilber Unguentum Hydrargyri cinereum
Gewächsalkali Kalium carbonicum
Gewandlausschmiere Unguentum Hydrargyri cinereum dilutum
Gewehröl Paraffinum subliquidum
Geweihtkraut Herba Verbenae · Verbenae herba
Gewett = Quitte
Gewitterblume Anagallis arvensis
Gewitterkörner Semen Cydoniae · Cydoniae semen
Gewürz, Allerlei Fructus Amomi · Amomi fructus · Pimentae fructus
Gewürz, Engl. Fructus Amomi · Amomi fructus · Pimentae fructus
Gewürz, Neunerlei Pulvis aromaticus
Gewürzbalsam Mixtura oleoso-balsamica
Gewürzessig Acetum aromaticum
Gewürzgeist Spiritus Melissae compositus · Melissae spiritus compositus
Gewürzkörner Fructus Amomi · Amomi fructus · Pimentae fructus
Gewürzkräuter Species aromaticae
Gewürzlatwerge Electuarium aromaticum
Gewürznäglein Flores Caryophylli · Caryophylli flos
Gewürznelke Syzygium aromaticum
Gewürznelken Caryophylli flos
Gewürzöl, Englisches Oleum Pimenti
Gewürzpfeffer Fructus Amomi · Amomi fructus · Pimentae fructus
Gewürzpulver Pulvis aromaticus

Gewürzsafran Crocus
Gewürzsamen Fructus Amomi
Gewürzsumachwurzelrinde Rhois aromaticae radicis cortex
Gewürztinktur Tinctura aromatica
Gewürztropfen Tinctura aromatica
Geyersalbe Unguentum Zinci et Unguentum Terebinthinae $\overline{aa}$
Gfraispulver Pulvis epilepticus
Gibinir Herba Euphrasiae · Euphrasiae herba
Gibsgabs Mel rosatum boraxatum · Oxymel simplex · Unguentum Aeruginis
Gibsjakob Mel rosatum boraxatum · Oxymel simplex · Unguentum Aeruginis
Gibziak Mel rosatum boraxatum · Oxymel simplex · Unguentum Aeruginis
Gichröv Radix Bryoniae · Bryoniae radix
Gicht Nigella sativa
Gichtbalsam Linimentum saponato-camphoratum
Gichtbaum Aesculus hippocastanum
Gichtbeerblätter Ribis nigri folium
Gichtbeeren Fructus Ribis nigri · Ribis nigri fructus
Gichtbeinchen Vaccinium vitis-idaea
Gichtblätter Herba Ranunculi
Gichtbleaml Anthyllis vulneraria
Gichtblumen Flores Paeoniae · Paeoniae flos · Flores Primulae · Primulae flos (cum oder sine calycibus)
Gichtern = Krämpfe
Gichternpulver Elaeosaccharum Anisi cum Magnesio carbonico $\overline{aa}$ · Pulvis antacidus · Pulvis Magnesiae cum Rheo
Gichtfluid Spiritus russicus
Gichtflußtropfen Tinctura Pini composita · Tinctura Resinae Guajaci
Gichtgammander Herba Chamaepityos
Gichtholt Cortex Frangulae · Frangulae cortex
Gichtholz Lignum Guajaci · Guaiaci lignum
Gichtichrölli Semen Paeoniae · Paeoniae semen
Gichtkörner Semen Cardui mariae · Cardui mariae fructus · Semen Paeoniae · Paeoniae semen

Gichtkrallen Semen Paeoniae · Paeoniae semen
Gichtkraut Herba Bellidis · Bellidis herba · Herba Chenopodii · Chenopodii (ambrosioidis) herba · Herba Geranii · Herba Gratiolae · Gratiolae herba
Gichtöl Oleum Chloroformii · Oleum Philosophorum
Gichtpaterlein Semen Paeoniae · Paeoniae semen
Gichtperlen Semen Paeoniae · Paeoniae semen
Gichtpflaster, Helgoländer Emplastrum antarthriticum Helgolandicum · Emplastrum fuscum · Emplastrum oxycroceum
Gichtpillen Pilulae laxantes
Gichtpilz Fungus Sambuci
Gichträucherpulver Pulvis fumalis
Gichtrebe Radix Bryoniae · Bryoniae radix
Gichtrosen Flores Paeoniae · Paeoniae flos
Gichtrosenkörner Semen Paeoniae · Paeoniae semen
Gichtrosensaft Sirupus Rhoeados
Gichtrübe Radix Bryoniae · Bryoniae radix
Gichtsaft Sirupus Rhamni cartharticae · Sirupus Rhoeados
Gichtsalbe Unguentum nervinum · Unguentum Rosmarini compositum · Rosmarini unguentum compositum
Gichtsamen Semen Paeoniae · Paeoniae semen
Gichtsamenkraut Herba Ledi · Ledi palustris herba
Gichtspäne Lignum Guajaci raspatum
Gichtspiritus Spiritus Angelicae compositus · Angelicae spiritus compositus · Spiritus russicus · Spiritus saponato-camphoratus
Gicht-Stich- und Fahnenöl Oleum Terebinthinae, Oleum Spicae, Oleum Olivarum āā
Gichttannenkraut Herba Ledi · Ledi palustris herba
Gichttee Herba Chenopodii · Chenopodii (ambrosioidis) herba · Species laxantes
Gichttropfen Mixtura oleoso-balsamica · Tinctura Colchici · Tinctura Guajaci ammoniata
Gichttropfen, Hoffmanns Elixir Aurantii compositum
Gichtundgrimmsaft Sirupus Papaveris
Gichtundmagentropfen Elixir Aurantii compositum · Tinctura Chinae composita · Cinchonae tinctura composita
Gichtwasser Aqua aromatica spirituosa · Spiritus saponato-camphoratus
Gichtwurz Radix Bryoniae · Bryoniae radix
Gichtwurzel Radix Bryoniae · Bryoniae radix
Gickelundgockel Unguentum flavum
Gideonkraut Herba Droserae (= Herba Rorellae) · Droserae herba
Giebholz Rhamnus Frangula · Frangula alnus
Gienst Flores Genistae · Cytisi scoparii flos
Gieschklee Herba Eupatoriae · Agrimoniae herba
Giesepeper Fructus Capsici · Capsici fructus
Gift der Honigbiene Apisinum
Giftaron Dieffenbachia seguine
Giftbaum Rhus toxicodendron
Giftbaumblätter Folia Rhois toxicodendri
Giftbeere Solanum nigrum
Giftblume Colchicum autumnale
Giftblumensamen Semen Colchici · Colchici semen
Giftbohnen Semen Jequirity
Giftchriesi Folia Belladonnae · Belladonnae folium
Giftchruet Aconitum napellus
Gifteichenblätter Folia Rhois toxicodendri
Giftheil Rhizoma Zedoariae · Zedoariae rhizoma
Giftiger Wassermerk Cicuta virosa
Giftiger Wasserschierling Cicuta virosa
Giftjasmin Gelsemium sempervirens
Giftkorn Secale cornutum
Giftkraut Folia Hyoscyami · Hyoscyami folium · Herba Aconiti · Aconiti herba · Herba Geranii
Giftkriesi Folia Belladonnae · Belladonnae folium
Giftlattich Herba Lactucae virosae
Giftmehl Acidum arsenicosum
Giftmetall Arsenium

Giftpetersilienkraut Herba Conii · Conii herba
Giftpulver Acidum arsenicosum
Giftrebenblätter Folia Rhois toxicodendri
Giftrosen Flores Paeoniae · Paeoniae flos
Giftsalat Herba Lactucae
Giftstrauchblätter Folia Rhois toxicodendri
Giftstroh Lolium temulentum
Giftsumach Folia Rhois toxicodendri
Giftwasser Acidum sulfuricum dilutum
Giftwendel Radix Vincetoxici · Vincetoxici radix
Giftwicke Coronilla varia
Giftwurz Radix Althaeae · Althaeae radix
Giftwürze Radix Angelicae · Angelicae radix
Giftwurzel Radix Vincetoxici · Vincetoxici radix · Rhizoma Bistortae · Bistortae rhizoma · Tubera Aconiti · Aconiti tuber
Giftwüterich Cicuta virosa
Gigeliwurz Radix Valerianae · Valerianae radix
Gilbe Herba Genistae tinctoriae · Genistae herba · Genistae tinctoriae herba
Gilben = Lilien
Gilbholzrinde Cortex Frangulae · Frangulae cortex
Gilbkraut Herba Chelidonii · Chelidonii herba
Gilbwurzel Rhizoma Curcumae · Curcumae rhizoma
Gildenroman Electuarium theriacale
Gilgen Flores Calendulae · Calendulae flos · Flores Lilii albi
Gilgenbutterblumen Flores Calendulae · Calendulae flos
Gilgenöl Oleum Olivarum album · Olivae oleum album
Gilgenwurzel Rhizoma Curcumae · Curcumae rhizoma
Gilkenblumen Flores Calendulae · Calendulae flos
Gillblumen Flores Anthemidis
Gillwurzel Radix Hellebori · Rhizoma Veratri · Veratri rhizoma
Gillwurzimber Rhizoma Curcumae · Curcumae rhizoma
Gilwurz Radix Hellebori · Rhizoma Veratri · Veratri rhizoma
Gimlan Herba Thymi · Thymi herba
Gimorwurzel Radix Althaeae · Althaeae radix
Gimpelbeerblätter Herba Ligustri
Gimpskraut Herba Spartii scoparii · Cytisi scoparii herba
Glmschklee Herba Eupatorii · Eupatorii cannabini herba
Gin Spiritus Vini gallici
Ginfer Rhizoma Zingiberis · Zingiberis rhizoma
Ginferwurzel Rhizoma Zingiberis · Zingiberis rhizoma
Ginkgo Ginkgo biloba
Ginkgobaum Ginkgo biloba
Ginkgoblätter Ginkgo folium
Ginkgotrockenextrakt, Eingestellter Ginkgo extractum siccum normatum
Ginschklee Herba Eupatorii · Eupatorii cannabini herba
Ginselkraut Herba Bugulae
Ginseng Panax ginseng
Ginsengwurzel Ginseng radix
Ginster Herba Genistae · Cytisi scoparii herba · Genistae tinctoriae herba · Viscum album
Ginsterblüten Flores Genistae · Cytisi scoparii flos
Ginsterholz Viscum album
Ginsterwasser Aqua strumalis
Ginsterwurzel Cytisi scoparii radix
Ginstkraut Herba Genistae · Cytisi scoparii herba · Genistae tinctoriae herba · Herba Meliloti · Meliloti herba
Gipsjakob Aqua vulneraria spirituosa · Unguentum Aeruginis
Gipskraut Gypsophila paniculata
Gipskrautwurzel Radix Saponariae albae · Saponariae albae radix
Gipsspat Glacies Mariae
Gipswurzel Radix Saponariae albae · Saponariae albae radix
Giraffelwurz Rhizoma Caryophyllatae · Caryophyllatae rhizoma
Giraumontsamen Semen Cucurbitae · Cu-

curbitae semen
Giroffeln Flores Caryophylli • Caryophylli flos
Gispel Herba Hyssopi • Hyssopi herba
Glaaröl Benzinum
Glander Fructus Coriandri • Coriandri fructus
Glanse Herba Genistae
Glanz Semen Canariense
Glänzerli Herba Anserinae • Anserinae herba
Glanzgrassamen Semen Canariense
Glanzkorn Semen Canariense
Glanzöl zum Plätten Gemisch aus Tragacantha pulvis 5,0 Talcum pulvis 50,0 Borax pulvis 100,0, Spiritus 200,0 Aqua destillata fervida
Glanzpeterlein Aethusa cynapium
Glanzpetersilie Herba Aethusae
Glanzpulver Borax pulvis • Gummi arabicum • Tragacantha pulvis
Glanzruß Fuligo splendens
Glanzseife Paraffinum durum
Glanzwurzel Rhizoma Galangae • Galangae rhizoma
Glapp Tubera Jalapae • Jalapae tuber
Glappwurzel Tubera Jalapae • Jalapae tuber
Glarböckleinkraut Herba Violae tricoloris • Violae tricoloris herba
Glasaschenwurzel Rhizoma Filicis • Filicis rhizoma
Glasblümli Herba Convallariae • Convallariae herba
Glasermagnesia Manganum peroxydatum
Glasers Polychrestsalz Kalium sulfuricum • Tartarus natronatus
Glasertropfen Tinctura Chinioidini
Glasgalle Fel Vitri
Glashenne Fel Vitri
Glasierpulver Talcum pulvis
Glaskalk Fel Vitri
Glaskitt Liquor Natrii silicici
Glaskopf, Roter Lapis Haematitis
Glaskraut Herba Equiseti • Equiseti herba • Herba Parietariae
Gläsli Bulbus Scillae • Scillae bulbus
Glasmacherseife Manganum peroxydatum
Glasöl Acidum sulfuricum crudum
Glaspech Colophonium • Resina Pini
Glaspulver Stibium sulfuratum nigrum
Glassalbe Unguentum cereum
Glassalz Fel Vitri
Glasschaum Fel Vitri
Glasschlacke Fel Vitri
Glasseife Manganum peroxydatum
Glaspat Calcium fluoratum
Glaswasser Liquor Natrii silicici
Glasweide Folia Ligustri
Glatschen Flores Rhoeados • Papaveris rhoeados flos
Glattbingelkraut Herba Mercurialis
Glattbruch Herba Herniariae • Herniariae herba
Glattbruchkraut Herba Herniariae • Herniariae herba
Glätte Lithargyrum
Glättepflaster Emplastrum Lithargyri
Glättsalbe Unguentum Glycerini • Glyceroli unguentum
Glattwerk Electuarium Sennae
Glattwürger Electuarium Sennae
Glatzenblume Flores Rhoeados • Papaveris rhoeados flos
Glaubersalz Natrium sulfuricum
Glawittenstein Zincum sulfuricum
Glawittenstein, Blauer Cuprum sulfuricum
Gleisse Aethusa cynapium
Gleißwurz Radix Meu • Radix Mei • Mei athamantici radix
Glenderpflaster Emplastrum fuscum
Gletschergebüse Herba Absinthii alpini • Absinthii herba
Gliedegenge Herba Asperulae • Asperulae herba • Galii odorati herba
Gliederbalsam Mixtura oleoso-balsamica • Spiritus saponato-camphoratus
Gliederbalsamtropfen Spiritus Angelicae compositus • Angelicae spiritus compositus
Gliedereckeöl Oleum Hyoscyami • Hyoscyami oleum
Gliederessenz Liquor Ammonii acetici • Tinctura antispasmodica
Gliederfett Oleum camphoratum • Oleum Olivarum • Olivae oleum virginale • Ungu-

entum nervinum
Gliedergeist Spiritus Angelicae compositus • Angelicae spiritus compositus • Spiritus Melissae compositus • Melissae spiritus compositus • Spiritus russicus
Gliedergrindsalbe, Weiße Unguentum Hydrargyri album dilutum
Gliederkraut Herba Asperulae • Asperulae herba • Galii odorati herba
Gliederkräuter Species aromaticae
Gliederlenge Herba Scabiosae • Knautiae arvensis herba
Gliederöl Linimentum ammoniatum • Oleum Chamomillae infusum • Matricariae oleum • Oleum Hyoscyami • Hyoscyami oleum • Oleum Terebinthinae • Terebinthinae aetheroleum • Oleum viride
Gliederpulver Tubera Jalapae pulvis • Jalapae tuber pulvis
Gliederreißendes Pulver Pulvis Liquiritiae compositus • Liquiritiae pulvis compositus
Gliedersalbe Unguentum nervinum • Unguentum Populi • Populi unguentum • Unguentum Rosmarini compositum • Rosmarini unguentum compositum
Gliederspiritus Liquor Ammonii caustici • Spiritus Angelicae compositus • Angelicae spiritus compositus • Spiritus coeruleus • Spiritus russicus • Spiritus saponato-camphoratus
Gliedersplitteröl Oleum Hyoscyami • Hyoscyami oleum • Oleum viride
Gliederstenglich Herba Asperulae • Asperulae herba • Galii odorati herba
Gliedertropfen Liquor Ammonii acetici • Tinctura antispasmodica
Gliederwasser Aqua aromatica spirituose
Gliederzunge Herba Asperulae odoratae • Asperulae herba • Galii odorati herba
Gliederzypresse Tetraclinis articulata
Gliedewel Linimentum ammoniatum
Gliedkraut Herba Sideritidis
Gliedöl Linimentum ammoniatum • Oleum Chamomillae infusum • Matricariae oleum • Oleum Hyoscyami • Hyoscyami oleum • Oleum Terebinthinae • Terebinthinae aetheroleum • Oleum viride
Gliedschwammpflaster Ceratum Aeruginis • Charta antirheumatica
Gliedwundkraut Herba Sideritidis
Gliedwurzel Rhizoma Polygonati • Polygonati rhizoma
Gliedzunge Herba Asperulae • Asperulae herba • Galii odorati herba
Gliedzwenge Herba Asperulae • Asperulae herba • Galii odorati herba
Glijpoeder Talcum pulvis
Glimmergeist Spiritus Formicarum
Glimmerspäne Glacies Mariae
Glimmerspiritus Spiritus Formicarum
Glinserin Glycerinum
Glitschen Flores Rhoeados • Papaveris rhoeados flos
Glitscheröl Glycerinum
Glitschpulver Talcum pulvis
Glitzenstein Zincum sulfuricum
Glitzenstein, Blauer Cuprum sulfuricum
Glix Linum usitatissimum
Glocke Flores Aquilegiae • Aquilegiae flos
Glocke, Glockeblum Digitalis purpurea
Glockeblum Flores Aquilegiae • Aquilegiae flos
Glöckelstropfen Tinctura Chinioidini
Glockenblumen Flores Aquilegiae • Aquilegiae flos • Flores Cyani • Cyani flos
Glockenheide Erica tetralix
Glockenkling Unguentum contra Pediculos
Glockenkraut Folia Digitalis • Digitalis purpureae folium
Glockenöl Oleum Hyperici • Hyperici oleum
Glockenpappeln Flores Malvae arboreae • Alceae flos • Alceae roseae flos
Glockenpfeffer Fructus Capsici • Capsici fructus
Glockenrosen Flores Malvae arboreae • Alceae flos • Alceae roseae flos
Glockenrosenkraut Herba Pulsatillae • Pulsatillae herba
Glockenschmalz Ceratum Cetacei rubrum • Oleum Amygdalarum • Amygdalae oleum virginum • Unguentum flavum
Glockenschmiere Oleum Sesami • Sesami

oleum (raffinatum)
Glockentee Flores Malvae vulgaris · Malvae flos
Glockentropfen Tinctura Chinioidini
Glockenwasser Aqua Plumbi
Glockenwurzel Radix Helenii · Helenii rhizoma
Glöckleinblüten Flores Campanulae
Glöckleöl Oleum Hyperici · Hyperici oleum
Glöckners Pflaster Emplastrum fuscum camphoratum
Glockrosen Flores Malvae arboreae · Alceae flos · Alceae roseae flos
Glogauer Salbe Unguentum Hydrargyri citrinum
Glogenwurzel Bulbus victorialis longus
Glogga (bloama) Flores Aquilegiae · Aquilegiae flos
Glore Terebinthina · Unguentum flavum cum Oleo Lauri
Gloriawasser Aqua Plumbi Goulardi
Glösen Herba Genistae
Glotzerblumen Flores Violae tricoloris · Violae tricoloris flos
Glucke, Krause Sparassis crispa (racemosa)
Glückenwurzel Radix Angelicae · Angelicae radix
Glücksensamen Semen Cucurbitae · Cucurbitae semen
Glückshand Rhizoma Filicis · Filicis rhizoma
Glücksmännchen Radix Mandragorae · Mandragorae radix
Glückswurzel Bulbus victorialis longus
Glucose, Wasserfreie Glucosum anhydricum
Glucosesirup Glucosum liquidum
Glugge Tubera (Fructus) Colchici · Colchici tuber
Glühwachs Cera nigra
Glümeke Herba Beccabungae · Beccabungae herba
Glunecke Herba Beccabungae · Beccabungae herba
Glunscher Saccharum Malti
Glure Herba Galeopsidis · Galeopsidis herba
Glütenwurzel Radix Angelicae · Angelicae radix

Glycerinsalbe Glyceroli unguentum
Glyceroldistearat Glycerinum distearinicum · Glyceroli distearas
Glycerolgel Glyceroli mucilago
Glycerol-Gelatine Gelatina glycerolata
Glycerol-Ohrentropfen Glyceroli otoguttae
Glycerolsuppositorien Glyceroli suppositoria
Glyceroltrinitrat Glonoinum
Glycolsäure Acidum glycolicum
Glyzerinwaschwasser Glycerinum cum Aqua Rosae āā
Gmelins Salz Kalium ferricyanatum rubrum
Gnadenkraut Herba Gratiolae · Gratiolae herba
Gnatzsalbe Unguentum contra Scabiem
Gnitzschenstein Zincum sulfuricum
Gnurröl Oleum Hyoscyami 1,0, Oleum Pini 2,0
Goapulver Chrysarobinum
Goastrauben Lichen islandicus
Gochheil Herba Anagallidis · Anagallidis herba · Herba Prunellae · Prunellae herba
Gockelfang Pulvis contra Pediculos · Semen Cocculi
Gockelkerne Pulvis contra Pediculos · Semen Cocculi
Gockelmehl Pulvis contra Pediculos · Semen Cocculi
Gockelpulver Pulvis contra Pediculos · Semen Cocculi
Göckerleskraut Herba Saturejae · Saturejae herba
Gockerlestee Flores Rhoeados · Papaveris rhoeados flos
Gode Herba Luteolae
Godensteen Cuprum aluminatum
Gogenum Pulvis contra Pediculos
Göhl-Wundsalbe Unguentum basilicum · Unguentum cereum
Goiferwurz Radix Pyrethri · Pyrethri radix
Goijaun Alumen
Gold, Arabisches Aurum foliatum
Goldadersalbe Unguentum flavum · Unguentum Hamamelidis · Hamamelidis unguentum · Unguentum Linariae
Goldadertee Species laxantes
Goldadertinktur Tinctura Aloes composita

Goldaderwurzel Rhizoma Zedoariae · Zedoariae rhizoma
Goldäpfel Fructus Lycopersici (auch die Zwiebeln von Lilium Martagon)
Goldauderkraut Herba Herniariae · Herniariae herba
Goldaurum Herba Adianti aurei
Goldball Rudbeckia laciniata
Goldbalsam Spiritus Lavandulae compositus · Lavandulae spiritus compositus
Goldblumen Flores Calendulae · Calendulae flos · Flores Stoechados · Helichrysi flos · Herba Ficariae · Herba Taraxaci · Taraxaci herba · Taraxaci folium
Goldblumenessig Acetum aromaticum
Goldchlorid (Hom.) Aurum chloratum, Aurum muriaticum
Goldcreme Unguentum leniens
Göldeke Flores Calendulae · Calendulae flos
Golden. Adersalbe Unguentum flavum · Unguentum Hamamelidis · Hamamelidis unguentum
Golden. Widerton Herba Adianti aurei
Golden. Wildniskraut Herba Ivae moschatae · Ivae moschatae herba
Goldengänserich Herba Alchemillae · Alchemillae herba
Goldengünsel Herba Ajugae
Goldenleberkraut Folia Hepaticae
Goldenrautenkraut Herba Virgaureae · Solidaginis virgaureae herba
Goldenwundkraut Herba Virgaureae · Solidaginis virgaureae herba
Goldereblüten Flores Lilii
Golderlingsschalen Pericarpium Aurantii
Goldessig Acetum aromaticum
Goldfingerkraut Potentilla aurea
Goldfünffingerkraut Herba Agrimoniae · Agrimoniae herba
Goldfußwasser Tinctura antihysterica
Goldgelb Arsenium citrinum nativum
Goldgilgen Bulbus Asphodeli · Asphodeli albi radix
Goldglätte Lithargyrum
Goldglätteessig Liquor Plumbi subacetici · Plumbi subacetatis solutio
Goldglätteöl Liquor Plumbi subacetici · Plumbi subacetatis solutio
Goldglättepflaster Emplastrum Lithargyri simplex
Goldglättesalbe Unguentum diachylon
Goldgummibandpflaster Emplastrum Lithargyri compositum
Goldhaar Herba Adianti aurei
Goldhonig Mel depuratum
Goldhühnerdarmkraut Herba Anagallidis · Anagallidis herba
Goldikraut Herba Matricariae · Tanaceti parthenii herba
Goldjodid Aurum jodatum
Goldklee Herba Hepaticae · Hepaticae herba · Hepaticae nobilis herba
Goldknöpflein Flores Verbasci · Verbasci flos
Goldkraut Herba Calendulae · Calendulae herba · Herba Senecionis · Senecionis herba
Goldkraut, Kleines Herba Nummulariae · Lysimachiae herba
Goldkrautsaft Sirupus Chamomillae
Goldkrautsalbe Unguentum Linariae
Goldlack Erysium cheiri (früher Cheiranthus cheiri)
Goldleberkraut Herba Hepaticae · Hepaticae herba · Hepaticae nobilis herba
Goldleim Borax
Goldlevkojen Flores Cheiri · Cheiranthi cheiri flos
Goldlösung, Kolloidale Auri solutio colloidalis
Goldmelisse Monarda didyma
Goldmelissenkraut Herba Monardae · Monardae herba
Goldmilz Herba Chrysosplenii
Goldmohn, Kalifornischer Eschscholzia californica
Goldmyrrhe Myrrha
Goldmyrrhentropfen Tinctura Myrrhae · Myrrhae tinctura
Goldnessel Lamiastrum galeobdolon
Goldnesselblüten Flores Lamii
Goldpflaster Emplastrum fuscum
Goldpulver Aurum metallicum · Pulvis epilepticus cum Auro foliato · Pulvis Mag-

nesiae cum Rheo • Rhizoma Rhei pulvis • Rhei radix pulvis
Goldpurpur, Cassiusscher Aurostannum praecipitatum
Goldraute Herba Virgaureae (Herba Solidaginis) • Solidaginis virgaureae herba
Goldregen Cytisus laburnum • Laburnum anagyroides
Goldrinde Cortex Frangulae • Frangulae cortex
Goldröhrling Boletus elegans
Goldrosen Flores Calendulae • Calendulae flos
Goldrosensalbe Unguentum flavum
Goldrute Herba Virgaureae (Herba Solidaginis) • Solidaginis virgaureae herba
Goldrute, Echte Veratrum album
Goldrute, Kanadische Solidago canadensis
Goldrutenkraut Solidaginis herba
Goldrutenkraut, Echtes Solidaginis virgaureae herba
Goldsaftkraut Herba Chelidonii • Chelidonii herba
Goldsalz Ammonium chloratum ferratum • Auro-natrium chloratum • Aurum chloratum
Goldsalz, Figuiers Auro-natrium chloratum
Goldsalz, Fordos Auro-natrium chloratum thiosulfuricum
Goldsalz, Gélés Auro-natrium thiosulfuricum
Goldsalz, Gozzis Auro-natrium chloratum
Goldschaum Aurum foliatum
Goldscheidewasser Acidum nitricum 1 + Acidum hydrochloricum 3
Goldschlägerhäutchen Emplastrum animale
Goldschwefel Stibium sulfuratum aurantiacum
Goldsiegelwurzel Hydrastis rhizoma
Goldspießglanzschwefel Stibium sulfuratum aurantiacum
Goldspitzenblüten Flores Verbasci • Verbasci flos
Goldstengeltee Herba Virgaureae • Solidaginis virgaureae herba
Goldsternblumenkraut Galega • Herba Chelidonii • Chelidonii herba • Herba Ficariae

Goldstockblüten Flores Cheiri • Cheiranthi cheiri flos
Goldtinktur Essentia dulcis • Tinctura amara • Tinctura aromatica • Tinctura Coralliorum • Tinctura Ferri chlorati aetherea
Goldtinktur, Lamottes Tinctura Ferri chlorati aetherea
Goldtropfen Essentia dulcis • Tinctura amara • Tinctura aromatica • Tinctura Corallorium • Tinctura Ferri chlorati aetherea
Goldweidenrinde Cortex Salicis • Salicis cortex
Goldwiderton Herba Adianti aurei
Goldwundkraut Solidaginis virgaureae herba, Solidago virgaurea
Goldwurzel die Zwiebeln von Lilium Martagon • Bulbus Asphodeli • Asphodeli albi radix • Bulbus victorialis rotundus • Rhizoma Curcumae • Curcumae rhizoma • Rhizoma Tormentillae • Tormentillae rhizoma
Goldwurzel, Kanadische Rhizoma Hydrastis • Hydrastis rhizoma
Goldwurzelpflaster Emplastrum oxycroceum
Goldwurzelpflaster in Stangen Emplastrum oxycroceum
Goldwurzelsalbe Unguentum flavum
Goldwurzkraut Herba Chelidonii • Chelidonii herba
Goldzwiebel Bulbus Asphodeli • Asphodeli albi radix
Gölk(wurzel) Radix Angelicae • Angelicae radix
Gollaun Alumen pulvis
Gollenkraut Herba Millefolii • Millefolii herba
Gölliken Flores Verbasci • Verbasci flos
Göllingtee Flores Calendulae • Calendulae flos
Golmotte = Perlpiz • Amanita rubescens
Gom = Gummi
Gomfer Camphora
Gommharz Gummi kikekunemalo
Gomme d'alsace Dextrinum
Gommeline Dextrinum
Gopperkraut Herba Fumariae • Fumariae herba

Gor Herba Millefolii · Millefolii herba
Gordhahn Herba Abrotani
Gorgenwurz Rhizoma Curcumae · Curcumae rhizoma
Gorgone Rhizoma Curcumae pulvis · Curcumae rhizoma pulvis
Gorgonenwurzel Rhizoma Curcumae · Curcumae rhizoma · Rhizoma Galangae · Galangae rhizoma
Gorieerke Glechoma hederacea
Gorkraut Herba Millefolii · Millefolii herba
Görlitzer Galoppheilpflaster Emplastrum Lithargyri compositum
Goronitzel Zincum sulfuricum
Görspflaster Emplastrum definitivum rubrum
Gosfett Adeps suillus
Gospflaster Emplastrum saponatum
Götterbaum Ailanthus altissima
Götterbaum (Hom.) Ailanthus, Ailanthus glandulosa, Ailanthus altissima
Götterleskraut Herba Saturejae · Saturejae herba
Götterstein Cuprum aluminatum
Gottesandachtpulver Pulvis pro Equis viridis
Gottesbart Sempervivum tectorum
Gottesgabe Herba Chelidonii · Chelidonii herba
Gottesgerichtsbohnen Fabae Calabaricae · Calabar semen · Physostigma venenosum · Semen Calabar · Calabar semen · Physostigma venenosum
Gottesgnadenkraut Gratiola officinalis · Herba Centaurii · Centaurii herba · Herba Galeopsidis · Galeopsidis herba · Herba Gratiolae · Gratiolae herba
Gottesgnadenpflaster Emplastrum Meliloti
Gotteshand Herba Millefolii · Millefolii herba · Herba Serpylli · Serpylli herba
Gotteshandpflaster Emplastrum fuscum
Gottesheil Herba Prunellae · Prunellae herba
Gotteshilfe Herba Gratiolae · Gratiolae herba · Herba Marrubii · Marrubii herba
Gotteskundenpflaster Emplastrum Meliloti
Gottesmuttertee Herba Marrubii · Marrubii herba
Gottesurteilsbohnen Semen Calabar · Calabar semen · Physostigma venenosum
Gottheil Herba Abrotani
Göttlich Balsam Mixtura oleoso-balsamica · Tinctura Benzoes composita
Göttlich Pflaster Emplastrum fuscum camphoratum
Göttlich Stein Cuprum aluminatum
Gottvergeß, Schwarzer Herba Ballotae · Ballotae herba · Ballotae nigrae herba
Gottvergeß, Weißer Herba Marrubii · Marrubii herba
Gottvergessentee Folia Trifolii fibrini · Menyanthidis trifoliatae folium · Herba Marrubii · Marrubii herba · Herba Veronicae · Veronicae herba · Radix Succisae · Succisae radix
Gottvergeßwurzel Radix Succisae · Succisae radix
Gottvergißmeinnichtöl Oleum Hyoscyami · Hyoscyami oleum
Goud = Gold
Goulards Salbe Unguentum Plumbi · Plumbi unguentum
Goulards Wasser Aqua Plumbi Goulardi
Grabekraut Herba Absinthii · Absinthii herba
Grabkraut Herba Absinthii · Absinthii herba
Grach = grau
Grafenpulver Pulvis Magnesiae cum Rheo
Gräflingsfett Adeps suillus
Grahschinkerl Anemone nemorosa
Gräkumsamen Semen Foenugraeci · Trigonellae foenugraeci semen
Gramen Rhizoma Graminis · Graminis rhizoma
Gramille Flores Chamomillae · Matricariae flos
Gramkraut Herba Lycopodii · Lycopodii herba
Grammü Rhizoma Graminis · Graminis rhizoma
Grampelbeere Vaccinium vitis-idaea
Gramwurz Rhizoma Graminis · Graminis rhizoma
Grän Meerrettich

Granabetöl Oleum Juniperi · Juniperi aetheroleum
Granadill Semen Tiglii · Crotonis semen
Granatapfel Punica granatum
Granatäpfelleder Cortex Granati · Granati cortex
Granatäpfelschalen Cortex Granati · Granati cortex
Granatbaumrinde Granati cortex
Granatbeeren Fructus Juniperi · Juniperi pseudo-fructus
Granatblumen Flores Granati · Granati flos
Granaten Fructus Granati · Granati fructus
Granatensaft Sirupus Rhoeados
Granatenzucker Saccharum album
Granatillkörner Grana Tiglii
Granatin Mannitum
Granatrinde Cortex Granati · Granati cortex
Granatstein Fel Vitri
Granatwurzelrinde Granati radicis cortex
Gränaugen Semen Strychni · Strychni semen
Granawettholz Lignum Juniperi · Juniperi lignum
Grandelbeerblätter Folia Vitis idaeae · Vitisidaeae folium
Grandenbeerblätter Folia Vitis idaeae · Vitisidaeae folium
Gränesalbe Unguentum contra Pediculos
Granetbaumrinde Cortex Granati · Granati cortex
Granille Matricaria chamomilla · Matricaria recutita
Granium Herba Geranii
Grankenblätter Folia Vitis idaeae · Vitisidaeae folium
Grante Vaccinium vitis-idaea
Grantenblätter Folia Vitis idaeae · Vitisidaeae folium · Uvae ursi folium
Gränze Herba Ledi · Ledi palustris herba
Granzenblätter Herba Ledi · Ledi palustris herba
Graphit Plumbago
Grapp Radix Rubiae tinctorum · Rubiae tinctorum radix
Gras, Türkisches Rhizoma Graminis · Graminis rhizoma

Grasbielkraut Folia Fragariae · Fragariae folium
Grasblumen Flores Bellidis · Bellidis flos · Flores Carthusianorum · Flores Graminis · Flores Tunicae
Graschelkraut Herba Chelidonii · Chelidonii herba
Graseschwappe = Maronenröhrling · Boletus badius
Grasfresser Herba Pedicularis · Semen Melampyri
Grasgilgen Herba Nummulariae · Lysimachiae herba
Graslauch Allium schoenoprasum
Grasnäglein Flores Tunicae
Grasnelken Herba Oreoselini
Grasöl Oleum Hyoscyami · Hyoscyami oleum · Oleum viride
Grassamen Semen Foenugraeci · Trigonellae foenugraeci semen
Grasspiritus Spiritus Angelicae compositus · Angelicae spiritus compositus · Spiritus Melissae compositus · Melissae spiritus compositus
Grasstaub Lycopodium
Grastrauben Lichen islandicus
Graswasser Aqua destillata
Graswasser für Hunde Aqua Sambuci cum Tartaro stibiato
Graswürze Rhizoma Graminis · Graminis rhizoma
Graswurzel Rhizoma Graminis · Graminis rhizoma
Graswurzel, Rote Rhizoma Caricis · Caricis rhizoma
Grätenstein Cetaceum
Gratzbeerwurzel Radix Ononidis · Ononidis radix
Grau. Ambra Ambra grisea
Grau. Aschmannsalbe Unguentum Zinci cum Balsamo peruviano 10:1
Grau. Bollmannspulver Pulvis antiepilepticus niger
Grau. Butter Unguentum contra Pediculos
Grau. Driakel Electuarium theriacale
Grau. Dunst Tutia praeparata
Grau. Eber Unguentum sulfuratum compo-

situm
Grau. Kapuzinersalbe Unguentum Hydrargyri cinereum
Grau. Kondukteurpulver Pulvis pro Equis
Grau. Krätzsalbe Unguentum sulfuratum compositum
Grau. Magnet Ferrum pulvis
Grau. Nervensalbe Unguentum Rosmarini compositum · Rosmarini unguentum compositum
Grau. Ohrensalbe Emplastrum Lithargyri compositum
Grau. Pflaster Emplastrum Hydrargyri
Grau. Pomade Unguentum Hydrargyri cinereum dilutum
Grau. Puder Pulvis contra Pediculos
Grau. Pulver Pulvis Jalapae laxans · Pulvis strumalis
Grau. Roßsalbe Unguentum sulfuratum compositum
Grau. Salbe Unguentum Hydrargyri cinereum dilutum
Grau. Sand Pulvis contra Pediculos
Grau. Schwefel Sulfur griseum
Grau. Sudensalbe Unguentum sulfuratum compositum
Grau. Thimotheus Stibium sulfuratum nigrum
Grau. Titius Tutia praeparata
Grau. Vivat Unguentum Hydrargyri cinereum dilutum
Graubeerblätter Folia Vitis idaeae · Vitisidaeae folium
Gräuberichkraut Herba Tanaceti · Tanaceti herba
Graubolsmannspulver Pulvis antiepilepticus niger
Graubraunsteinerz Manganum dioxydatum · Manganum peroxydatum
Graue Walnuß Juglans cinerea
Graugalmei Lapis Calaminaris
Grausenblumen Flores Genistae · Cytisi scoparii flos
Grauspießglanz(erz) Stibium sulfuratum nigrum
Grauwasserpulver Pulvis laxans
Grauweide Herba Genistae

Gravenhorstsalz Natrium sulfuricum
Greanderkraut Herba Ballotae · Ballotae herba · Ballotae nigrae herba
Greibschkraut Herba Equiseti · Equiseti herba
Greisbart Muscus arboreus
Greisenblume Conyza canadensis
Greiserbeeren Fructus Myrtilli · Myrtilli fructus
Greiskraut Herba Senecionis · Senecionis herba
Greisserbeeren Fructus Myrtilli · Myrtilli fructus
Gren Radix Armoraciae · Armoraciae radix
Grenader Herba Ballotae · Ballotae herba · Ballotae nigrae herba
Grenadiertropfen Tinctura Chinae composita · Cinchonae tinctura composita · Tinctura Chinioidini
Grenetillsamen Semen Tiglii · Crotonis semen
Grenetine Gelatina alba
Grenetten Fructus Rhamni catharticae · Rhamni cathartici fructus
Grenselkraut Herba Anserinae · Anserinae herba
Grenserich Herba Anserinae · Anserinae herba
Grensich Herba Anserinae · Anserinae herba
Grensing Herba Anserinae · Anserinae herba · Herba Millefolii · Millefolii herba
Gretchen im Busch Herba Nigellae
Grete, Feine Semen Foenugraeci · Trigonellae foenugraeci semen
Gretel in der Stauden Semen Nigellae · Nigellae semen
Greundreusensalv Unguentum laurinum
Greunkinderpulver Pulvis Liquiritiae compositus · Liquiritiae pulvis compositus
Griakelbeere Fructus Juniperi · Juniperi pseudo-fructus
Griashirsch Semen Milii solis · Lithospermum-officinale-Samen
Gricium Semen Foenugraeci · Trigonellae foenugraeci semen
Grickensamen Semen Fagopyri · Fagopyri semen

Griech. Heusamen Semen Foenugraeci · Trigonellae foenugraeci semen
Griech. Leberkraut Herba Agrimoniae · Agrimoniae herba · Herba Hepaticae · Hepaticae herba · Hepaticae nobilis herba
Griech. Pech Asphaltum · Colophonium
Griech. Tee Folia Salviae · Salviae folium
Griekensame Semen Foenugraeci · Trigonellae foenugraeci semen
Griemer, Gelber Rhizoma Curcumae · Curcumae rhizoma
Grienöl Oleum Hyoscyami · Hyoscyami oleum · Oleum viride
Griesasche Kalium carbonicum crudum
Griesatenpulver Pulvis pro Equis
Griesbart Lichen Pulmonariae · Lichen pulmonarius · von Lobaria pulmonaria · Echte Lungenflechte
Griesche Herba Genistae · Cytisi scoparii herba
Griesgrau Unguentum Tutiae
Griesholz Lignum nephriticum
Grieskraut Herba Anserinae · Anserinae herba
Griespulver Pulvis carminativus
Griesraute Herba Galegae · Galegae herba
Griesstein Lapis ischiaticus
Grießwurzel Collinsonia canadensis
Grießwurzel (Hom.) Collinsonia · Collinsonia canadensis
Grieswurzel Chondrodendron tomentosum · Radix Pareirae bravae · Chondrodendri radix
Griffel Stigmata
Griffelbeeren Fructus Myrtilli · Myrtilli fructus
Grillenkraut Herba Millefolii · Millefolii herba
Grimandl Teucrium chamaedris
Grimmagblumen Flores Rhoeados · Papaveris rhoeados flos
Grimmelpulver Pulvis Magnesiae cum Rheo
Grimmertsches Pflaster Emplastrum fuscum
Grimmgritt Semen Foenugraeci pulvis · Trigonellae foenugraeci semen pulvis
Grimmöl Oleum Chamomillae infusum · Matricariae oleum · Oleum Olivarum · Olivae oleum virginale
Grimmpulver Pulvis carminativus · Pulvis Magnesiae cum Rheo
Grimmschenblumen Flores Genistae · Cytisi scoparii flos
Grimmwasser Aqua carminativa
Grimsche Herba Genistae · Cytisi scoparii herba
Grind = Krätze
Grindbaumrinde Cortex Frangulae · Frangulae cortex
Grindelia Grindelia robusta
Grindeliakraut Grindeliae herba
Grindelwaldpflaster Emplastrum Matris
Grindelwaldsalbe Unguentum Elemi
Grindheil Herba Veronicae · Veronicae herba
Grindholz Cortex Frangulae · Frangulae cortex
Grindkraut Herba Fumariae · Fumariae herba · Herba Scabiosae · Knautiae arvensis herba · Herba Senecionis · Senecionis herba
Grindmagenblumen Flores Rhoeados · Papaveris rhoeados flos
Grindpulver Rhizoma Veratri pulvis · Veratri rhizoma pulvis
Grindrinde Cortex Frangulae · Frangulae cortex
Grindsalbe Unguentum contra Pediculos · Unguentum contra Scabiem · Unguentum Hydrargyri album dilutum · Unguentum Zinci · Zinci unguentum
Grindwurzel Radix Bardanae · Bardanae radix · Radix Helenii · Helenii rhizoma · Radix Pyrethri · Pyrethri radix · Rhizoma Imperatoriae · Imperatoriae rhizoma
Grindwurzkraut Herba Senecionis · Senecionis herba
Grinitschblumen Flores Genistae · Cytisi scoparii flos
Grinken Herba Centaurii · Centaurii herba
Grinschenblumen Flores Genistae · Cytisi scoparii flos
Grinsing Herba Millefolii · Millefolii herba
Grippli Folia Vitis idaeae · Vitis idaeae folium

Grischelblumen Flores Genistae · Cytisi scoparii flos
Grischeltee Herba Bursae Pastoris · Bursae pastoris herba
Griseum Herba Fumariae · Fumariae herba
Groburach Radix Gentianae albae = Laserpitium latifolium, nicht Gentiana!
Groetmoeders Mütz Aconitum napellus
Grogruersalbe Unguentum Hydrargyri oxydati rubrum
Gröllöl Oleum Chamomillae
Gromenkriet Unguentum sulfuratum
Grön = grün
Gronawett Fructus oder Lignum Juniperi · Juniperi pseudo-fructus oder lignum
Gronawettlatwerge Succus Juniperi
Grönflanellenpflaster Ceratum Aeruginis
Grönflötverdentpflaster Ceratum Aeruginis
Grönfontanellenpflaster Ceratum Aeruginis
Grönsalv Unguentum nervinum · Unguentum Populi · Populi unguentum
Gröscheltee Herba Bursae Pastoris · Bursae pastoris herba
Groß. Andabaum Joannesia princeps
Groß. Andorn Herba Stachydis
Groß. Dorant Herba Antirrhini
Groß. Gelbes Münzkraut Herba Nummulariae · Lysimachiae herba
Groß. Heinrich Radix Helenii · Helenii rhizoma
Groß. Kaulpappelblüten Flores Malvae · Malvae flos
Großbathengel Herba Primulae · Herba Veronicae · Veronicae herba
Großluzian Herba Arnicae · Arnicae herba
Großmutters Mütz Aconitum napellus
Großnelken Anthophylli
Großneßle Herba Urticae · Urticae herba
Grottenpulver Radix Helenii pulvis · Helenii rhizoma pulvis
Gruattum Avena excorticata
Grubenflechte Lichen Pulmonariae · Lichen pulmonarius · von Lobaria pulmonaria · Echte Lungenflechte
Gruchheil Herba Anagallidis · Anagallidis herba
Grülingskraut Herba Genistae · Cytisi scoparii herba · Genistae tinctoriae herba
Grumbeer Solanum tuberosum
Grumbirn Solanum tuberosum
Grumper Solanum tuberosum
Grün, Abzug Unguentum Populi · Populi unguentum
Grün, Amerikanisches Cinnabaris viridis
Grün, Casseler = Schweinfurter Grün
Grün, Dreimal Unguentum nervinum · Unguentum Populi
Grün, Englisches = Schweinfurter Grün
Grün, Flanellpflaster Ceratum Aeruginis
Grün, Guignets Chromium hydroxydatum
Grün, Hegewald Pulvis sternutatorius viridis
Grün, Kirchberger = Schweinfurter Grün
Grün, Leipziger = Schweinfurter Grün
Grün, Neuwieder = Schweinfurter Grün
Grün, Pariser = Schweinfurter Grün
Grün, Rinmanns Cinnabaris viridis
Grün, Scheelsches Cuprum arsenicosum
Grün, Schwedisches Cuprum arsenicosum
Grün, Schweinfurter = Schweinfurter Grün · Cuprum aceticum arsenicosum
Grün, Schweizer = Schweinfurter Grün
Grün, Weise Pulvis pro Vaccis
Grün, Wiener = Schweinfurter Grün
Grün, Würzburger = Schweinfurter Grün
Grün. Apostelöl Oxymel simplex
Grün. Balsamtee Folia Menthae crispae · Menthae crispae folium
Grün. Butter Unguentum Majoranae · Majoranae unguentum · Unguentum nervinum · Unguentum Populi · Populi unguentum
Grün. Casseler Viride Schweinfurtense
Grün. Flöthverdentpflaster Ceratum Aeruginis
Grün. Flußverbandpflaster Ceratum Aeruginis
Grün. Grenadiertropfen Tinctura Clinioidini
Grün. Mulljenpflaster Ceratum viride
Grün. Muttersalbe Unguentum nervinum · Unguentum Populi · Populi unguentum
Grün. Nervensalbe Unguentum nervinum
Grün. Öl Oleum Aeruginis · Oleum Chamomillae · Oleum Hyoscyami · Hyoscyami oleum · Oleum viride
Grün. Pappelsalbe Unguentum Populi · Po-

puli unguentum
Grün. Pflaster Emplastrum Meliloti
Grün. Salbe Unguentum nervinum · Unguentum Populi · Populi unguentum
Grün. Schutzpflaster Emplastrum Meliloti
Grün. Sehnenöl Oleum Hyoscyami · Hyoscyami oleum · Oleum viride
Grün. Seife Sapo kalinus
Grün. Senf Semen Sinapis · Sinapis nigrae semen
Grün. Siegelwachs Ceratum Aeruginis
Grün. Umschlagkräuter Species emollientes
Grün. Unterhaltungssalbe Unguentum Cantharidum
Grün. Verteilungssalbe Unguentum flavum cum Oleo Lauri
Grün. Vitriol Ferrum sulfuricum
Grün. Wachs Ceratum Aeruginis
Grün. Walnußschalen Cortex Juglandis Fructus · Juglandis fructus cortex
Grünbeeren Fructus Rhamni catharticae · Rhamni cathartici fructus
Grundbirnen Kartoffeln
Gründelwaldsalbe Unguentum resinosum
Grundheil Herba Hederae · Glechomae hederaceae herba · Herba Millefolii · Millefolii herba · Herba Oreoselini · Herba Veronicae · Veronicae herba
Grundholz Cortex Frangulae · Frangulae cortex
Grundiersalz Natrium stannicum
Grundpflaster Emplastrum fuscum
Grundrabkraut Herba Hederae terrestris · Glechomae hederaceae herba
Grundrebe Herba Hederae terrestris · Glechomae hederaceae herba
Grundrebli Herba Hederae terrestris · Glechomae hederaceae herba
Grundsalbe, Gelbe Unguentum sulfuratum
Grundspat Cuprum subaceticum
Grundtee Herba Hederae · Glechomae hederaceae herba · Herba Veronicae · Veronicae herba
Grundwurzel Radix Lapathi
Grüneisen Ferrum citricum ammoniatum viride
Grünerde, Böhmische Terra viridis Germanica
Grünerde, Deutsche Terra viridis Germanica
Grünerde, Veroneser Terra viridis Veronensis
Grüngeist Spiritus viridis
Grünholz Herba Genistae · Genista tinctoria · Genistae herba · Genistae tinctoriae herba · Radix Bardanae · Bardanae radix
Grünholzkraut Herba Genistae · Genistae herba · Genistae tinctoriae herba
Grünkörner Fuchsinum
Grünkraut Herba Basilici · Basilici herba
Grünkrautwurzel Rhizoma Bistortae · Bistortae rhizoma
Grünlinblumen Flores Spartii · Cytisi scoparii flos
Grünling Tricholoma equestre
Grünlingskraut Herba Genistae · Cytisi scoparii herba · Genistae tinctoriae herba
Grünnelpulver Pulvis Magnesiae cum Rheo
Grünöl Oleum Chamomillae · Oleum Hyoscyami · Hyoscyami oleum · Oleum viride
Grünpulver Pulvis Liquiritiae compositus · Liquiritiae pulvis compositus
Grünsaatspiritus Spiritus Vini · Spiritus viridis
Grünschausamen Semen Foenugraeci · Trigonellae foenugraeci semen
Grünsiegelpflaster Ceratum Aeruginis
Grünsingkraut Herba Millefolii · Millefolii herba
Grünspan Aerugo (Cuprum aceticum)
Grünspanblumen Cuprum aceticum (auch Flores Spartii)
Grünspanessig Acidum aceticum dilutum
Grünspankristall Cuprum aceticum
Grünspanliniment Unguentum Aeruginis
Grünspanpflaster Ceratum Aeruginis
Grünspansalbe Ceratum Aeruginis
Grünspanwasser Liquor Aeruginis
Grünspiritus Spiritus viridis
Grünwollöl Oleum Hyoscyami · Hyoscyami oleum
Grünwurzelkraut Herba Fumariae · Fumariae herba
Grüsamenttropfen Oleum Menthae crispae · Menthae crispae aetheroleum
Gruserich Allium Schoenoprasum · Allium

schoenoprasum
Grut Herba Ledi · Ledi palustris herba
Grüttblumen Flores Millefolii · Millefolii flos
Grütz Semen Fagopyri · Fagopyri semen
Grützenkraut Herba Millefolii · Millefolii herba
Gruwaterpulver Pulvis laxans compositus
Guaiacum Guaiaca resina
Guajakharz Guaiaci resina
Guajakholz Lignum Guajaci · Guaiaci lignum
Guajakholzbaum Guaiacum officinale
Guar Cyamopsidis seminis pulvis
Guarana Guaranae pasta
Guarana-Strauch Paullinia cupana
Guaza Herba Cannabis indicae · Cannabis indicae herba
Guchheil Herba Anagallidis · Anagallidis herba
Guck dörch den Tun Herba Hederae terrestris · Glechomae hederaceae herba
Guckauge Taraxacum officinale
Guckdurchdentun Herba Hederae · Glechomae hederaceae herba
Guckelmehl Pulvis contra Insecta
Guckeslauch Herba Acetosellae
Guckucksbrot Herba Acetosellae
Guckucksklee Herba Acetosellae
Guckuckskraut Herba Acetosellae
Gufenöndli Herba Violae odoratae · Violae odoratae herba
Gugatzblümel Orchis morio
Gugelkopf Flores Calendulae · Calendulae flos
Gugelmagen = Perlpilz · Amanita rubescens
Gugelmucke = Schafchampignon · Psalliota arvensis
Gugemucke = Schafchampignon · Psalliota arvensis
Gugenwurzel Radix Angelicae · Angelicae radix
Gugerutz Semen Maidis
Guggauche Taraxacum officinale
Guggelblumenkraut Herba Pulsatillae · Pulsatillae herba
Gugger Herba Acetosellae · Acetosellae herba
Guggersauer Herba Acelosellae · Acetosellae herba
Guggerseife Herniaria glabra
Guggublüh Orchis morio
Gugguche Herba Pulsatillae · Pulsatillae herba
Gugguros Herba Pulsatillae · Pulsatillae herba
Gugommarakraut Herba Boraginis · Boraginis herba
Gugumerpomade Unguentum flavum
Guhr Lac Lunae
Guimauvewurzel Radix Althaeae · Althaeae radix
Guineakörner Grana Paradisi, von Aframomum melegueta
Guineapfeffer Grana Paradisi
Gukulifon Fructus Cocculi
Gulaschwasser Aqua Plumbi Goulardi
Gulden = golden
Güldengänserich Herba Alchemillae · Alchemillae herba
Guldengünsel Herba Ajugae · Herba Hederae terrestris · Glechomae hederaceae herba
Güldenhaarblumen Flores Stoechados · Helichrysi flos
Güldenhaarmoos Herba Adianti
Güldenhalsam Oleum Terebinthinae sulfuratum · Tinctura Lignorum
Güldenherzpulver Pulvis antiepilepticus
Guldenklee Herba Meliloti · Meliloti herba
Guldenklee Herba Meliloti · Meliloti herba
Guldenleberkraut Herba Hepaticae · Hepaticae herba · Hepaticae nobilis herba
Güldenpfennigkraut Herba Nummulariae · Lysimachiae herba
Güldenroman Electuarium theriacale
Guldenwederton Herba Adianti aurei
Güldenwiderton Herba Adianti aurei
Güldenwunderkraut Herba Virgaureae · Solidaginis virgaureae herba
Guldenwundkraut Herba Virgaureae · Solidaginis virgaureae herba
Guldikraut Herba Matricariae · Tanaceti parthenii herba
Guldiwasser Tinctura antihysterica aurea

Gulierwurzel Radix Aristolochiae cavae
Gülle Vitriol Ferrum sulfuricum crudum
Gülleli Orchis morio
Gülli Orchis morio
Gum Benjamin Benzoe
Gum Benzoin Benzoe
Gumbetöl Balsamum Copaivae
Gummi, Arabisches Gummi arabicum · Acaciae gummi
Gummi, Armenisches Ammoniacum
Gummigtes Salz Tartarus boraxatus
Gummigut Gutti
Gummijak Lignum Guajaci · Guaiaci lignum
Gummikraut Grindelia squarrosa
Gummilack Lacca in granis
Gummilemium Elemi
Gummipapier Percha lamellata
Gummipaste Pasta gummosa
Gummipflaster Emplastrum Lithargyri compositum
Gummipulver Gummi arabicum pulvis
Gummisalbe Emplastrum Lithargyri compositum
Gummischleim Mucilago Gummi arabici · Acaciae gummi mucilago
Gummistärke Gummi arabicum · Acaciae gummi
Gummitragantenpflaster Emplastrum Lithargyri compositum
Gummiwasser Mucilago Gummi arabici cum Natrio carbonico
Gundelblumen Flores Verbasci · Verbasci flos
Gundelkraut Herba Hederae terrestris · Glechomae hederaceae herba · Herba Serpylli · Serpylli herba
Gundelkrautöl Oleum Serpylli
Gundelmannkraut Herba Hederae terrestris · Glechomae hederaceae herba
Gundelrebe Glechoma hederacea
Gundelrebenkraut Herba Hederae terrestris · Glechomae hederceae herba
Gundermann Glechoma hederacea · Herba Hederae terrestris · Glechomae hederaceae herba
Gundermannsbutter Unguentum Populi · Populi unguentum
Gundling Herba Serpylli · Serpylli herba
Gundrebe Herba Hederae terrestris · Glechomae hederaceae herba
Gundrum Herba Hederae terrestris · Glechomae hederaceae herba
Gunelreif Glechoma hederacea
Gungerole Herba Pulsatillae · Pulsatillae herba
Guniduni Chinioidinum
Gunjah Herba Cannabis indicae · Cannabis indicae herba
Gunkelblumen Flores Verbasci · Verbasci flos
Gunnelreif Herba Hederae terrestris · Glechomae hederaceae herba
Gunnerle Herba Serpylli · Serpylli herba
Gunreb Herba Hederae terrestris · Glechomae hederaceae herba
Günsel Herba Hederae terrestris · Glechomae hederaceae herba
Günsel, Kriechender Ajuga reptans
Gunstertee Herba Hederae terrestris · Glechomae hederaceae herba
Gunsterwasser Aqua strumalis
Gunterebe Herba Hederae terrestris · Glechomae hederaceae herba
Günzelkraut, Gelbes Herba Chamaepitidis
Günzkraut Stipites Dulcamarae · Dulcamarae stipes
Gupankraut Herba Anserinae · Anserinae herba
Gurgelkali, Rotes Kalium permanganicum
Gurgelkali, Weißes Kalium chloricum
Gurgelmalven Flores Malvae arboreae · Alceae flos · Alceae roseae flos
Gurgelpulver Kalium chloricum
Gurgelsalz Alumen pulvis
Gürgütsch Fructus Sorbi · Sorbi aucupariae fructus
Gurke Cucumis sativus
Gurkemeh Rhizoma Curcumae · Curcumae rhizoma
Gurkemeis Rhizoma Curcumae · Curcumae rhizoma
Gurkendillsamen Fructus Anethi · Anethi fructus

Gurkenkönig Herba Boraginis · Boraginis herba
Gurkenkraut Anethum graveolens · Borago officinalis · Herba Anethi · Anethi herba · Herba Boraginis · Boraginis herba · Herba Saturejae · Saturejae herba
Gurkenmehl Rhizoma Curcumae pulvis · Curcumae rhizoma pulvis
Gurkensalbe Unguentum leniens
Gurkenschalen Cortex Cucumeris
Gurkenwurzel Rhizoma Caricis · Caricis rhizoma · Rhizoma Curcumae · Curcumae rhizoma
Gurkumei Curcumae rhizoma
Gürmsch Fructus Sorbi · Sorbi aucupariae fructus
Gürschbaumbeeren Fructus Sorbi · Sorbi aucupariae fructus
Gurtelkraut Herba Abrotani · Herba Artemisiae · Artemisiae herba
Gürtelkraut Herba Lycopodii · Lycopodii herba
Gürtelkrautsamen Lycopodium
Gürtelmoossamen Lycopodium
Gürteln Herba Abrotani
Gürtelpulver Lycopodium
Gürtlerwasser Acidum sulfuricum dilutum
Gurunüsse Semen Colae · Colae semen
Güßpflaster Emplastrum saponatum
Güstpflaster Emplastrum defensivum rubrum
Gustrum Folia Ligustri
Guterheinrich Herba Chenopodii · Chenopodii herba
Gutermann Herba Hederae terrestris · Glechomae hederaceae herba
Gutheil Herba Prunellae · Prunellae herba
Gutvergeß Herba Marrubii · Marrubii herba
Gutwurz Herba Chelidonii · Chelidonii herba
Guzagagel Tubera Salep · Salep tuber
Gwandlausschmiere Unguentum Hydrargyri cinereum dilutum
Gweischwurz Radix Ononidis · Ononidis radix
Gyps siehe Gips
Gypsjakob Mel boraxatum · Oxymel Aeruginis

H

Haagglocke Herba Convolvuli · Convolvuli herba
Haar Linum usitatissimum
Haarballe Radix Bardanae · Bardanae radix
Haarbalsam, Weißer Unguentum pomadinum album
Haarbeerblätter Folia (Herba) Rubi idaei · Rubi idaei folium
Haarbeersaft Sirupus Rubi idaei · Rubi idaei sirupus
Haarbirke Betula pubescens
Haare, Blutstillende Penghawar Djambi
Haareflasch = Steinpilz
Haarfenchel Fructus Foeniculi · Foeniculi fructus
Haarfett Unguentum pomadinum
Haarglied Herba Sideritidis
Haarigekornwut Herba Galeopsidis · Galeopsidis herba
Haarkrautfarn Herba Capilli Veneris · Capilli Veneris herba
Haarkugeln Bezoar germanicus
Haarlinsen Semen Lini · Lini semen
Haarmarbel Luzula pilosa
Haarmoos Herba Adianti
Haarnessel Urtica dioica
Haaröl Oleum odoratum flavum
Haarpuder Amylum Tritici · Tritici amylum
Haarsalz Alumen plumosum
Haarscharkraut Herba Lycopodii · Lycopodii herba
Haarscharmehl Lycopodium
Haarschwarz Solutio Argenti nitrici ammoniata
Haarsegge Carex hirta
Haarstark Radix Peucedani · Peucedani radix
Haarstrang Bulbus victorialis longus · Radix Meu · Mei athamantici radix · Radix Petroselini · Petroselini radix · Radix Peucedani · Peucedani radix · Rhizoma Graminis · Graminis rhizoma
Haarstranze Imperatoria Ostruthium
Haarwuchspomade, Grüne Unguentum Populi · Populi unguentum
Haarwurmsalbe Unguentum exsiccans
Haarwurzeln Semen Cynosbati · Cynosbati semen · Rosae fructus
Habakuköl Oleum animale foetidum · Oleum Cajeputi · Cajeputi aetheroleum · Oleum Cubebarum et Oleum Olivarum album 1:10 · Oleum Papaveris · Oleum viride
Habakuksalbe Emplastrum Lithargyri simplex
Habakukstropfen Liquor Ammonii anisatus · Ammonii hydroxidi solutio anisata · Tinctura Asae foetidae
Habenichts Nihilum album (Zincum oxydatum crudum)
Haberblume Pulsatilla vulgaris
Haberdistel Cirsium arvense
Haberkähm Fructus Carvi · Carvi fructus · Fructus Cumini · Cumini fructus
Haberkümmel Fructus Carvi · Carvi fructus · Fructus Cumini · Cumini fructus
Haberlattig Folia Farfarae · Farfarae folium
Habermeisterspiritus Oleum Cumini mixtum
Habern Avena sativa
Habernessel Herba Urticae · Urticae herba
Haberstaub Pulvis contra Pediculos
Haberstoff Pulvis contra Pediculos
Haberstroh Rhizoma Graminis · Graminis rhizoma
Habervorschuß Spiritus Frumenti
Haberwurz Radix Scorzonerae · Scorzonerae radix

Haberzähnkraut Herba Equiseti · Equiseti herba
Haberzinnkrautz Herba Equiseti · Equiseti herba
Habi Flores Koso · Koso flos
Habichstabich Aqua Foeniculi · Foeniculi aqua
Habichtskraut Herba Pilosellae · Herba Taraxaci · Taraxaci herba · Taraxaci folium · Hieracium
Habichtskrautwasser Solutio Acidi borici
Habritter Fructus Cynosbati · Rosae pseudofructus cum fructibus
Hachelkrautwurzel Radix Ononidis · Ononidis radix
Hachelpflaster Emplastrum Lithargyri compositum
Hachelwurz Radix Ononidis · Ononidis radix
Hachmutter Umbilici marini
Hack- und Ösenpulver Semen Foenugraeci pulvis · Trigonellae foenugraeci semen pulvis
Hackamatak Resina Tacamahaca
Hackebussade Aqua vulneraria spirituosa · Mixtura vulneraria acida
Hackelkraut Herba Pulsatillae · Pulsatillae herba
Hackeln Radix Ononidis · Ononidis radix
Hackelnüsse Fructus Avellanae · Coryli avellanae fructus
Hackelspektakel Tacamahaca
Hackenpotia Mixtura vulneraria acida
Hackenscharkraut Herba Chenopodii · Chenopodii (ambrosioidis) herba
Hackestierl Stincus marinus
Hackmatack Tacamahaca
Häcksel Rhizoma Caricis · Caricis rhizoma
Hackumhack und Mirummir Tacamahaca et Myrrha āā
Hackundmack Tacamahaca
Haddickbeeren Fructus Ebuli · Ebuli fructus
Haddigbeeren Fructus Ebuli · Ebuli fructus
Haddigblumen Flores Ebuli
Hadergiftblumen Flores Calcatrippae · Calcatrippae flos
Haderholz Lignum Anacahuit
Haderif Herba Hederae terrestris · Glechomae hederaceae herba
Hädern Semen Fagopyri
Hädernessel Flores Lamii albi · Lamii albi flos · Herba Galeopsidis · Galeopsidis herba
Hädernesselgamander Herba Hederae terrestris · Glechomae hederaceae herba
Haderweiß Calcium phosphoricum crudum
Hafel Pasta phosphorata
Hafer Avena sativa
Hafer, Grüner Avenae herba
Hafer, Münchener Pulvis contra Pediculos
Hafer, Polnischer Fructus Cumini · Cumini fructus
Hafer, Spanischer Pulvis contra Pediculos
Hafer, Ungarischer Pulvis contra Pediculos
Haferfrüchte Avenae fructus
Hafergrütze Fructus Avenae excorticatae · Avenae excorticatus fructus
Haferkraut Avenae herba
Haferkrautblumen Flores Rhoeados · Papaveris rhoeados flos
Haferkümmel Fructus Cumini · Cumini fructus
Haferlattig Folia Farfarae · Farfarae folium
Haferlinsenpulver Semen Lini pulvis · Lini semen pulvis
Hafermännchen Pulvis contra Pediculos
Haferraute Herba Abrotani
Hafersaat Pulvis contra Pediculos
Hafersamen, Polnischer Fructus Cumini · Cumini fructus
Haferstärke Amylum avenae
Haferstaub Pulvis contra Pediculos
Haferstoff Pulvis contra Pediculos
Haferstroh Avenae stramentum · Rhizoma Graminis · Graminis rhizoma
Haferweiß Alumen plumosum
Haferwurzel Radix Scorzonerae · Scorzonerae radix
Haffdorn Hippophae rhamnoides
Haffdornbeeren Hippophae rhamnoides fructus
Hagaloia Ononis spinosa
Hagamundiskraut Herba Agrimoniae · Agri-

moniae herba
Hagbutze Fructus Cynosbati · Rosae pseudofructus cum fructibus
Hagebutte Rosa canina
Hagebutten Fructus Cynosbati · Rosae pseudofructus cum fructibus
Hagebuttenkerne Semen Cynosbati · Cynosbati semen · Rosae fructus
Hagebuttenöl Oleum Arachidis · Arachidis oleum
Hagebuttensalbe Unguentum flavum
Hagebuttensamen Semen Cynosbati · Cynosbati semen · Rosae fructus
Hagebuttenschalen Rosae pseudo-fructus
Hagebuttenschwamm Fungus Cynosbati
Hagebutzen Fructus Cynosbati · Rosae pseudofructus cum fructibus
Hagedornbeeren Fructus Crataegi · Fructus Cynosbati · Rosae pseudofructus cum fructibus
Hagedornrosen Flores Rosae caninae
Hageibenblätter Folia Taxi
Hagemändle Ononis spinosa
Hagemanns Saft Elixir e Succo Liquiritiae
Hagemark Fructus Cynosbati · Rosae pseudofructus cum fructibus
Hagemathentee Herba Hederae terrestris · Glechomae hederaceae herba
Hagemündli Herba Agrimoniae · Agrimoniae herba
Hagenmändle Herba Agrimoniae · Agrimoniae herba
Häglidorn Rosa canina
Hagrosen Flores Rosae caninae
Hagrübenwurz Radix Bryoniae · Bryoniae radix
Hähdorn Ononis spinosa
Hahnebutten Fructus Cynosbati · Rosae pseudofructus cum fructibus
Hähnelpulver Pulvis Magnesiae cum Rheo
Hahnenbrot Secale cornutum
Hahnenfuß Batrachium · Ranunculus · Herba Ranunculi
Hahnenfuß, Scharfer Ranunculus acris
Hahnenfußwasser Aqua destillata
Hahnenhödchen Fructus Cynosbati · Rosae pseudofructus cum fructibus

Hahnenkamm Clavaria Ramaria (botrytis)
Hahnenklötzenwurzel Bulbus Colchici · Colchici tuber
Hahnenkopfkrauf Herba Polygalae vulgaris · Polygalae vulgaris herba · Herba Verbenae · Verbenae herba
Hahnenöl Oleum Hyperici · Hyprici oleum · Oleum viride
Hahnensporn Radix Aristolochiae cavae · Secale cornutum
Hahnentritt Herba Anagallidis · Anagallidis herba
Hahnkraut Herba Cannabis · Cannabis indicae herba
Hahns Wundbalsam Tinetura Benzoes composita
Haide, Weiße Herba Ledi · Ledi palustris herba
Haideblüten Flores Millefolii · Millefolii flos · Flores Stoechados · Helichrysi flos · Herba Ericae cum Floribus
Haideckerwurzel Rhizoma Tormentillae · Tormentillae rhizoma
Haideflachs Herba Linariae · Linariae vulgris herba
Haideflechte Lichen islandicus
Haidegras Lichen islandicus
Haidekorn Rhizoma Tormentillae · Tormentillae rhizoma
Haidekraut Herba Ericae · Callunae herba
Haidemoos Lichen islandicus
Haidentropfen Tinctura bezoardica
Haidenüsse Flores Carthami · Carthami flos
Haidepfriem Herba Genistae · Cytisi scoparii herba
Haidequendel Herba Serpylli · Serpylli herba
Haiderettigkraut Herba Erysimi · Erysimi herba
Haiderosen Flores Rosae · Rosae flos
Haideschmuck Herba Genistae · Genistae herba · Genistae tinctoriae herba
Haidewurzel Rhizoma Tormentillae · Tormentillae rhizoma
Haidisch Stipites Dulcamarae · Dulcamarae stipes
Haifischleder Aloe

Hainbutten Fructus Cynosbati · Rosae pseudofructus cum fructibus
Hainklette Arctium nemorosum
Hainkrautwurzel Radix Ononidis · Ononidis radix
Hainrosenbeeren Fructus Cynosbati · Rosae pseudofructus cum fructibus
Hainrosenschwamm Fungus Cynosbati
Hainschwung Herba Virgaureae · Solidaginis virgaureae herba
Hainwindblume Herba Anemone nemorosae · Anemonis nemorosae herba
Hainwurzel Radix Hellebori nigri · Hellebori nigri rhizoma
Haipulver Semen Foenugraeci pulvis · Trigonellae foenugraeci semen pulvis
Hairosensamen Semen Cynosbati · Cynosbati semen · Rosae fructus
Haitpulver Gummi arabicum pulvis
Hakelkraut Herba Pulsatillae · Pulsatillae herba
Halbdiandersalbe Emplastrum Cerussae · Emplastrum Lithargyri compositum
Halbegäule Radix Lapathi
Halbmeisterreipflaster Emplastrum fuscum camphoratum
Halbpferdwurzel Radix Lapathi
Halbrauten Stipites Dulcamarae · Dulcamarae stipes
Haldenmändle Herba Agrimoniae · Agrimoniae herba
Haldewangersalbe Unguentum Zinci · Zinci unguentum
Halerblüten Flores Sambuci · Sambuci flos
Hälestock Taraxacum officinale
Half = halb
Halfmahnpflaster Emplastrum Drouoti
Hälfterlig Unguentum contra Pediculos
Hallalapulver Pulvis Magnesiae cum Rheo
Halleinsche Säure Mixtura sulfurica acida
Halleluja Herba Acetosellae
Hallepulver Radix Hellebori viridis · Hellebori viridis rhizoma
Hallers Sauer Mixtura sulfurica acida
Hallesche Tropfen Mixtura sulfurica acida
Hallische Waisenhaustropfen Mixtura sulfurica acida
Hallisches Lebenspulver Pulvis epilepticus ruber
Hallisches Waisenhauspflaster Emplastrum fuscum camphoratum
Hallunkenwurzel Radix Gentianae · Gentianae radix
Hälmerchen Flores Chamomillae · Matricariae flos · Flores Trifolii arvensis · Trifolii arvensis flos
Halmeritee Flores Chamomillae · Matricariae flos
Hälmrichen Flores Chamomillae · Matricariae flos
Hälroff Glechoma hederacea
Halsbräunepflaster Emplastrum Tartari stibiati
Halsgeist Spiritus strumalis
Hälsig Unguentum contra Pediculos
Halskraut Herba Prunellae
Häslig Unguentum contra Pediculos
Halsmalven Flores Malvae arboreae · Alceae flos · Alceae roseae flos
Halsperlen Semen Paeoniae · Paeoniae semen
Halspulver Carbo Spongiae
Halsrosen Flores Malvae arboreae · Alceae flos · Alceae roseae flos · Flores Rhoeados · Papaveris rhoeados flos
Halssalbe Unguentum Kalii jodati
Halssalbe, Blaue Unguentum Hydrargyri cinereum dilutum
Halssalbe, Flüssige Opodeldok mit Kalium jodatum
Halssalbe, Grüne Unguentum Populi · Populi unguentum
Halsschmiere Unguentum Hydrargyri cinereum dilutum · Unguentum Kalii jodati
Halstropfen Tinctura Pimpinellae · Pimpinellae tinctura
Haltischpulver Bolus rubra · Lignum Santali rubrum pulvis $\overline{aa}$ · Santali rubri lignum pulvis
Halun Alumen
Halunkenwurzel Radix Gentianae · Gentianae radix
Halys Pulver Pulvis gummosus
Hamamelis Hamamelis virginiana

Hamamelisblätter Hamamelidis folium
Hamamelisfluidextrakt Hamamelidis folii extractum fluidum
Hamamelisrinde Hamamelidis cortex
Hamamelisrindenfluidextrakt Hamamelidis corticis extractum fluidum
Hamamelisrindenwasser Hamamelidis corticis aqua
Hamammelisfluidextrakt, Eingestellter Hamamelidis extractum fluidum normatum
Hamburger Essenz Elixir Proprietatis
Hamburger Essenz, Weiße Spiritus Aetheris nitrosi
Hamburger Kronenessenz Tinctura Aloes composita · Aloes tinctura composita
Hamburger Lebensöl Mixtura oleoso-balsamica
Hamburger Ossenkrüz Emplastrum oxycroceum
Hamburger Pflaster Emplastrum fuscum
Hamburger Salbe Unguentum vulnerarium compositum
Hamburger Stichpflaster Emplastrum sticticum
Hamburger Stiekschwede Emplastrum sticticum
Hamburger Tee Species laxantes
Hamburger Tropfen Tinctura aromatica acida · Tinctura coronalis · Tinetura Aloes composita · Aloes tinctura composita
Hamburger Weiß Cerussa
Hamburger Wunderessenz Mixtura oleoso-balsamica rubra
Hambutten Fructus Cynosbati · Rosae pseudofructus cum fructibus
Hämel = Himmel
Hamelkinderpulver Pulvis triplex
Hameln Flores Chamomillae · Matricariae flos
Hammelschwanz Herba Agrimoniae · Agrimoniae herba · Herba Polygoni Bistortae · Polygoni bistortae herba · Herba Verbasci · Verbasci folium
Hammelsmehl Lycopodium
Hammeltalg Sebum ovile · Ovile sebum
Hämmerlein Bulbus victorialis longus
Hammermüllers sechserlei Fette Oleum Lauri · Lauri oleum · Unguentum flavum · Unguentum Populi · Populi unguentum
Hammerwurz Rhizoma Veratri · Veratri rhizoma
Hämmigkraut Herba Hederae terrestris · Glechomae hederaceae herba
Hämorrhoidalansatz Species amarae
Hämorrhoidalpillen Pilulae laxantes
Hämorrhoidalpulver Pulvis Liquiritiae compositus · Liquiritiae pulvis compositus
Hämorrhoidalsalbe Unguentum flavum · Unguentum Hamamelidis · Hamamelidis unguentum · Unguentum Linariae
Hämorrhoidaltee Species laxantes
Hämorrhoidaltinktur Tinctura Aloes composita · Aloes tinctura composita · Tinctura Lignorum
Hämorrhoidenöl Oleum Olivarum · Olivae oleum virginale · Oleum Sesami · Sesami oleum (raffinatum)
Handblätter Herba Tormentillae
Handblümli Flores Farfarae · Farfarae flos
Händelkraut Herba Veronicae · Veronicae herba
Händemehl Farina Amygdalarum
Handermann Herba Hederae · Glechomae hederaceae herba
Händlein Tubera Salep · Salep tuber
Handsalbe Sebum salicylatum · Unguentum cereum
Händscheli Flores Primulae · Primulae flos (cum oder sine calycibus)
Handschuhblumen Flores Primulae · Primulae flos (cum oder sine calycibus)
Handschuhblümli Flores Primulae · Primulae flos (cum oder sine calycibus)
Handschuherde Talcum pulvis
Handschuhleder Pasta gummosa
Handschuhpulver Talcum pulvis
Handtelen Flores Digitalis
Handtellersalbe Unguentum Hydragyri album
Handwurz Radix Helenii · Helenii rhizoma
Handzangenkraut Herba Cynoglossi · Cynoglossi herba
Hanef Fructus Cannabis sativae · Cannabis sativae fructus

Haneklesschen Crataegus oxyacantha · Crataegus monogyna
Hanekloaeten Tubera (Fructus) Colchici · Colchici tuber
Hanekloten Tubera (Fructus) Colchici · Colchici tuber
Hänels Kinderpulver Pulvis triplex
Hanf Fructus Cannabis · Cannabis sativae fructus · Cannabis sativa
Hanf, Wilder Herba Galeopsidis · Galeopsidis herba
Hanfblüten Herba squamariae
Hanfdost Herba Eupatorii cannabini · Eupatorii cannabini herba
Hanffrüchte Cannabis sativae fructus
Hanfhahn Fructus Cannabis · Cannabis sativae fructus
Hanfhenne Fructus Cannabis · Cannabis sativae fructus
Hanfkraut Herba Cannabis · Cannabis indicae herba
Hanfnessel Urtica dioica
Hanfnesselkraut Herba Eupatorii · Eupatori cannabini herba · Herba Galeopsidis · Galeopsidis herba · Herba Urticae · Urticae herba
Hanföl Oleum Cannabis · Cannabis oleum · Oleum Hyoscyami · Hyoscyami oleum · Oleum Origani · Origani aetheroleum
Hanfpappeln Flores Malvae · Malvae flos
Hanfsamen, Römischer Semen Ricini · Ricini semen
Hanfwurzel Herba Malvae · Radix Apocyni cannabini · Apocyni cannabini radix
Hangdszang Herba Cynoglossi · Cynoglossi herba
Hängebirke Betula pendula
Hängele Flores Primulae · Primulae flos (cum oder sine calycibus)
Hänggeli Flores Primulae · Primulae flos (cum oder sine calycibus)
Haningwurz Radix Bryoniae · Bryoniae radix
Hanis = Anis
Hanjelikn Radix Angelicae · Angelicae radix
Hänna = Hühner
Hannatee Herba Marrubii · Marrubii herba
Hannotterfett Adeps suilus · Oleum Jecoris · Iecoris aselli oleum
Hannoverwurz Rhizoma Veratri · Veratri rhizoma
Hannsblumen Flores Arnicae · Arnicae flos
Hanreschenbaumbeeren Fructus Sorbi · Sorbi aucupariae fructus
Hans frag nicht danach Unguentum contra Scabiem griseum
Hans geh weg und komm nicht wieder Unguentum contra Scabiem griseum
Hans im Glück Rhizoma Filicis · Filicis rhizoma
Hans komm her Unguentum contra Scabiem griseum
Hans lach nicht Unguentum contra Scabiem griseum
Hans nichts nütz Unguentum contra Scabiem griseum
Hans steh wieder auf Liquor Animonii caustici
Hans tu mir nichts Unguentum contra Scabiem griseum
Hans und Gretel Herba Veronicae · Veronicae herba · Tubera Salep · Salep tuber
Hans was gehts dich an Unguentum contra Scabiem griseum
Hans was willst du Unguentum contra Scabiem griseum
Hans weiß nichts davon Unguentum contra Scabiem griseum
Hansblumen Flores Arnicae · Arnicae flos
Hanseatenöl Mixtura vulneraria acida
Hansel am Weg Herba Polygoni · Polygoni avicularis herba
Hansenöl Oleum Hyperici · Hyperici oleum
Hanset Fructus Cannabis · Cannabis sativae fructus
Hantje-Hentje Paeonia officinalis
Hantjeswurzel Radix Ononidis · Ononidis radix
Haorthieken Radix Ononidis · Ononidis radix
Haothiekel Radix Ononidis · Ononidis radix
Haputzen Fructus Cynosbati · Rosae pseudofructus cum fructibus

Harburger Lebenöl Mixtura oleoso-balsamica
Hardrinde Cortex Salicis · Salicis cortex
Härekraut Oenothera biennis
Harfkraut Herba Cannabis sativae · Cannabis indicae herba
Harfsamen Fructus Cannabis · Cannabis sativae fructus
Häringsöl Oleum Jecoris · Iecoris aselli oleum
Haripassari Aqua vulneraria spirituosa · Mixtura vulneraria acida
Härkelsäftchen Mel boraxatum
Harlekin Tubera Salep · Salep tuber
Harlekinsblumen Aquilegia vulgaris
Harlemer Balsam Oleum Terebinthinae sulfuratum
Harlemer Öl Oleum Terebinthinae sulfuratum
Harlhau Herba Hyperici · Hyperici herba
Harlins Semen Lini · Lini semen
Härmelchen Flores Chamomillae · Matricariae flos
Harmeln Flores Chamomillae · Matricariae flos
Harmonie Liquor Ammonii caustici
Harmonium Liquor Ammonii caustici
Harnblätter Folia Uvae Ursi · Uvae ursi folium
Harnblumen Flores Stoechados · Helichrysi flos
Harnischpulver Radix Gentianae pulvis · Gentianae radix pulvis
Harnkorn Folia Uvae Ursi · Uvae ursi folium · Herba Acmellae · Herba Herniariae · Herniariae herba · Herba Linariae · Linariae vulgris herba · Herba Lycopodii · Lycopodii herba · Herba Pirolae · Chimaphilae herba
Harnkraut Herba Lycopodii · Lycopodii herba
Harnkrautblumen Flores Linariae
Harnkrautwurzel Radix Ononidis · Ononidis radix · Rhizoma Caricis · Caricis rhizoma
Harnsäure Acidum phosphoricum · Acidum uricum
Harnstoff Ureum
Harnwind Herba Herniariae · Herniariae herba
Harnwurzel Radix Ononidis · Ononidis radix
Harnzucker Glucose (Saccharum amylaceum)
Harongablätter Harongae folium
Harongarinde Harongae cortex
Harrach Herba Scrophulariae · Scrophulariae herba
Harrack Liquor stypticus
Hars = Harz
Harschar Lycopodium
Harsgeist Pinoleinum
Harstrangwurzel Radix Ononidis · Ononidis radix
Hartband Emplastrum ad Rupturas · Emplastrum oxycroceum
Hartborstensalbe Unguentum leniens
Harte Agtsteinsalbe Ceratum Resinae Pini
Harte Palmsalbe Emplastrum Lithargyri
Härtekali Kalium ferrocyanatum
Hartelheuwurz Radix Ononidis · Ononidis radix
Hartenau Herba Hyperici · Hyperici herba
Härtepulver Kalium ferrocyanatum
Härtestein Kalium ferrocyanatum
Hartfett Adeps solidus
Harthagelkraut Herba Abrotani
Harthau Radix Ononidis · Ononidis radix
Harthechel Herba Hyperici · Hyperici herba · Radix Ononidis · Ononidis radix
Hartheide Herba Ledi · Ledi palustris herba
Harthenkraut Herba Hyperici · Hyperici herba
Hartheu Herba Hyperici · Hyperici herba · Hypericum perforatum
Hartheuwurzel Radix Ononidis · Ononidis radix
Hartkopf Herba Chaerophylli
Hartkopp Centaurea jacea
Hartnau Herba Hyperici · Hyperici herba
Hartnessel Herba Urticae · Urticae herba
Hartparaffin Paraffinum solidum
Hartpech Pix navalis
Hartpflaster Emplastrum ad Rupturas · Emplastrum oxycroceum · Emplastrum

piceum
Hartriegel Cornus sanguinea
Hartriegelblumen Flores Arnicae · Arnicae flos
Hartrinde Cortex Salicis · Salicis cortex
Hartringel Folia Ligustri
Hartsalbe Emplastrum oxycroceum
Hartseckelte Ononis spinosa
Hartspankraut Herba Cardiacae · Leonuri herba · Herba Chenopodii · Chenopodii (ambrosioidis) herba
Hartspanöl Oleum Hyoscyami · Hyoscyami oleum · Oleum Rapae · Rapae oleum
Hartspansalbe Unguentum Populi · Populi unguentum · Unguentum Rosmarini compositum · Rosmarini unguentum compositum
Hartspantropfen Tinctura antispastica · Tinctura aromatica
Hartsteinöl Oleum Succini
Harz Resina
Harz von Chinbaum Chinioidinum
Harz, Burgundisches Resina Pini
Harz, Gelbes Resina Pini
Harz, Gemeines Resina Pini
Harz, Verborgenes Resina Pini
Harz, Weißes Resina Pini
Harzadeltropfen Tinctura Valerianae · Valerianae tinctura
Harzgespann Herba Ballotae · Ballotae herba · Ballotae nigrae herba · Herba Cardiacae · Leonuri herba
Harzhorn Liquor Ammonii caustici
Harzkörner Olibanum
Harzöl Oleum Terebinthinae · Terebinthinae aetheroleum
Harzpflaster Ceratum Resinae Pini
Harzpresten Herba Senecionis · Senecionis herba
Harzsalbe Cera arborea · Unguentum basilicum · Unguentum resinosum
Harzvesicator Emplastrum Cantharidum perpetuum
Harzwurz Radix Nymphaeae
Hasababbla Flores Malvae sylvestris · Malvae flos
Haschisch Herba Cannabis indicae · Cannabis indicae herba
Hasegerf Herba Millefolii · Millefolii herba
Hasekehl (-kohl) Alliaria petiolata
Hasekell Folia Trifolii fibrini · Menyanthidis trifoliatae folium
Haselbeeren Fructus Myrtilli · Myrtilli fructus
Häselbeeren Fructus Myrtilli · Myrtilli fructus
Häselbeier Fructus Myrtilli · Myrtilli fructus
Haselkraut Asarum europaeum
Haselmünnich Herba Asari · Asari herba · Herba Hepaticae · Hepaticae herba · Hepaticae nobilis herba
Haselmusch Rhizoma Asari · Asari rhizoma
Haselnußblätter Coryli avellanae folium
Haselnußöl Coryli avellanae oleum
Haselpulver Rhizoma Asari pulvis · Asari rhizoma pulvis
Haselrausch Herba Convallariae · Convallariae herba
Haselvoaltcher Herba Hepaticae · Hepaticae herba · Hepaticae nobilis herba
Haselwurz Rhizoma Asari · Asari rhizoma · Rhizoma Caricis · Caricis rhizoma
Haselwurz, Runde Tubera Cyclaminis
Haselwürze Rhizoma Asari · Asari rhizoma
Hasenampfer Herba Acetosellae
Hasenauge Rhizoma Caryophyllatae · Caryophyllatae rhizoma
Hasenblüten Flores Genistae · Cytisi scoparii flos
Hasenbohnen Boletus cervinus
Hasenbramblumen Flores Genistae · Cytisi scoparii flos
Hasenfett Adeps (Leporis) · Unguentum basilicum · Unguentum flavum
Hasenfurz Boletus cervinus
Hasenfuß Herba Trifolii arvensis
Hasenfußwurzel Radix Pyrethri · Pyrethri radix
Hasengalle Fel Tauri
Hasengarbe Herba Millefolii · Millefolii herba
Hasengeilblumen Flores Genistae · Cytisi scoparii flos
Hasenhaide Herba Genistae · Cytisi scoparii

herba · Genistae tinctoriae herba
Hasenhaideblumen Flores Spartii · Cytisi scoparii flos
Hasenklee Herba Acetosellae · Herba Anthyllidis · Herba Trifolii arvensis · Trifolii arvensis herba
Hasenkleebohnen Semen Lupini
Hasenkohl Herba Acetosellae
Hasenkraut Herba Hyperici · Hyperici herba
Hasenmänteli Alchemillae herba
Hasenohr Folia Melissae · Melissae folium · Herba Bupleuri · Herba Hyperici · Hyperici herba · Herba Scabiosae · Knautiae arvensis herba · Herba Succisae · Menyanthes trifoliata · Sagittaria
Hasenohren Folia Melissae · Melissae folium · Herba Bupleuri · Herba Hyperici · Hyperici herba · Herba Scabiosae · Knautiae arvensis herba · Herba Succisae · Sagittaria
Hasenöhrl Flores Gnaphalii · Antennariae dioicae flos · Herba Scabiosae · Knautiae arvensis herba · Rhizoma Asari · Asari rhizoma
Hasenohrwurzel Rhizoma Asari · Asari rhizoma · Tubera Cyclaminis
Hasenpappelblätter Malvae folium
Hasenpappeln Flores Malvae vulgaris · Malvae flos
Hasenpappelwurz Radix Helenii · Helenii rhizoma · Rhizoma Asari · Asari rhizoma
Hasenpfötchen Flores Gnaphalii · Antennariae dioicae flos · Flores Stoechados · Helichrysi flos · Flores Trifolii arvensis · Trifolii arvensis flos
Hasenpopo Lichen islandicus · Lichen Pulmonariae · Lichen pulmonarius · von Lobaria pulmonaria · Echte Lungenflechte
Hasensalat Herba Acetosellae
Hasenschartele Herba Millefolii · Millefolii herba
Hasensprung Boletus cervinus · Conchae praeparatae · Lycopodium
Hasenstrauch Herba Genistae
Hasentatzen Folia Farfarae · Farfarae folium
Hasenwörzli Tubera Cyclaminis

Hasilbeer Fructus Myrtilli · Myrtilli fructus
Haslinger Rhizoma Asari · Asari rhizoma
Haslingerwurzel Rhizoma Asari · Asari rhizoma
Haspelwurzel Bulbus Scillae · Scillae bulbus
Haßbeerensalbe Unguentum Rosmarini compositum · Rosmarini unguentum compositum
Hasselblaume Anemone nemorosa
Hasselfett Oleum Jecoris · Iecoris aselli oleum
Hasselwurzel Rhizoma Ari · Ari maculati rhizoma
Hasthäckel Ononis spinosa
Hatinenfußöl Tinctura Spilanthis
Hatschapetschen Fructus Cynosbati · Rosae pseudofructus cum fructibus
Hattelhirse Semen Milii solis · Lithospermum-officinale-Samen
Hattichbeeren Fructus Ebuli · Ebuli fructus
Häuberln Oblaten
Hauchkraut Herba Uvulariae
Haudermann Herba Hederae terrestris · Glechomae hederaceae herba
Haufkraut Herba Cannabis sativae · Cannabis indicae herba
Haugenblumen Flores Chamomillae · Matricariae flos
Hauhechel Ononis spinosa
Hauhechelwurzel Radix Ononidis · Ononidis radix
Haukstein, Blauer Cuprum aluminatum · Cuprum sulfuricum
Haukstein, Weißer Zincum sulfuricum
Haumilbchenwurz Radix Bistortae · Bistortae rhizoma
Häupbeeri Fructus Myrtilli · Myrtilli fructus
Haupotensaat Semen Cynosbati · Cynosbati semen · Rosae fructus
Hauptessenz Tinctura aromatica
Hauptkopf Radix Eryngii · Eryngii radix
Hauptkräuter Species aromaticae
Hauptlatwerge Electuarium Sennae
Häuptlisalat Herba Lactucae
Hauptmagengliederbalsam Mixtura oleosobalsamica

Hauptpflaster Emplastrum opiatum
Hauptpillen Pilulae laxantes
Hauptpulver Pulvis sternutatorius
Hauptspiritus Spiritus Vini gallici cum Sale
Hauptstärke Pulvis sternutatorius
Hauptundflußpulver Pulvis aromaticus · Pulvis sternutatorius
Hauptundflußschnupfpulver Pulvis sternutatorius
Hauptundmagenhalsam Mixtura oleosobalsamica
Hauptundschlagwasser Aqua aromatica · Aqua Melissae · Spiritus coloniensis
Hauptwasser Aqua aromatica · Liquor Ammonii caustici · Spiritus odoratus · Spiritus saponatus · Spiritus Vini gallici
Hauptwurzelsalbe Unguentum contra Scabiem
Hausblatt Herba Anserinae · Anserinae herba · Herba Sedi
Hausenblase Colla Piscium
Hausertee Species laxantes
Häusertee Species laxantes
Hausfarbe Terra rubra
Haushund Canis lupus familiaris
Hauskörz Flores Verbasci · Verbasci flos
Hauslaubkraut Herba Sedi
Hauslaubsaft Sirupus Althaeae · Althaeae sirupus
Hauslauch Herba Sedi · Sempervivum tectorum
Hauslauchsaft Sirupus Althaeae · Althaeae sirupus
Hausmannswurzel Radix Carlinae · Carlinae radix
Hausmarkwurzel Radix Meu · Mei athamantici radix
Hausminze Folia Menthae piperitae · Menthae piperitae folium
Hausöl Oleum Rapae · Rapae oleum
Hauspflaster Emplastrum fuscum camphoratum
Hauspillen Pilulae laxantes
Hausrot Bolus rubra · Terra rubra
Haussaft Sirupus Rhamni catharticae
Hausseife Sapo domesticus
Haustee Folia Fragariae · Fragariae folium · Species nutrientes
Hauswirbel Flores Calendulae · Calendulae flos
Hauswiurzblätter Sempervivi majoris folium
Hauswundertee Herba Violae tricoloris · Violae tricoloris herba
Hauswurz, Echte Sempervivum tectorum
Hauswurzel Radix Carlinae · Carlinae radix · Radix Helenii · Helenii rhizoma · Rhizoma Asari · Asari rhizoma
Hauswurzelöl Oleum Arachidis · Arachidis oleum
Hauswurzelöl, Rotes Oleum Hyperici · Hyperici oleum
Hauswurzelsaft Mel rosatum · Sirupus Althaeae · Althaeae sirupus
Hauswurzkraut Sempervivi tectori herba · Sempervivi majoris herba
Hauszwiebel Allium cepa
Häutlisalat Herba Lactucae
Hautpflaster Emplastrum anglicum
Hautpillen Pilulae laxantes
Hautsalbe Unguentum leniens
Hautschmiere Vaselinum flavum
Hauwe Avena sativa
Havannahonig Mel americanum
Havermonie Herba Agrimoniae · Agrimoniae herba
Haversleeblomen Flores Acaciae · Pruni spinosae flos
Hawersamen Semen Avenae
Hawerstoff Pulvis contra Pediculos · Semen Sabadillae pulvis · Sabadillae semen pulvis
Hawodeln Fructus Cynosbati · Rosae pseudofructus cum fructibus
Heberte Vaccinium myrtillus
Hebräische Salbe Unguentum diachylon
Hebrasalbe Unguentum diachylon
Hebsaft Mel boraxatum
Hebscheben Fructus Cynosbati · Rosae pseudofructus cum fructibus
Hechele Radix Ononidis · Ononidis radix
Hechelkrautwurzel Radix Ononidis · Ononidis radix
Hechelwurz Radix Ononidis · Ononidis radix

Hechle Radix Ononidis · Ononidis radix
Hechtfett Oleum Jecoris · Iecoris aselli oleum
Hechtgalle Talcum
Hechtgebick Conchae praeparatae
Hechtkiemen Conchae praeparatae
Hechtkümmel Pulvis Liquiritiae compositus · Liquiritiae pulvis compositus
Hechtpflaster Emplastrum adhaesivum
Hechtsalbe Unguentum cereum
Hechtsteinpulver Ossa Sepiae pulvis
Hechtzahn Conchae praeparatae · Ossa Sepiae pulvis
Heckdornblüten Flores Acaciae · Pruni spinosae flos
Heckelkrautwurz Radix Ononidis · Ononidis radix
Heckenhopfen Humulus lupulus
Heckenkirsche Lonicera
Heckenkleber Herba Galii · Galii aparinis herba
Heckenknötrich Herba Polygoni · Polygoni avicularis herba
Heckenpüppchen Arum maculatum
Heckenrose Rosa canina
Heckenrosensamen Semen Cynosbati · Cynosbati semen · Rosae fructus
Heckenrübe Radix Bryoniae · Bryoniae radix
Heckenundsecken Bulbus victorialis longus et rotundus
Heckenüsop Herba Gratiolae · Gratiolae herba
Heckenwinde Folia Orthosiphonis · Orthosiphonis folium
Heckholz Folia Ligustri
Heckmännchen Radix Mandragorae · Mandragorae radix
Heckpflaster Emplastrum adhaesivum
Heckrebenwurzel Radix Sarsaparillae · Sarsaparillae radix
Heddernessel Flores Lamii albi · Lamii albi flos · Herba Galeopsidis · Galeopsidis herba · Radix Ononidis · Ononidis radix
Hedeckerpulver Rhizoma Tormentillae pulvis · Tormentillae rhizoma pulvis
Hederich Herba Hederae · Glechomae hederaceae herba
Hederichsaft Sirupus Althaeae · Althaeae sirupus
Hederweiß Calcium phosphoricum crudum
Hedwigpapillanensaft Sirupus Aurantii Florum
Heemskensprit Spiritus Formicarum
Heemst = Althaea
Heemstzalf Unguentum flavum
Heerezeicheli Flores Primulae · Primulae flos (cum oder sine calycibus)
Heermännle Flores Chamomillae · Matricariae flos
Heeundhee Radix Gentianae et Radix Angelicae $\overline{aa}$ · Gentianae radix et Angelicae radix
Heeundsee Bulbus victorialis longus et rotundus
Hefe, Medizinische Faex medicinalis
Hefedickextrakt Faecis extractum spissum
Hefenbranntwein Kornbranntwein
Hefetrockenextrakt Faecis extractum
Heft Emplastrum adhaesivum
Heftkraut Herba Alchemillae · Alchemillae herba · Herba Millefolii · Millefolii herba
Heftpapier Emplastrum anglicum
Heftpflaster Emplastra adhaesivum
Heftpflaster, Vegetabilisches Emplastrum animale
Heftplaster, Edinburger Emplastrum adhaesivum edinburgense
Hegelischelm Herba Bursae Pastoris · Bursae pastoris herba
Hegemark Fructus Cynosbati · Rosae pseudofructus cum fructibus
Heidberi Fructus Myrtilli · Myrtilli fructus
Heide, Weiße Herba Ledi palustris · Ledi palustris herba
Heidebienenkraut Herba Ledi palustris · Ledi palustris herba
Heideblüten Callunae flos
Heideckerwurzel Rhizoma Tormentillae · Tormentillae rhizoma
Heideflachs Herba Linariae · Linariae vulgris herba
Heideflechte Lichen islandicus

Heidefriemblumen Flores Spartii · Cytisi scoparii flos
Heidegras Lichen islandicus
Heidekäs = Bovist
Heidekorn Buchweizen
Heidekraut Herba Ericae · Callunae herba
Heidekrautblüten Ericae flos
Heidelbeerblätter Folia Myrtilli · Myrtilli folium
Heidelbeere Vaccinium myrtillus
Heidelbeeren Fructus Myrtilli · Myrtilli fructus
Heidelbeeren, Frische Myrtilli fructus recens
Heidelbeeren, Getrocknere Myrtilli fructus siccus
Heidelbeersaft Sirupus Mororum · Sirupus Myrtilli · Myrtilli sirupus
Heidelbeerwein Myrtilli vinum
Heidelbeerwurzel Radix Consolidae · Symphyti radix
Heidelblumen Flores Stoechados · Helichrysi flos
Heidelblüten Ericae flos
Heideln Herba Euphrasiae · Euphrasiae herba
Heidemannsches Pulver Pulvis Equorum
Heidemoos Lichen islandicus
Heidenblumen Flores Carthusianorum
Heidenkorn Fagopyrum esculentum
Heidennüsse Semen Pichurim
Heidepreste Herba Senecionis · Senecionis herba
Heiderling = Feldchampignon · Psalliota campestris
Heideschmuck Herba Genistae · Genistae herba · Genistae tinctoriae herba
Heid-im-Grunde-Tee Rhizoma Tormentillae · Tormentillae rhizoma
Heidnischwundbalsam Balsamum peruvianum
Heidnischwundkraut Herba Chenopodii · Chenopodii (ambrosioidis) herba · Herba Virgaureae · Solidaginis virgaureae herba
Heikenundseiken Bulbus victorialis longus et rotundus
Heil aus dem Grund Herba Abrotani · Herba Oreoselini · Rhizoma Tormentillae · Tormentillae rhizoma
Heilallerschäden Herba Agrimoniae · Agrimoniae herba · Herba Oreoselini · Herba Saniculae · Saniculae herba · Herba Veronicae · Veronicae herba · Rhizoma Caryophyllatae · Caryophyllatae rhizoma
Heilallerwelt Herba Agrimoniae · Agrimoniae herba · Herba Oreoselini · Herba Saniculae · Saniculae herba · Herba Veronicae · Veronicae herba · Rhizoma Caryophyllatae · Caryophyllatae rhizoma
Heilandsdistel Silybum marianum
Heilandsschühle Orchis morio
Heilbalsam Balsamum peruvianum · Tinctura Benzoes composita
Heilblätter Flores Farfarae · Farfarae flos
Heilblumen Flores Stoechados · Helichrysi flos
Heilbuttleberöl Hippoglossi iecoris oleum
Heilbuttlebertran Hippoglossi iecoris oleum
Heildistel Herba Cardui benedicti · Cnici benedicti herba
Heildolde Herba Saniculae · Saniculae herba
Heilebern Fructus Myrtilli · Myrtilli fructus
Heilende Medizin Tinctura Aloes composita · Aloes tinctura composita
Heilerde Bolus alba · Kaolinum ponderosum
Heilessig Mixtura vulneraria acida
Heilgift Rhizoma Zedoariae · Zedoariae rhizoma
Heilgrundsalbe Unguentum oxygenatum
Heilige Zeitwurzel Radix Angelicae · Angelicae radix
Heiligenharz Resina Guajaci
Heiligenhauptwasser Aqua vulneraria spirituosa
Heiligenholz Lignum Guajaci · Guaiaci lignum
Heiligenholzbaum Guaiacum sanctum
Heiligenpflaster Emplastrum fuscum
Heiligenstein Cuprum aluminatum
Heiligentee Lignum Guajaci · Guaiaci lignum
Heiligenwasser Aqua vulneraria spirituosa · Spiritus coloniensis

Heiligenwurzel Radix Angelicae • Angelicae radix • Rhizoma Polypodii • Polypodii rhizoma
Heiliggeistwurzel Radix Angelicae • Angelicae radix
Heiligheu Viscum album
Heiligholz Lignum Guajaci • Guaiaci lignum
Heiligkraut Folia Althaeae • Althaeae folium • Herba Verbenae • Verbenae herba
Heiligöl Oleum Ricini • Ricini oleum virginale
Heilig-Rübe Radix Bryoniae • Bryoniae radix
Heiligwundkraut Herba Nicotianae
Heiligzeitwurzel Radix Angelicae • Angelicae radix
Heilkräftige Medizin Tinctura Aloes composita • Aloes tinctura composita
Heilkraut Herba Saniculae • Saniculae herba • Herba Sphondylii • Heraclei sphondylii herba
Heillandbeeren Fructus Ebuli • Ebuli fructus
Heiloder Flores Sambuci • Sambuci flos
Heilöl Balsamum peruvianum • Oleum Hyoscyami • Hyoscyami oleum • Oleum phenolatum (carbolisatum)
Heilpapier, Abgeteiltes Charta medicamentosa gradata
Heilpech Resina Pini burgundica
Heilpflaster Ceratum Resinae Pini • Emplastrum Cerussae • Emplastrum Lithargyri
Heilpflaster, Schwarzes Emplastrum fuscum camphoratum
Heilpulver Pulvis Liquiritiae compositus • Liquiritiae pulvis compositus
Heilpulver fürs Vieh Pulvis pro Equis
Heilrauf Herba Hederae terrestris • Glechomae hederaceae herba
Heilsalbe Unguentum Acidi borici • Unguentum cereum • Unguentum Plumbi • Plumbi unguentum
Heilsalbe, Schwarze Unguentum basilicum fuscum
Heilstein Cuprum aluminatum
Heiltropfen Tinctura Chinioidinii
Heilumdiewelt Herba Oreoselini • Herba Veronicae • Veronicae herba
Heilundflußpflaster Emplastrum fuscum
Heilundwundbalsam Balsamum peruvianum • Tinctura Benzoes composita
Heilundzugpflaster Emplastrum fuscum camphoratum • Emplastrum Lithargyri compositum
Heilundzugsalbe Unguentum basilicum
Heilwasser Acidum boricum solutum 3% • Aqua vulneraria • Mixtura vulneraria acida
Heilwasser, Weißes Aqua vulneraria spirituosa
Heilwundkraut Herba Virgaureae • Solidaginis virgaureae herba
Heilwurz Radix Althaeae • Althaeae radix • Radix Consolidae • Symphyti radix • Rhizoma Tormentillae • Tormentillae rhizoma
Heilziest Stachys officinalis
Heilzwurzblumen Flores Althaeae • Althaeae flos • Flores Arnicae • Arnicae flos
Heimbutten Fructus Cynosbati • Rosae pseudofructus cum fructibus
Heimelekraut Herba Chenopodii Boni Henrici
Heimischwurzel Althaeae radix
Heims Spiritus Mixtura oleoso-balsamica et Linimentum saponato-camphoratum $\overline{aa}$
Heinerli Herba Chenopodii Boni Henrici
Heinisch Folia Althaeae • Althaeae folium
Heinischer Tee Folia Menthae piperitae et Folia Trifolii $\overline{aa}$
Heinrich, Armer Herba Chenopodii Boni Henrici
Heinrich, Großer Radix Helenii • Helenii rhizoma
Heinrich, Guter roter Herba Chenopodii Boni Henrici
Heinrich, Stolzer Herba Chenopodii Boni Henrici
Heinwurz Radix Hellebori nigri • Hellebori nigri rhizoma
Heinzelmännchen Radix Mandragorae • Mandragorae radix
Heinzerln Fructus Cynosbati • Rosae pseudofructus cum fructibus

Heiratswurzel Tubera Salep · Salep tuber
Heiserkeitspillen Pastilli Ammonii chlorati
Heiserkeitstropfen Tinctura Pimpinellae · Pimpinellae tinctura
Heiteni Fructus Myrtilli · Myrtilli fructus
Heiternesseln Flores Lamii · Herba Galeopsidis · Galeopsidis herba · Herba Urticae · Urticae herba
Heiti Fructus Myrtilli · Myrtilli fructus
Heitmannsches Pulver Pulvis Equorum
Heiundsei Bulbus victorialis longus et rotundus
Heiz Radix Tormentillae · Tormentillae rhizoma
Heizelpulver Pulvis pro Porcis
Heizwurzel Rhizoma Tormentillae · Tormentillae rhizoma
Hekenundseken Bulbus victorialis
Helderblumen Flores Sambuci · Sambuci flos
Heldingpflaster Emplastrum saponatum rubrum
Helenenblüten Flores Helenii
Helenenkrautwurzel Radix Helenii · Helenii rhizoma
Helenenwurzel Radix Helenii · Helenii rhizoma
Helfenbein, Gebranntes Ebur ustum
Helfkraut Herba Alchemillae · Alchemillae herba · Herba Marrubii · Marrubii herba
Helgoländer Pflaster Charta resinosa · Emplastrum fuscum
Heliotrop Heliotropium arborescens
Helleborsalbe Unguentum contra Scabiem griseum
Hellerkraut Lysimachia nummularia
Helmbohne Dolichos lablab
Helmbohnensamen Lablab album semen
Helmbusch Radix Aristolochiae
Helmchen Flores Chamomillae · Matricariae flos
Helmchrut Aconitum vulparia
Helmerchen Flores Chamomillae · Matricariae flos · Flores Trifolii arvensis · Trifolii arvensis flos
Helmerchenöl Oleum Chamomillae infusum · Matricariae oleum

Helmgiftkraut Herba Aconiti · Aconiti herba
Helmknabenkraut Orchis militaris
Helmkraut Herba Scrophulariae · Scrophulariae herba · Herba Scutellariae · Herba Urticae · Urticae herba
Helmrigen Flores Chamomillae · Matricariae flos
Helmwurzel Radix Aristolochiae
Heloniaswurzel Chamaelirium luteum Rhizom
Help ze weg Unguentum contra Pediculos
Helsche steen Argentum nitricum fusum
Helxine Parietaria
Hemad Rhizoma Veratri · Veratri rhizoma
Hemadlenz Anemone nemorosa
Heman Rhizoma Veratri · Veratri rhizoma
Hemdenknöpfe Flores Tanaceti · Tanaceti flos · Rotulae Succi Liquiritiae · Tanacetum parthenium
Hemdenknöpp Tanaceti herba
Hemdknöpkes Chamaemelum nobile
Hemedklenker Anemone nemorosa
Hemel = Himmel
Hemelsleutel Herba oder Flores Primulae
Hemelsteen Argentum nitricum
Hemetbeutel Bulbus Colchici · Colchici tuber
Hemigwurzel Radix Althaeae · Althaeae radix
Hemisch Folia Althaeae · Althaeae folium
Hemlocktanne Tsuga canadensis
Hemmerknebbche Chamaemelum nobile
Hemmerwurz Rhizoma Veratri · Veratri rhizoma
Hemsken = Ameisen
Hemsknöpe Nuphar luteum
Hemstwurzel Radix Althaeae · Althaeae radix
Hendliweis Herba Herniariae · Herniariae herba
Henest Folia Althaeae · Althaeae folium
Heng Mel crudum
Hengelsalbe Emplastrum Lithargyri compositum
Henig Mel crudum
Henipsamen Fructus Cannabis · Cannabis

sativae fructus
Henkbeer = Himbeere
Henna Lawsonia inermis
Hennablätter Hennae folium
Hennablätterpulver Hennae folii pulvis
Hennastrauch Lawsonia inermis
Hennaverecker Colchicum autumnale
Henne, Fette Herba Sedi
Henne, Hennegift Colchicum autumnale
Hennedarm Herba Anagallidis · Anagallidis herba
Hennengalle Radix Peucedani · Peucedani radix
Hennenpfeffer Fructus Capsici · Capsici fructus
Hennenwurzel Radix Aristolochiae cavae
Hennep = Hanf
Hennigkraut Folia Althaeae · Althaeae folium · Herba Cannabis sativae · Cannabis indicae herba
Hennigwurzel Radix Althaeae · Althaeae radix
Hennipenstroop Sirupus communis
Hepperstaul Folia Trifolii fibrini · Menyanthidis trifoliatae folium
Herbenzian Herba Antirrhini
Herbishöfle Fructus Berberidis · Berberidis fructus
Herbskunkel Bulbus Colchici · Colchici tuber
Herbstblume Colchicum autumnale
Herbstblumensamen Semen Colchici · Colchici semen
Herbstlilie Colchicum autumnale
Herbstliliensamen Semen Colchici · Colchici semen
Herbstlorchel Helvella crispa
Herbstrosen Flores Malvae arboreae · Alceae flos · Alceae roseae flos
Herbst-Sonnenbraut Helenium autumnale
Herbsttrompete Craterellus cornucopiodes
Herbstzahnsalbe Unguentum Plumbi · Plumbi unguentum
Herbstzeitlose Colchicum autumnale
Herbstzeitlosenknollen Colchici tuber
Herbstzeitlosensamen Semen Colchici · Colchici semen

Herbstzeitlosenwurzel Tubera Colchici · Colchici tuber
Herdeckern Rhizoma Tormentillae · Tormentillae rhizoma
Herderstasch Herba Bursae Pastoris · Bursae pastoris herba
Herdrauch Herba Fumariae · Fumariae herba
Hergottbart Herba Polygalae · Herba Spiraeae · Spiraeae herba
Hergottbettstroh Herba Galii veri · Galii veri herba
Hergottholz Lignum Guajaci · Guaiaci lignum
Hergottkraut Herba Abrotani
Hergottmantel Herba Alchemillae · Alchemillae herba
Hergottsblatt Herba Chelidonii · Chelidonii herba
Hergottsblümli Flores Violae tricoloris · Violae tricoloris flos
Hergottsblut Herba Hyperici · Hyperici herba · Hypericum perforatum
Hergottschäjelchen Orchis morio
Hergottstroh Herba Galii veri · Galii veri herba
Hergottsüppli Herba Acetosellae
Herigottruckenkraut Herba Millefolii · Millefolii herba
Heringsöl Oleum Jecoris · Iecoris aselli oleum
Herkules Semen Cucurbitae · Cucurbitae semen
Herkuleswurzel Rhizoma Nymphaeae
Herlitzen Fructus Corni · Corni fructus
Hermandle Tubera Helianthi
Hermannl Flores Chamomillae · Matricariae flos
Hermännle Flores Chamomillae vulgaris · Matricariae flos
Hermannstee Species laxantes
Hermannstein Lapis calaminaris
Hermchen Flores Chamomillae vulgaris (Hermchen werden in manchen Gegenden auch die Wiesel genannt.) · Matricariae flos
Hermeisel Flores Chamomillae · Matrica-

riae flos
Hermeisen Flores Chamomillae vulgaris · Matricariae flos
Hermel Flores Chamomillae · Matricariae flos
Hermeln Flores Chamomillae vulgaris · Matricariae flos
Hermichen Flores Chamomillae vulgaris · Matricariae flos
Hermligen Flores Chamomillae vulgaris · Matricariae flos
Hermoes Herba Equiseti arvensis · Equiseti herba
Hermunel Flores Chamomillae vulgaris · Matricariae flos
Hermüntzel Flores Chamomillae vulgaris · Matricariae flos
Hernetelnkraut Herba Urticae · Urticae herba
Hernschen Fructus Corni maris
Herrenblümli Flores Convallariae · Convallariae flos
Herrenkraut Herba Basilici · Basilici herba · Ocimum basilicum
Herrenkümmel Fructus Ajowan
Herrenleder Pasta gummosa
Herrenlöffelkraut Herba Droserae · Droserae herba
Herrenpilz Boletus edulis
Herrensalbe Unguentum leniens
Herrenschlüßli Flores Primulae · Primulae flos (cum oder sine calycibus)
Herrenschüeli Orchis morio
Herrenzeicheli Flores Primulae · Primulae flos (cum oder sine calycibus)
Herrjemerschnee Carrageen
Herrnlöffelkraut Herba Droserae · Droserae herba
Hertkruiden Herba Urticae · Urticae herba
Herts = Hirsch
Hertsspons Fungus cervinus
Herum Mel rosatum boraxatum
Herz- und Lobtinktur Tinctura aromatica · Tinctura carminativa · Tinctura Cinnamomi · Cinnamomi corticis tinctura · Tinctura Lignorum
Herzadeltropfen Tinctura Valerianae · Valerianae tinctura
Herzbetonien Herba Betonicae
Herzblatt Parnassia palustris
Herzblattkraut Parnassiae palustris herba
Herzbleichkraut Herba Pulegii · Pulegii herba
Herzblümchen Flores Parnassiae palustris · Parnassiae palustris flos
Herzblüten Flores Millefolii · Millefolii flos
Herzbolei Herba Pulegii · Pulegii herba
Herzbrandkraut Herba Agrimoniae · Agrimoniae herba
Herzbrenn Unguentum flavum
Herzelkraut Herba Bursae Pastoris · Bursae pastoris herba
Herzenbleiche Herba Pulegii · Pulegii herba
Herzenfreude Herba Asperulae · Asperulae herba · Galii odorati herba
Herzengleich Herba Pulegii · Pulegii herba
Herzensfreude siehe Herzfreude
Herzfreude Herba Asperulae · Asperulae herba · Galii odorati herba · Herba Boraginis · Boraginis herba · Herba Hepaticae · Hepaticae herba · Hepaticae nobilis herba
Herzfrucht, Ostindische Fructus Anacardii orientalis · Anacardii orientalis fructus
Herzgespann Herba Ballotae · Ballotae herba · Ballotae nigrae herba · Herba Cynoglossi · Cynoglossi herba · Leonurus cardiaca
Herzgespannkraut Herba Leonuri Cardiacae · Leonuri cardiacae herba
Herzgespannsalbe, Grüne Unguentum nervinum
Herzgespannsalbe, Rote Unguentum potabile · Unguentum rubrum
Herzgespanntropfen Tinctura aromatica
Herzgespannwasser Aqua aromatica
Herzgesperr Unguentum nervinum
Herzgleich Herba Pulegii · Pulegii herba
Herzgras Herba Cerastii
Herzhasenpulver Sanguis Hirci pulvis
Herzkarfunkelwasser Spiritus Melissae compositus · Melissae spiritus compositus
Herzklee Herba Acetosellae · Herba Meliloti · Meliloti herba
Herzkohl Herba Acetosellae
Herzkrampftropfen Tinctura Valerianae ae-

therea · Valerianae tinctura aetherea
Herzkraut Folia Melissae · Melissae folium · Melissa officinalis · Herba Bursae Pastoris · Bursae pastoris herba · Herba Hepaticae · Hepaticae herba · Hepaticae nobilis herba
Herzlämmleintropfen Oleum Terebinthinae sulfuratum
Herzleberkraut Herba Hepaticae · Hepaticae herba · Hepaticae nobilis herba
Herzleuchte Flores Malvae arboreae · Alceae flos · Alceae roseae flos
Herzminze Herba Pulegii · Pulegii herba
Herzog-Christoph-Pflaster Emplastrum consolidans · Emplastrum Picis extensum
Herzog-Friedrichs-Pflaster Emplastrum saponatum
Herzogs Augensalbe Unguentum ophtalmicum compositum
Herzogsalbe, Weiße Unguentum Zinci · Zinci unguentum
Herzogs-Ulrichs-Pflaster Emplastrum saponatum
Herzpestilenzwurz Rhizoma Filicis · Filicis rhizoma
Herzpolei Herba Pulegii · Pulegii herba
Herzpulver für Kinder Pulvis Magnesiae cum Rheo
Herzpulver mit Flunkern Pulvis epilepticus niger cum Auro foliato
Herzpulver, Goldenes Pulvis epilepticus Marchionis
Herzpulver, Graues Pulvis bezoardicus
Herzpulver, Grünes Pulvis Liquiritiae compositus · Liquiritiae pulvis compositus
Herzpulver, Rotes Pulvis temperans ruber
Herzpulver, Weißes Pulvis epilepticus Marchionis
Herzspannöl Oleum Chamomillae infusum · Matricariae oleum · Oleum Hyoscyami · Hyoscyami oleum
Herzspannsalbe Unguentum nervinum
Herzspannspiritus Mixtura oleoso-balsamica · Spiritus Angelicae compositus · Angelicae spiritus compositus
Herzspanntee Spezies pro Infantibus cum Fructibus Anisi
Herzspanntropfen Tinctura antispastica · Tinctura aromatica
Herzspannwasser Aqua aromatica · Spiritus Angelicae compositus · Angelicae spiritus compositus
Herzsperrsalbe Unguentum nervinum
Herzstärke Confectio Zingiberis · Rotulae Menthae piperitae
Herzstärkung Aqua carminativa regia
Herzstärkungstropfen Tinctura aromatica
Herztee Herba Bursae Pastoris · Bursae pastoris herba
Herztinktur Essentia dulcis · Tinctura Lignorum
Herztropfen Tinctura aromatica · Tinctura carminativa · Tinctura Cinnamomi · Cinnamomi corticis tinctura · Tinctura Lignorum
Herztrost Folia Melissae · Melissae folium
Herzundgeblütstropfen Essentia dulcis
Herzundhautpulver Pulvis cephalicus
Herzwurzel Radix Meu · Radix Mei · Mei athamantici radix · Stipites Dulcamarae · Dulcamarae stipes
Hesterichs Pulver Pulvis Liquiritiae compositus · Liquiritiae pulvis compositus
Hetschebe Fructus Cynosbati · Rosae pseudofructus cum fructibus
Hetschepetsch Fructus Cynosbati · Rosae pseudofructus cum fructibus
Hetscherkorn Semen Cynosbati · Cynosbati semen · Rosae fructus
Hetscherl Rosae pseudofructus cum fructibus
Heu, Griechisches Trigonella foenum-graecum
Heu, Heiliges Viscum album
Heubeeren Fructus Myrtilli · Myrtilli fructus
Heublumen Flores Graminis · Graminis flos · Herba Meliloti · Meliloti herba · Herba Serpylli · Serpylli herba · Species aromaticae
Heublumen, Kneipps Flores Graminis · Graminis flos
Heuchehle Radix Ononidis · Ononidis radix
Heudieb Herba Plantaginis majoris · Plantaginis majoris herba

Heudorn Radix Ononidis · Ononidis radix
Heufoten Fructus Cynosbati · Rosae pseudofructus cum fructibus
Heufressa Plantaginis herba
Heuhechel Radix Ononidis · Ononidis radix
Heuheckenblätter Folia Farfarae · Farfarae folium
Heul = Mohn · Papaver rhoeas
Heundse Bulbus victorialis longus et rotundus
Heupulver Semen Foenugraeci pulvis · Trigonellae foenugraeci semen pulvis
Heusamen Semen Graminis · Semen Psyllii · Psyllii semen
Heusamen, Ägyptischer Semen Foenugraeci · Trigonellae foenugraeci semen
Heusamen, Griechischer Semen Foenugraeci · Trigonellae foenugraeci semen
Heuschkels Augensalbe Unguentum Zinci · Zinci unguentum
Heuschlafen Herba Pulsatillae · Pulsatillae herba
Heustecher Carlina acaulis
Heustengelkraut Herba Chaerophylli
Heustichaugenwasser Solutio Acidi borici 3%
Heutrosen Flores Rhoeados · Papaveris rhoeados flos
Heuzberger Puppen Species amarae
Hexenanis Semen Nigellae · Nigellae semen
Hexenbaum Cortex Pruni Padi
Hexenbesen Viscum album
Hexendornbeeren Fructus Rhamni cathartiacae · Rhamni cathartici fructus
Hexenhasel Hamamelis virginiana
Hexenkörner Semen Paeoniae · Paeoniae semen
Hexenkraut Herba Hyperici · Hyperici herba · Hypericum perforatum · Herba Lycopodii · Lycopodii herba · Radix Valerianae · Valerianae radix
Hexenmehl Lycopodium
Hexenmehlkraut Herba Lycopodii · Lycopodii herba
Hexennest Viscum album
Hexenpulver Pulvis pro Equis
Hexenrauch Olibanum, Asa foetida, Semen Nigellae aā
Hexenrauchwurzel Radix Valerianae · Valerianae radix
Hexenröhrling, Schuppenstichiger Boletus erythropus (Miniatoporus)
Hexenspiritus Spiritus saponato-camphoratus
Hexenspitzet Boletus cervinus
Hexenstaub Lycopodium
Hexenstein Argentum nitricum
Hexenwiderruf Herba Adianti
Hexenwurzel Rhizoma Filicis · Filicis rhizoma
Hexenzwiebel Allii ursini bulbus
Heyderich, Weißer Acidum arsenicosum
Hibisch Folia Althaeae · Althaeae folium
Hibiscusblüten Hibisci sabdariffae flos
Hibiscuswurzel Abelmoschi radix
Hibiskus Hibiscus sabdariffa
Hibstenwurzel Radix Althaeae · Althaeae radix
Hickerpicker Species ad longam vitam · Species hierae picrae
Hickundhack Tacamahaca
Hiefen Rosae pseudofructus cum fructibus
Hienundmien Chinioidinum
Hierzwurz Dictamnus-albus-Wurzel
Hiffen Rosae pseudofructus cum fructibus
Hiften Fructus Cynosbati · Rosae pseudofructus cum fructibus
Hiftenkerne Semen Cynosbati · Cynosbati semen · Rosae fructus
Hiftensamen Semen Cynosbati · Cynosbati semen · Rosae fructus
Hildebrands Pflaster Unguentum basilicum
Hilfkraut Folia Althaeae · Althaeae folium
Hilfwurzel Radix Althaeae · Althaeae radix
Hillig = heilig
Hilse Folia Ilicis · Ilicis aquifolii folium
Himbeerblätter Rubi idaei folium
Himbeere Rubus idaeus
Himbeersalbe Ceratum Cetacei rubrum
Himbeersirup Rubi idaei sirupus
Himlysche Salbe Unguentum ophtalmicum compositum
Himmelbeeren Fructus Rubi idaei · Rubi idaei fructus

Himmelblauer Spiritus Spiritus coeruleus
Himmelblumen Flores Verbasci • Verbasci flos
Himmelblümli Herba Centaurii • Centaurii herba
Himmelblüten Flores Acaciae • Pruni spinosae flos
Himmelbrand Flores Acaciae • Pruni spinosae flos • Flores Verbasci • Verbasci flos • Folia Vitis idaeae • Vitis idaeae folium
Himmelbrandöl Oleum flavum
Himmelbrandsalbe Unguentum flavum
Himmelbrandtee Flores Verbasci • Verbasci flos • Folia Farfarae • Farfarae folium
Himmelbrot Manna
Himmeldill Radix Peucedani • Peucedani radix
Himmelfahrt Flores Stoechados • Helichrysi flos • Herba Polygalae • Polygalae amarae herba
Himmelfahrtsblumen Polygalae amarae herba • Polygalae vulgaris herba
Himmelfahrtsblumenkraut Polygalae amarae herba
Himmelfahrtskraut Polygalae amarae herba
Himmelgalle Radix Peucedani • Peucedani radix
Himmelkehr Herba Artemisiae • Artemisiae herba
Himmelkerze Flores Verbasci • Verbasci flos
Himmelkraut Verbascum
Himmelmehlkraut Herba Ficariae
Himmelsalbe, Rote Unguentum ophthalmicum rubrum
Himmelsbaum Ailanthus altissima
Himmelsblümchen Herba Centaurii • Centaurii herba
Himmelsbrand Flores Verbasci • Verbasci flos
Himmelschmetten Unguentum leniens
Himmelschwert Rhizoma Iridis • Iridis rhizoma
Himmelskerze Flores Verbasci • Verbasci flos
Himmelsköschzenblumen Flores Verbasci • Verbasci flos
Himmelskrautblumen Flores Verbasci • Verbasci flos

Himmelsschlüssel Flores Primulae • Primulae flos (cum oder sine calycibus)
Himmelsschmetten Unguentum leniens
Himmelssegentropfen Tinctura Rhei vinosa • Rhei tinctura vinosa
Himmelsstern Herba Boraginis • Boraginis herba
Himmelstau Herba Droserae • Droserae herba • Manna
Himmelstein, Blauer Cuprum aluminatum
Himmelstein, Weißer Zincum sulfuricum
Himmelstohr Herba Artemisiae • Artemisiae herba
Himmeltraut Flores Verbasci • Verbasci flos
Himmelwurz Radix Hellebori nigri • Hellebori nigri rhizoma
Himmlisch Dreiacker Electuarium theriacale
Himschklee Herba Eupatorii • Eupatorii cannabini herba
Hindbeersaft Sirupus Rubi Idaei • Rubi idaei sirupus
Hindischkrautstengel Stipites Dulcamarae • Dulcamarae stipes
Hindläuftenkraut Herba Cichorii • Cichorii herba
Hindlaufwurzel Radix Cichorii • Cichorii radix
Hinfen Fructus Cynosbati • Rosae pseudofructus cum fructibus
Hingischgummi Asa foetida
Hinkbeersaft Sirupus Rubi Idaei • Rubi idaei sirupus
Hinschkraut Solanum dulcamara
Hinschkrautholz Stipites Dulcamarae • Dulcamarae stipes
Hinschpulver Brunstpulver für Tiere • Pulvis pro Vaccis
Hinschstengel Stipites Dulcamarae • Dulcamarae stipes
Hintelensaft Sirupus Rubi Idaei • Rubi idaei sirupus
Hinterhopfen Herba Hyssopi • Hyssopi herba
Hinti Fructus Rubi Idaei • Rubi idaei fructus
Hintlauf gegen Asthma Liquor Ammonii anisatus • Ammonii hydroxidi solutio anisata

Hinundher Tinctura Lignorum
Hinundhertropfen Chinioidinum · Rhizoma Zingiberis · Zingiberis rhizoma
Hinzentee Herba Millefolii · Millefolii herba
Hippekras Species aromaticae
Hippenbrem Herba Genistae
Hippstein Argentum nitricum fusum
Hirnkraut Herba Basilici · Basilici herba · Herba Euphrasiae · Euphrasiae herba
Hirnpulver Pulvis sternutatorius
Hirnschalblumen Flores Rhoeados · Papaveris rhoeados flos
Hirnschnalz Flores Rhoeados · Papaveris rhoeados flos
Hirrernetteltee Herba Urticae · Urticae herba
Hirsch, Wilder Spiraea ulmaria · Filipendula ulmaria
Hirschaugensalbe Unguentum Hydrargyri rubrum · Unguentum Zinci · Zinci unguentum
Hirschaugenwurzel Radix Gentianae · Gentianae radix
Hirschbeeren Fructus Rhamni catharticae · Rhamni cathartici fructus
Hirschbollen Rubus fruticosus
Hirschbrunst Boletus cervinus (Fungus cervinus)
Hirschdornbeeren Fructus Rhamni · Rhamni fructus
Hirschdost Herba Eupatorii · Eupatorii cannabini herba
Hirschenzähn Colla Piscium
Hirschfarnwurzel Rhizoma Polypodii · Polypodii rhizoma
Hirschfett Sebum ovile
Hirschfußtee Folia Trifolii fibrini · Menyanthidis trifoliatae folium
Hirschgänsel Herba Eupatorii · Eupatorii cannabini herba
Hirschgeil Liquor Ammonii carbonici pyrooleosi
Hirschgeiltropfen Tinctura Castorei
Hirschgeist Liquor Ammonii carbonici pyrooleosi
Hirschgespann Herba Anserinae · Anserinae herba
Hirschgrallen Boletus cervinus
Hirschgretten Boletus cervinus
Hirschgünzelkraut Herba Eupatorii · Eupatorii cannabini herba
Hirschheilwurzel Radix Gentianae nigrae
Hirschholderblüten Flores Sambuci · Sambuci flos
Hirschhorn, Geraspelt Cornu Cervi raspatum
Hirschhorn, Präpariertes Cornu Cervi praeparatum
Hirschhorn, Rotes Caput mortuum
Hirschhorn, Schwarzgebrannt Ebur ustum
Hirschhorn, Weißgebrannt Conchae praeparatae
Hirschhornbeeren Fructus Rhamni catharticae · Rhamni cathartici fructus
Hirschhornflechte Lichen islandicus
Hirschhorngeist zum Einnehmen Liquor Ammonii carbonici pyrooleosi
Hirschhorngeist zum Einreiben Liquor Ammonii caustici
Hirschhorngeist, Bernsteinhaltiger Liquor Ammonii succinici
Hirschhornknochenspiritus Liquor Ammonii caustici
Hirschhornöl Oleum animale foetidum
Hirschhornpulver, Schwarzes Ebur ustum
Hirschhornsalz Ammonium carbonicum
Hirschhornsalz, Flüssiges Liquor Ammonii carbonici pyrooleosi
Hirschhornspäne Cornu Cervi raspatum
Hirschhornspiritus Liquor Ammonii carbonici pyrooleosi
Hirschhornspiritus mit Agsteinöl Liquor Ammonii succini
Hirschhornspiritus mit Anisöl Liquor Ammonii anisatus · Ammonii hydroxidi solutio anisata
Hirschhorntropfen Liquor Ammonii carbonici pyrooleosi
Hirschinselt Sebum ovile
Hirschklee Herba Eupatorii · Eupatorii cannabini herba · Herba Hepaticae · Hepaticae herba · Hepaticae nobilis herba
Hirschkohl Lichen oder Herba Pulmonariae · Pulmonaria officinalis

Hirschkörner Boletus cervinus · Fungus cervinus
Hirschkrallen Fungus cervinus
Hirschkraut Solanum dulcamara
Hirschkrautstengel Stipites Dulcamarae · Dulcamarae stipes
Hirschkugeln Boletus cervinus (Fungus cervinus)
Hirschlaugenspiritus Liquor Ammonii caustici spirituosus
Hirschleber Sanguis Hirci pulvis
Hirschluffen Boletus cervinus
Hirschlunge Lichen Pulmonariae · Lichen pulmonarius · von Lobaria pulmonaria · Echte Lungenflechte
Hirschlungenmoos Herba Pulmonariae arboreae
Hirschmangold Herba Pulmonariae · Pulmonariae herba · Pulmonaria officinalis
Hirschmorellen Radix Gentianae nigrae
Hirschmundkraut Herba Eupatorii · Eupatorii cannabini herba
Hirschongel Sebum ovile
Hirschpeterlein Radix Gentianae nigrae
Hirschpetersilie Herba Oreoselini
Hirschpilz Boletus cervinus
Hirschschwamm Boletus cervinus
Hirschschwanzbeeren Fructus Ebuli · Ebuli fructus
Hirschsprung Boletus cervinus
Hirschstengel Stipites Dulcamarae · Dulcamarae stipes
Hirschtalg Sebum ovile
Hirschtinktur Liquor Ammonii pyrooleosi
Hirschtrüffel Fungus cervinus
Hirschunschlitt Sebum ovile
Hirschweichsel Physalis alkekengi
Hirschweichselblätter Folia Belladonnae · Belladonnae folium
Hirschwundkraut Herba Eupatorii · Eupatorii cannabini herba
Hirschwurzel Radix Gentianae · Radix Helenii · Helenii rhizoma · Radix Peucedani · Peucedani radix · Rhizoma Polypodii · Polypodii rhizoma
Hirschwurzelvogelnest Radix Oreoselini
Hirschzähne Colla Piscium
Hirschzehen Boletus cervinus (Fungus cervinus)
Hirschzehenwurzel Rhizoma Filicis · Filicis rhizoma
Hirschzunge Herba Scolopendrii · Scolopendrii herba
Hirse Semen Milii solis · Lithospermum-officinale-Samen
Hirsedornbeeren Fructus Rhamni catharticae · Rhamni cathartici fructus
Hirsensaat Semen Cynosbati · Cynosbati semen · Rosae fructus
Hirsepilz = Sandpilz · Boletus variegatus
Hirtensäckelkraut Herba Bursae Pastoris · Bursae pastoris herba
Hirtentäschel Capsella bursa-pastoris
Hirtentäschelkraut Herba Bursae Pastoris · Bursae pastoris herba
Hirtzwurzel Radix Dictamni · Dictamni albi radix
Hirzenzunge Herba Scolopendrii
Hirzholder Flores Sambuci · Sambuci flos
Hirzklee Melilotus officinalis
Hispidussamen Strophanthi hispidi semen
Hitschelblüten Flores Sambuci · Sambuci flos
Hitschelsaft Succus Sambuci inspissatus
Hitz = Hitze
Hitzeblätter Tussilago farfara
Hitzengeist fürs Vieh Acidum sulfuricum dilutum
Hitzpulver Pulvis Magnesiae cum Rheo · Pulvis temperans
Hjarners Lebenselixier Tinctura Aloes composita · Aloes tinctura composita
Hoaflotscher Folia Farfarae · Farfarae folium
Hoarber Fructus Myrtilli · Myrtilli fructus
Hoarsamen Semen Lini · Lini semen
Hoboksbloom Anemone nemorosa
Hobrat Herba Abrotani
Hocheschenrinde Cortex Fraxini · Fraxini cortex
Hochkrautsamen Fructus Anethi · Anethi fructus
Hochleuchten Flores Malvae arboreae · Alceae flos · Alceae roseae flos
Hochmutblumen Flores Caryophylli · Caryo-

phylli flos
Hochstein, Blauer Cuprum sulfuricum · Cuprum sulfuricum ammoniatum
Hochstein, Weißer Zincum sulfuricum
Hochwürdenpflaster Emplastrum Cantharidum perpetuum
Hochwurz Radix Gentianae · Gentianae radix
Hochzeitsbleaml Rosmarinus officinalis
Hodensalbe Unguentum Jodi
Hodenwurz Tubera Salep · Salep tuber
Hoeckertang Fucus vesiculosus
Hoest = Husten
Hofbläder Folia Farfarae · Farfarae folium
Hofblätter Folia Farfarae · Farfarae folium
Hofelnblätter Folia Farfarae · Farfarae folium
Hoffahrtpulver Pulvis pro Equis
Hofflattken Folia Farfarae · Farfarae folium
Hoffmanns Geist Spiritus aethereus
Hoffmanns Geist, Gelber Mixtura oleoso-balsamica
Hoffmanns Gichttropfen, Braune Elixir Aurantii compositum
Hoffmanns Gichttropfen, Gelbe Mixtura oleoso-balsamica
Hoffmanns Lebensbalsam Mixtura oleoso-balsamica
Hoffmanns Liquor Spiritus aethereus
Hoffmanns Magentropfen Elixir Aurantii compositum
Hoffmanns Tropfen Spiritus aethereus
Hoffmanns Tropfen, Braune Tinctura Valerianae aetherea · Valerianae tinctura aetherea
Hoffmanns Tropfen, Eisenhaltige Tinctura Ferri chlorati aetherea
Hoffmanns Tropfen, Schwarze Elixir Aurantii compositum
Hoffmanns Tropfen, Weiße Spiritus aethereus
Hoffmanns Zahntropfen Tinctura Guajaci e Resina cum Oleo Menthae piperitae
Hoffmanns Zweipennigtropfen Tinctura Chinioidini
Hofkeblad Folia Farfarae · Farfarae folium
Hoflatt Folia Farfarae · Farfarae folium
Hoflattken Folia Farfarae · Farfarae folium
Hoflattkensaft Sirupus Althaeae · Althaeae sirupus
Hoflodenpulver Folia Farfarae pulvis · Farfarae folium pulvis
Hoflörrich Tussilago farfara
Hofpastorensamen Fructus Dauci
Hofrautenblätter Herba Rutae · Rutae herba
Hofrauterkraut Herba Abrotani
Höftwater Aqua aromatica spirituosa
Högen Fructus Cynosbati · Rosae pseudofructus cum fructibus
Hoher Kaspar Origanum vulgare
Hohlbeerensaft Sirupus Rubi Idaei · Rubi idaei sirupus
Hohldürekraut Herba Galeopsidis · Galeopsidis herba
Hohlfußröhrling Boletus cavipes
Hohlheide Herba Genistae tinctoriae · Genistae tinctoriae herba · Genistae herba
Hohlwurzel Radix Aristolochiae
Hohlzahn, Gelber Galeopsis segetum
Hohlzahnkraut Herba Galeopsidis · Galeopsidis herba
Hohlzahnpulver Rhizoma Iridis pulvis · Iridis rhizoma pulvis
Hohlzahnwurzel Radix Taraxaci · Taraxaci radix
Hohnäppelchen Ononis spinosa
Hoidklover Flores Trifolii albi
Hoikenblatt Tussilago farfara
Hoil = Heil
Hoilablätter Folia Farfarae · Farfarae folium
Holangenwurzel Rhizoma Galangae · Galangae rhizoma
Holbeeressig Acetum Rubi Idaei
Holder Sambucus nigra
Holderbeeren Fructus Sambuci · Sambuci fructus
Holderblüte Flores Sambuci · Sambuci flos
Holderknopf Flores Sambuci · Sambuci flos
Holdermark Lignum Juniperi · Juniperi lignum
Holdermüsel Succus Sambuci · Sambuci succus
Holderrinde Sambuci cortex
Holdersalbe Balsamum Arnicae
Holderschwämmle Fungus Sambuci

Holderstaudenblüten Flores Sambuci · Sambuci flos
Holdersulz Succus Sambuci
Holländ. Kräutertee Radix Althaeae, Radix Liquiritiae, Rhizoma Graminis, Stipites Dulcamarae, Lignum Quassiae āā
Holländ. Pflaster Emplastrum fuscum
Holländ. Säure Mixtura sulfurica acida
Holländ. Tropfen Oleum Terebinthinae sulfuratum
Höllenkraut Folia Belladonnae · Belladonnae folium
Höllenrock Flores Carthami · Carthami flos
Höllenstein Argentum nitricum (cum Kalio nitrico)
Höllenstein, Alkalinischer Kali causticum fusum
Holler = Holunder
Hollerbeeren Sambucus nigra
Hollerblüte Flores Sambuci · Sambuci flos
Hollerholz Lignum Juniperi · Juniperi lignum
Hollerlatsulz Succus Sambuci
Hollerlatwerge Succus Sambuci
Hollermandl Succus Sambuci
Hollerntee Flores Sambuci · Sambuci flos
Hollerpflaster Succus Sambuci
Hollerschwamm Fungus Sambuci
Hollerwurzel Sambuci radix
Höllischwasser Spiritus coloniensis
Hollrippe Equisetum fluviatile
Hollrusch Equisetum fluviatile
Hollrusk Equisetum fluviatile
Holst Folia Ilicis · Ilicis aquifolii folium
Holsteiner Panacee Kalium sulfuricum
Holtmannspulver Pulvis fumalis foetidus
Holtschoe Aconitum napellus
Holtwort Tubera Corydalis
Holunder, Schwarzer Sambucus nigra
Holunderbaumrinde Sambuci cortex
Holunderbeeren Fructus Sambuci · Sambuci fructus
Holunderblätter Sambuci folium
Holunderblumen Flores Sambuci · Sambuci flos
Holunderblüten Flores Sambuci · Sambuci flos

Holunderessig Acetum aromaticum
Holunderkern(samen)öl Sambuci oleum
Holunderlatwerge Succus Sambuci
Holundermus Succus Sambuci
Holunderöl Sambuci oleum
Holunderpflaster Emplastrum fuscum · Emplastrum Lithargyri simplex · Succus Sambuci
Holundersalbe Succus Sambuci
Holunderschwamm Fungus Sambuci
Holundertee Flores Sambuci · Sambuci flos
Holunderwurzel Radix Ebuli · Ebuli radix
Holwortel Rhizoma Imperatoriae · Imperatoriae rhizoma
Holz Lignum
Holz aller Heiligen Lignum Guajaci · Guaiaci lignum
Holz unseres Herrn Lignum Rhodium
Holz, Heiliges Lignum Guajaci · Guaiaci lignum
Holz, Indianisches Lignum Guajaci · Guaiaci lignum
Holzalkohol Alcohol methylicus
Holzäpfel Fructus Mali immaturi
Holzasbest Alumen plumosum
Holzasche = Holzaschensalz
Holzaschensalz Kalium carbonicum
Holzblumen Herba Hepaticae · Hepaticae herba · Hepaticae nobilis herba
Holzblumenkraut, Blaues Herba Hepaticae · Hepaticae herba · Hepaticae nobilis herba
Holzbrusttee Radix Liquiritiae, Radix Althaeae āā
Holzessenz Tinctura Lignorum
Holzessenz zu Spülungen Acetum pyrolignosum
Holzessig Acetum pyrolignosum (rectiticatum et crudum)
Holzgeist Alcohol methylicus
Holzgeist, Saurer Acetum pyrolignosum
Holzkalk Calcium aceticum crudum
Holzkassie Cortex Cassiae Ligni
Holzklee Herba Acetosellae
Holzkohle Ligni carbo
Holzkohle (Hom.) Carbo vegetabilis, Carbo ligni
Holzkohle, Gepulverte Ligni carbo pulveratus

Holzkohlensäure = Holzkohlenteer • Pix liquida
Holzmangold Herba Pirolae • Chimaphilae herba
Holzmännchenrinde Cortex Mezerei • Mezerei cortex
Holzöl Balsamum Gurjunae
Holzöl, Französisch Oleum Philosophorum
Holzrinde, Faule Cortex Frangulae • Frangulae cortex
Holzsäure Acetum pyrolignosum crudum
Holzschuhwurzel Radix Cypripedii
Holztee Radix Sarsaparillae • Sarsaparillae radix • Species Lignorum
Holzteer Pix liquida
Holztinktur Tinctura Lignorum • Tinctura Pini composita
Holztisane Species Lignorum
Holztrank Species Lignorum
Holztropfen Tinctura Lignorum
Holzveigerl Hepatica nobilis
Holzwurzel Rhizoma Veratri • Veratri rhizoma
Holzzahn Herba Galeopsidis • Galeopsidis herba
Holzzahnblüten, Gelbe Flores Lamii lutei
Holzzimt Cortex Cassiae Ligni
Holzzwangkraut Herba Sedi
Homerianatee Herba Polygoni avicularis • Polygoni avicularis herba
Homöopathische Zubereitungen Praeparationes homoeopathica
Hond = Hund
Hondebeishout Stipites Dulcamarae • Dulcamarae stipes
Hondenklamei Zincum sulfuricum
Hondjeshout Cortex Frangulae • Frangulae cortex
Hondsdraf Herba Hederae terrestris • Glechomae hederaceae herba
Hondshoda Tubera Colchici • Colchici tuber
Hondskool Herba Mercurialis • Mercurialis herba
Hondsläilera Semen Colchici • Colchici semen
Hondszunga Herba Cynoglossi • Cynoglossi herba • Herba Taraxaci • Taraxaci herba • Taraxaci folium
Hondurasbalsam Balsamum tolutanum
Honefsamen Fructus Cannabis • Cannabis sativae fructus
Hongisalbe Unguentum cereum
Honig Mel
Honig, Gereinigter Mel depuratum
Honig, Weißer Mel album
Honigbalsam Unguentum Elemi
Honigbiene Apis mellifica • Apis mellifera
Honigbiene für homöopathische Zubereitungen Apis mellifera ad praeparationes homoeopathicas
Honigblatt Folia Melissae • Melissae folium • Melissa officinalis
Honigblum Flores Stoechados • Helichrysi flos • Melissa officinalis
Honigblume Trifolium pratense
Honigblümel Flores Stoechados • Helichrysi flos • Melissa officinalis
Honigblumenblüten Trifolii pratensis flos
Honigblumenwasser Aqua Melissae
Honigbusch Cyclopia intermedia
Honigbuschtee Cyclopiae intermediae folium
Honigessig Oxymel simplex
Honigklee Herba Meliloti • Meliloti herba
Honigpflaster Ceratum Resinae Pini • Emplastrum Lithargyri compositum • Emplastrum Meliloti
Honigsugel Flores Lamii albi • Lamii albi flos
Honigsüß Rhizoma Graminis • Graminis rhizoma
Honigtau Herba Droserae • Droserae herba • Manna
Honigtee Flores Tiliae • Tiliae flos
Honingklaver Flores Meliloti
Honnisügele Flores Lamii albi • Lamii albi flos
Hontabeier Fructus Rubi Idaei • Rubi idaei fructus
Höntlibeier Fructus Rubi Idaei • Rubi idaei fructus
Hoofkebladen Folia Farfarae • Farfarae folium
Hooft = Haupt

Hooftpijn = Kopfschmerz
Hop = Hopfen
Hopbellen Strobuli Lupuli · Lupuli flos
Hopfen Humulus lupulus · Strobuli Lupuli · Lupuli flos
Hopfen, Kretischer Herba Origani cretici · Origani cretici herba
Hopfen, Spanischer Herba Origani cretici · Origani cretici herba
Hopfenblüte Flores Lupuli · Lupuli flos
Hopfenblütenfluidextrakt Humuli lupuli floris extractum fluidum
Hopfendrüsen Lupuli glandula
Hopfengeist Spiritus
Hopfenkätzchen Lupuli flos
Hopfenmehl Glandulae Lupuli · Lupuli glandula
Hopfenöl, Kretisches, Spanisches Oleum Origani cretici · Origani cretici aetheroleum
Hopfenstaub Glandulae Lupuli · Lupuli glandula
Hopfenwurzel Radix Taraxaci · Taraxaci radix
Hopfenzapfen Strobuli Lupuli · Lupuli flos
Hopfenzapfentrockenextrakt Humuli lupuli extractum siccum
Hoppelgeist Spiritus aromaticus
Hoppentalerpflaster Flores Bellidis · Bellidis flos
Hoppes Frauenmantel Alchemilla conjuncta
Höppesli Emplastrum fuscum
Hörfrö Semen Lini · Lini semen
Horkenschnabel Herba Geranii
Hörlitzen Fructus Corni · Corni fructus
Hörnisschen Fructus Corni · Corni fructus
Hornkleesamen Semen Foenugraeci · Trigonellae foenugraeci semen
Hornkraut Herba Ononidis · Ononidis herba
Hornkümmel Flores Calcatrippae · Calcatrippae flos
Hornmohnkraut Glaucii herba
Hornrosen Flores Rosae · Rosae flos
Hornsalbe Unguentum flavum · Unguentum Plumbi · Plumbi unguentum
Hornsamen Semen Foenugraeci · Trigonellae foenugraeci semen · Semen Lini · Lini semen
Hornsilber Argentum chloratum
Hornspäne Cornu Cervi raspatum
Hornstrauch Cornus mas
Horntee Carrageen
Hornviehpulver Ammonium carbonicum
Hörpfel Solanum tuberosum
Horsamen Lini semen
Horstringewurzel Rhizoma Imperatoriae · Imperatoriae rhizoma
Hortensienblau Coeruleum berolinense
Hosabrutlan (Hasenbrötchen) Malva sylvestris
Hosarius Spiritus Formicarum
Hoseklammer = Ameisen
Hoselätzli Aquilegia vulgaris
Hosenbuntesamen Semen Colchici · Colchici semen
Hosendall Radix Asparagi · Asparagi rhizoma · Asparagi radix
Hosenknöpfle Trochisci Succi Liquiritiae
Hosenscheißer Herba Pulmonariae · Pulmonariae herba · Herba Taraxaci · Taraxaci herba · Taraxaci folium
Hospitalpflaster Emplastrum fuscum
Hötschapötsch Fructus Cynosbati · Rosae pseudofructus cum fructibus
Hottentottenpflaster Ceratum Aeruginis
Hout = Holz
Houtazijn Acetum pyrolignosum
Houtjeshout Cortex Frangulae · Frangulae cortex
Houtzeep Cortex Quillayae · Quillaiae cortex
Huder Herba Hederae terrestris · Glechomae hederaceae herba
Huderich Herba Hederae terrestris · Glechomae hederaceae herba
Huderk Glechoma hederacea
Huetblacka Flores Petasitidis
Hufbalsam Tinctura Aloes · Aloes tinctura
Hufblätschen Folia Farfarae · Farfarae folium
Hufblätter Folia Farfarae · Farfarae folium
Hufblotschen Folia Farfarae · Farfarae folium
Hufblüten Flores Farfarae · Farfarae flos
Hufdorn Ononis spinosa

Hufelands Augenbalsam Unguentum Hydrargyri oxydati rubrum dilutum · Unguentum ophtalmicum compositum
Hufelands Augensalbe Unguentum ophtalmicum compositum
Hufelands Balsam Balsamum peruvianum
Hufelands Brustpulver Pulvis Liquiritiae compositus · Liquiritiae pulvis compositus
Hufelands Kinderpulver Pulvis Magnesiae cum Rheo
Hufelands Schnupfenpulver Pulvis sternutatorius viridis
Hufelands Tropfen Elixir e Succo Liquiritiae
Hufele, Huffelen Folia Farfarae · Farfarae folium
Huffeln Folia Farfarae · Farfarae folium
Hüffeltekern Semen Cynosbati · Cynosbati semen · Rosae fructus
Hüffkesblad Folia Farfarae · Farfarae folium
Hüfften Fructus Cynosbati · Rosae pseudofructus cum fructibus
Hüffwurzel Radix Althaeae · Althaeae radix
Hufkitt Ammoniacum, Guttapercha āā
Hüflatti Folia Farfarae · Farfarae folium
Huflattich Tussilago farfara
Huflattichblätter Folia Farfarae · Farfarae folium
Huflattichpastillen Trochisci pectorales
Huflattichpflaster Emplastrum Meliloti
Huflattichsaft Sirupus Althaeae · Althaeae sirupus
Huflattichsalbe Unguentum flavum · Unguentum viride
Huflor Oleum Lauri · Lauri oleum
Hufloröl Oleum Lauri · Lauri oleum
Hufnägelsalbe Ceratum Aeruginis
Hufsalbe Unguentum acre · Unguentum flavum · Vaselinum flavum
Hufspan Cornu Cervi raspatum
Hüften Fructus Cynosbati · Rosae pseudofructus cum fructibus
Hüftenkerne Semen Cynosbati · Cynosbati semen · Rosae fructus
Hüftensamen Semen Cynosbati · Cynosbati semen · Rosae fructus
Hufüele Semen Cynosbati · Cynosbati semen · Rosae fructus
Hügelerdbeere Fragaria viridis
Hügels Augensalbe Unguentum ophtalmicum compositum
Huhackeln Radix Ononidis · Ononidis radix
Huheckele Radix Ononidis · Ononidis radix
Huhefe Semen Cynosbati · Cynosbati semen · Rosae fructus
Huhicke Semen Cynosbati · Cynosbati semen · Rosae fructus
Huhldorn Ononis spinosa
Hühnerauge Herba Plantaginis
Hühneraugenpflaster Ceratum Aeruginis · Emplastrum ad Clavos pedum · Salizylseifenguttaplast®
Hühneraugenrinde Cortex Frangulae · Frangulae cortex
Hühnerblind Flores Primulae · Primulae flos (cum oder sine calycibus)
Hühnerbolle (-Polei) Herba Serpylli · Serpylli herba
Hühnerdarm Herba Anagallidis · Anagallidis herba · Herba Serpylli · Serpylli herba
Hühnerdarmöl Oleum Chamomillae infusum · Matricariae oleum · Oleum Hyoscyami · Hyoscyami oleum
Hühnerdarmsaft Sirupus Chamomillae · Sirupus Papaveris
Hühnerei Ovum
Hühnereiweiß Albumen ovi
Hühnerfett Unguentum Cetacei
Hühnergift Folia Hyoscyami · Hyoscyami folium
Hühnerklee Herba Serpylli · Serpylli herba
Hühnerkohl Herba Serpylli · Serpylli herba · Thymus vulgaris
Hühnerköhl Herba Serpylli · Serpylli herba
Hühnerkraut Herba Anagallidis · Anagallidis herba · Herba Serpylli · Serpylli herba
Hühnerkropfpepsin Ingluvinum
Hühnerkull Herba Serpylli · Serpylli herba
Hühnermagen Pepsinum
Hühnermajel Pepsinum
Hühnernelken Flores Calendulae · Calendulae flos · Herba Centaurii · Centaurii herba
Hühnernessel Flores Lamii albi · Lamii albi flos

Hühnerpoley Herba Pulegii · Pulegii herba · Herba Serpylli · Serpylli herba
Hühnerquäle Herba Stellariae
Hühnerquänel Herba Serpylli · Serpylli herba
Hühnerquendel Herba Serpylli · Serpylli herba
Hühnerquent Herba Serpylli · Serpylli herba
Hühnerraute Herba Veronicae · Veronicae herba
Hühnerserb Herba Polygoni · Polygoni avicularis herba
Hühnertod Folia Hyoscyami · Hyoscyami folium
Hühnerträubchen Sedum acre
Hühnertritt Herba Anagallidis · Anagallidis herba
Hühnerwurz Rhizoma Tormentillae · Tormentillae rhizoma · Rhizoma Veratri · Veratri rhizoma
Hühnerwurzel Rhizoma Veratri · Veratri rhizoma
Huis = Haus
Hülfwurzelkraut Folia Althaeae · Althaeae folium
Hulla Flores Sambuci · Sambuci flos
Hülscheholz Folia Ilicis · Ilicis aquifolii folium
Hülsdorn Ilex aquifolium
Hulsdorntee Folia Ilicis · Ilicis aquifolii folium
Hülsebusch Folia Ilicis · Ilicis aquifolii folium
Hülsedorn Folia Ilicis · Ilicis aquifolii folium
Hülsekraut Folia Ilicis · Ilicis aquifolii folium
Hülskrapp Folia Ilicis · Ilicis aquifolii folium
Hülst Folia Ilicis · Ilicis aquifolii folium
Hummablume Flores Lamii albi · Lamii albi flos · Taraxacum officinale
Hummelhonig Mel depuratum
Hummelhonig für die Augen Oleum Olivarum album · Olivae oleum album
Hummelöl Oleum Origani cretici · Origani cretici aetheroleum
Hundauge Herba Plantaginis · Plantago lanceolata · Plantaginis lanceolatae herba
Hundbaumrinde Cortex Frangulae · Frangulae cortex
Hundbeeren Fructus Rhamni catharticae · Rhamni cathartici fructus
Hundblumen Flores Farfarae · Farfarae flos · Taraxacum officinale
Hundblumenhonig Mellago Taraxaci
Hundblumenkraut Flores Chamomillae romanae · Chamomillae romanae flos · Radix Taraxaci cum Herba · Taraxaci radix cum herba
Hunddornbeeren Fructus Rhamni catharticae · Rhamni cathartici fructus
Hundebaumholz Rhamnus catharticus
Hundebeeren Rhamnus frangula · Frangula alnus
Hundeblätter Plantago lanceolata · Plantaginis lanceolatae herba
Hundeblume Aethusa cynapium · Anthemis cotula · Taraxacum officinale
Hundeblumenwurzel Radix Taraxaci · Taraxaci radix
Hundefett Axungia (Adeps) Canis
Hundeflachs Herba Linariae · Linariae vulgris herba
Hundekippenkraut Plantago lanceolata · Plantaginis lanceolatae herba
Hundemethode Electuarium theriacale
Hundemilch (Hom.) Lac caninum
Hundemyrte Herba Serpylli · Serpylli herba
Hunderippe Plantago lanceolata · Plantaginis lanceolatae herba
Hundertblatt Millefolii herba
Hundertjähriger Mauertee Herba Oreoselini
Hundertkopf Radix Eryngii · Eryngii radix
Hundertkräutertee Species Hispanicae
Hundezunge Plantago lanceolata · Plantaginis lanceolatae herba
Hundfett Axungia (Adeps) Canis
Hundgesicht Semen Psyllii · Psyllii semen
Hundgras Rhizoma Graminis · Graminis rhizoma
Hundgraswurzel Rhizoma Graminis · Graminis rhizoma
Hundkohl Herba Mercurialis · Radix Apocyni
Hundkot, Weißer Graecum album

Hundkragen Herba Hederae terrestris · Glechomae hederaceae herba
Hundkraut Folia Hyoscyami · Hyoscyami folium · Herba Mercurialis · Mercurialis herba
Hundkürbis Radix Bryoniae · Bryoniae radix
Hundlattich Herba Taraxaci · Taraxaci herba · Taraxaci folium
Hundläufe Herba Hederae terrestris · Glechomae hederaceae herba · Pasta gummosa · Radix Cichorii · Cichorii radix
Hundnase Herba Linariae · Linariae vulgris herba
Hundnelke Radix Saponariae · Saponariae radix
Hundnessel Flores Lamii
Hundpulver Pulvis pro Equis
Hundpulver, Gelbes Sulfur sublimatum
Hundquecken Rhizoma Graminis · Graminis rhizoma
Hundrebe Herba Hederae terrestris · Glechomae hederaceae herba
Hundrippe Herba Plantaginis
Hundrosen Flores Rosae caninae
Hundrübe Radix Carlinae · Carlinae radix
Hundrücken Rhizoma Graminis · Graminis rhizoma
Hundsäckel Tubera Colchici · Colchici tuber
Hundsaugensamen Semen Psyllii · Psyllii semen
Hundsbaum Rhamnus frangula · Frangula alnus · Cornus sanguinea · Lonicera xylosteum
Hundsbaumsamen Semen Ricini · Ricini semn
Hundsbeeren Fructus Rhamni catharticae · Rhamni cathartici fructus
Hundsblume Radix Taraxaci cum Herba · Taraxaci radix cum herba
Hundsdille Aethusa Cynapium
Hundsdornsamen Semen Cynosbati · Cynosbati semen · Rosae fructus
Hundseckel Fructus Colchici · Colchici tuber
Hundseppich Aethusa cynapium
Hundsgrindenöl Oleum animale foetidum dilutum
Hundshode Fructus Colchici · Colchici tuber
Hundsille Herba Matricariae · Tanaceti parthenii herba
Hundskerbel Anthriscus vulgaris
Hundskirschen Rhamnus frangula · Frangula alnus
Hundskohl Herba Mercurialis · Mercurialis herba · Mercurialis annua
Hundskragen Herba Hederae terrestris · Glechomae hederaceae herba
Hundskraut Folia Hyoscyami · Hyoscyami folium · Herba Mercurialis · Mercurialis herba
Hundskürbis Radix Bryoniae · Bryoniae radix
Hundslattich Herba Taraxaci · Taraxaci herba · Taraxaci folium
Hundsleufte Radix Cichorii · Cichorii radix
Hundslungensaft Sirupus Rhoeados
Hundsmelde Herba Chenopodii · Chenopodii (ambrosioidis) herba
Hundsnägelein Herba Saponariae · Saponariae herba
Hundspeterlig Aethusa cynapium · Herba Conii · Conii herba
Hundspetersilie Aethusa cynapium
Hundsporn Radix Carlinae · Carlinae radix
Hundsribbe Herba Plantaginis · Plantaginis herba
Hundsrose Rosa canina
Hundsrosen Flores Rosae · Rosae flos
Hundsrückenwurzel Rhizoma Graminis · Graminis rhizoma
Hundstod Radix oder Flores Arnicae · Arnicae radix oder flos
Hundsträubel Tubera Salep · Salep tuber
Hundsveilchen Herba Violae tricoloris · Violae tricoloris herba
Hundszunge Herba Anchusae · Anchusae herba · Herba Plantaginis
Hundszungenkraut Cynoglossi herba
Hundweizen Rhizoma Graminis · Graminis rhizoma
Hundwürger Radix Vincetoxici · Vincetoxici radix

Hundzahn Herba Taraxaci · Taraxaci herba · Taraxaci folium · Rhizoma Graminis · Graminis rhizoma
Hundzorn Semen Milii solis · Lithospermum-officinale-Samen
Hundzungenwurzel Radix Cynoglossi · Cynoglossi radix
Hunf = Honig
Hungerampfer Herba Acetosae
Hungerblumen Flores Chrysanthemi · Pyrethri flos
Hungerblümlikraut Herba Euphrasiae · Euphrasiae herba
Hungerbrot Secale cornutum
Hungerkorn Secale cornutum
Hungerkraut Herba Trifolii arvensis · Trifolii arvensis herba · Herba Violae tricoloris · Violae tricoloris herba
Hungertee Herba Bursae Pastoris · Bursae pastoris herba · Herba Violae tricoloris · Violae tricoloris herba
Hungerwurzel Radix Lapathi acuti
Hungklee Herba Meliloti · Meliloti herba
Hunk Mel crudum
Hunnenschritt Radix Gentianae · Gentianae radix
Hüntscheholz Stipites Dulcamarae · Dulcamarae stipes
Hupfe Strobuli Lupuli · Lupuli flos
Hüppeblume Taraxacum officinale
Huppedelduk Spiritus saponato-camphoratus
Hüppelblume Taraxacum officinale
Hüpperstaul Folia Trifolii fibrini · Menyanthidis trifoliatae folium
Hupui Flores Sambuci · Sambuci flos
Hupuidemaid Flores Sambuci · Sambuci flos
Hurberitzenwurzel Radix Bardanae · Bardanae radix
Hure, Nackte Radix oder Semen Colchici · Colchici radix oder semen
Hurenpomade Unguentum Hydrargyri cinereum dilutum
Hurenschnallen Flores Rhoeados · Papaveris rhoeados flos
Hurre Herba Hederae terrestris · Glechomae hederaceae herba
Hurschur Lycopodium
Hurtigundgeschwind Linimentum ammoniatum · Liquor Ammonii caustici · Tinctura Guajaci ammoniata
Husarenknopf Spilanthes oleracea · Acmella oleracea
Husarenkopf Acmella oleracea
Husarenpulver Pulvis contra Pediculos
Husarensalbe Unguentum Hydrargyri cinereum dilutum
Husarenspiritus Spiritus resolvens
Husarenwasser Aqua muscarum
Hüsblos Colla Piscium
Huschsalbe Unguentum cereum
Husko, pulverisiert Succus Liquiritiae pulvis · Liquiritiae succus pulvis
Huslottblatt Folia Farfarae · Farfarae folium
Hustenblätter Folia Farfarae · Farfarae folium
Hustenelixir Elixir e Succo Liquiritiae
Hustenhilfwurzel Rhizoma Graminis · Graminis rhizoma
Hustenkraut Folia Farfarae · Farfarae folium
Hustenkuchen Succus Liquiritiae crudus
Hustenleder Pasta gummosa
Hustenpaste Pasta gummosa
Hustenplätzchen Trochisci pectorales
Hustenpulver Pulvis Liquiritiae compositus · Liquiritiae pulvis compositus
Hustensaft, Brauner Sirupus Liquiritiae
Hustensaft, Gelber Sirupus Althaeae · Althaeae sirupus
Hustensaft, Weißer Sirupus Althaeae · Althaeae sirupus
Hustentee Species pectorales
Hustentee, Lieberscher Herba Galeopsidis · Galeopsidis herba
Hustentropfen, Schwarze Elixir e Succo Liquiritiae
Hustentropfen, Weiße Liquor Ammonii anisatus · Ammonii hydroxidi solutio anisata
Hustenwurzel Radix Althaeae · Althaeae radix
Huswürze Herba Sedi acris · Herba Sempervivi tectorum
Hutblagge Radix Bardanae · Bardanae radix
Hutmacherblüten Flores Farfarae · Farfarae flos

Hutpflaster Emplastrum anglicum
Hütschblüten Flores Sambuci · Sambuci flos
Hütschelblumen Flores Sambuci · Sambuci flos
Hütschelsaft Succus Sambuci
Hutschenreutersalbe Unguentum viride
Hüttenkatze Acidum arsenicosum
Hüttenmehl Acidum arsenicosum
Hüttennichts Nihilum album
Hüttenrauch Arsenicum album
Hüttenrauch, Schwarzer Tutia
Huwaldspflaster Emplastrum Lithargyri compositum
Huwaldstropfen Tinctura Valerianae aetherea cum Tinctura Chinioidini 1+ 9
Huxenkruxenpflaster Emplastrum oxycroceum
Hyacinthensalbe Unguentum Kalii jodati

Hyazinthe Hyacinthus orientalis
Hydrastisrhizom Hydrastis rhizoma
Hydrich, Weißer Acidum arsenicosum
Hykriberi Species Hierae picrae
Hyoscyaminsulfat Hyoscyamini sulfas
Hyoscyamus Hyoscyamus niger
Hyoscyamusblätter Hyoscyami folium
Hyoscyamuspulver, Eingestelltes Hyoscyami pulvis normatus
Hypericumöl Oleum Hyperici · Hyperici oleum
Hypoakanna Radix Ipecacuanhae · Ipecacuanhae radix
Hypocistensaft Succus Sorborum
Hypophysenhinterlappen Pituitarium posterius
Hyssop Herba Hyssopi · Hyssopi herba

Iba Folia Taxi
Ibarach Herba Chaerophylli
Iben = Eiben
Ibenblätter Folia Taxi
Iberi Herba Sphondylii · Heraclei sphondylii herba
Iberich Herba Sphondylii · Heraclei sphondylii herba
Ibisch Radix Althaeae · Althaeae radix
Ibischpappel Folia Althaeae · Althaeae folium
Ibisjacob Mel boraxatum · Oxymel Aeruginis
Iboga(wurzel) Tabernanthe radicis cortex · Tabernanthe radix
Ibschä Herba Hyssopi · Hyssopi herba · Radix Althaeae · Althaeae radix · Radix Ononidis · Ononidis radix
Ibsche Herba Hyssopi · Hyssopi herba · Radix Althaeae · Althaeae radix · Radix Ononidis · Ononidis radix
Ibschentrideli Cornu Cervi raspatum
Ibschge Herba Hyssopi · Hyssopi herba · Radix Althaeae · Althaeae radix · Radix Ononidis · Ononidis radix
Ibschtenwurz Radix Althaeae · Althaeae radix
Ibsentee Folia oder Radix Althaeae · Althaeae folium oder radix
Ibstewurzel Radix Althaeae · Althaeae radix · Radix Ononidis · Ononidis radix
Ichfragnichtdanach Unguentum contra Scabiem
Ichmachmirnichtsdraus Unguentum contra Scabiem
Idee Radix Althaeae · Althaeae radix
Idiation Tinctura odontalgica
Ifblätter Folia Taxi
Ife Taxus baccata
Igelfett Adeps benzoatus · Adeps suillus
Igelkiefer Pinus pinaster
Igelkrautwurzel Rhizoma Caryophyllatae · Caryophyllatae rhizoma
Igelsalbe Adeps benzoatus · Adeps suillus
Igelskolben Datura stramonium
Ignatiusbohnen Fabae St. Ignatii
Ignazbohne Ignatii semen
Igrüli Herba Vincae · Vincae minoris folium
Ihlgras Herba Polygoni · Polygoni avicularis herba
Ihrenpreis Herba Veronicae · Veronicae herba
Iillen = Lilien
Iips-Jakob Unguentum Aeruginis
Iismoos Lichen islandicus
Ikunddu Chinioidinum
Ilen Hirudines
Ilenblätter Herba Ranunculi
Ilgen Flores Lilii
Ilgenöl Oleum Olivarum album · Olivae oleum album
Ilie Flores Lilii
Ilkenpulver Radix Helenii pulvis · Helenii rhizoma pulvis
Illesant Fructus Anethi · Anethi fructus
Illige Flores Lilii
Ilmenrinde Cortex Ulmi · Ulmi cortex
Ilop Herba Hederae helicis · Hederae helicis folium
Ilsem Herba Absinthii · Absinthii herba
Imben = Bienen
Imbenschmalz Ceratum Terebinthinae
Imber Rhizoma Zingiberis · Zingiberis rhizoma
Imberklauen Rhizoma Zingiberis · Zingiberis rhizoma
Imberzehen Rhizoma Zingiberis · Zingibe-

ris rhizoma
Imblikraut Herba Ulmariae
Immechrut Folia Melissae · Melissae folium
Immelekrut Herba Serpylli · Serpylli herba
Immelkraut Herba Serpylli · Serpylli herba
Immenblatt Folia Melissae · Melissae folium
Immenkraut Herba Serpylli · Serpylli herba · Herba Thymi · Thymi herba · Lamium album
Immer Rhizoma Zingiberis · Zingiberis rhizoma
Immergrün Herba Pirolae · Chimaphilae herba · Herba Vincae · Vincae minoris folium · Vinca minor · Viscum album
Immergrünöl Oleum Gaultheriae · Oleum Hyoscyami · Hyoscyami oleum
Immerschön Flores Stoechados · Helichrysi flos
Immerwährender Blasenzug Emplastrum Cantharidum perpetuum
Immerwährendes Pflaster Emplastrum Cantharidum perpetuum
Immortellen Flores Stoechados · Helichrysi flos
Immunsera für Tiere Immunosera ad usum veterinarium
Impbeeri Fructus Rubi Idaei · Rubi idaei fructus
Impere Fructus Rubi Idaei · Rubi idaei fructus
Imperöl Oleum Hyperici · Hyperici oleum
Impfstoffe für Menschen Vaccina ad usum humanum
Impfstoffe für Tiere Vaccina ad usum veterinarium
Incarnatklee Trifolium incarnatum
Indenbeere Fructus Rubi Idaei · Rubi idaei fructus
Indian. Augenbalsam Mixtura oleoso-balsamica
Indian. Balsam, Weißer Oleum Olivarum album · Olivae oleum album
Indian. Bolesein Radix Helenii · Helenii rhizoma
Indian. Farnkraut Herba Acmellae
Indian. Holz Lignum Guajaci · Guaiaci lignum · Lignum Santali
Indian. Jalappe Radix Turpethi
Indian. Lungenpulver Pulvis Liquiritiae compositus · Liquiritiae pulvis compositus
Indian. Nüsse Fructus Cocculi
Indian. Pinien Semen Crotonis tiglii
Indian. Schakalpulver Cortex Chinae pulvis · Cinchonae cortex pulvis
Indian. Schmalz Cetaceum
Indianer Tabak Lobeliae herba
Indianerhanf Apocyni cannabini radix
Indianerpurganz Joannesia princeps
Indianerwurzel Radix Gentianae · Gentianae radix
Indig Indigo
Indigkraut Herba Isatis · Isatis herba · Isatis tinctoria
Indisch. Baldrian Valeriana jatamansi
Indisch. Balsam Balsamum peruvianum
Indisch. Flohsamenschalen Plantaginis ovatae testa
Indisch. Mutterblätter Sennae fructus angustifoliae
Indisch. Pfeffer Fructus Capsici · Capsici fructus
Indisch. Pflanzenpapier Charta vegetabilis Indica (Emplastrum anglicum)
Indisch. Schlangenwurzel Rauwolfiae radix
Indisch. Spikanard Radix Nardi
Indisch. Tabak Herba Lobeliae · Lobeliae herba
Indisch. Wurzel Radix Gentianae · Gentianae radix
Infusorienerde Kieselgur
Ingber siehe auch Ingwer
Ingberimber Rhizoma Zingiberis · Zingiberis rhizoma
Ingbluem Flores Calendulae · Calendulae flos
Ingelblumen Flores Calendulae · Calendulae flos
Ingwer Rhizoma Zingiberis · Zingiberis rhizoma
Ingwer, Deutscher Rhizoma Calami · Calami rhizoma · Tubera Ari · Acorus calamus
Ingwer, Echter Zingiber officinale
Ingwer, Gelber Curcuma longa · Rhizoma Curcumae · Curcumae rhizoma

Ingwer, Wilder Siphonochilus aethiopicus
Ingwerklauen Rhizoma Zingiberis · Zingiberis rhizoma
Ingwertinktur Zingiberis tinctura
Ingwerwurzelstock Zingiberis rhizoma
Ingwerzehen Rhizoma Zingiberis · Zingiberis rhizoma
Inkarnatklee Trifolium incarnatum
Inkumsöl Balsamum peruvianum
Innocenzkraut Herba Polygoni · Polygoni avicularis herba
Innstaub Lycopodium
Inschottsalbe Unguentum Althaeae
Inseckundpoltee Herba Pulegii et Herba Hyssopi āā
Insektenblüten Pyrethri flos
Insektenpulver Flores Pyrethri pulvis · Pyrethri flos pulvis
Insektensalbe Unguentum contra Pediculos
Insektensalbe, Braune Emplastrum fuscum
Insektentinktur Tinctura Pyrethri
Inselt Sebum
Instaub Lycopodium · Talcum
Instrianswurzel Radix Gentianae · Gentianae radix
Intendanturtropfen Tinctura Chinioidinii
Invalidenpflaster Emplastrum ad Rupturas
Inventurtropfen Tinctura Chinioidini
Inwand Unguentum contra Pediculos
Inwand, Blauer Unguentum Hydrargyri cinereum dilutum
Inzallwurzel Gentianae radix
Inzian Radix Gentianae · Gentianae radix
Inzian, Weißer Conchae praeparatae
Ipecacuanha Cephaelis ipecacuanha
Ipecacuanhafluidextrakt, Eingestellter Ipecuanhae extractum fluidum normatum
Ipecacuanhapulver, Eingestelltes Ipecacuanhae pulvis normatus
Ipecacuanhatinktur, Eingestellte Ipecacuanhae tinctura normata
Ipecacuanhatrockenextrakt Ipecacuanhae extractum
Ipecacuanhatrockenextrakt, Eingestellter Ipecacuanhae extractum siccum normatum
Ipecacuanhawurzel Ipecacuanhae radix
Iperrinde Cortex Ulmi · Ulmi cortex

Ipobaum Antiaris toxicaria
Iporto Tinctura odontalgica
Ippels Solanum tuberosum
Ipper Rhizoma Zingiberis · Zingiberis rhizoma
Irenzenwurzel Radix Gentianae · Gentianae radix
Iris Iris vesicolor
Irisblüte Crocus
Irischwurzel Carrageen
Iritzenwurzel Rhizoma Iridis · Iridis rhizoma
Irländisch Moos Carrageen
Irrbeerblätter Folia Belladonnae · Belladonnae folium
Isaakpulver Rhizoma Veratri pulvis · Veratri rhizoma pulvis
Isbäredreck Pasta gummosa
Isehüt Flores Aconiti
Isehütli Herba Verbenae · Verbenae herba
Isekraut Herba Verbenae · Verbenae herba
Isere Lichen islandicus
Iserkraut Herba Verbenae · Verbenae herba
Isipo Herba Hyssopi · Hyssopi herba
Isländisch Moos Lichen islandicus
Isländisch Perlmoos Carrageen
Isländische Flechte Lichen islandicus
Isländisches Moos Cetraria islandica
Ismos Lichen islandicus
Isop, Ispen Herba Hyssopi · Hyssopi herba
Ispaghulasamen = Indische Flohsamen · Plantaginis ovatae semen
Ispenholzrinde Cortex Ulmi · Ulmi cortex
Ispenkraut Hyssopi herba
Israel Herba Hyssopi · Hyssopi herba
Isrilli Herba Vincae · Vincae minoris folium
Issbeerblätter Folia Belladonnae · Belladonnae folium
Italienisch. Aronstab Arum italicum
Italienisch. Bertramwurzel Radix Pyrethri · Pyrethri radix
Italienisch. Kümmel Fructus Cumini · Cumini fructus
Italienisch. Pillen Pilulae aloeticae ferratae
Italienisch. Rinde Cortex Chinae · Cinchonae cortex

Italienisch. Sennespflanze Cassia italica
Italienisch. Tee Species laxantes
Italienische Mispel Crataegus azarolus
Itjemöhsmeer Oleum compositum nigrum
Itsch Herba Absinthii · Absinthii herba
Ivakraut Herba Ivae moschatae · Ivae moschatae herba
Ivenblatt Folia Melissae · Melissae folium
Ivierke Herba Hederae terrestris · Glechomae hederaceae herba
Ivoor, Gebrand Ebur ustum
Iwisch Radix Althaeae · Althaeae radix
Ixaxum Oxymel Aeruginis
Ixjakob Unguentum aegyptiacum
Ixnixsaturniustropfen Liquor Plumbi subacetici · Plumbi subacetatis solutio

J

Jaagt den diuvel Herba Hyperici · Hyperici herba
Jaborandiblätter Jaborandi folium
Jacarandabaum Jacaranda caroba
Jacarandablätter Carobae folium
Jachandelbeeren Fructus Juniperi · Juniperi pseudo-fructus
Jachandelholz Lignum Juniperi · Juniperi lignum
Jachandelöl Oleum Juniperi ligni · Juniperi ligni aetheroleum
Jachandelsaft Succus Juniperi
Jachandelwasser Aqua Juniperi
Jachaneltagsbeeren Fructus Juniperi · Juniperi pseudo-fructus
Jachelbeeren Fructus Juniperi · Juniperi pseudo-fructus
Jachelpflaster Emplastrum Lithargyri simplex
Jachelspitzen Turiones Juniperi (Pini)
Jachimsalbe Emplastrum Lithargyri compositum
Jachtolie Oleum Hyoscyami · Hyoscyami oleum
Jackengeist Liquor Ammonii caustici
Jacobisalbe Unguentum potabile
Jacobskreuzkraut Senecionis jacobaeae herba
Jäddelfleesch nennt man in der Kölner Gegend alle Pilze
Jafnamoos Agar-Agar
Jagdendüwel Pulvis pro Equis
Jagdspiritus Spiritus saponato-camphoratus
Jägeles Pflaster Emplastrum Lithargyri compositum
Jagemichel Herba Hyperici · Hyperici herba
Jägerdistel Carlina acaulis
Jägergeist Linimentum septemplex
Jägerkraut Herba Ficariae · Herba Lycopodii · Lycopodii herba
Jägeröl Oleum Hyoscyami · Hyoscyami oleum · Oleum viride
Jägerpulver Pulvis Liquiritiae compositus · Liquiritiae pulvis compositus
Jägersches Pflaster Emplastrum Cantharidum perpetuum
Jageteufel Herba Hyperici · Hyperici herba · Unguentum rubrum
Jageteufelkraut Herba Hyperici · Hyperici herba
Jaguarandiblätter Jaborandi folium (Pilocarpus-jaborandi-Blätter)
Jahnspflaster Emplastrum Lithargyri compositum
Jakob Oxymel Aeruginis
Jakob, Ägyptischer Unguentum Aeruginis
Jakobsbalsam Balsamum peruvianum
Jakobsbeeren Fructus Myrtilli · Myrtilli fructus
Jakobskraut Herba Senecionis · Senecionis herba
Jakobskreuzkraut Herba Senecionis · Senecionis herba
Jakobsöl Oleum Hyperici rubrum
Jakobspflaster Ceratum Aeruginis
Jakobstropfen Tinctura odontalgica
Jakuslapuk Folia Uvae Ursi · Uvae ursi folium
Jakuspapuk Folia Uvae Ursi · Uvae ursi folium
Jalapenharz Resina Jalapae · Jalapae resina
Jalapenharz, Brasilianisches Jalapae brasiliensis resina
Jalapenknollen, Brasilianische Jalapae brasiliensis tuber
Jalapenöl Oleum Ricini · Ricini oleum virginale

Jalapenrinde Tubera Jalapae • Jalapae tuber
Jalapenwurzelknollen Jalapae tuber
Jamaika Bitterholz Quassiae lignum
Jamaika Quassiaholz Quassiae lignum
Jamaika-Bitterholzbaum Picrasma excelsa
Jamaikaholz Lignum Guajaci • Guaiaci lignum
Jamaikapfeffer Fructus Amomi • Amomi fructus • Pmentae fructus
Jamaika-Quassiabaum Picrasma excelsa
Jambolanapflaume Syzygium cumini
Jambul Syzygium cumini
Jambuskraut Species Jambusae
Jamestee Herba Ledi • Ledi palustris herba
Jammerblumen Flores Rhoeados • Papaveris rhoeados flos
Jammerpulver Pulvis epilepticus • Tubera Jalapae pulvis • Jalapae tuber pulvis
Jandelbeeren Fructus Juniperi • Juniperi pseudo-fructus
Jandelsaft Succus Juniperi inspissatus
Janelausenöl Oleum Hyperici • Hyperici oleum
Janichensalbe Unguentum Cantharidum
Janinischpflaster Emplastrum Cantharidum perpetuum
Jankerkraut Lamium album
Jannsbärsalbe Ceratum Cetacei rubrum • Sirupus Ribium
Jänsewurz Radix Gentianae • Gentianae radix
Jänzekraut Herba Centaurii • Centaurii herba
Jänzenen Radix Gentianae • Gentianae radix
Jänzenwurz Radix Gentianae • Gentianae radix
Janzerwurz Radix Gentianae • Gentianae radix
Japanholz Lignum Fernambuci
Japanische Erde Catechu
Japanzimt Cinnamomi loureirii cortex (Saigon-Zimt)
Jarinhawurzel Aristolochiae cymbiferae radix
Jase Herba Millefolii • Millefolii herba
Jasmin, Echter Jasminum officinale

Jasmin, Wilder Gelsemium sempervirens
Jassiensalbe Unguentum contra Scabiem
Jaune brillant Cadmium sulfuratum
Jäuse Herba Centaurii • Centaurii herba
Javanischer Giftbaum Antiaris toxicaria
Javelle-Lauge Liquor Natrii hypochlorosi
Javellewasser Liquor Natrii hypochlorosi
Javellscher Kalk Calcium hypochlorosum (Calcaria chlorata)
Jebgab Oxymel Aeruginis
Jeckwitzsaft Sirupus Sennae cum Manna
Jees-Christkoken Trochisci Liquiritiae
Jehovablümli Flores Saxifragae
Jehovatropfen Tinctura Rhei aquosa • Rhei tinctura aquosa
Jehrbalsamtropfen Balsamum peruvianum
Jelängerjefreundlicher Radix Saponariae albae • Saponariae albae radix
Jelängerjelieber Herba Teucrii • Herba Violae tricoloris • Violae tricoloris herba • Stipites Dulcamarae • Dulcamarae stipes
Jenaer Balsam Tinctura Aloes composita • Aloes tinctura composita
Jenaer Tropfen Tinctura Aloes composita
Jenes Fructus Anisi • Anisi fructus
Jenever Juniperus communis
Jeneverkruid Herba Eupatoriae • Agrimoniae herba
Jenzenwurzel Radix Gentianae • Gentianae radix
Jeparaltee Radix Sarsaparillae • Sarsaparillae radix
Jerdapelcher Radix Aristolochiae cavae
Jerichobalsam, Weißer Balsamum de Mecca
Jerichorosen Herba Caprifolii
Jerichorot Acidum rosolicum
Jernitzelixier Tinctura Aloes composita • Aloes tinctura composita
Jerschmoos Carrageen
Jerusalemer Balsam Mixtura oleoso-balsamica • Oleum Myristicae • Tinctura Benzoes composita
Jerusalemer Spiritus Spiritus Angelicae compositus • Angelicae spiritus compositus
Jerusalemer Tropfen Elixir e Succo Liquiritiae
Jeschwitzer Brustsaft Sirupus Sennae cum

Manna
Jesuim Radix Gentianae · Gentianae radix
Jesuitenbalsam Copaivae balsamum
Jesuitenkräuter Species amarae
Jesuiterbalsam Balsamum Copaivae
Jesuiterpulver Cortex Chinae pulvis · Cinchonae cortex pulvis · Pulvis contra Pediculos
Jesuiterspecies Species amarae
Jesuitertee Herba Chenopodii ambrosiodis · Chenopodii (ambrosioidis) herba
Jesuitertropfen Balsamum Copaivae
Jesusblümchen Herba oder Flores Violae tricoloris · Violae tricoloris herba und flos
Jesuschristkoken Trochisci Bechici nigri
Jesuschristsalbe Emplastrum fuscum
Jesuschristwurz Radix Lapathi
Jesusknäblein Herba Violae tricoloris · Violae tricoloris herba
Jesuslein Herba Violae tricoloris · Violae tricoloris herba
Jesusli Viola tricolor
Jesuswunderkraut Herba Hyperici · Hyperici herba
Jesuswundertee Herba Matricariae · Tanaceti parthenii herba
Jesuswurzel Rhizoma Tormentillae · Tormentillae rhizoma
Jeupjesbombast Cortex Frangulae · Frangulae cortex
Jewerwurzel Radix Carlinae · Carlinae radix
Jibejakob Mel rosatum boraxatum
Jichtkorreis Semen Paeoniae · Paeoniae semen
Jichtkrut Herba Ranunculi
Jichtrübe Radix Bryoniae · Bryoniae radix
Jichtwörteln Radix Bryoniae · Bryoniae radix
Jilke Radix Angelicae · Angelicae radix
Jip-Faß Mel rosatum boraxatum
Joachimpflaster Emplastrum Lithargyri compositum
Joachimssalbe Unguentum diachylon
Jochandelbeeren Fructus Juniperi · Juniperi pseudo-fructus
Jochenbeersaft Succus Sambuci
Jochgramille Achillea moschata
Jochheil Herba Anagallidis · Anagallidis herba
Jochkamille Achillea moschata
Jochumpflaster Emplastrum Lithargyri compositum
Jockeltee Flores Malvae arboreae · Alceae flos · Alceae roseae flos
Jockeysalbe Unguentum contra Pediculos
Jöcksalv Unguentum contra Scabiem
Jod, Flüssiges Tinctura Jodi dilutum
Joden = Juden
Jodenkers Fructus Alkekengi
Jodgrün Anilinum viride
Jodina Tinctura Jodi diluta · Tinctura strumalis
Jodlösung, Wässrig Iodi solutio aquosa
Jodsalbe Unguentum Kalii jodati
Jodsalz (i. Bayern) Jodiertes Tafelsalz
Jodsirup Sirupus Ferri jodati
Jodspiritus Tinctura strumalis
Johandeln Fructus Juniperi · Juniperi pseudo-fructus
Johandelsaft Succus Juniperi inspissatus
Johannesgürtel Herba Artemisiae · Artemisiae herba
Johanneshand Tubera Salep · Salep tuber
Johannestrubelsaft Sirupus Ribium
Johanneswörtel Aspidium filix mas
Johannisbeerblätter Folia Ribis nigri · Ribis nigri folium
Johannisbeere Ribes nigrum
Johannisbeeröl Oleum Hyperici · Hyperici oleum
Johannisbeerspiritus Spiritus Serpylli
Johannisbeerwurzel Rhizoma Filicis · Filicis rhizoma
Johannisblumen Flores Arnicae · Arnicae flos · Flores Hyperici · Hyperici flos · Flores Primulae · Primulae flos (cum oder sine calycibus)
Johannisblumenöl Oleum Hyperici · Hyperici oleum
Johannisblumenspiritus Tinctura Arnicae · Arnicae tinctura
Johannisblut Herba Hyperici · Hyperici herba
Johannisbockshorn Fructus Ceratoniae · Ce-

ratoniae fructus
Johannisbrot Fructus Ceratoniae · Ceratoniae fructus
Johannisgeist Spiritus Juniperi · Juniperi spiritus
Johannisgürtel Herba Artemisiae · Artemisiae herba
Johannishand Rhizoma Filicis · Filicis rhizoma · Tubera Salep · Salep tuber
Johannishaupt Tubera Ari · Ari maculati rhizoma
Johannishäupteln Bulbus victorialis rotundus
Johannisherzbluttropfen Mixtura oleoso-balsamica
Johannisholz Lignum Juniperi · Juniperi lignum
Johanniskerzen Flores Verbasci · Verbasci flos
Johanniskraut Aspidium filix mas · Flores Arnicae · Arnicae flos · Flores Chamomillae · Matricariae flos · Herba Hyperici · Hyperici herba · Hypericum perforatum
Johanniskraut für homöopathische Zubereitungen Hypericum perforatum ad praeparationes homoeopathicus
Johanniskrautblumen Flores Arnicae · Arnicae flos
Johanniskrauttinktur Tinctura Arnicae · Arnicae tinctura
Johanniskrauttriebspitzen, Frische Hyperici summitates cum floribus recentes
Johannismuttertropfen Tinctura Valerianae aetherea · Valerianae tinctura aetherea
Johannisohr Fungus Sambuci
Johannisöl Oleum Hyperici · Hyperici oleum
Johannisöl, Äußerlich Oleum Petrae rubrum
Johannisöl, Schwarzes Oleum Philosophorum
Johannispappeln Herba Malvae · Malvae herba
Johannispatscheln Rhizoma Filicis · Filicis rhizoma
Johannispestilenzwurz Rhizoma Filicis · Filicis rhizoma
Johannissaft Sirupus Papaveris · Sirupus Rhoeados · Sirupus Ribium · Succus Juniperi
Johannisschafe Fructus Ceratoniae · Ceratoniae fructus
Johannisschoten Fructus Ceratoniae · Ceratoniae fructus
Johannisträubchen Ribes rubrum
Johannistrübeli Ribes rubrum
Johanniswedel Herba Spiraeae · Spiraeae herba
Johanniswedelblüten Flores Spiraeae · Spiraeae flos
Johanniswörtel Aspidium Filix mas
Johanniswürz Radix Convallariae · Convallariae (radix) rhizoma
Johanniswurzel Rhizoma Filicis · Filicis rhizoma
Johannweißnichtsdavon Unguentum contra Pediculos
Joirke Glechoma hederacea
Jojoba Simmondsia chinensis
Jojobawachs Simmondsiae cera virginalis
Jojobawachs, Raffiniertes Simmondsiae cera raffinata
Jölk Herba Chelidonii · Chelidonii herba
Jonaskern Cucurbitae peponis semen (Cucurbita-pepo-Samen)
Jonasöl Oleum Jecoris · Iecoris aselli oleum
Joranditten Herba Absinthii · Absinthii herba
Jordansches Pflaster Emplastrum fuscum camphoratum
Josefle Herba Saturejae · Saturejae herba
Josefsalbe Unguentum ophthalmicum compositum
Josefskraut Herba Hyssopi · Hyssopi herba
Josefsstab Herba Boraginis · Boraginis herba
Josephlakraut Herba Saturejae · Saturejae herba
Josephli Herba Hyssopi · Hyssopi herba
Joujou Pasta Liquiritiae rubra
Jowisblumen Flores Aquilegiae · Aquilegiae flos
Jubandsalbe Unguentum Hydrargyri cinereum dilutum
Juchhanelbeeren Fructus Juniperi · Juniperi

pseudo-fructus
Juchhei Herba Anagallidis · Anagallidis herba
Juchtenöl Oleum Rusci · Betulae pix
Juckbohne Dolichos pruriens · Mucuna pruriens
Juckpulver Alumen plumosum · Pili Stizolobii (Dolichos pruriens)
Jucksalbe Unguentum contra Scabiem
Judasboitl Digitalis purpurea
Judaskirschen Fructus Alkekengi
Judaskuß Fructus Alkekengi
Judasohren Fungus Sambuci
Judassinohr Fungus Sambuci
Judegesecht Viola tricolor
Judenäpfel Fructus Citri
Judenbrot Manna
Judendeckel Fructus Alkekengi
Judendorn Stipites Dulcamarae · Dulcamarae stipes
Judendornbeeren Fructus Jujubae
Judengesicht Viola tricolor
Judengummi Asphaltum
Judenharz Asphaltum
Judenholz Lignum Guajaci · Guaiaci lignum
Judenhütchen Fructus Alkekengi
Judenkernlein Atropa belladonna
Judenkerschen, Judenkirsche Fructus Alkekengi (auch Atropa belladonna und Cornus mas), Physalis alkekengi
Judenkraut Herba Millefolii · Millefolii herba
Judenleim Asphaltum
Judenmutter Herba Serpylli · Serpylli herba
Judenmyrte Herba Serpylli · Serpylli herba
Judenohren Fungus Sambuci
Judenpech Asphaltum
Judenpech, Weißes Alumen plumosum
Judenpfeffer Fructus Amomi · Amomi fructus · Pmentae fructus
Judenpulver Nihilum album (Zincum oxydatum crudum) · Pulvis contra Pediculos
Judenrute Herba Genistae
Judensalbe Unguentum Hydrargyri cinereum
Judenschwamm Fungus Sambuci
Judenseife Unguentum Hydrargyri cinereum
Judenstoff Pulvis contra Pediculos
Judenweihrauch Styrax calaminaris
Judenwundkraut Herba Sideritidis
Judenwurzel Radix Vincetoxici · Vincetoxici radix
Judenzucker Succus Liquiritiae · Liquiritiae succus
Judenzwiebel Allii ursini bulbus
Judeschmer Unguentum diachylon
Juffern Flores Rhoeados · Papaveris rhoeados flos
Jujube Pasta Liquiritiae rubra
Jujube, Chinesische Fructus Jujubae · Ziziphus jujuba
Julawasser Aqua Plumbi Goulardi
Julichrut Herba Ulmariae
Julikraut Spiraea ulmaria · Filipendula ulmaria
Jülkkraut Herba Chelidonii · Chelidonii herba
Junctum Unguentum contra Scabiem
Jungeblume Herba Taraxaci · Taraxaci herba · Taraxaci folium
Jungetumirnichts Unguentum contra Scabiem
Jungfer, Geh weg Unguentum sulfuratum griseum
Jungfer, Nackte Colchicum autumnale
Jungfer, Verfluchte Cichorium intybus
Jungferegsichtli Borago officinalis
Jungfergehweg Unguentum contra Scabiem · Unguentum sulfuratum compositum
Jungfernblume Flores Stoechados · Helichrysi flos
Jungfernblut Resina Draconis
Jungfernblüten Herba Droserae (= Herba Rorellae) · Droserae herba
Jungfernbrauen Herba Millefolii · Millefolii herba
Jungfernbutter Unguentum ophtalmicum rubrum
Jungferneis Glacies Mariae
Jungfernfett Unguentum Hydrargyri citrinum
Jungfernglas Glacies Mariae

Jungferngras Herba Herniariae · Herniariae herba
Jungferngrün Herba Vincae · Vincae minoris folium
Jungfernhaar Herba Adianti aurei
Jungfernharz Benzoe · Resina Pini alba
Jungfernhonig Mel album
Jungfernkraut Herba Adianti aurei · Herba Artemisiae · Artemisiae herba · Herba Hederae terrestris · Glechomae hederaceae herba · Herba Hyperici · Hyperici herba · Herba Millefolii · Millefolii herba
Jungfernleder, Braunes Pasta Liquiritiae
Jungfernleder, Weißes Pasta gummosa
Jungfernmehl Magnesium carbonicum
Jungfernmilch Aqua Rosae cum Tinctura Benzoes 10:1
Jungfernmoos Herba Adianti
Jungfernöl Oleum Olivarum album · Olivae oleum album
Jungfernpulver Pulvis menstrualis
Jungfernsalbe Unguentum leniens
Jungfernschmätzel Trochisci Santonini
Jungfernschmiere, Eingemachte Unguentum Hydrargyri album dilutum
Jungfernschön Flores Convallariae · Convallariae flos
Jungfernschwarm Cera alba
Jungfernschwefel Sulfur sublimatum
Jungfernteint Aqua Rosae cum Tinctura Benzoes 10:1
Jungferntritt Herba Polygoni · Polygoni avicularis herba
Jungferntrost Herba Herniariae · Herniariae herba
Jungfernwachs Cera alba
Jungfernwasser Aqua Rosae cum Tinctura Benzoes 10:1
Jungfernweck Radix Peucedani · Peucedani radix
Jungfernweiß Alumen plumosum · Cerussa
Jungfernzucht Herba Serpylli · Serpylli herba
Jungferschweigstill Unguentum contra Scabiem
Jungfrau, Nackte Flores Convallariae · Convallariae flos · Tubera Colchici · Colchici tuber
Jungfrauenkraut Herba Herniariae · Herniariae herba
Jungfrauwurzelkraut Herba Tanaceti · Tanaceti herba
Jungharz Resina Pini
Jünglingsblumen Flores Stoechados · Helichrysi flos
Juniduni Chinioidinum
Junipulver Pulvis pro Equis
Junkerkraut Herba Origani cretici · Origani cretici herba
Junkertropfen Tinctura Guajaci
Junotränen Herba Verbenae · Verbenae herba
Jupiterbart Sempervivum tectorum
Jupiterblumen Flores Calcatrippae · Calcatrippae flos
Jupitersalz Stannum chloratum
Juremarinde Cortex Juremae
Jürgenkrautwurzel Radix Valerianae · Valerianae radix
Jürgenmölleröl Spiritus camphoratus · Oleum Terebinthinae · Oleum Lini āā
Justizhütchen Trochisci Santonini
Juwelierrot Ferrum oxydatum rubrum

K

Kaatje wat be je dik Herba Cardui benedicti · Cnici benedicti herba
Kabeljauöl Oleum Jecoris · Iecoris aselli oleum · Oleum Philosophorum
Kabetbeeren Fructus Juniperi · Juniperi pseudo-fructus
Kabischrundblacke Folia Rumicis acetosae · Rumicis acetosae herba
Kabskümmel Herba Saturejae · Saturejae herba
Kachelblumen Flores Millefolii · Millefolii flos
Kachelkraut Herba Taraxaci · Taraxaci herba · Taraxaci folium
Kachinkawurzel Radix Caincae · Rhizoma Chinae · Chinae rhizoma
Kackemoos Carrageen
Kactuskörner Coccionella
Kadaygummi Sterculiae gummi
Kädchen uff der Studen Anemone nemorosa
Kaddig Juniperus communis
Kaddigbeeren Fructus Juniperi · Juniperi pseudo-fructus
Kaddigholz Lignum Juniperi · Juniperi lignum
Kaddigmus Succus Juniperi inspissatus
Kaddigöl Juniperi pix
Kademum Fructus Cardamomi · Cardamomi fructus
Kadeöl Oleum Juniperi empyreumaticum
Kaeter Blass Cataplasma
Käferfüllwasser Aqua Cerefolii
Käferpflaster Emplastrum Cantharidum
Käfersalbe Unguentum Cantharidum acre
Käferspiritus Spiritus Formicarum
Kaffee Coffeae semen
Kaffee (Hom.) Coffea · Coffea arabica, Coffea cruda
Kaffeebaum Coffea arabica
Kaffeeblume Anemone nemorosa
Kaffegeist Spiritus camphoratus
Kaffepulver Pulvis Jalapae laxans
Kaffer Camphora
Kaffergeist Spiritus camphoratus
Kagelsalbe Unguentum flavum
Kageröl Oleum Chamomillae infusum · Matricariae oleum · Oleum viride
Kagitee Carrageen
Kahle Kastanie Aesculus glabra
Kahlequinten Fructus Colocynthidis · Colocynthidis fructus
Kahlholz Folia Ligustri
Kahlkraut Lathraea squamaria
Kähmund Boletus cervinus
Kahnel Cortex Cinnamomi · Cinnamomi cortex
Kaibln Tubera (Fructus) Colchici · Colchici tuber
Kailkenblumen Flores Sambuci · Sambuci flos
Kailkenmus Succus Sambuci inspissatus
Kainritz Herba Galii veri · Galii veri herba
Kaiseraugenlicht Nihilum album · Unguentum Zinci · Zinci unguentum · Zincum sulfuricum
Kaiseraugenlichtpulver Pulvis sternutatorius albus · Zincum oxydatum · Zincum sulfuricum
Kaiseraugenlichtsalbe Unguentum ophthalmicum · Unguentum Zinci · Zinci unguentum
Kaiserbutter Unguentum flavum
Kaisergelb Plumbum chromicum
Kaisergrün Schweinfurter Grün
Kaiserkarlquinthöhftwater Aqua aromatica spirituosa: Aqua vulneraria spirituosa · Liquor Ammonii caustici · Spiritus coloniensis · Spiritus Lavandulae · Lavandulae

spiritus · Spiritus Melissae compositus · Melissae spiritus compositus

Kaiserkarolushauptwasser Aqua aromatica spirituosa: Aqua vulneraria spirituosa · Liquor Ammonii caustici · Spiritus coloniensis · Spiritus Lavandulae · Lavandulae spiritus · Spiritus Melissae compositus · Melissae spiritus compositus

Kaiserkerzen Flores Verbasci · Verbasci flos

Kaiserliche Ruhr- und Magentropfen Tinctura amara

Kaiseröl gegen Läuse Petroleum

Kaiserpflaster Emplastrum sticticum

Kaiserpillen Pilulae laxantes

Kaiserpulver Pulvis aromaticus · Pulvis fumalis

Kaiserrosenblätter Flores Rosae · Rosae flos

Kaisersalat Herba Dracunculi · Dracunculi herba

Kaisersalbe Unguentum basilicum · Unguentum ophthalmicum rubrum

Kaiserspiritus Spiritus resolvens

Kaisertee Folia Theae · Camellia sinensis · Theae folium · Herba Agrimoniae · Agrimoniae herba

Kaisertropfen Tinctura Aloes composita · Aloes tinctura composita · Tinctura Chinioidini

Kaiserwasser Aqua coloniensis

Kaiserwurz Rhizoma Imperatoriae · Imperatoriae rhizoma

Kaitschken Sambucus nigra

Kajeputbaum Melaleuca leucadendra

Kaju Anacardia

Kakao = Cacao

Kakaobaum Theobroma cacao

Kakaobohnen Cacao semen

Kakaobutter Cacao oleum

Kakaoschalen Cacao cortex

Kakerlaken Blatta orientalis

Käketöl Oleum Rapae · Rapae oleum

Käkinaspähn Cortex Chinae concisus · Cinchonae cortex concisus

Kaktusblüten Opuntiae ficus-indicae flos

Kaktuskörner Coccionellae

Kaktusspinititus Herba Cardui benedicti · Cnici benedicti herba

Kalabarbohnen Semen Calabar · Calabar semen · von Physostigma venenosum

Kalabarsamen Semen Calabar · Calabar semen

Kaladana-Samen Pharbitidis semen

Kalambak Lignum Aloes

Kalamijn Lapis calaminaris

Kalamijnsteen Lapis calaminaris

Kalamintkraut Herba Calaminthae · Calaminthae herba

Kalanner Fructus Coriandri · Coriandri fructus

Kalappaöl Oleum Cocos · Cocos oleum

Kalapusbutter Oleum Cocos · Cocos oleum

Kalapusöl Oleum Cajeputi · Cajeputi aetheroleum

Kälberhälsig Unguentum Hydrargyri cinereum dilutum

Kälberkern Herba Chaerophylli

Kälberkraut Herba Cerefolii

Kälberkropf Herba Chaerophylli

Kälbernase Herba Antirrhini

Kälberpeterlein Herba Conii · Conii herba

Kälberscherenkraut Herba Chaerophylli

Kälberschiß Crocus

Kälberschissen Tubera oder Semen Colchici · Colchici tuber oder semen

Kalbledersalz Sal Carolinum factitium

Kalblorbeersalbe Unguentum Lauri

Kalbsalbe Unguentum Lauri comp.

Kalbsauge Flores Bellidis · Bellidis flos

Kalbsfuß Rhizoma Ari · Ari maculati rhizoma

Kalbsmaul Herba Antirrhini

Kalbsnase Herba Antirrhini

Kalbssalbe Unguentum Lauri · Unguentum Populi · Populi unguentum

Kalbstupp Tannoform oder Tannalbin

Kalbswurz Rhizoma Ari · Ari maculati rhizoma

Kalenderkraut Herba Teucrii

Kalenderpflaster Emplastrum fuscum

Kalendertropfen Tinctura Pini composita

Kalenderwurzel Rhizoma Galangae · Galangae rhizoma

Kaleschenblume Aconitum napellus

Kalfonig Colophonium

Kali, Gemeines Kalium carbonicum crudum
Kali, Kaustisches Kali cuasticum
Kali, Kleesaures (Saures) Kalium bioxalicum
Kali zum Beizen Kalium dichromicum
Kali zum Gurgeln Kalium chloricum
Kali zum Härten Kalium ferrocyanatum flavum
Kalialaun Alumen
Kaliaturholz Lignum Santali rubrum · Santali rubri lignum
Kalikblumen Flores Millefolii · Millefolii flos
Kalilauge Kalii hydroxidi solutio
Kaliöl Liquor Kalii carbonici
Kalipastillen Trochisci Kalii chlorici
Kaliseife Sapo kalinus · Sapo viridis
Kaliseifenspiritus Saponis kalini solutio spirituosa
Kalissehout Radix Liquiritiae
Kalittenstein Zincum sulfuricum
Kalitzenbeize Cuprum sulfuricum crudum
Kaliumantimonyltartrat Tartarus stibiatus
Kaliumbromid Kalii bromidum
Kaliumcarbonat Kalii carbonas
Kaliumchlorat Kalii chloras
Kaliumchlorid Kalium chloratum
Kaliumdichromat Kalii dichromas
Kaliumdisulfat Kalii metabisulfis
Kaliumferricyanid Kalii ferricyanidum
Kaliumferrocyanid Kalii ferrocyanidum
Kaliumhexacyanoferrat(II) Kalii ferrocyanidum
Kaliumhexacyanoferrat(III) Kalii ferricyanidum
Kaliumhydroxid Kalii hydroxidum
Kaliumhydroxid-Lösung Kalii hydroxidi solutio
Kaliumperchlorat Kalii perchloras
Kaliumpermanganat Kalii permanganas
Kaliwasserglas Liquor Kalii silicici
Kalk, Bologneser Creta alba
Kalk, Essigsaurer Calcium aceticum
Kalk, Gebrannter Calcaria usta
Kalk, Holzessigsaurer Calcium aceticum crudum
Kalk, Holzsaurer Calcium aceticum crudum
Kalk, Wiener Calcium carbonicum nativum
Kalkanth, Grüner Ferrum sulfuricum

Kalkanth, Weißer Zincum sulfuricum
Kalkblau Coeruleum montanum
Kalkliniment Calcii hydroxidi linimentum
Kalksalz Calcium chloratum
Kalkschwefelleber Calcium sulfuratum
Kalkwasser Calcii hydroxidi solutio
Kallabeerensalbe Unguentum potabile
Kalm Fructus Carvi · Carvi fructus
Kalmede Rhizoma Calami · Calami rhizoma
Kalms Rhizoma Calami · Calami rhizoma
Kalmus Acorus calamus · Rhizoma Calami · Calami rhizoma
Kalmus, Falscher Rhizoma Pseudacori · Iridis pseudacori rhizoma
Kalmus, Überzogener Confectio Calami
Kalmusessenz Tinctura Calami · Calami tinctura
Kalmusgerten Rhizoma Caricis · Caricis rhizoma
Kalmusöl Calami aetheroleum
Kalmuspeter Rhizoma Caricis · Caricis rhizoma
Kalmuspoden Rhizoma Caricis · Caricis rhizoma
Kalmusstein Lapis calaminaris praeparatus
Kalmustinktur Calami tinctura
Kalmuswurzelstock Calami rhizoma
Kalmuszucker Confectio Calami
Kalomel Hydragyrum chloratum
Kalomelsalbe Unguentum Zinci · Zinci unguentum
Kalteplas Species ad Cataplasma
Kaltequinte Fructus Colocynthidis · Colocynthidis fructus
Kaltfeuer Acidum nitricum
Kalulifon Fructus Cocculi
Kalumback Lignum Aloes
Kalumbewurzel Colombo radix
Kalwe Aloe et Rhizoma Calami $\overline{aa}$
Käm Fructus Carvi · Carvi fructus
Kamalabaum Mallotus philippinensis
Kamalapflanze Mallotus philippinensis
Kamander Herba Scordii · Herba Veronicae · Veronicae herba
Kamanitöl Oleum Hyoscyami · Hyoscyami oleum

Kamarittersalbe Unguentum flavum
Kambogium Gutti
Kämel Fructus Carvi · Carvi fructus
Kameldorn Acacia giraffae
Kameldreck Asa foetida
Kamelgen Flores Chamomillae · Matricariae flos
Kamelhaare Penhawar Djambi
Kamelheumannsort Herba Schoenanthi
Kamelheustroh Herba Foeniculi · Foeniculi herba
Kamellen Flores Chamomillae · Matricariae flos
Kamelspehn Pulvis contra Pediculos
Kamelstein Lapis calaminaris
Kamelsteinsalbe Unguentum calaminare
Kämen Fructus Carvi · Carvi fructus
Kamille, Echte Matricaria chamomilla · Matricaria recutita
Kamille, Römische Chamaemelum nobile · Chamomillae romanae flos
Kamillen Flores Chamomillae · Matricariae flos
Kamillen, Große Flores Chamomillae romanae · Chamomillae romanae flos
Kamillen, Wälsche Flores Chamomillae romanae · Chamomillae romanae flos
Kamillenblüten Matricariae flos
Kamillenfluidextrakt Matricariae extractum fluidum
Kamillenfluidextrakt 0,1%, Eingestellter Matricariae extractum fluidum normatum 0,1 per centum
Kamillenöl Matricariae aetheroleum
Kamillenöl, Fettes Oleum Chamomillae infusum · Matricariae oleum
Kamillensaft Sirupus Chamomillae
Kamillentinktur Matricariae tinctura
Kamillentropfen Tinctura Chamomillae · Matricariae tinctura
Kaminfegerli Rhizoma Caricis · Caricis rhizoma
Kaminruß Fuligo
Kamisolöl Oleum carbolisatum (phenolatum)
Kammerblumen Flores Chamomillae · Matricariae flos

Kammfett Oleum Pedum Tauri
Kammfett, Festes Adeps suillus
Kämmich = Kümmel
Kammkraut Potentilla anserina
Kammsegge Carex disticha
Kämolje Oleum Carvi · Carvi aetheroleum
Kampamla Flores Campanulae
Kampaschen Fructus Vanillae · Vanillae fructus
Kämpfer Camphora
Kampfer, Flüssiger Oleum saponato-camphoratum
Kämpferaugensalbe Unguentum ophtalmicum compositum
Kampferbalsam Linimentum saponato-Camphoratum
Kampferbaum Cinnamomum camphora
Kampferelement Linimentum ammoniato-camphoratum
Kampferflaster Emplastrum fuscum camphoratum · Emplastrum saponato-camphoratum
Kampfergeist Spiritus camphoratus
Kampfergeist, Gelber Spiritus camphoratus crocatus
Kampferkraut Herba Abrotani · Herba Absinthii · Absinthii herba
Kampferkugeln Globuli ad Erysipelas
Kampferliniment Linimentum ammoniato-camphoratum
Kampferöl Oleum camphoratum
Kampfersalbe, Flüchtige Linimentum ammoniato-camphoratum
Kampferseife Opodeldoc
Kampferseifenspiritus Spiritus saponato-camphoratus
Kampferstein Camphora in cubulis
Kampfertropfen Spiritus camphoratus · Tinctura anticholerica · Tinctura camphorata
Kampferwein Vinum camphoratum
Kampferwurzel Rhizoma Asari · Asari rhizoma · Rhizoma Galangae · Galangae rhizoma
Kamprinde Cortex Salicis · Salicis cortex
Kamynian Benzoe
Kanadabalsam Balsamum canadense

Kanadatee Folia Gaultheriae
Kanarienbutter Unguentum flavum
Kanariengras Phalaris canariensis
Kanariengrassamen Semen canariense
Kanarienholz Lignum Juniperi · Juniperi lignum · Lignum Santali abum
Kanarienpflaster Emplastrum saponatum
Kanariensamen Semen canariense
Kanarientropfen Tinctura Cinnamomi · Cinnamomi corticis tinctura
Kanarienzucker Saccharum album pulvis
Kandelkraut Herba Serpylli · Serpylli herba
Kandelwisch Herba Equiseti · Equiseti herba
Kandelzucker Saccharum cristallisatum
Kandiol Fructus Ceratoniae · Ceratoniae fructus
Kandisblüten Flores Acaciae · Pruni spinosae flos
Kandiszucker Saccharum cristallisatum (candidum fuscum aut album)
Kaneelbaum Cinnamomum verum
Kanehl Cortex Cinnamomi · Cinnamomi cortex
Kanehl, Weißer Cortex Canellae albae
Kanehlblüte Flores Cassiae · Cassiae flos
Kanehlsteinpulver Lapis calaminaris pulvis
Känguruhbaum Casuarina equisetifolia
Kaninchenpflaster Emplastrum Cantharidum
Kaninchenwurz Rhizoma Calami · Calami rhizoma
Kanisselstein Zincum sulfuricum
Kanisterpflaster Emplastrum oxycroceum
Kanitzkenstein Zincum sulfuricum
Kankerbladen Flores Rhoeados · Papaveris rhoeados flos
Kankerbloemen Herba Taraxaci · Taraxaci herba · Taraxaci folium
Kankerkraut Herba Cichorii · Cichorii herba
Kannenblumen Flores Nymphaeae
Kannenkraut Herba Equiseti · Equiseti herba
Kannenplumben Rhizoma Nymphaeae
Kannin Acidum tannicum
Kanonenbaum Cecropia peltata

Kanschu Cachou
Kansui-Wolfsmilch Euphorbia kansui
Kant Cachou
Kantelbaum Folia Taxi
Kantenkraut Herba Equiseti · Equiseti herba
Kantorbalsam Unguentum ophthalmicum rubrum
Kantorlak Oleum Santali
Kantüffel Solanum tuberosum
Kanzleipulver Pulvis Liquiritiae compositus · Liquiritiae pulvis compositus
Kaolinpaste Kaolini pasta glycerolata
Kapahu Balsamum Copaivae
Kap-Aloe Aloe capensis
Kapanüle Flores Campanulae
Kapaunenfett Adeps suillus
Kapern, Deutsche Flores Calthae
Kaperöl Oleum Papaveris · Oleum viride
Kapillärkraut Herba Adianti
Kapillärsaft Sirupus Aurantii Florum
Kapillärsirup Sirupus amylaceus
Kapiribalsam Balsamum Copaivae
Kaplaneitee Herba Marrubii · Marrubii herba
Kaplansirup Sirupus Aurantii Florum
Kapodickentee Herba Cardui benedicti · Cnici benedicti herba
Kappedutzöl Oleum Cajeputi · Cajeputi aetheroleum
Kappelblumen Flores Calcatrippae · Calcatrippae flos
Kappelkrautblüten Flores Calcatrippae · Calcatrippae flos
Kappenpfeffer Fructus Capsici · Capsici fructus
Kappernickel Radix Meu · Radix Mei · Mei athamantici radix
Kappernickwurzel Radix Meu · Radix Mei · Mei athamantici radix
Kappes Weißkohl
Kapretiensaft Sirupus Aurantii Florum
Kapselhüllen Capsularum involucra
Kapseln Capsulae
Kapselöl Oleum Hyoscyami · Hyoscyami oleum
Kapuziner Boletus scaber

Kapuzinerbalsam Tinctura Benzoes composita
Kapuzinerkappe Aconitum napellus
Kapuzinerkresse Herba Tropaeoli · Tropaeoli herba
Kapuzinerkresse, Große Tropaeolum majus
Kapuzinerkresse, Kleine Tropaeolum minus
Kapuzinerkressenkraut Herba Tropaeoli · Tropaeoli herba
Kapuzinerpillen Pilulae laxantes
Kapuzinersalbe Unguentum Hydrargyri cinereum dilutum
Kapuzinersalbe, Graue Unguentum Hydrargyri cinereum dilutum
Kapuzinersalbe, Rote Unguentum Hydrargyri rubrum
Kapuzinersalbe, Weiße Unguentum Hydrargyri album dilutum
Kapuzinersamen Pulvis contra Pediculos
Kapuzinerstaub Pulvis contra Pediculos
Kapuzinerstein Cuprum aluminatum
Kapuzinertee Species laxantes Schramm
Kapuzinertropfen Tinctura Benzoes composita
Karabe Succinum raspatum
Karachi-Gummi Acacia-arabica-Gummi
Karaffelkraut Rhizoma Caryophyllatae · Caryophyllatae rhizoma
Karaibablätter Carobae folium
Karaktuspulver Pulvis pro Equis ruber
Karaschenmoos Carrageen
Karayagummi Sterculiae gummi
Karbe Carum carvi
Karbei Fructus Carvi · Carvi fructus · Carum carvi
Karbelblüten Flores Millefolii · Millefolii flos
Karbendel Herba Serpylli · Serpylli herba
Karbendikt Herba Cardui benedicti · Cnici benedicti herba
Karbensamen Carum carvi
Karbo, Karbei Kümmel
Karbolstupp Roher Karbolkalk
Karbonat Ammonium carbonicum
Karbunkel = Karfunkel
Kardamom Elettaria cardamomum
Kardamömeln Fructus Cardamomi · Cardamomi fructus
Kardamomen Fructus Cardamomi · Cardamomi fructus
Kardamomenöl Cardamomi aetheroleum
Kardamomfrüchte Cardamomi fructus
Kardemum Fructus Cardamomi · Cardamomi fructus
Kardendistel Herba Dipsaci
Kardendistelblumen Flores Dipsaci sativi
Kardendistelwurzel Radix Dipsaci
Kardiffel Solanum tuberosum
Kardiktenkraut Herba Cardui benedicti · Cnici benedicti herba
Kardinalskraut Herba Lobeliae · Lobeliae herba
Kardiviol Flores Napi
Kardobenediktenkraut Cnicus benedictus · Herba Cardui benedicti · Cnici benedicti herba
Kardobenediktensalz Kalium carbonicum
Kardobenediktenwasser Aqua Sambuci
Kardobenediktenwurzel Radix Cardui benedicti · Cnici benedicti radix
Karebenedikt Herba Cardui benedicti · Cnici benedicti herba
Karfreitagsblume Daphne mezereum
Karfunkelwasser Spiritus Melissae compositus · Melissae spiritus compositus
Karkenslätel Flores Primulae · Primulae flos (cum oder sine calycibus)
Karlkönigstropfen Mixtura oleoso-balsamica
Karlsbader Salz Sal Carolinum factitium
Karlsbader Tropfen Tinctura Rhei vinosa, Tinctura Chinae composita āā
Karlsdistel Herba Cardui benedicti · Cnici benedicti herba · Radix Carlinae · Carlinae radix
Karlskirchenharz Olibanum
Karlswurzel Rhizoma Caricis · Caricis rhizoma
Karmandl Herba Teucrii Chamaedris · Teucrii chamaedryos herba
Karmediktus Herba Cardui benedicti · Cnici benedicti herba
Karmelitergeist Spiritus Melissae compositus · Melissae spiritus compositus
Karmeliterpflaster Emplastrum fuscum

Karmeliterstein Zincum sulfuricum
Karmelitertropfen Spiritus Melissae compositus · Melissae spiritus compositus
Karmeliterwasser Spiritus Melissae compositus dilutus · Melissae spiritus compositus
Karmes Rhizoma Calami · Calami rhizoma
Karmeswurtel Rhizoma Calami · Calami rhizoma
Karmillen Flores Chamomillae · Matricariae flos
Karminativtropfen Tinctura carminativa
Karminbeeren Grana Kermes
Karmoisinbeeren Grana Kermes
Karmsen Rhizoma Calami · Calami rhizoma
Karnickelpflaster Emplastrum Cantharidum perpetuum
Karniffel Coccionella
Karniffelwurzel Radix Caryophyllatae · Caryophyllatae rhizoma
Karnille Flores Chamomillae · Matricariae flos
Karnissel, Weißer Zincum sulfuricum
Karobablätter Carobae folium
Karobbe Fructus Ceratoniae · Ceratoniae fructus
Karolihauptwasser Aqua aromatica · Spiritus coloniensis
Karolinentalertee Species pectorales cum Fructibus
Karolinenwurzel Radix Carlinae · Carlinae radix
Karolinische Sternblume Spigelia marilandica
Karonktuspulver Pulvis pro Equis
Karonyrinde Cortex Angosturae · Angosturae cortex
Karottensamen Fructus Dauci
Karpenkraut Herba Millefolii · Millefolii herba
Karpfenstein Cornu Cervi ustum · Lapis Pumicis pulvis
Karponett Herba Cardui benedicti · Cnici benedicti herba
Karremanswurzel Rhizoma Calami · Calami rhizoma
Karrensalbe Unguentum Paraffini · Paraffini unguentum
Karrnsalbe Unguentum Paraffini · Paraffini unguentum
Karstensaft Sirupus Cerasorum
Karswurzel Radix Carlinae · Carlinae radix
Kartenplas Cataplasma arteficiale · Species ad Cataplasma
Karthamine Flores Carthami · Carthami flos
Karthäuserkraut Herba Chenopodii ambrosioidis · Chenopodii (ambrosioidis) herba
Karthäuserpulver Pulvis contra Pediculos · Stibium sulfuratum rubrum
Karthäusertee Herba Chenopodii ambrosioidis · Chenopodii (ambrosioidis) herba
Karthein Herba Abrotani
Kartoffelstärke Amylum Solani · Solani amylum
Kartoffelzucker Glucose
Kartrencher Herba Violae tricoloris · Violae tricoloris herba
Karuben Fructus Ceratoniae · Ceratoniae fructus
Karvey Carum carvi · Fructus Carvi · Carvi fructus
Karweblumen Flores Millefolii · Millefolii flos
Karwei Fructus Carvi · Carvi fructus
Karweil Fructus Carvi · Carvi fructus
Karwekraut Herba Millefolii · Millefolii herba
Karwendel Herba Serpylli · Serpylli herba
Kasbette Fructus Ribis
Kaschekant Cachou
Kaschkar Rhododendron aureum
Kaschubaum Anacardium occidentale
Kaschublätter Anacardii occidentalis folium
Kaschunuß Anacardii occidentalis fructus
Kaschunussbaum Anacardium occidentale
Kaschunüsse Anacardii occidentalis fructus
Kaschurinde Anacardii occidentalis fructus
Käseblümchen Flores Bellidis · Bellidis flos
Käsekraut Folia Malvae vulgaris · Malvae folium
Käseleibblestee Folia Malvae vulgaris · Malvae folium
Kaselskrutblumen Flores Malvae vulgaris · Malvae flos

Käsemalven Flores Malvae sylvestris · Malvae flos · Folia Malvae · Malvae folium · Folia Malvae vulgaris
Käsenäpfchen Flores oder Folia Malvae sylvestris · Malvae flos oder folium
Käsepappel Folia Malvae vulgaris · Malvae folium
Käsepappel, Große Malva sylvestris
Käsepappelblätter Malvae folium
Käsepappelblüten Flores oder Folia Malvae sylvestris · Malvae flos
Käsetropfen Liquor seriparus
Kaskarillbaum Croton eluteria
Kaskerill Cortex Cascarillae · Cascarillae cortex
Käskraut Folia Malvae vulgaris · Malvae folium
Käslab Herba Galii veri · Galii veri herba
Käslein Folia Malvae vulgaris · Malvae folium
Käslerkraut Folia Malvae vulgaris · Malvae folium
Käsletee Flores Malvae vulgaris · Malvae flos
Käslikraut Folia Malvae vulgaris · Malvae folium
Kaßbeeren Stipites Cerasorum
Kaßbeerensaft Sirupus Cerasorum
Kassekraut Herba Nasturtii · Nasturtii herba
Kasseler Gelb Plumbum oxychloratum
Kassenfissel Fructus Cassiae fistulae · Cassiae fistulae fructus
Kassia Fructus Cassiae fistulae · Cassiae fistulae fructus
Kassienfistel Cassia fistula
Kassienholz Cortex Cinnamomi cassiae · Cinnamomi chinensis cortex
Kassienpfeifen Fructus Cassiae fistulae · Cassiae fistulae fructus
Kassienrinde Cortex Cinnamomi cassiae · Cinnamomi chinensis cortex
Kassienröhren Cassia fistula
Kassientee Folia Mate
Kastanieblüten, Weiße Flores Acaciae · Pruni spinosae flos
Kastanienblätter Castaneae folium
Kastanienblüten, Rote Flores Rhoeados · Papaveris rhoeados flos
Kastanienblütenspiritus Spiritus Vini gallici
Kastanienblütenwasser Tinctura Arnicae diluta · Arnicae tinctura diluta
Kastanienmehl Dextrinum
Kastanienöl Oleum Sesami · Sesami oleum (raffinatum)
Kastanienpulver Amylum Marantae
Kastanienrinde Cortex Hippocastani · Hippocastani cortex
Kastaniensaft Sirupus Castaneae · Castaneae sirupus
Kastanienschale Cortex Hippocastani · Hippocastani cortex
Kastanienspiritus Spiritus Melissae compositus · Melissae spiritus compositus · Spiritus Rosmarini
Kastanientee Folia Castaneae vescae · Castaneae folium vescae · Folia Juglandis · Juglandis folium
Kästbeerensaft Sirupus Castaneae · Castaneae sirupus
Kasteiertee Herba Galeopsidis · Galeopsidis herba
Kästenbaumblätter Folia Castaneae vescae · Castaneae folium vescae
Kastenbeere Vaccinium vitis-idaea
Kästene Folia Castaneae vescae · Castaneae folium vescae
Kästensaft Sirupus Castaneae · Castaneae sirupus
Kasteralwurzel Cortex Cascarillae · Cascarillae cortex
Kastorkörner Semen Ricini · Ricini semen
Kastoröl Oleum Ricini · Ricini oleum virginale
Käsundbrot Herba Acetosellae
Katagamba Catechu
Kataplas Cataplasma arteficiale
Katarinensamen Semen Nigellae · Nigellae semen
Katarrhkraut Herba Chenopodii ambrosioidis · Chenopodii (ambrosioidis) herba
Katarrhpasta Pasta Liquiritiae
Katarrhpillen Pilulae Chinidini
Katarrhsalbe Unguentum leniens

Katechunüsse Semen Arecae · Arecae semen
Katelbeeren Fructus Ebuli · Ebuli fructus
Katerbirdixi Herba Cardui benedicti · Cnici benedicti herba
Katerplas Cataplasma arteficiale · Species ad Cataplasma
Kathanenöl Oleum Absinthii infusum
Katharinenblumen Flores Linariae
Katharinenflachs Herba Linariae · Linariae vulgris herba
Katharinenkraut Herba Geranii
Katharinenöl, Gelbes Oleum Olivarum · Olivae oleum virginale · Oleum Petrae album · Oleum Ricini · Ricini oleum virginale
Katharinenöl, Rotes Oleum Hyperici · Hyperici oleum · Oleum Petrae italicum
Katharinenöl, Schwarzes Oleum Philosophorum
Katharinenöl, Weißes Oleum Petrae album
Katharinensalbe Unguentum flavum
Katharinensamen Semen Nigellae · Nigellae semen
Katharinenwurzel Radix Arnicae · Arnicae radix
Kathomenöl Oleum Absinthii coctum
Kathreinöl Oleum Petrae rubrum
Katrenchen Herba Violae tricoloris · Violae tricoloris herba
Katrinchen Herba Violae tricoloris · Violae tricoloris herba
Katschermehl Species ad Cataplasma
Katschumspflaster Emplastrum Cantharidum perpetuum
Kättche hinner der Heck Anemone nemorosa
Katte Plantago major
Kattemum Fructus Cardamomi · Cardamomi fructus
Katten = Katzen
Kattenbeeren Fructus Ebuli · Ebuli fructus
Kattenblätter Herba Plantaginis
Kattendoornkruid Herba Ononidis · Ononidis herba
Kattenkaas Folia Malvae · Malvae folium
Kattenkäse Malva sylvestris
Kattenklar Gummi Cerasorum
Kattenkrallen Malva sylvestris
Kattenkrautwurzel Radix Ononidis · Ononidis radix · Radix Valerianae · Valerianae radix
Kattenmehl Lycopodium
Kattenpoten Flores Stoechados · Helichrysi flos
Katten-Rabattenöl Oleum camphoratum cum Oleo Terebinthinae
Kattensteer Herba Verbasci · Verbasci folium
Kattensteert Herba Equiseti · Equiseti herba
Kattenswans Herba Equiseti · Equiseti herba · Herba Verbasci · Verbasci folium
Kattenworz Cychorium Intybus
Kattikbeeren Fructus Juniperi · Juniperi pseudo-fructus
Kätzchentee Flores Stoechados · Helichrysi flos · Herba Trifolii arvensis · Trifolii arvensis herba
Katzegeil Radix Valerianae · Valerianae radix
Kätzelkraut Herba Trifolii arvensis · Trifolii arvensis herba
Katzenaugenharz Dammar · Resina Dammar
Katzenäuglein Herba Veronicae · Veronicae herba
Katzenbaldrian Radix Valerianae · Valerianae radix
Katzenbalsamkraut Herba Nepetae · Nepetae catariae herba
Katzenbeere Rubus idaeus
Katzenblume Anemone nemorosa
Katzenblümlein Bellis perennis
Katzenblutkraut Herba Verbenae · Verbenae herba · Verbena officinalis
Katzenbratzerl Anthyllis vulneraria
Katzenbuckel Radix Valerianae · Valerianae radix
Katzendälpli Flores Gnaphalii · Antennariae dioicae flos
Katzendreck Herba Mari veri · Teucrii herba
Katzeneier = Eierbovist · Bovista nigrescens
Katzenfett Adeps benzoatus · Adeps suillus
Katzenfittig Herba Millefolii · Millefolii herba
Katzenfraß Lignum Sassafras · Sassafras li-

gnum
Katzenfuß Herba Anagallidis · Anagallidis herba
Katzengamander Herba Mari veri · Teucrii herba
Katzengesicht Herba Galeopsidis · Galeopsidis herba
Katzenglas Glacies Mariae
Katzenhahn Herba Equiseti · Equiseti herba
Katzenkäse Flores Malvae vulgaris · Malvae flos
Katzenkerbel Herba Fumariae · Fumariae herba
Katzenklaue Herba Fumariae · Fumariae herba
Katzenklee Herba Trifolii arvensis · Trifolii arvensis herba
Katzenkralle Uncaria tomentosa
Katzenkrallen Folia Malvae · Malvae folium
Katzenkrallenwurzel Uncariae radix
Katzenkraut Folia Menthae piperitae · Menthae piperitae folium · Herba Euphrasiae · Euphrasiae herba · Herba Mariveri · Teucrii herba · Herba Millefolii · Millefolii herba
Katzenkraut, Echtes Nepeta cataria · Nepetae catariae herba
Katzenkrautwurzel Radix Ononidis · Ononidis radix · Radix Valerianae · Valerianae radix
Katzenleiterlein Herba Lycopodii · Lycopodii herba
Katzenliebe Herba Mariveri · Teucrii herba
Katzenmagenblumen Flores Rhoeados · Papaveris rhoeados flos
Katzenmelisse Nepeta cataria
Katzenminze Folia Menthae crispae · Menthae crispae folium · Herba Hederae terrestris · Glechomae hederaceae herba · Nepeta cataria
Katzenminze, Echte Nepeta cataria
Katzennessel Herba Nepetae catriae · Nepetae catariae herba
Katzenpeterlein Herba Conii · Conii herba
Katzenpetersilie Herba Conii · Conii herba
Katzenpfötchen Flores Gnaphalii · Antennariae dioicae flos · Flores Stoechados · Helichrysi flos
Katzenpfötchen, Gelbes Helichrysum arenarium
Katzenpfötchenblüten Helichrysi flos
Katzenrocken Equisetum arvense
Katzenschuh Catechu
Katzenschwanz Equisetum arvense · Herba Equiseti · Equiseti herba · Herba Millefolii · Millefolii herba
Katzensilber Glacies Mariae
Katzenspeer Radix Ononidis · Ononidis radix
Katzensprungpflaster Emplastrum capsici
Katzensteert Herba Equiseti · Equiseti herba
Katzenstein Lapis belemnites · Lapis Smiridis
Katzensterz Herba Nepetae · Nepetae catariae herba
Katzenstiel Herba Equiseti · Equiseti herba
Katzentäpple Flores Gnaphalii · Antennariae dioicae flos · Flores Stoechados · Helichrysi flos
Katzentee Flores Stoechados · Helichrysi flos · Folia Malvae · Malvae folium
Katzenteriakwurzel Radix Valerianae · Valerianae radix
Katzentraubenkraut Herba Sedi
Katzenträublein Herba Sedi
Katzenwaddel Herba Equiseti · Equiseti herba
Katzenwargelwurzel Radix Valerianae · Valerianae radix
Katzenwedel Herba Betonicae · Herba Equiseti · Equiseti herba
Katzenwerdel Herba Betonicae
Katzenwille Cortex Cascarillae · Cascarillae cortex
Katzenwurz(el) Radix Valerianae · Valerianae radix
Katzenzahl Herba Equiseti · Equiseti herba
Katzenzahn Herba Galeopsidis · Galeopsidis herba
Kaugummis, Wirkstoffhaltige Masticabilia gummis medicata
Kaukengähl Crocus · Rhizoma Curcumae · Curcumae rhizoma
Kaulbarschleim Calcium phosphoricum

Kaulbarstein Calcium phosphoricum
Kaumeles Rhizoma Calami · Calami rhizoma
Kaurosen Flores Paeoniae · Paeoniae flos
Kautschuk Resina elastica
Kautschukpapier Percha lamellata
Kava-Kava Piper methysticum
Kava-Kava-Wurzelstock Radix Piperis methystici · Piperis methystici rhizoma
Kavekraut Herba Millefolii · Millefolii herba
Kawapfeffer Piper methysticum
Kayennepfeffer Fructus Capsici minoris · Capsici fructus acer · Capsicum frutescens · Piper Cayennense
Keanes, Alte Sirupus Rhoeados
Keanla Herba Serpylli · Serpylli herba
Keanle Herba Serpylli · Serpylli herba
Keejesbladen Folia Malvae sylvestris · Malvae folium
Keek Semen Sinapis nigrae · Sinapis nigrae semem
Kees = Käse
Keeskes Folia Malvae sylvestris · Malvae folium
Keetjen Semen Sinapis nigrae · Sinapis nigrae semem
Kegelsalbe Unguentum flavum
Kehlholz Folia Ligustri
Kehlkraut Herba Uvulariae
Kehlpulver Pulvis pro Equis
Kehlsuchtpulver Pulvis pro Equis
Kehnkinpulver Cortex Chinae pulvis · Cinchonae cortex pulvis
Kehrdichannichts Unguentum contra Scabiem
Kehrdichnichtdran Unguentum sulfuratum
Keichen Flores Sambuci · Sambuci flos
Keilchen Flores Sambuci · Sambuci flos
Keilchenmus Succus Sambuci
Keiledschen = Kuhpilz · Boletus bovinus
Keileke Sambucus nigra
Keilhacke Flores Primulae · Primulae flos (cum oder sine calycibus)
Keilholzpflaster Ceratum Aeruginis
Keilkenblumen Flores Sambuci · Sambuci flos

Keimblumen Flores Stoechados · Helichrysi flos
Keimertee Herba Galeopsidis · Galeopsidis herba
Keinakspann Pulvis contra Pediculos
Keingesicht Zincum oxydatum
Keisecke Flores Sambuci · Sambuci flos
Keiseken Flores Sambuci · Sambuci flos
Keitschken Flores Sambuci · Sambuci flos
Kela Herba Serpylli · Serpylli herba
Kelke Flores Sambuci vel Millefolii
Kelkenblumen Flores Sambuci vel Millefolii
Kelkenbusch Sambucus nigra
Kelkenkraut Herba Millefolii · Millefolii herba
Kellerasseln Millepedes
Kellerbeeren Semen Coccognidii
Kellerhals Daphne mezereum
Kellerhalsbeeren Fructus Mezerei · Mezerei fructus
Kellerhalskimer Fructus Mezerei · Mezerei fructus
Kellerhalsrinde Cortex Mezerei · Mezerei cortex
Kellerhalssamen Semen Coccognidii
Kellerkrautrinde Cortex Mezerei · Mezerei cortex
Kellermanns Tropfen Spiritus saponatus · Tinctura carminativa
Kellermannsaft Sirupus Rhei · Rhei sirupus
Kellersalz Kalium nitricum
Kellerwürmeröl Oleum Amygdalarum · Amygdalae oleum virginum
Kelmenpotzensalbe Unguentum Populi · Populi unguentum
Kelmesblume Viola lutea
Kelterle Colchicum autumnale
Keminjan Benzoe
Kemmi Fructus Carvi · Carvi fructus
Kemmich Fructus Carvi · Carvi fructus
Kemp = Hanf
Kempzaad Fructus Cannabis · Cannabis sativae fructus
Kendle Radix Mandragorae · Mandragore radix
Kenla Herba Serpylli · Serpylli herba
Kennedypflaster Ceratum Aeruginis

Kenster Viscum album
Kentenkörner Semen Cydoniae · Cydoniae semen
Kenter Succinum raspatum
Kenzerwurzel Rhizoma Filicis pulvis · Filicis rhizoma pulvis
Kepen Fructus Cynosbati · Rosae pseudofructus cum fructibus
Keppernickel Radix Meu · Radix Mei · Mei athamantici radix
Kerbel Anthriscus cerefolium
Kerbelkraut Herba Cerefolii · Herba Millefolii · Millefolii herba
Kereleinkraut Herba Herniariae · Herniariae herba
Kerguswurzel Radix Taraxaci · Taraxaci radix
Kermelwurz Radix Carlinae · Carlinae radix
Kermes, Mineralischer (Antimonialischer) Stibium sulfuratum rubrum
Kermesbeeren Fructus Phytolaccae
Kermeskörner Fructus Phytolaccae · Grana Kermes
Kermeskraut Herba Phytolaccae
Kernel Semen Anacardii
Kerngeiert Folia Ligustri
Kerngerte Folia Ligustri
Kernlestee Semen Cynosbati · Cynosbati semen · Rosae fructus
Kerntee Semen Cynosbati · Cynosbati semen · Rosae fructus
Kernwurzel Radix Taraxaci · Taraxaci radix
Kerpen Flores Millefolii · Millefolii flos
Kersche Herba Nasturtii · Nasturtii herba
Kersen Flores Primulae · Primulae flos (cum oder sine calycibus)
Kerve Fructus Carvi · Carvi fructus
Kerwe Fructus Carvi · Carvi fructus
Kerzenblumen Flores Verbasci · Verbasci flos
Kerzenkraut Folia Verbasci · Verbasci folium
Kerzenöl Oleum Arachidis · Arachidis oleum
Kerzensalbe Unguentum flavum
Keskenblumen Flores Sambuci · Sambuci flos

Kesselasche Kalium carbonicum crudum
Kesselbeeren Fructus Oxycocci
Kesselblumen Herba Anagallidis · Anagallidis herba
Kesselflicker Herba Bursae Pastoris · Bursae pastoris herba
Kesselkraut Folia Malvae · Malvae folium
Kesskrokt Folia Malvae · Malvae folium
Kessowurzel Valerianae japonicae radix
Kestenenblätter Folia Castaneae vescae
Kestensaft Sirupus Castaneae · Castaneae sirupus
Kestezablätter Flores Castaneae vescae
Ketelkraut Equisetum hyemale
Kettenblumenkraut Herba Taraxaci · Taraxaci herba · Taraxaci folium
Kettenkiezen Folia Malvae · Malvae folium
Kettenkraut Herba Taraxaci · Taraxaci herba · Taraxaci folium
Kettenputzwasser Acidum nitricum dilutum · Acidum sulfuricum dilutum
Kettenwurzel Radix Taraxaci · Taraxaci radix
Ketzlein Herba Trifolii arvensis · Trifolii arvensis herba
Keuchhustensaft Sirupus Thymi compositus · Thymi sirupus compositus
Keulenbaum Casuarina equisetifolia
Keulenwurzel Rhizoma Nymphaeae
Keuschbaum Vitex agnus-castus
Keuschbaumsamen Semen Agni casti · Agni casti fructus
Keuschlamm Vitex agnus-castus
Keuschlammfrüchte Agni casti fructus
Keuschrosen Flores Paeoniae · Paeoniae flos
Khannasblume Flores Arnicae · Arnicae flos
Khat (-strauch) Catha edulis
Kibitzsalbe Unguentum Plumbi · Plumbi unguentum
Kichelblumen Flores Rhoeados · Papaveris rhoeados flos
Kichererbsen Cicer arietinum
Kickdorntun Herba Hederae terrestris · Glechomae hederaceae herba
Kid Folia Rosmarini · Rosmarini folium
Kiebitzfett Herba Pinguiculae
Kiebitzpulver Tartarus depuratus

Kiebitzsalbe Unguentum Plumbi · Plumbi unguentum
Kieferknospen Turiones Pini · Pini turio
Kieferlatschenöl Oleum Pini pumilionis · Pini pumilionis aetheroleum
Kiefernadeläther Aether Pini sylvestris
Kiefernadelöl Oleum Pini sylvestris · Pini sylvestris aetheroleum
Kiefernpilz Boletus badius
Kiefernsalbe Unguentum basilicum
Kiefernsprossen Turiones Pini · Pini turio
Kiem Fructus Carvi · Carvi fructus
Kiemi Fructus Carvi · Carvi fructus
Kienfaren Tanacetum vulgare
Kienla, Kienle Herba Serpylli · Serpylli herba
Kienöl Oleum Pini · Oleum Terebinthinae crudum
Kienporst Herba Ledi · Ledi palustris herba
Kienrost Herba Ledi · Ledi palustris herba
Kienruß Fuligo
Kiesekenblumen Flores Sambuci · Sambuci flos
Kiesel, Aufgelöster Liquor Natrii silicici
Kieselerde, Gereinigte Terra silicea purificata
Kieselgur Terra silicea
Kieselmehl Terra silicea
Kieselöl Liquor Natrii silicici
Kieselwasser Liquor Natrii silicici
Kietschbaumblüten Flores Acaciae · Pruni spinosae flos
Kietschelklee Herba Trifolii arvensis · Trifolii arvensis herba
Kietschkepflaumenblüten Flores Acaciae · Pruni spinosae flos
Kifel Fructus Ceratoniae (Siliqua dulcis)
Kijkvorschenzalf Emplastrum Hydrargyri
Kik Glechoma hederacea
Kikkertjezalf Emplastrum Hydrargyri
Kikkervet Unguentum Hydrargyri cinereum dilutum
Kilchenschoppen Herba Hyssopi · Hyssopi herba
Kile Herba Aconiti · Aconiti herba
Kiltblumensamen Semen Colchici · Colchici semen
Kimferchl = schöner Röhrling · Boletus elegans
Kimm Fructus Carvi · Carvi fructus
Kindbettertee Species gynaecologicae
Kindbettlatwerge Electuarium Sennae
Kindbettöl Oleum Ricini · Ricini oleum virginale
Kindbettsalbe Unguentum nervinum
Kindbett-Tee Folia Althaeae · Althaeae folium · Species laxantes · Species pectorales cum Fructibus
Kindelbeeren Fructus Juniperi · Juniperi pseudo-fructus
Kindelbeersaft Sirupus Rubi Idaei · Rubi idaei sirupus
Kindelkraut Herba Abrotani · Herba Serpylli · Serpylli herba
Kinderbalsam Balsamum Nucistae · Mixtura oleoso-balsamica · Spiritus Melissae compositus · Melissae spiritus compositus
Kinderbettsalbe Unguentum Rosmarini compositum · Rosmarini unguentum compositum
Kinderbett-Tee Folia Althaeae · Althaeae folium · Species laxantes
Kinderfenchel Fructus Foeniculi · Foeniculi fructus
Kinderjesupulver Pulvis Magnesiae cum Rheo · Pulvis pro Equis
Kinderkaffee Semen Quercus tostum · Quercus semen tostum
Kinderkorallen Semen Paeoniae · Paeoniae semen
Kindermehl Lycopodium
Kindermeth Sirupus Sennae cum Manna
Kindermoderdath Sirupus Papaveris
Kindermord Summitates Sabinae · Sabinae summitates
Kindermundwasser Aqua Foeniculi · Foeniculi aqua
Kinderpuder Lycopodium, Talcum mit 10% Zinkoxyd · Pulvis antiepolepticus Marchinois
Kinderpulver, Dreierlei Mischung aus Bolus rubra 100, Magnesium sulfuricum 100, Tartarus depuratus 50
Kinderpulver, Hoffmanns Pulvis Magnesiae cum Rheo

Kinderpulver, Ribkes Pulvis Magnesiae cum Rheo
Kinderpulver, Tepohl Folia Sennae pulvis, Kalium tartaricum āā 10,0 Magnesium carbonicum 40,0
Kinderrhabarber Tinctura Rheo aquosa
Kinderruhe Sirupus Papaveris
Kindersaft Sirupus Rhei · Rhei sirupus · Sirupus Sennae (oder 2+1 gemischt)
Kindersamen Semen Paeoniae · Paeoniae semen
Kinderseife Sapo venetus
Kindersekt Sirupus Aurantii, Vinum Xerense āā
Kinderspitzeltee Species pro Infantibus
Kindersterben Summitates Sabinae · Sabinae summitates
Kinderstupp Lycopodium
Kindertee, Dreierlei Cornu Cervi raspatum, Fructus Foeniculi, Cortex Cinnamomi 10:1:1
Kindertropfen Tinctura Chamomillae · Matricariae tinctura · Tinctura Rhei aquosa
Kinderwasser Aqua aromatica
Kinderwehblumen Flores Paeoniae
Kinderwindpulver Pulvis Magnesiae cum Rheo
Kinderwundbalsam Linimentum Calcariae · Unguentum Aluminii acetici
Kinderwurzel Rhizoma Iridis · Iridis rhizoma
Kinderzucker Saccharum Lactis
Kindesmord Summitates Sabinae · Sabinae summitates
Kindlbeersaft Sirupus Rubi Idaei · Rubi idaei sirupus
Kindliwehblumen Flores Paeoniae · Paeoniae flos
Kindlkraut Herba Serpylli · Serpylli herba
Kindskerzen Flores Verbasci · Verbasci flos
Kindskerzensalbe Unguentum flavum
Kingle Herba Serpylli · Serpylli herba
Kinkelbeeren Fructus Ebuli · Ebuli fructus · Fructus Juniperi · Juniperi pseudo-fructus
Kinnela Herba Serpylli · Serpylli herba
Kinnerl Herba Serpylli · Serpylli herba
Kinster Viscum album

Kinzelwurz Radix Bardanae · Bardanae radix
Kippekörner Pulvis contra Insecta
Kippenpulver Magnesium carbonicum
Kippenschmiere Magnesium carbonicum
Kirayakraut Chiratae indicae herba
Kirbel Herba Chaerophylli
Kircheneisbeth Herba Hyssopi · Hyssopi herba
Kirchenharz Olibanum
Kirchenmoos Herba Lycopodii · Lycopodii herba
Kirchenöl Oleum Hyperici · Hyperici oleum
Kirchenraub Zincum oxydatum
Kirchenrauch Olibanum
Kirchenschlüsselblumen Flores Primulae · Primulae flos (cum oder sine calycibus)
Kirchenspross Hyssopus officinalis
Kirschbergergrün Cuprum arsenicosum aceticum
Kirschblüten Flores Acaciae · Pruni spinosae flos
Kirschenbalsam Balsamum Copaivae
Kirschgeist Spiritus Cerasorum · Spiritus Melissae
Kirschlaub Folia Betulae · Betulae folium
Kirschlorbeerblatt, Frisches Laurocerasi folium recens
Kirschlorbeertropfen Aqua Laurocerasi · Laurocerasi aqua
Kirschlorbeerwasser Aqua Laurocerasi · Laurocerasi aqua
Kirschlorbeerwasser zum Backen Aqua Amygdalarum amarum diluta 1+19
Kirschlorbeerwasser, Eingestelltes Laurocerasi aqua normata
Kirschrinde, Wilde Cortex Frangulae · Frangulae cortex
Kirschsirup Cerasi sirupus
Kirschstengel Stipites Cerasorum
Kirschstiele Stipites Cerasorum
Kirschstielwasser Aqua Amygdalarum amararum diluta
Kirschtropfen Aqua Amygdalarum amararum diluta
Kissekenblumen Flores Sambuci · Sambuci flos

Kissekenkernöl Oleum Papaveris
Kitschelklee Herba Trifolii arvensis · Trifolii arvensis herba
Kitschkepflaumenblüten Flores Acaciae · Pruni spinosae flos
Kittekerne Semen Cydoniae · Cydoniae semen
Kittelhans Cetaceum
Kittelkraut Herba Absinthii · Absinthii herba
Kittelsche Tropfen Tinctura Cascarillae · Cascarillae tinctura
Kitten Fructus Cydoniae · Cydoniae fructus
Kittenkäs Folia Malvae · Malvae folium
Kittkörner Semen Cydoniae · Cydoniae semen
Kjöngs Pflaster Emplastrum fuscum
Klaasduitenzalf Unguentum Zinci · Zinci unguentum
Klabauter Secale cornutum
Kläberewurzel Radix Bardanae · Bardanae radix
Kladenpulver Pulvis aromaticus
Klaffen, Klaffer Herba Galeopsidis · Galeopsidis herba
Klafter Herba Bursae Pastoris · Bursae pastoris herba · Herba Galeopsidis · Galeopsidis herba
Klafterscheitholz Unguentum nervinum viride
Klafterspaltholz Unguentum nervinum
Klaftertee Herba Bursae Pastoris · Bursae pastoris herba
Klammergeist Spiritus Formicarum
Klammersamen Fructus Coriandri · Coriandri fructus
Klander Fructus Coriandri · Coriandri fructus
Klanner Fructus Coriandri · Coriandri fructus
Klap Secale cornutum
Klappblätter Folia Trifolii fibrini · Menyanthidis trifoliatae folium
Klappe, Klappen Folia Trifolii fibrini · Menyanthidis trifoliatae folium
Klapperkraut Herba Bursae Pastoris · Bursae pastoris herba
Klapperlestee Fructus Papaveris · Papaveris fructus
Klappernuß = Kokosnuß
Klapperrolle Oleum Cocos · Cocos oleum
Klapperrose Flores Rhoeados · Papaveris rhoeados flos
Klappers Flores Rhoeados · Papaveris rhoeados flos
Klapperschlangenkraut Herba Virgaureae · Solidaginis virgaureae herba
Klapperschlangenwurzel Polygalae radix · Radix Senegae · Polygalae radix
Klapperschwamm Polyporus frondosus
Klappertee Fructus Papaveris · Papaveris fructus
Klappertinktur Tinctura Rhei aquosa · Rhei tinctura aquosa
Klapprosen Flores Rhoeados · Papaveris rhoeados flos
Klapprosensaft Sirupus Rhoeados
Klapproths Eisentinktur Tinctura Ferri aceti aetherea
Klaprause Folia Digitalis
Klar uit den hemel Oleum Lauri · Lauri oleum
Kläre Ichthyocolla (Colla Piscium) · Natrium bicarbonicum
Klärenmoos Carrageen
Klarkalk Calcaria chlorata
Klärpulver Conchae praeparatae
Klärwasser Acidum sulfuricum dilutum
Klaterich Semen Psyllii · Psyllii semen
Klatschblâer Digitalis purpurea
Klatschblumen Flores Rhoeados · Papaveris rhoeados flos
Klatschmohn Papaver rhoeas
Klatschmohnblüten Flores Rhoeados · Rhoeados flos · Papaveris rhoeados flos
Klatschmohnsirup Sirupus Rhoeados
Klatschrosen Flores Rhoeados · Papaveris rhoeados flos
Klatschrosensaft Sirupus Rhoeados
Klatschrosensirup Sirupus Rhoeados
Klatschsalbe Unguentum cereum
Klatte = Klette
Klattendistelwurzel Radix Bardanae · Barda-

nae radix
Klauenfett Oleum Pedum Tauri · Pedi oleum
Klauenöl, Raffiniertes Pedi oleum raffinatum
Klauensalbe Oleum Pedum Tauri · Pedi oleum
Klauspulver Stibium sulfuratum nigrum (für Schweine)
Kleberkraut Herba Galii · Galii aparinis herba
Kleberwurz Radix Bardanae · Bardanae radix
Klebi Flores Primulae · Primulae flos (cum oder sine calycibus)
Klebkraut Grindelia squarrosa · Herba Galii · Galii aparinis herba
Klebläusensalbe Unguentum contra Pediculos
Klebpflaster Emplastrum aedhaesivum
Klebrich Galii aparinis herba
Klebriger Alant Inula viscosa
Klebtaffet Emplastrum adhaesivum
Klebwachs Ceratum Resinae Pini
Klebwurz Radix Rubiae
Kledern Radix Bardanae · Bardanae radix
Klederwurzel Radix Bardanae · Bardanae radix
Klee, Gelber Flores Lathyris pratensis · Herba Meliloti · Meliloti herba
Kleebaum Laburnum anagyroides
Kleeblumen Flores Meliloti · Meliloti flos · Flores Trifolii albi
Kleebuschblätter Herba Aquifolii · Aquifolii herba
Kleefli Herba Rhinanthi
Kleekraus Herba Trifolii · Trifolii herba
Kleemaus Folia Farfarae · Farfarae folium
Kleesalz Kalium bioxalicum · Kalii hydrogenoxalas
Kleesalzkraut Herba Acetosellae · Acetosellae herba
Kleesamen Semen Foenugraeci · Trigonellae foenugraeci semen
Kleesäure Acidum oxalicum (gegen Rostflecken: Kalium bioxalicum)
Kleesebusch Folia Ilicis · Ilicis aquifolii folium
Kleeseide Herba Cuscutae
Kleetee Herba Trifolii arvensis · Trifolii arvensis herba
Klei Bolus alba · Kaolinum ponderosum
Kleidertropfen Spiritus Bretfeldi
Kleie Furfur Tritici
Kleinblumen Flores Cyani · Cyani flos
Kleiner gelber Steinklee Melilotus officinalis
Kleiner Koschtets Herba Serpylli · Serpylli herba
Kleines Dreiblatt Herba Acetosellae
Kleines Sinngrün Herba Vincae · Vincae minoris folium
Kleingerseckpulver Rhizoma Veratri pulvis · Veratri rhizoma pulvis
Kleinknospez Herba Serpylli · Serpylli herba
Kleinwegrich Herba Plantaginis
Klemannsblätter Folia Farfarae · Farfarae folium
Klemei, Witte Zincum sulfuricum
Klemmergeist Spiritus Formicarum
Klempnergeist Ammonium chloratum sublimatum
Klempnersalz Ammonium chloratum sublimatum
Klenner Fructus Coriandri · Coriandri fructus
Klepp Herba Bursae Pastoris · Bursae pastoris herba
Klepperbeins Pflaster Emplastrum stomachale
Klepperlestee Fructus Papaveris · Papaveris fructus
Klepschwurzel Rhizoma Polypodii · Polypodii rhizoma
Kleschenstauden Datura stramonium
Kletschen Colutea arborescens
Klette, Filzige Arctium tomentosum
Klette, Große Arctium lappa
Klette, Kleine Arctium minus
Klettendistelwurz Radix Bardanae · Bardanae radix
Klettenkraut Herba Bardanae · Bardanae herba · Herba Eupatoriae · Agrimoniae herba · Herba Galii · Galii aparinis herba
Klettenöl Oleum crinale
Klettensamen Semen Bardanae

Klettenwurzel Radix Bardanae · Bardanae radix
Klettenwurzelöl Oleum crinale
Klettenwurzelspiritus Spiritus Serpylli
Klewerblumen Flores Trifolii albi
Klewerklissen = Kletten
Klewerweiß Flores Trifolii albi
Kliberewurzel Radix Bardanae · Bardanae radix
Kliebenöl Oleum crinale
Kliebenwurzel Radix Bardanae · Bardanae radix
Klieberwurz Radix Bardanae · Bardanae radix
Kliemwurzel Radix Bardanae · Bardanae radix
Klierenwurz Radix Bardanae · Bardanae radix
Klierkruid Herba Scrophulariae · Scrophulariae herba
Klimmkraut Galii aparinis herba
Klimop Herba Hederae terrestris · Glechomae hederaceae herba
Klingelsalz Ammonium chloratum technicum
Klinker Herba Ranunculi
Klinkersäckel siehe Klämmersäckel
Klippenmoos Carrageen
Klis Succus Liquiritiae · Liquiritiae succus
Klisenwurzel Radix Bardanae · Bardanae radix
Klistenwurzel Radix Bardanae · Bardanae radix
Kliswortel Radix Bardanae · Bardanae radix
Klitsch Succus Liquiritiae · Liquiritiae succus
Klitschblumen Flores Rhoeados · Papaveris rhoeados flos
Klitschen Flores Rhoeados · Papaveris rhoeados flos
Klitschpulver Talcum
Klitwortel Radix Bardanae · Bardanae radix
Klitzenstein Zincum sulfuricum
Klitzenstein, Blauer Cuprum sulfuricum
Klockenblume Pulsatilla vulgaris
Klockenkling Unguentum contra Pediculos
Klökelchen Unguentum Hydrargyri cinereum dilutum
Klokkebeien Fructus Myrtilli · Myrtilli fructus
Klokkenolie Oleum Amygdalarum · Amygdalae oleum virginum
Klopfpulver Lycopodium
Klör Tinctura Sacchari tosti
Klori Terebinthina communis
Klosteressenz Tinctura amara
Klosterpflaster Emplastrum fuscum
Klosterpillen Pilulae laxantes
Klosterysop Herba Hyssopi · Hyssopi herba
Klöterich Semen Psyllii · Psyllii semen
Klöthen Radix Bardanae · Bardanae radix
Kluentenweeren Cloroformium
Klupersbeeren Fructus Juniperi · Juniperi pseudo-fructus
Klüppelholz Oleum Lauri, Unguentum flavum, Unguenturn Populi āā
Kluster Viscum album
Klüster Viscum album
Knabenblumenkraut Herba Taraxaci · Taraxaci herba · Taraxaci folium
Knabenkraut Herba Scabiosae · Knautiae arvensis herba
Knabenkrautknollen Salep tuber
Knabenkrautwurzel Tubera Salep · Salep tuber
Knabensäure Acidum oxalicum
Knack Cortex Salicis · Salicis cortex
Knackbeerlaub Folia Fragariae · Fragariae folium
Knackrinde Cortex Salicis · Salicis cortex
Knackweidenrinde Cortex Salicis · Salicis cortex
Knallbeerkraut Folia Belladonnae · Belladonnae folium
Knallblei Plumbum nitricum
Knallerbse Symphoricarpos albus
Knallsalz Kalium chloricum
Knaphorst Herba Scabiosae · Knautiae arvensis herba
Knauel Herba Polygoni · Polygoni avicularis herba
Kneienrinde Cortex Saucis
Knerpzalf Unguentum laurinum
Knickenbeeren Fructus Juniperi · Juniperi

pseudo-fructus
Knickholzöl Oleum Juniperi Ligni · Juniperi ligni aetheroleum
Knieholzöl Oleum Pini pumilionis · Pini pumilionis aetheroleum
Knielbeeren Fructus Juniperi · Juniperi pseudo-fructus
Kniepsche Augensalbe Unguentum ophthalmicum rubrum
Knieschwammpflaster Emplastrum Meliloti
Knijwortel Radix Althaeae · Althaeae radix
Knirkbeeren Fructus Juniperi · Juniperi pseudo-fructus
Knistebeeren Fructus Juniperi · Juniperi pseudo-fructus
Knister Viscum album
Knisterholz Viscum album
Knitschelbeeren Fructus Frangulae
Knitschelbeerrinde Cortex Frangulae · Frangulae cortex
Knobel Bulbus Allii · Allii sativi bulbus
Knoblauch Allium sativum · Bulbus Allii · Allii sativi bulbus
Knoblauch für homöopathische Zubereitungen Allium sativum ad praeparationes homoeopathicus
Knoblauch und Dill Radix Gentianae pulvis
Knoblauch, Blauer Asa foetida
Knoblauch, Schwarzer Rhizoma Imperatoriae · Imperatoriae rhizoma
Knoblauchdestillat Allii sativi aetheroleum
Knoblauchgamander Herba Scordii
Knoblauchhederich Herba Alliariae
Knoblauchkraut Herba Alliariae
Knoblauchöl Spiritus Sinapis · Allylis isothiocyanatis solutio spirituosa · Tinctura Asae foetidae
Knoblauchöl, Ätherisches Allii sativi aetheroleum
Knoblauchpilz Marasmius scorodonius
Knoblauchpulver Allii sativi bulbus pulvis
Knoblauchsaft Sirupus Allii
Knoblauchsalz Natrium sulfuricum siccatum
Knoblauchsrauke Alliaria petiolata
Knoblauchstroh Stipites Dulcamarae · Dulcamarae stipes

Knoblauchtropfen Tinctura Asae foetidae
Knoblauchzwiebel Allii sativi bulbus
Knoblauchzwiebel, Getrocknete Allii sativi bulbus siccatus
Knoblech Bulbus Allii · Allii sativi bulbus
Knochenasche Calcium phosphoricum crudum
Knochenasche, Schwarze Ebur ustum
Knochenerde Conchae paratae
Knochenfett Oleum Olivarum album · Olivae oleum album · Oleum Pedum Tauri · Paraffinum sub liquidum
Knochengeist Liquor Ammonii carbonici pyrooleosi
Knochenkalk Calcium phosphoricum crudum
Knochenkohle Ebur ustum
Knochenmehl, Graues Calcium phosphoricum crudum · Cornu Cervi praeparatum
Knochenmehl, Schwarzes Ebur ustum
Knochenmehl, Weißes Calcium phosphoricum
Knochenöl Oleum Olivarum album · Olivae oleum album · Oleum Pedum Tauri · Paraffinum sub liquidum
Knochenöl, Gelbes Oleum Olivarum viride
Knochenpflaster Emplastrum oxycroceum
Knochenpulver Calcium phosphoricum crudum
Knochensalz Ammonium carbonicum pyrooleosum
Knochensäure Acidum phosphoricum
Knochenschwarz Ebur ustum
Knochenspiritus Spiritus Angelicae compositus · Angelicae spiritus compositus · Spiritus Formicarum
Knochenstein Lapis Osteocollae
Knoeven Knoblauch
Knofel Allium sativum
Knofelkraut Alliaria petiolata
Knoflak Allium sativum
Knokkelolie Oleum Hyoscyami · Hyoscyami oleum
Knollenblätterpilz, Gelber Amanita mappe (giftig!)
Knollenblätterpilz, Grüner Amanita phalloides (giftig!)

Knollenblätterpilz, Weißer Amanita verna (giftig!)
Knollenblumen Flores Trifolii
Knoopgras Herba Polygoni avicularis · Polygoni avicularis herba
Knoopvanalsen Herba Absinthii · Absinthii herba
Knöpfchen Tanacetum vulgare
Knöpfchenkraut Herba Herniariae · Herniariae herba
Knopfgras Carrageen
Knopfkraut Herba Scabiosae · Knautiae arvensis herba
Knopflack Lacca in massis
Knöpfligras Rhizoma Graminis · Graminis rhizoma
Knöpflikraut Herba Senecionis · Senecionis herba
Knopfmoos Carrageen
Knopfrose Flores Paeoniae · Paeoniae flos
Knopftang Carrageen
Knorpel Oleum Papaveris
Knorpelkraut Herba Sedi acris · Sedi acris herba
Knorpelmöhre Ammi majus
Knorpelöl Oleum Olivarum viride
Knorpelpflaster Emplastrum oxycroceum
Knorpelsalbe Unguentum Populi · Populi unguentum · Unguentum Rosmarini compositum · Rosmarini unguentum compositum
Knorpeltang Carrageen
Knorpelundstorpel Oleum Olivarum viride
Knorpelzerteilpflaster Emplastrum Meliloti
Knörre Herba Lychnidis inflatae
Knörrkrautblüten Flores Sambuci · Sambuci flos
Knorzelkraut, Scharfes Herba Sedi
Knospen Gemmae
Knospenöl Oleum Lauri · Lauri oleum
Knospensalbe Unguentum Linariae · Unguentum Populi · Populi unguentum
Knotengras Herba Polygoni · Polygoni avicularis herba · Rhizoma Graminis · Elymus repens · früher Agropyron repens
Knotenkraut Herba Botryos · Botryos herba · Herba Chenopodii · Botryos herba

Knotenwegerich Herba Polygoni · Polygoni avicularis herba
Knöterich Herba Polygoni avicularis · Polygoni avicularis herba
Knöterich, Russischer Herba Polygoni avicularis · Polygoni avicularis herba
Knusperkraut Herba Stachydis
Koane Rhizoma Zedoariae · Zedoariae rhizoma
Kobalt Arsenium nativum
Kobalt, Gelb Kalium cobaltonitrosum
Kobaltblau Cobaltum aluminatum
Kobaltgrün Cinnabaris viridis
Kobaltsalz Cobaltum nitricum
Kobaltultramarin Cobaltum aluminatum
Kobaltzinnober Cinnabaris viridis
Kobbisaft Electuarium Sennae
Koberweinsches Pulver Pulvis pro Infantibus
Kobitsch Pili Stizolobii
Kobus Succus Liquiritiae · Liquiritiae succus
Kochelkörner Fructus Cocculi
Kochlerskraut Herba Hyperici · Hyperici herba · Herba Lycopodii · Lycopodii herba
Kochlöffelkraut Herba Bursae Pastoris · Bursae pastoris herba · Herba Cochleariae · Cochleariae herba
Kochmännchen = Pfifferling oder Pfefferling · Cantharellus cibarius
Kochnatron Natrium bicarbonicum
Kochsalz Natrium chloratum
Kochsalzgeist Acidum hydrochloricum crudum
Kochsoda Natrium bicarbonicum
Kockelefant Fructus Cocculi
Köckels Pflaster Emplastrum fuscum
Kockelskörner Fructus Cocculi · Pulvis contra Pediculos
Kockelskörner fürs Vieh Radix Hellebori nigri pulvis · Hellebori nigri rhizoma pulvis
Koegras Herba Fumariae · Fumariae herba
Koettiertjes Fructus Cardamomi · Cardamomi fructus · Rhizoma Calami · Calami rhizoma
Kognaköl Aether oenanthicus
Kohbeen Fructus Cubebae pulvis · Cubebae fructus pulvis

Köhl = Kohl
Kohlblumen Flores Calendulae · Calendulae flos
Kohle, Absorbierende Carbo adsorbens
Kohle, Medizinische Carbo activatus · Carbo medicinalis
Kohlegranulat Carbonis granulatum
Köhleinskraut Herba Pimpinellae
Kohleisenpulver Ferrum carbonicum saccharatum
Kohlendioxid Carbonei dioxidum
Kohlenöl Acetum pyrolignosum crudum · Oleum Lithantracis
Kohlensäurepulver Pulvis aerophorus
Kohlensaures Pulver Natrium bicarbonicum
Kohlenschwammpulver Spongiae tostae
Kohlenstaub (Kneipp) Carbo pulvis
Kohlenstickstoffsäure Acidum picrinicum
Kohlenstoff, Flüssiger Carboneum sulfuratum
Köhlerkraut Herba Hyperici · Hyperici herba · Herba Lycopodii · Lycopodii herba · Herba Veronicae · Veronicae herba
Kohlewatblüten Flores Napi
Kohlgrün Unguentum leniens
Kohlkraut Folia Uvae Ursi · Uvae ursi folium
Kohlöl Oleum Anethi compositum · Anethi aetheroleum compositum
Kohlrabensalbe Unguentum viride
Kohlrebenblüten Flores Napi
Kohlrosen Flores Malvae arboreae · Alceae flos · Alceae roseae flos · Flores Rhoeados · Papaveris rhoeados flos
Kohlsaft, Weißer Sirupus Aurantii Florum
Köhlsalv Unguentum Plumbi · Plumbi unguentum
Kohlsamenöl Oleum Rapae · Rapae oleum
Kohlwasser Acetum pyrolignosum crudum
Köhlwater Aqua Plumbi
Köhm Fructus Carvi · Carvi fructus
Köhmkrüder Species amarae
Köhn Herba Serpylli · Serpylli herba
Köhnleiswurzel Radix Pimpinellae · Pimpinellae radix
Koilkemus Succus Juniperi inspissatus · Succus Sambuci inspissatus
Koilkenblumen Flores Sambuci · Sambuci flos
Kojanner Fructus Coriandri · Coriandri fructus
Koka(-Strauch) Erythroxylum coca
Kokelskörner Fructus Cocculi
Kokeschblommen Flores Rhoeados · Papaveris rhoeados flos
Kokkelskörner Anamirta-cocculus-Früchte · Cocculi fructus
Kokkelskörner (Hom.) Cocculus · Cocculus indicus, Anamirta cocculus
Kokkelspflanze Anamirta cocculus
Kokliko Flores Rhoeados · Papaveris rhoeados flos
Koklüsch Oleum Papaveris
Kokos siehe Cocos
Kokosbutter Oleum Cocos · Cocos oleum
Kokosfett Oleum Cocos · Cocos oleum
Kokosfett, Raffiniertes Oleum cocois raffinatum · Cocois oleum raffinatum
Kokosöl Oleum Cocos · Cocos oleum
Kokosöl, Hydriertes Cocois oleum hydrogenatum
Kolabaum Cola acuminata · Cola nitida
Kolaextrakt Colae extractum
Kolanuß Colae semen
Kolasamen Colae semen · Garcinia-kola-Samen
Kolben Fructus Papaveris · Papaveris fructus
Kolbenhülsen Fructus Papaveris · Papaveris fructus
Kolbenmoos Herba Lycopodii · Lycopodii herba
Kolbensirup Sirupus Papaveris
Kölbleinskraut Herba Pimpinellae
Kölbleinswurzel Radix Pimpinellae · Pimpinellae radix
Kolblumen Flores Calendulae · Calendulae flos
Koliköl Oleum Carvi dilutum · Carvi aetheroleum dilutum · Oleum Valerianae · Valerianae aetheroleum · Oleum viride
Kolitee Folia Menthae piperitae · Menthae piperitae folium
Koliktropfen Tinctura antispastica · Tinc-

tura carminativa · Tinctura Cinnamomi · Cinnamomi corticis tinctura
Kolketropfen Tinctura carminativa
Kolkothar Caput mortuum
Kölle Herba Saturejae · Saturejae herba
Kollebluem Flores Rhoeados · Papaveris rhoeados flos
Kollenbachs Blutreinigung Tubera Jalapae pulvis et Kalium sulfuricum ā ā
Köllenkraut Herba Saturejae · Saturejae herba
Kollerbusch Viscum album
Kollerdistel Radix Eryngii · Eryngii radix
Köllergeist Spiritus coloniensis
Kollmandeltee Herba Teucrii
Kollmannskraut Herba Anagallidis · Anagallidis herba
Kollmannstropfen Tinctura carminativa
Kölm, Gemeiner Herba Thymi · Thymi herba
Kölm, Wilder Herba Serpylli · Serpylli herba
Kolmas Rhizoma Calami · Calami rhizoma
Kolmus Rhizoma Calami · Calami rhizoma
Kölner Gelb Plumbum chromicum
Kölnischwasser Spiritus coloniensis
Kolofon Colophonium
Kolombowurzel Colombo radix
Koloquinthen Fructus Colocynthidis · Colocynthidis fructus
Kolrosen Flores Paeoniae · Paeoniae flos
Kolumbowurzel Colombo radix
Kolzakohlblülen Flores Napi
Köm Fructus Carvi · Carvi fructus
Kömen Fructus Carvi · Carvi fructus
Komindenwurzel Rhizoma Calami · Calami rhizoma
Kominsamen Fructus Cumini · Cumini fructus
Komitrapetersalbe Emplastrum Lithargyri compositum
Komkomerpitten Semen Cucumeris
Kommandeurbalsam Linimentum ammoniatum · Tinctura Benzoes composita
Kommandeursalbe Unguentum basilicum · Unguentum Paraffini · Paraffini unguentum
Kommbeimich Balsamum Copaivae
Kommen Fructus Carvi · Carvi fructus
Kommendatorbalsam Tinctura Benzoes composita
Kommendenttropfen Tinctura Benzoes composita
Kommherauf Emplastrum Lithargyri compositum
Kommhurtig Gutti · Tubera Jalapae · Jalapae tuber
Kommodegewürz Fructus Amomi · Amomi fructus · Pimentae fructus
Kommwiederpulver Pulvis pro Equis
Kommwiedertee Herba Veronicae · Veronicae herba
Komödiantenplaster Emplastrum Lithargyri compositum
Kondlkraut Herba Serpylli · Serpylli herba
Kondorliane Marsdenia condurango
Konducteurpulver, Graues Pulvis pro Equis
Kondurangorinde Condurango cortex
Konfektionspulver Pulvis Magnesiae cum Rheo
Königin der Nacht Selenicereus grandiflorus
Königin der Nacht (Hom.) Cactus, Selenicereus grandiflorus, Cactus grandiflorus
Königin der Wiese Flores Ulmariae · Spiraeae flos
Königinholz Lignum Campechianum
Königinkraut Folia Nicotianae · Nicotianae folium
Königinnenwasser Acidum hydrochloricum 3 + Acidum nitricum 1
Königliches Windwasser Aqua aromatica rubra
Königsbisam Ocimum basilicum
Königsblau Cobaltum silicicum kalinum (Smalte)
Königsblumen Flores Paeoniae · Paeoniae flos · Flores Verbasci · Verbasci flos
Königsbrusttropfen Elixir e Succo Liquiritiae
Königschinarinde Cortex Chinae calisayae (Calisaya-Chinarinde)
Königseerpflaster Emplastrum fuscum camphoratum
Königseersalbe Emplastrum fuscum camphoratum
Königsfarnkraut Herba Lunae (Osmunda regalis)

Königsfliegenpilz Amanita umbria (giftig!)
Königsgelb Arsenicum citrinum nativum
Königskerze, Großblumige Verbascum densiflorum
Königskerzenblüten Flores Verbasci · Verbasci flos
Königskerzenbutter Unguentum flavum
Königskerzenöl Oleum Arachidis · Arachidis oleum · Oleum Chamomillae infusum · Matricariae oleum · Oleum Papaveris · Oleum Sesami · Sesami oleum (raffinatum)
Königskerzensaft Sirupus Althaeae · Althaeae sirupus
Königskerzensalbe Unguentum flavum
Königskerzenwurzel Radix Angelicae · Angelicae radix
Königskorn Fructus Phellandri · Phellandri fructus
Königskraut Herba Agrimoniae · Agrimoniae herba · Herba Basilici · Basilici herba · Ocimum basilicum
Königskümmel Fructus Ajowan
Königslaufwasser Aqua vulneraria spirituosa
Königsnelken Anthophylli
Königspflaster Ceratum Resinae Pini
Königspillen Pilulae laxanies
Königsrauch Pulvis fumalis
Königsräucherpulver Pulvis fumalis
Königsriedertee Stipites Dulcamarae · Dulcamarae stipes
Königsrinde Cortex Chinae regiae
Königsrosen Flores Paeoniae · Paeoniae flos
Königsrückels Pulvis fumalis
Königssalbe Unguentum basilicum flavum
Königssalbe, Braune Unguentum basilicum fuscum
Königssalbe, Harte Unguentum Hydrargyri citrinum
Königssalbe, Schwarze Unguentum basilicum fuscum
Königssalbei Folia Salviae · Salviae folium
Königstee Species laxantes St. Germain
Königstropfen Elixir e Succo Liquiritiae · Tinctura regia
Königswasser Aqua regia (Acidum hydrochloricum 3 + Acidum nitricum 1)
Königsweiß Bismutum subnitricum
Königswurzel Radix Imperatoriae · Imperatoriae rhizoma · Radix Pyrethri · Pyrethri radix
Königszepter Bulbus Asphodeli · Asphodeli albi radix
Konijuenblad Herba Plantaginis · Plantaginis herba
Konjater Fructus Coriandri · Coriandri fructus
Konkl Colchicum autumnale
Konkordienpflaster Emplastrum consolidans
Konnesblume Arnica montana
Konotengaswurzel Graminis rhizoma
Konradbalsam Balsam Locatelli · Spiritus Lavendulae compositus
Konradmehl Zincum sulfuricum pulvis
Konradsalbe Unguentum calaminare
Konradskraut Herba Hyperici · Hyperici herba
Konradspillen Pilulae laxantes
Konradspulver Pulvis pro Equis
Konsenztropfen Tinctura amara · Tinctura Castorei
Konservensalz Kalium nitricum
Konsorten, Gepulvert Resina Draconis (Bolus rubra) pulvis
Konsumentensalbe Unguentum consumens
Kontentmehl Pulvis Cacao compositus
Konventionspulver Pulvis pro Equis
Kooken = Kuchen
Kool = Kohle
Koornheul Flores Rhoeados · Papaveris rhoeados flos
Koornros Flores Rhoeados · Papaveris rhoeados flos
Koortsbast Cortex Chinae · Cinchonae cortex
Koortsbitter Tinctura Aloes composita · Aloes tinctura composita
Koortsboombladen Folia Eucalypti · Sassafras lignum
Koortskruiden Folia Trifolii fibrini · Menyanthidis trifoliatae folium · Species amarae
Koortspillen Pilulae Chinini sulfurici
Koortspoeder Chininum sulfuricum
Kopahubalsam Balsamum Copaivae
Kopaiva-Balsam Copaivae balsamum

Kopalpillen Capsulae Balsami Copaivae
Kopekenpulver Cubebae pulvis
Köpernickel Radix Meu · Radix Mei · Mei athamantici radix
Koperrot Zincum sulfuricum (für die Augen)
Kopersamen Fructus Anethi · Anethi fructus
Koperwasser Aqua Anethi · Aqua carminativa · Zincum sulfuricum solutum 0,25% (für die Augen)
Kopfbeere Cephaelis ipecacuanha
Köpfeltee Herba Prunellae · Prunellae herba
Kopfessig Acetum Sabadillae
Kopfflußpflaster Emplastrum Cantharidum perpetuum
Kopfgamander Teucrium polium
Kopfklee Flores Trifolii albi
Kopfkubeben Fructus Cubebae · Cubebae fructus
Kopflaxier Infusum Sennae compositum
Köpflisalat Flores Lactucae
Kopfobenkopfunten Herba Gratiolae · Gratiolae herba
Kopfpeinsaft Electuarium Sennae
Kopfpillen Pilulae laxantes
Kopfsaft Electuarium Sennae
Kopfsalbe Unguentum Hydrargyri cinereum dilutum
Kopfspiritus Spiritus Saponis kalini · Spiritus Vini gallici
Kopfspiritus zum Riechen Liquor Ammonii caustici
Kopftüchelstupp Tragacantha pulvis
Kopfwasser Spiritus aromaticus
Kopfwehblümli Herba Geranii
Kopfwehessig Acetum aromaticum
Kopfwehkraut Anagallis arvensis
Kopfwehnägala Herba Pulmonariae · Pulmonariae herba
Kopfwehpulver Phenyldimethylpyrazolon cum Coffeino citrico
Kopisaft und -mus Electuarium Sennae
Koppenschmalz Adeps suillus
Kopper = Kupfer
Köppernickel Meum athamanticum

Kopperoh, Witt Zincum sulfuricum
Kopperwater Acidum sulfuricum dilutum · Cuprum sulfuricum · Ferrum sulfuricum crudum
Kopperwitt Zincum sulfuricum
Köppingbalsam Tinctura Benzoes composita
Koppisaft Electuarium Sennae
Koppöl Oleum Olivarum · Olivae oleum virginale
Kopraöl Oleum Cocos · Cocos oleum
Korabsalbe Unguentum contra Pediculos
Korallen, Schwarze Semen Paeoniae · Paeoniae semen
Korallenbalsam Tinctura Benzoes composita
Korallenblümchen Herba Anagallidis · Anagallidis herba
Korallenessenztropfen Tinctura Succini
Korallenflechte Carrageen · Lichen islandicus
Korallenöl Oleum Hyperici · Hyperici oleum
Korallenpulver, Rotes Pulvis antiepilepticus ruber
Korallenpulver, Weißes Conchae praeparatae
Korallensaft Sirupus Coccionellae · Sirupus Rubi fruticosi · Rubi fruticosi sirupus
Korallensamen Semen Paeoniae · Paeoniae semen
Korallentee Carrageen
Korallentinktur Tinctura aromatica · Tinctura Lignorum
Korallentropfen Tinctura aromatica · Tinctura Lignorum
Korallenwurz Radix Asparagi · Asparagi rhizoma · Asparagi radix · Rhizoma Polypodii · Polypodii rhizoma
Koralliches Pulver Pulvis Liquiritiae compositus · Liquiritiae pulvis compositus
Korantiwurzel Radix Tormentillae · Tormentillae rhizoma
Korastanienblütenspiritus Spiritus Vini gallici
Körbchenwurzel Radix Bardanae · Bardanae radix
Korbe Fructus Carvi · Carvi fructus
Korbelkraut Herba Cerefolii

Körbelkraut Herba Cerefolii · Herba Millefolii · Millefolii herba · Herba Oreoselini
Körbelsalbe Unguentum laurinum · Unguentum Majoranae · Majoranae unguentum
Korbender Herba Cardui benedicti · Cnici benedicti herba
Körblikraut Herba Cerefolii
Kordabenedikt Herba Cardui benedicti · Cnici benedicti herba
Kordofan-Gummi Acaciae gummi (Arabisches Gummi)
Körfgeswurzel Radix Bryoniae · Bryoniae radix
Koriander Coriandrum sativum · Fructus Coriandri · Coriandri fructus
Koriander, Schwarzer Semen Nigellae · Nigellae semen
Korianderöl Coriandri aetheroleum
Korinthen Passulae minores
Korinthensaft Sirupus Liquiritiae · Sirupus Mannae
Korkrüster Cortex Ulmi · Ulmi cortex
Körlkraut Radix Taraxaci cum Herba · Taraxaci radix cum herba
Korn, Türkisches Zea mays
Kornbenedikte Herba Cardui benedicti · Cnici benedicti herba
Kornblumen Flores Cyani · Cyani flos · Flores Rhoeados · Papaveris rhoeados flos
Kornblumenblüten Cyani flos
Kornblumenblüten mit Kelch Cyani flos cum calice
Kornblumenblüten ohne Kelch Cyani flos sine calice
Kornblumensaft Sirupus Rhoeados
Kornblumenwasser Aqua Rosae · Rosae aqua
Kornbranntwein Spiritus Frumenti
Körnchentee Semen Cynosbati · Cynosbati semen · Rosae fructus
Korneb Fructus Ceratoniae · Ceratoniae fructus
Kornelius-Haupttropfen Aqua Rosae boraxata
Kornelius-Wasser Aqua Rosae boraxata
Kornelkirschen Fructus Corni · Corni fructus · Fructus Jujubae
Kornelle Flores Chamomillae romanae · Chamomillae romanae flos

Kornelrinde Cortex Corni
Körnerlack Lacca in granis
Körnertee Semen Cynosbati · Cynosbati semen · Rosae fructus
Kornessenz Tinctura anticholerica
Kornflockenblumen Flores Cyani · Cyani flos
Kornfresser Centaurea cyanus
Korngift Herba Lithospermi
Kornheide Herba Ericae · Callunae herba
Kornhelcheskörner Fructus Cocculi
Kornkampfertropfen Tinctura anticholerica
Körnlestee Semen Cynosbati · Cynosbati semen · Rosae fructus
Kornlichtnägeli Herba Githaginis
Kornluege Herba Galeopsidis · Galeopsidis herba
Kornminze Herba Calaminthae · Calaminthae herba
Kornmohn Flores Rhoeados · Papaveris rhoeados flos
Kornmutter Secale cornutum
Kornnägeli Flores Cyani · Cyani flos · Herba Githaginis
Kornnelken Flores Cyani · Cyani flos
Kornpiepen Equisetum fluviatile
Kornrade Agrostemma githago
Kornröschen Herba Githaginis
Kornsalbe Unguentum Populi · Populi unguentum
Korntropfen Tinctura anticholerica
Kornvater Secale cornutum
Kornwinde Convolvulus arvensis
Kornwindenblüte Flores Convolvuli · Convolvuli flos
Kornwut Herba Galeopsidis · Galeopsidis herba
Kornzapfen Secale cornutum
Korpendik Herba Cardui benedicti · Cnici benedicti herba
Körpergeist Opodeldoc
Körperöl Opodeldoc
Korrigeen Carrageen
Korsika-Moos Helminthochorton
Körtbeendickt Herba Cardui benedicti · Cnici benedicti herba
Kosakenpulver Pulvis contra Insecta
Koschenilge Coccionella

Koschmes Herba Serpylli · Serpylli herba
Koschtez (Kleiner) Herba Serpylli · Serpylli herba
Kosin Koussinum
Kosmoline Vaselinum flavum
Kosobaum Hagenia abyssinica
Kosoblüten Koso flos
Kossinenkraut Folia Ilicis · Ilicis aquifolii folium
Kost Herba Serpylli · Serpylli herba
Köstblume Radix Taraxaci cum Herba · Taraxaci radix cum herba
Kostenbalsam Herba Agerati
Kostenzkraut Herba Origani · Origani herba · Herba Serpylli · Serpylli herba
Kostez (Kleiner) Herba Serpylli · Serpylli herba
Kostfinell Coccionella
Kostusrinde Cortex Canellae albae
Kostwurzel Radix Costae
Kotewurz Radix Consolidae · Symphyti radix
Kowandenöl Oleum Amygdalarum · Amygdalae oleum virginum
Kraampillen Pilulae laxantes
Kraamvrouwenolie Oleum Ricini · Ricini oleum virginale
Kraansogen Semen Strychni · Strychni semen
Krabele die Wänd' hinauf Liquor Ammonii caustici
Krabellen Herba Chaerophylli
Krabethbeeren Fructus Juniperi · Juniperi pseudo-fructus
Krachenauge = Hühnerauge
Krackbeeren Fructus Myrtilli · Myrtilli fructus
Kraftblumen Flores Primulae · Primulae flos (cum oder sine calycibus)
Kraftblumen, Neumanns Flores Verbasci · Verbasci flos
Kraftkraut Herba Tanaceti · Tanaceti herba
Kraftkräuter Species aromaticae
Kraftküchele Rotulae Menthae piperitae
Kraftmehl Amylum Marantae
Kraftrose Flores Arnicae · Arnicae flos · Arnica montana
Kraftspiritus Spiritus saponato-camphoratus
Krafttropfen Spiritus aethereus
Kraftwurz(el) Radix Arnicae · Arnicae radix · Radix Carlinae · Carlinae radix · Radix Ginseng · Ginseng radix · Radix Taraxaci · Taraxaci radix
Kraftzetterln Cachou
Kraftzuckerle Rotulae Menthae piperitae
Kragengnebcher Chamaemelum nobile
Krähenauge = Hühnerauge
Krähenaugen Semen Strychni · Strychni semen
Krähenbeere, Schwarze Empetrum nigrum
Krähenbeeren Fructus Oxycocci · Empetrum-nigrum-Früchte
Krähendorn Ononis spinosa
Kräheneier Semen Strychni · Strychni semen
Krähenfuß Herba Lycopodii · Lycopodii herba
Krähenkrallen Secale cornutum
Krähenpulver Pulvis contra Pediculos
Krähensaat Kreosotum
Krähenwurzel Radix Pyrethri · Pyrethri radix
Krähgeist Spiritus Sinapis · Allylis isothiocyanatis solutio spirituosa
Krähn Radix Armoraciae · Armoraciae radix
Krahnhaxen Herba Lycopodii · Lycopodii herba
Krahstupp Lycopodium
Kraidemus Succus Sambuci
Kraigensluder Viscum album
Kraihenkrallen Secale cornutum
Krallengras Rhizoma Graminis · Graminis rhizoma
Krallenkraut Malva sylvestris
Krallenmehl Conchae praeparatae · Lycopodium
Krallenpulver Lycopodium
Kramatsbeeren Fructus Juniperi · Juniperi pseudo-fructus
Kramberbeeren Fructus Juniperi · Juniperi pseudo-fructus
Krambit Juniperus communis

Krambohl Aqua phenolata (carbolisata)
Kramelbeeren Fructus Juniperi · Juniperi pseudo-fructus
Krämerkümmel Fructus Carvi · Carvi fructus · Fructus Cumini · Cumini fructus
Krämerlaus Fructus Cumini · Cumini fructus
Kramernaqeln Flores Caryophylli · Caryophylli flos
Krämernelken Flores Caryophylli · Caryophylli flos
Kramkümmel Fructus Carvi · Carvi fructus · Fructus Cumini · Cumini fructus
Krammetsbeeren Fructus Juniperi · Juniperi pseudo-fructus
Kramofbeeren Fructus Juniperi · Juniperi pseudo-fructus
Krampdestomak Pulvis Magnesiae cum Rheo
Kramperltee Herba Cardui benedicti · Cnici benedicti herba · Lichen islandicus
Krampfadersalbe Unguentum Hamamelidis · Hamamelidis unguentum
Krampfadertropfen Tinctura aromatica acida
Krampfapfel Fructus Colocynthidis · Colocynthidis fructus
Krampfblumen Flores Ulmariae · Spiraeae flos
Krampfchrut Herba Lycopodii · Lycopodii herba
Krampfessenz Tinctura apoplectica rubra · Tinctura Valerianae · Valerianae tinctura · Tinctura Valerianae aetherea · Valerianae tinctura aetherea
Krampfkolketropfen Tinctura carminativa
Krampfkörner Fructus Cubebae · Cubebae fructus
Krampfkraut Herba Anserinae · Potentilla anserina · Anserinae herba · Herba Ulmariae · Ulmariae herba
Krampfküchein Rotulae Menthae piperitae
Krampfliniment Linimentum antispasticum
Krampfmalzentropfen Tinctura apoplectica rubra · Tinctura Valerianae aetherea · Valerianae tinctura aetherea
Krampföl Oleum camphoratum

Krampfperlen Semen Paeoniae · Paeoniae semen
Krampfpflaster Emplastrum antispasmodicum
Krampfpillen Pilulae laxantes
Krampfpulver Pulvis epilepticus Marchionis · Pulvis Magnesiae cum Rheo · Pulvis temperans
Krampfsaft Sirupus Valerianae
Krampfsalbe Unguentum flavum · Unguentum nervinum · Unguentum Rosmarini compositum · Rosmarini unguentum compositum
Krampfsalz Kalium bromatum
Krampfspiritus Spiritus Melissae compositus · Melissae spiritus compositus · Spiritus Sinapis · Allylis isothiocyanatis solutio spirituosa
Krampftee Radix Valerianae · Valerianae radix · Species aromaticae · Species nervinae
Krampftropfen, Aromatische Spiritus Melissae compositus · Melissae spiritus compositus
Krampftropfen, Braune Tinctura Valerianae · Valerianae tinctura
Krampftropfen, Gelbe Tinctura Valerianae aetherea · Valerianae tinctura aetherea
Krampftropfen, Rote Tinctura apoplectica rubra · Tinctura Valerianae · Valerianae tinctura · Tinctura Valerianae aetherea · Valerianae tinctura aetherea
Krampftropfen, Schwarze Tinctura Valerianae ammoniata
Krampftropfen, Weiße Aqua Valerianae · Spiritus aethereus
Krampfwurzel Radix Valerianae · Valerianae radix
Kranaugen Fructus Myrtilli · Myrtilli fructus
Kranawettholz Lignum Juniperi · Juniperi lignum
Kranawit Lignum Juniperi · Juniperi lignum
Kranawitt Juniperus communis
Kranbeeren Fructus Vitis idaeae · Vitis idaeae fructus
Kraneicheltee Viscum album
Kranewettsalbe Unguentum Juniperi

Kranewittbeeren Fructus Juniperi · Juniperi pseudo-fructus
Kranewittlatwerge Succus Juniperi inspissatus
Kranewittöl Oleum Juniperi Ligni · Juniperi ligni aetheroleum
Kranewittsalbe Succus Juniperi inspissatus
Kranewittsalze Succus Juniperi
Kranewittsülzen Succus Juniperi · Succus Juniperi inspissatus
Kranewittwasser Aqua Juniperi
Kranholz Lignum Juniperi · Juniperi lignum
Kranichbeeren Fructus Oxycocci · Empetrum-nigrum-Früchte
Kranichhals Herba Geranii
Kranichschnabel Herba Geranii
Kranikel Herba Saniculae · Saniculae herba
Kränkessig Acetum aromaticum
Kranötbeeren Fructus Juniperi · Juniperi pseudo-fructus
Kransbeeren Fructus Vitis idaeae · Vitis idaeae fructus
Kransje Flores Bellidis · Bellidis flos
Krantwettbeere Fructus Juniperi · Juniperi pseudo-fructus
Kranwide Juniperus communis
Kranwurz Radix Pyrethri · Pyrethri radix
Kranzblumen Flores Arnicae · Arnicae flos
Kranzblumenkraut Herba Polygalae · Polygalae amarae herba
Kranze Herba Ledi palustris · Ledi palustris herba
Kränzel Herba Millefolii · Millefolii herba · Herba Serpylli · Serpylli herba
Kranzelkraut Herba Serpylli · Serpylli herba
Kranzkraut Rosmarinus officinalis
Krapfenbörnli Fructus Coriandri · Coriandri fructus
Krapfenkörner Fructus Coriandri · Coriandri fructus
Krapp Radix Rubiae tinctorum · Rubiae tinctorum radix
Krapprot Alizarinum
Krappwurzel Radix Rubiae tinctorum · Rubiae tinctorum radix
Krätzbalsam Balsamum peruvianum
Kratzbeeren Fructus Rubi fruticosi · Rubi fruticosi fructus
Krätzbeeren Fructus Rhamni
Kratzbeerlaub Herba Rubi fruticosi · Rubi fruticosi herba
Kratzbeersaft Sirupus Mororum · Sirupus Rubi fruticosi · Rubi fruticosi sirupus
Kratzbeerwurzel Radix Bardanae · Bardanae radix
Kratzbohne Fructus Stizolobii
Krätzeblumen Herba Taraxaci · Taraxaci herba · Taraxaci folium
Kratzelbeeren Fructus Rubi fruticosi · Rubi fruticosi fructus
Kratzengen Herba Centaurii · Centaurii herba
Krätzesalbe Unguentum contra Scabiem
Krätzheilkraut Herba Fumariae · Fumariae herba
Kratzkraut Datura stramonium
Krätzkraut Herba Chelidonii · Chelidonii herba · Herba Fumariae · Fumariae herba
Krätzrinde Cortex Frangulae · Frangulae cortex
Krätzsalbe Unguentum contra Scabiem
Krätzsalbe, Englische Unguentum Hellebori compositum · Unguentum sulfuratum compositum
Krätzsalbe, Französische Unguentum Hydrargyri album dilutum
Krätzsalbe, Gelbe Unguentum Hydrargyri citrinum · Unguentum sulfuratum compositum
Krätzsalbe, Graue Unguentum Hellebori compositum
Krätzsalbe, Rote Unguentum Hydrargyri rubrum dilutum
Krätzsalbe, Weiße Unguentum Hydrargyri album dilutum
Krätzseife Sapo kalinus
Krätztafeln Unguentum Hydrargyri citrinum
Krätztee Species amarae · Species laxantes
Krätzwasser Aqua phagedaenica · Solutio Zinci sulfurici
Krätzwurzel Radix Hellebori
Krausbalsamblätter Folia Menthae crispae · Menthae crispae folium

Krausbeerblätter Herba Vitis idaeae · Vitis idaeae herba (folium)
Krausdistel Radix Eryngii · Eryngii radix
Krauseblumen Flores Spartii · Cytisi scoparii flos
Krausebutter Unguentum flavum
Krausekraut Herba Verbenae · Verbenae herba
Kräuselbeeren Fructus Sambuci · Sambuci fructus
Kräuselmoos Carrageen
Krauseminzbalsam Balsamum Nucistae
Krauseminzblätter Menthae crispae folium
Krauseminzbranntwein Spiritus Menthae crispae · Menthae crispae spiritus
Krauseminze Folia Menthae crispae · Menthae crispae folium · Mentha spicata
Krauseminzöl Menthae crispae aetheroleum
Krauseminzöl, Grünes Oleum viride cum Oleo Menthae crispae
Krauseminzwasser Menthae crispae aqua
Krausepappel Folia Malvae · Malvae folium
Krausertang Carrageen
Kräusesamen Semen Staphisagriae · Delphinii staphisagriae semen
Krausewurzel Radix Eryngii · Eryngii radix
Kraut der alten Könige Flores Nicotianae · Nicotianae flos
Kraut des heiligen Kreuzes Folia Nicotianae · Nicotianae folium
Kräutchen durch den Zaun Herba Hederae terrestris · Glechomae hederaceae herba
Kräutelsamen Fructus Petroselini · Petroselini fructus
Kräuter Species amarae
Kräuter fürs Fleisch Herba Basilici, Majoranae, Thymi āā
Kräuter zum Gurgeln Species ad Gargarisma
Kräuter, Aromatische Species aromaticae
Kräuter, Erweichende Species emollientes
Kräuter, Liebers Herba Galeopsidis · Galeopsidis herba
Kräuterbalsam Aqua aromatica · Mixtura oleoso-balsamica
Kräuteressig Acetum aromaticum
Kräutergeist Spiritus Melissae compositus · Melissae spiritus compositus
Kräuterholder Sambucus Ebulus
Kräutermagentee Herba Centaurii, Absinthii, Cardui benedicti āā
Kräutermehl Species ad Cataplasma
Kräuteröl Oleum Hyoscyami · Hyoscyami oleum · Oleum viride
Kräuterpflaster Emplastrum Melilotii
Kräuterpillen Pilulae laxantes
Kräuterpulver für Menschen Pulvis Liquiritiae compositus · Liquiritiae pulvis compositus
Kräuterpulver fürs Vieh Pulvis Herbarum
Kräutersaft, Steirischer Sirupus Liquiritiae · Sirupus Rhoeados
Kräutersalbe Unguentum nervinum · Unguentum Populi · Petroselini fructus · Unguentum Rosmarini compositum · Rosmarini unguentum compositum
Kräuterschnupftabak Pulvis sternutatorius viridis
Kräuterspiritus Spiritus Angelicae compositus · Angelicae spiritus compositus
Kräutertabak Pulvis sternutatorius viridis
Kräutertee Herba Galeopsidis · Galeopsidis herba
Kräutertropfen Tinctura aromatica acida
Kräuterumschlag Species aromaticae
Kräuterwurzel Radix Petroselini · Petroselini radix
Kräuterzucker Pasta Liquiritiae
Krauwiolbeeren Fructus Juniperi · Juniperi pseudo-fructus
Krawattensalbe Unguentum Hydrargyri therebintinatum
Kräwet Lapides Cancrorum
Kräwsteen Lapides Cancrorum
Krebellenkraut Herba Chaerophylli
Kreblikraut Herba Chaerophylli
Krebsaugen Lapides Cancrorum
Krebsaugenpulver Conchae praeparatae
Krebsblut Unguentum potabile rubrum
Krebsblutwurzel Radix Alcannae · Alkannae radix
Krebsbutter Unguentum Hydrargyri rubrum dilutum · Unguentum ophthalmicum rubrum · Unguentum potabile rubrum
Krebsdistel Onopordum acanthium
Krebselkraut Herba Millefolii · Millefolii

herba
Krebskrautwurz Radix Cichorii · Cichorii radix
Krebssalbe Unguentum ophthalmicum compositum · Unguentum potabile rubrum
Krebssteine Lapides Cancrorum
Krebswurz Radix Imperatoriae · Imperatoriae rhizoma · Rhizoma Bistortae · Bistortae rhizoma · Rhizoma Curcumae longae · Curcumae longae rhizoma
Krebswurzelpulver Conchae praeparatae
Kreditpflaster Emplastrum oxycroceum
Krefelder Pillen Pilulae Blaudii
Krehmestaub Lycopodium
Kreichdornbeere Fructus Rhamni
Kreide Calcium carbonicum nativum
Kreide, Grüne Viride montanum
Kreide, Rote Lapis ruber fabrilis
Kreide, Spanische Talcum
Kreidenelken Flores Caryophylli · Caryophylli flos
Kreidepflaster Emplastrum Cerussae
Kreienfoot Anemone nemorosa
Kreienkorn Secale cornutum
Kreienroggen Secale cornutum
Kreienspier Secale cornutum
Kreindorn Ononis spinosa
Kreiselmoos Carrageen
Kreisendes Wundkraut Herba Nummulariae · Lysimachiae herba
Kremcölest Unguentum leniens
Kremortartari Tartarus depuratus
Krempelkraut Herba Geranii
Kremperkräuter Species amarae
Kremperöl Oleum Rosmarini compositum · Rosmarini aetheroleum compositum
Kremser Tubera Allii · Allii sativi bulbus
Kremserweiß Cerussa
Kren Radix Armoraciae · Armoraciae radix · Armoracia rusticana
Krengeist Spiritus Sinapis · Allylis isothiocyanatis solutio spirituosa
Krenpflaster Charta sinapisata
Krenschmiere Senfölvaseline 1%
Krensingtee Herba Millefolii · Millefolii herba
Krentropfen Spiritus Sinapis · Allylis isothiocyanatis solutio spirituosa
Krenze Herba Ledi · Ledi palustris herba
Kreosotstrauch Larrea divaricata
Kreppul Spiritus aethereus
Kresse, Indische Herba Nasturtii · Nasturtii indici herba · Nasturtium indicum
Kresse, Weiße Herba Nasturtii · Nasturtii herba
Kressech Herba Cochleariae · Cochleariae herba
Kressechsaft Spiritus Cochleariae
Kressenkraut Herba Nasturtii · Nasturtii herba
Kressenöl Oleum Ricini · Ricini oleum virginale · Oleum Sinapis dilutum · Unguentum Populi · Populi unguentum
Kressensaft Spiritus Cochleariae
Kreterdost Herba Origani cretici · Origani cretici herba
Kretzenkraut Anthyllis vulneraria
Kreupelgras Herba Polygoni avicularis · Polygoni avicularis herba
Kreuzanis Fructus Anisi stellati · Anisi stellati fructus · Fructus Rhamni catharticae · Rhamni cathartici fructus
Kreuzband Emplastrum ad Rupturas
Kreuzbaum Ricinus communis
Kreuzbaumöl Oleum Ricini · Ricini oleum virginale
Kreuzbeeren Fructus Rhamni catharticae · Rhamni cathartici fructus
Kreuzbeerlatwerge Succus Rhamni catharticae
Kreuzbeerrinde Cortex Frangulae · Frangulae cortex
Kreuzbeersaft Sirupus Rhamni catharticae
Kreuzbitterkraut Herba Polygalae · Polygalae amarae herba
Kreuzblume, Bittere Polygala amara
Kreuzblumenganzpflanze, Bittere Polygalae amarae herba cum radice
Kreuzblumenkraut Herba Polygalae · Polygalae amarae herba · Polygalae vulgaris herba
Kreuzblumenkraut, Bitteres Polygalae amarae herba
Kreuzblumenwurzel Radix Aristolochiae · Aristolochiae radix

Kreuzblut Christi Herba Hyperici · Hyperici herba
Kreuzburger Salz Magnesium sulfuricum
Kreuzdistel Herba Cardui benedicti · Cnici benedicti herba · Herba Galeopsidis · Galeopsidis herba
Kreuzdorn Rhamnus catharticus
Kreuzdornbeeren Fructus Rhamni · Rhamni cathartici fructus
Kreuzdornrinde Cortex Frangulae · Frangulae cortex
Kreuzdornsaft Sirupus Rhamni catharticae
Kreuzdornspiritus Spiritus Angelicae compositus · Angelicae spiritus compositus
Kreuzdorntee Herba Hederae · Glechomae hederaceae herba
Kreuzdornwurzel Radix Ononidis · Ononidis radix
Kreuzenzian Radix Gentianae · Gentianae radix
Kreuzerpillen Pilulae laxantes
Kreuzgift Zincum sulfuricum
Kreuzholz Herba Cardui benedicti · Cnici benedicti herba · Viscum album
Kreuzholz, Heiliges Lignum Guajaci · Guaiaci lignum
Kreuzkörner Semen Nigellae · Nigellae semen
Kreuzkraut Herba Polygalae · Herba Senecionis · Senecionis herba · Polygalae amarae herba
Kreuzkrautöl Oleum Hyperici · Hyperici oleum
Kreuzkümmel Semen Nigellae · Nigellae semen
Kreuzminze Folia Menthae crispae · Menthae crispae folium
Kreuzöl Oleum Petrae rubrum
Kreuzpflaster Emplastrum Capsici extensum · Emplastrum oxycroceum
Kreuzpillen Pilulae laxantes
Kreuzraute Herba Rutae · Rutae herba
Kreuzrinde Cortex Frangulae · Frangulae cortex
Kreuzsalbei Folia Salviae · Salviae folium
Kreuzspinne (Hom.) Aranea diadema
Kreuzspinne, Garten- Araneus diadematus
Kreuztee Cortex Frangulae · Frangulae cortex
Kreuztee, Spanischer Herba Galeopsidis · Galeopsidis herba · Species pectorales
Kreuztropfen Tinctura amara et Tinctura Valerianae aetherea $\overline{aa}$
Kreuzwurmkraut Polygalae amarae herba
Kreuzwurz Herba Polygalae · Polygala amara · Radix Gentianae · Gentianae radix · Radix Ononidis · Ononidis radix · Rhizoma Graminis · Graminis rhizoma
Kreuzwurzkraut Polygalae amarae herba
Kreuzzugpflaster Emplastrum oxycroceum
Kribbelkrabbel Boletus cervinus
Kridemehl Creta laevigata
Kriebelkorn Secale cornutum
Kriechenbaumblüte Flores Acaciae · Pruni spinosae flos
Kriechweizen Rhizoma Graminis · Elymus repens · früher Agropyron repens
Kriechweizenwurzel Graminis rhizoma
Kriegshabererbalsam Tinctura Aloes composita · Aloes tinctura composita
Kriegskraut Herba Conyzae
Krieken over zee Fructus Alkekengi
Kriespelkraut Herba Bursae Pastoris · Bursae pastoris herba
Kriminalsalbe Unguentum Hydrargyri oxydati rubrum
Krimmsalbe Unguentum contra Scabiem
Krimmsalbe, Graue Unguentum sulfuratum compositum
Krimmsalbe, Weiße Unguentum Hydrargyri album dilutum
Krimpöl Oleum Chamomillae infusum · Matricariae oleum · Oleum Olivarum viride
Krimpsalbe Unguentum flavum
Kripfblumen Flores Carthami · Carthami flos
Krispelkraut Herba Bursae Pastoris · Bursae pastoris herba
Krissie Succus Liquiritiae · Liquiritiae succus
Kristallpillen Pilulae Ferri carbonici Argento obductae
Kristallwasser Liquor Ammonii caustici

Kritschelwasser Aqua destillata
Kritzelbeersaft Sirupus Rhamni catharticae
Kritzensaft Succus Liquiritiae · Liquiritiae succus
Kroatisches Pflaster Emplastrum Drouoti
Krodelkraut Herba Serpylli · Serpylli herba
Krohsaugen Semen Nigellae · Nigellae semen
Krokodilfett Adeps suillus
Krokodillensaat Pulvis contra Pediculos
Krokodilltropfen Tinctura Chinioidini
Krokus Crocus sativus
Krommerbeer Fructus Juniperi · Juniperi pseudo-fructus
Kronabet Juniperus communis
Kronawettbeeren Fructus Juniperi · Juniperi pseudo-fructus
Kronawettsulz Succus Juniperi inspissatus
Kronawött Juniperus communis
Kronelkraut Herba Serpylli · Serpylli herba
Kronenaugen Semen Strychni · Strychni semen
Kronenessenz Elixir Proprietatis · Tinctura aromatica · Tinctura Benzoes composita
Kronengeist Tinctura Aloes composita · Aloes tinctura composita
Kronengelb Plumbum chromicum
Kronenkümmel Fructus Cumini · Cumini fructus
Kronenöl Oleum Juniperi Ligni · Juniperi ligni aetheroleum
Kronenpech Resina Pini
Kronenpflaster Ceratum Resinae Pini
Kronensalbe Unguentum flavum
Kronensäure Acidum nitricum (zum Ätzen der Hufe)
Kronewittbeeren Fructus Juniperi · Juniperi pseudo-fructus
Kronlkraut Herba Serpylli · Serpylli herba
Kronprinzpflaster Emplastrum Lithargyri compositum
Kronsbeere Vaccinium vitis-idaea
Kronsbeeren Fructus Vitis idaeae · Vitis idaeae fructus
Krontropfen Elixir Proprietatis · Tinctura aromatica · Tinctura Benzoes composita
Krönungstropfen Mixtura oleoso-balsamica

Kronwicke Coronilla varia
Kroon van Indië Unguentum terebinthinatum
Kroopflaster Emplastrum oxycroceum
Krop van aals Herba Absinthii · Absinthii herba
Kropfgeist Spiritus Kalii jodati
Kropfkohle Carbo Spongiae
Kropfpulver Carbo Spongiae · Pulvis strumalis
Kropfpulver fürs Vieh Pulvis pro Equis
Kropfsalbe Unguentum Kalii jodati
Kropfschwamm Spongiae
Kropfschwamm, Gebrannt Pulvis strumalis · Spongiae tostae
Kropfschwammkohle Carbo Spongiae
Kropfspiritus Mixtura oleoso-Balsamica · Spiritus saponatus jodatus
Kropfstein Lapis Spongiae
Kropftropfen Tinctura strumalis · Tinctura Valerianae aetherea · Valerianae tinctura aetherea
Kropfwasser Spiritus saponatus jodatus
Kropfwurzel Rhizoma Polypodii · Polypodii rhizoma
Kröscheltee Herba Bursae Pastoris · Bursae pastoris herba
Kroslesaft Sirupus Ribium
Krotenbeeren Fructus Frangulae
Krotenbeerrinde Cortex Frangulae · Frangulae cortex
Krotenblumenkraut Herba Taraxaci · Taraxaci herba · Taraxaci folium
Krotenbösche Folia Taraxaci · Taraxaci folium
Krötenflachs Herba Linariae · Linariae vulgris herba
Krötengras Herba Herniariae · Herniariae herba
Krötenkraut Herba Senecionis · Senecionis herba
Krötenlöffeltee Herba Taraxaci · Taraxaci herba · Taraxaci folium
Krötenmelde Folia Stramonii · Stramonii folium
Krötenöl Linimentum ammoniato-camphoratum

Krötenpeterlein Aethusa Cynapium
Krötenpetersilie Herba Conii · Conii herba
Krötenpulver Sanguis Hirci
Krötenschwamm = Pantherpilz · Amanita pantherina
Krötenwurzel Radix Taraxaci · Taraxaci radix
Krotonöl Crotonis oleum
Krottenflachs Herba Linariae · Linariae vulgris herba
Krottenkraut Herba Chenopodii · Chenopodii (ambrosioidis) herba
Krottenpeterlein Conium maculatum
Krottenstengel Radix Lapathi
Krowittbeeren Fructus Juniperi · Juniperi pseudo-fructus
Krugbohnen Fructus Phaseoli · Phaseoli fructus
Krügeröl Oleum Terebinthinae, Oleum Lini, Spiritus camphoratus āā
Kruinoot Semen Myristicae · Myristicae semen
Kruisbloem Herba Polygalae amarae · Polygalae amarae herba
Kruiskruid Herba Polygalae amarae · Polygalae amarae herba
Krullfarnkraut Herba Adianti · Herba Capilli Veneris · Capilli Veneris herba
Krullpuppenspönpflaster Emplastrum ad Rupturas · Emplastrum Hamburgense · Emplastrum sticticum
Krullsuckschwede Emplastrum sticticum Hamburgense
Kruluppenpflaster Emplastrum ad Rupturas
Krumingsöl Oleum nervinum
Krummbeere Solanum tuberosum
Krummholz Juniperus communis
Krummholzbalsam Balsamum hungaricum
Krummholzöl Oleum Juniperi · Juniperi aetheroleum · Oleum Pumilionis · Pini pumilionis aetheroleum
Krummholztropfen Oleum Pumilionis · Pini pumilionis aetheroleum
Krumnigsöl Oleum nervinum
Krumputzöl Oleum Juniperi Ligni · Juniperi ligni aetheroleum · Oleum Pini pumilionis · Pini pumilionis aetheroleum

Krumputzwurzel Rhizoma Imperatoriae · Imperatoriae rhizoma
Kruppardentum Herba Hederae · Glechomae hederaceae herba
Kruppbohnen Fructus Phaseoli
Krüppelholzöl Oleum Pumilionis · Pini pumilionis aetheroleum
Kruschensoda Natrum causticum technicum
Kruse Sophie Folia Salviae · Salviae folium
Krusefi Folia Salviae · Salviae folium
Kruselbeeren Fructus Ribis
Kruseminte Folia Menthae crispae · Menthae crispae folium
Kruskrokt Herba Anethi · Anethi herba
Krusochsenpflaster, Gelbes Emplastrum oxycroceum
Krusochsenpflaster, Rotes Emplastrum ad Rupturas
Krusochsenpflaster, Schwarzes Emplastrum fuscum
Krüwtsteene Lapides Cancrorum
Kruzifixsalbe Unguentum nervinum
Kruzipflaster Emplastrum oxycroceum
Kruziusöl Oleum Ricini · Ricini oleum virginale
Kruziuspflaster Emplastrum oxycroceum
Krüzwort Senecio vulgaris
Krystallpillen Pilulae Ferri carbonici Argento obductae
Krystallsalz Sal Gemmae
Kubebenpfeffer Fructus Cubebae · Cubebae fructus
Kübelharz Resina Pini
Kubischer Salpeter Natrium nitricum
Kubitzpulver Rhizoma Veratri pulvis · Veratri rhizoma pulvis
Küchelkörner Fructus Cocculi
Küchelstein Cuprum aluminatum
Kücheltrieb Ammonium carbonicum
Küchenblumenkraut Herba Pulsatillae · Pulsatillae herba
Kuchengähl Crocus
Küchenpolei Herba Serpylli · Serpylli herba
Kuchenpulver Tartarus depuratus cum Natrio bicarbonico 3:1
Küchensalz Natrium chloratum

Küchenschelle, Gemeine Pulsatilla vulgaris
Küchenschellenkraut Herba Pulsatillae · Pulsatillae herba
Küchenzwiebel Allium cepa
Kuchipulver Caryophylli, Pimentum āā oder Pimentpulver
Kuchleskraut Herba Boraginis · Boraginis herba
Küchlikrut Borago officinalis
Kuckelum Fructus Cocculi
Kuckerl Flores Bellidis · Bellidis flos
Kuckuck Flores Aquilegiae · Aquilegiae flos · Flores Lamii
Kuckuckpulver Pulvis contra Pediculos
Kuckucksblumen Flores Malvae vulgaris · Malvae flos · Herba Pulsatillae · Pulsatillae herba · Radix Taraxaci cum Herba · Taraxaci radix cum herba
Kuckucksbrot Herba Acetosellae
Kuckucksklee Herba Acetosellae
Kuckuckskörner Fructus Cocculi
Kuckuckskraut Herba Acetosellae · Herba Marrubii · Marrubii herba
Kuckucksmehl Pulvis contra Pediculos
Kuckucksöl Oleum Hyperici · Hyperici oleum
Kuckuckssaat Fructus Cocculi
Kuckuckssalbe Unguentum contra Pediculos
Kuckuckswurzel Tubera Salep · Salep tuber
Kudelkraut Herba Cerefolii · Herba Serpylli · Serpylli herba
Kugelartischocke Cynara cardunculus
Kugelbohne Phaseolus vulgaris
Kugelkumspulver Pulvis contra Pediculos
Kugellack Lacca in Globulis
Kuhbeeren Fructus Vitis idaeae · Vitis idaeae fructus
Kuhblume Taraxacum officinale
Kuhblumen Flores Farfarae · Farfarae flos · Radix Taraxaci cum Herba · Taraxaci radix cum herba
Kuhbohnen Semen Foenugraeci · Trigonellae foenugraeci semen
Kuhbrunst Boletus cervinus
Kuhdill Flores Chamomillae caninae (von Matricaria inodora)
Kuhdiste Pulvis pro Vaccis
Kuhditzen Tubera (Fructus) Colchici · Colchici tuber
Kuhdreck Placenta Lini · Species emollientes
Kuhduten Tubera (Fructus) Colchici · Colchici tuber
Kühe Colchicum autumnale
Kuheuter Tubera (Fructus) Colchici · Colchici tuber
Kuhheide Calluna vulgaris
Kuhhorn Trigonella foenum-graecum
Kuhhornklee Trigonella foenum-graecum
Kühhornsamen Semen Foenugraeci · Trigonellae foenugraeci semen
Kühhunger Anemone nemorosa
Kuhkornklee Semen Foenugraeci · Trigonellae foenugraeci semen
Kuhkrätze Pili Stizolobii
Kuhkraut Herba Mercurialis · Mercurialis herba
Kuhlattich Herba Taraxaci · Taraxaci herba · Taraxaci folium
Kuhlemuh Tubera (Fructus) Colchici · Colchici tuber
Kühlhornsamen Semen Foenugraeci · Trigonellae foenugraeci semen
Kuhlizsch Succus Liquiritiae · Liquiritiae succus
Kuhlizsch, Äußerlich Linimentum terebinthinatum
Kuhloch Pulvis Cantharidum mixtus
Kühlpulver Pulvis aerophorus · Pulvis temperans
Kühlpulver fürs Vieh Pulvis pro Vaccis
Kühlsalbe Unguentum leniens · Unguentum Plumbi · Plumbi unguentum
Kühlstein Cuprum aluminatum
Kuhlust Pulvis Cantharidum dilutum
Kühlwasser Aqua Plumbi
Kuhmach Fructus Carvi · Carvi fructus
Kuhmaul Gomphidius glutinosus
Kühmelle Flores Chamomillae et romanae · Chamomillae romanae flos
Kuhmilch (Hom.) Lac defloratum, Lac vaccinum defloratum, Lac bovinum defloratum
Kuhmilch, Abgerahmte Lac defloratum
Kühmöl Oleum Carvi · Carvi aetheroleum

Kuhmuß Herba Equiseti arvensis · Equiseti herba
Kühneckenkraut Herba Saturejae · Saturejae herba
Kühnlein Herba Serpylli · Serpylli herba
Kühnrost Herba Ledi · Ledi palustris herba
Kühnscher Spiritus Spiritus coloniensis
Kühnschotten Herba Spartii · Cytisi scoparii herba
Kuhpilz Boletus bovinus
Kuhpulver Pulvis pro Vaccis
Kuhsamen Semen Foenugraeci · Trigonellae foenugraeci semen
Kuhscheiße Herba Urticae · Urticae herba · Radix Ononidis · Ononidis radix
Kuhschelle, Nickende Pulsatilla pratensis
Kuhschellenkraut Pulsatillae herba
Kuhschisser Taraxacum officinale
Kuhschwamm Lactarius piperatus
Kuhschwanz Radix Lapathi
Kuhschwappe Paxillus involutus
Kuhtecken Fructus Myrtilli · Myrtilli fructus
Kuhweizen Semen Melampyri
Kühwurz Radix Peucedani · Peucedani radix · Rhizoma Ari · Ari maculati rhizoma
Kuhwürze Pulvis pro Vaccis
Kuhzungenwurzel Radix Lapathi acuti
Kujonenpflaster Emplastrum Lithargyri
Kukelskörner Fructus Cocculi · Pulvis contra Pediculos
Kükenkömel Herba Serpylli · Serpylli herba
Kükenkümmel Herba Serpylli · Serpylli herba
Kukukskraut Herba Acetosellae
Kukuksöl Oleum Hyperici · Hyperici oleum
Kukumerkraut Anethi herba
Kulaschwasser Aqua Plumbi Goulardi
Kulizsch Succus Liquiritiae · Liquiritiae succus
Kulizsch zum äußerlich. Gebrauch Linimentum terebinthinatum
Kulkraut Herba Serpylli · Serpylli herba
Kulör Tinctura Sacchari tosti
Kumach Fructus Carvi · Carvi fructus
Kumelle Herba Prunellae · Prunellae herba
Kumelle zum Baden Herba Serpylli · Serpylli herba
Kumin Fructus Cumini · Cumini fructus
Kümm Fructus Carvi · Carvi fructus
Kümmel Fructus Carvi · Carvi fructus · Carum carvi
Kümmel, Ägyptischer Fructus Cumini · Cumini fructus
Kümmel, Äthiopischer Fructus Ammeos · Ammeos visnagae fructus
Kümmel, Echter Carum carvi
Kümmel, Griechischer Semen Foeniculi
Kümmel, Italienischer Fructus Cumini · Cumini fructus
Kümmel, Langer Fructus Cumini · Cumini fructus
Kümmel, Polnischer Fructus Cumini · Cumini fructus
Kümmel, Römischer Fructus Cumini · Cumini fructus
Kümmel, Schwarzer Semen Nigellae · Nigellae semen
Kümmel, Spanischer Fructus Cumini · Cumini fructus
Kümmel, Süßer Fructus Anisi · Anisi fructus · Pimpinella anisum
Kümmel, Türkischer Fructus Cumini · Cumini fructus
Kümmel, Venetischer Semen Nigellae · Nigellae semen
Kümmel, Weißer Fructus Cumini · Cumini fructus
Kümmel, Welscher Fructus Cumini · Cumini fructus
Kümmel, Wilder Semen Nigellae · Nigellae semen
Kümmelöl Carvi aetheroleum
Kümmelöl, Altluterisches Oleum Carvi · Carvi aetheroleum
Kümmelpflaster Emplastrum fuscum camphoratum
Kummerblumen Flores Chamomillae · Matricariae flos · Flores Chrysanthemi · Pyrethri flos
Kummerlingskrautsamen Fructus Anethi · Anethi fructus
Kummezurrotwurst Fructus Cumini · Cumini fructus

Kummhurtig Tubera Jalapae · Jalapae tuber
Kümmi Fructus Carvi · Carvi fructus
Kümmich Fructus Carvi · Carvi fructus
Kummkumm Gutti
Kumpaviabalsam Balsamum Copaivae
Kumtemholz Viscum album
Kumuk Fructus Cubebae · Cubebae fructus
Kundelkraut Herba Serpylli · Serpylli herba
Künekenkraut Herba Saturejae · Saturejae herba
Kunele Herba Majoranae · Majoranae herba
Kunele (Kunnerle) Herba Thymi · Thymi herba
Kuniduni Chinioidinum
Kunigkraut Herba Eupatoriae · Agrimoniae herba
Kunigundenkraut Herba Eupatorii · Eupatorii cannabini herba · Herba Veronicae · Veronicae herba
Kunkelblumen Flores Verbasci · Verbasci flos
Kunkelsamen Semen Colchici · Colchici semen
Künlein Herba Serpylli · Serpylli herba
Kunnela Herba Serpylli · Serpylli herba
Kunnerle Herba Majoranae · Majoranae herba
Künschottenblumen Flores Genistae · Cytisi scoparii flos
Künst Viscum album
Kunstenholz Viscum album
Küntschisamen Semen Colchici · Colchici semen
Kunzenpflaster Emplastrum fuscum camphoratum
Kupfer(II)-acetat (Hom.) Cuprum aceticum
Kupfer, Metallisches (Hom.) Cuprum metallicum · Cuprum
Kupfer, Zugeritetes Unguentum Hydrargyri album dilutum · Unguentum Zinci · Zinci unguentum
Kupferalaun Cuprum aluminatum
Kupferarsenit, Basisches (Hom.) Cuprum arsenicosum
Kupferasche Cuprum oxydatum
Kupferaugenrauch Zincum sulfuricum

Kupferaugenstein, Weißer Zincum sulfuricum
Kupferblau Coeruleum montanum
Kupferblumen Aerugo cristallisata
Kupfererde, Grüne Viride montanum
Kupferesch Cuprum oxydatum
Kupfergeist Acidum aceticum dilutum
Kupfergrün Viride montanum
Kupfergrün für Schuhmacher Ferrum sulfuricum crudum
Kupferhammerschlag Cuprum oxydatum
Kupferkristalle Cuprum sulfuricum
Kupferlasur Coeruleum montanum
Kupferliquor Liquor antiasthmaticus Koechlin (Ph. Württ.)
Kupfermohr Cuprum oxydatum
Kupferrauch Zincum sulfuricum
Kupferrost Ferrum sulfuricum crudum
Kupferrot Ferrum sulfuricum crudum
Kupfersalmiak Cuprum sulfuricum ammoniatum
Kupfersalz Cuprum sulfuricum
Kupferspiritus Acidum aceticum
Kupfervitriol Cuprum sulfuricum
Kupferwasser, Blaues Cuprum sulfuricum
Kupferwasser, Flüssiges Acidum sulfuricum dilutum
Kupferwasser, Grünes Ferrum sulfuricum crudum
Kupferwasser, Weißes Zincum sulfuricum
Kupferweiß Zincum sulfuricum
Kupiper Fructus Cubebae · Cubebae fructus
Kurassaoschalen Pericarpium Aurantii
Kürbis Cucurbita pepo
Kürbiskerne Cucurbitae peponis semen (Cucurbita-pepo-Samen)
Kürbiskerne, Geschält Cucurbitae semen mundata
Kürbiskernöl Oleum Arachidis · Arachidis oleum
Kürbissamen Cucurbitae semen
Kurbschöl Oleum Arachidis · Arachidis oleum
Kurbschsamen Semen Cucurbitae · Cucurbitae semen
Kurellas Brustpulver Pulvis Liquiritiae compositus

Kurierstein Zincum sulfuricum
Kurkuma(wurzel) Curcuma longa
Kurkumee Rhizoma Curcumae · Curcumae rhizoma
Kurländisch Wasser Aqua Plumbi
Kurtuffel Solanum tuberosum
Kurwell Herba Polygoni · Polygoni avicularis herba
Kurwenddich Herba Cardui benedicti · Cnici benedicti herba
Kürwessamen Cucurbitae semen
Kurzer Fenchel Fructus Anisi · Anisi fructus
Kurzundlang Bulbus victorialis longus et rotundus
Kuschel Pinus sylvestris
Kusenpaintropfen Tinctura odontalgica
Kuskellentropfen Tinctura odontalgica
Kusso Flores Koso · Koso flos
Kussobaum Hagenia abyssinica
Kutenfett Adeps suillus
Kutenöl Oleum Olivarum · Olivae oleum virginale
Kutsch Catechu
Kutsche und Pferd Herba Aconiti · Aconiti herba

Kutschenblume Aconitum napellus
Kuttelfischbein Ossa Sepiae
Kuttelkraut Herba Majoranae · Majoranae herba · Herba Thymi · Thymi herba
Küttelkraut Herba Abrotani
Kuttenbirnen Fructus Cydoniae · Cydoniae fructus
Küttenkerne Cydoniae semen
Küttenkörner Semen Cydoniae · Cydoniae semen
Kutzennellen Coccionellae
Kwalsterhout Stipites Dulcamarae · Dulcamarae stipes
Kweepitten Semen Cydoniae · Cydoniae semen
Kweezaad Semen Cydoniae · Cydoniae semen
Kweikeene Semen Cydoniae · Cydoniae semen
Kweltmaie Colchicum autumnale
Kwiek Hydrargyrum
Kwiekzalf Unguentum Hydrargyri cinereum dilutum
Kyry Pyry Radix Gentianae et Rhizoma Galangae $\overline{aa}$

L

Laarzenpoeder Talcum pulvis
Labarraques Flüssigkeit Liquor Natrii hypochlorosi
Labaschen Folia Farfarae • Farfarae folium
Labassen Folia Farfarae • Farfarae folium
Labdanum = Laudanum = Opium
Labkraut Herba Galii veri • Galii veri herba
Labkraut, Echtes Galium verum
Labkraut, Kletternd Galii aparinis herba
Labsal Tubera Salep • Salep tuber
Labstock Radix Levistici • Levistici radix
Labstöckel Radix Levistici • Levistici radix
Lachenknoblauch Herba Scordii
Lachenknoblauchessenz Tinctura amara
Lachinsknopfloch Herba Scordii • Herba Serpylli • Serpylli herba
Lachsöl vom Zuchtlachs Salmonis domestici oleum
Lack, Blauer Lacca musica
Lack, Gelber Flores Cheiri • Cheiranthi cheiri flos
Lack, Pariser Lacca florentina
Lack, Venetian. Lacca florentina
Lack, Wiener Lacca florentina
Lackblüte Flores Aurantii
Lackmoos Lacca musica
Lackmuskraut Chrozophora tinctoria
Lacksamensaft Mel
Lackviolen Flores Cheiri • Cheiranthi cheiri flos
Lackwehr Electuarium Sennae
Lactine Saccharum Lactis
Lactulose-Sirup Lactulosum liquidum
Laddecken Folia Farfarae • Farfarae folium
Ladderblatter Folia Farfarae • Farfarae folium
Ladstock Levisticum officinale
Lafander Lavandula spica
Laffekteursaft Sirupus Sarsaparillae compositus
Laffengel Lavendel
Laffennel Lavendel
Lägerkraut Herba Senecionis • Senecionis herba
Lahmdorn Herba Ononidis spinosae • Ononidis herba
Lais Acorus calamus
Lakritze Liquiritiae succus
Lakritzenholz Radix Liquiritiae • Liquiritiae radix
Lakritzenpastillen Liquiritiae succi pastilli
Lakritzensaft Succus Liquiritiae • Liquiritiae succus
Lakritzenstein Zincum sulfuricum
Lamapulver Amylum Marantae
Lamdorn Radix Ononidis • Ononidis radix
Lämmerchenpfeffer Piper longum
Lämmerklee Flores Trifolii albi • Herba Trifolii arvensis • Trifolii arvensis herba
Lämmerkraut Herba Boni Henrici
Lämmeröl Oleum Terebinthinae sulfuratum
Lämmerschwanz Herba Eupatorii • Eupatorii cannabini herba
Lämmertropfen Oleum Terebinthinae sulfuricum
Lämmerzunge Radix Bistortae • Bistortae rhizoma
Lammkraut Herba Linariae • Linariae vulgris herba
Lamottes Gold Tinctura Ferri chlorati aetherea
Lamottes Nerventropfen Tinctura Ferri chlorati aetherea
Lampensäure Acidum aceticum crudum
Lampenschwarz Fuligo
Lampenwasser Acidum aceticum crudum
Lampertsche Tropfen Tinctura Aloes composita • Aloes tinctura composita • Tinctura

Benzoes composita
Lampionblume Physalis alkekengi
Landdreck Rhizoma Graminis · Graminis rhizoma
Landdreckwurzel Rhizoma Graminis · Graminis rhizoma
Landeflagge Herba Rumicis
Landwirtspflaster Emplastrum fuscum
Lanette-Salbe Lanette unguentum
Lang. Allermannsharnisch Bulbus victorialis longus
Lang. Allermannsharnisch Anis Fructus Foeniculi · Foeniculi fructus
Langdistelkraut Herba Eryngii · Eryngii herba
Lange Sigmarswurzel Bulbus victorialis longus
Lange Wiesenbibernelle Radix Sanguisorbae · Sanguisorbae rhizoma et radix
Langekrokt Herba Pulmonariae · Pulmonariae herba
Langenbeckerpflaster Emplastrum Lithargyri simplex
Langer Kümmel Fructus Cumini · Cumini fructus
Langer Pfeffer Piper longum
Langfingerpulver Pulvis pro Equis
Langhirnen Semen Staphisagriae · Delphinii staphisagriae semen
Langhohlwurzel Radix Aristolochiae vulgaris
Langhörner Semen Staphisagriae · Delphinii staphisagriae semen
Langhornsamen Semen Staphisagriae · Delphinii staphisagriae semen
Lang-Lebens-Elixier Tinctura Aloes composita · Aloes tinctura composita
Lang-Lebens-Tee Species ad longam vitam
Lankssalbe Unguentum Hydrargyri rubrum dilutum
Lapachorinde Tabebuiae cortex
Lapatekrokt Herba Bursae Pastoris · Bursae pastoris herba
Lapathin Acidum chrysophanicum
Läpelkes Herba Bursae Pastoris · Bursae pastoris herba
Lapis Argentum nitricum fusum

Lappenfarn Adiantum capillus-veneris
Lappenflanell Kalium nitricum (für Sauen)
Lappenpulver Tubera Jalapae pulvis · Jalapae tuber pulvis
Lärche, Gemeine Larix decidua
Lärchenbalsambaum Terebinthina veneta
Lärchenharz Resina Pini
Lärchenpech Terebinthina veneta sen laricina
Lärchenschwamm Fungus laricis · Laricis fungus
Lärchenschwanz Herba Eupatorii · Eupatorii cannabini herba
Lärchenterpentin Terebinthina laricina
Larzenpoeder Talcum pulvis
Laserkraut Herba Laserpitii
Laserwurzel Radix Gentianae · Gentianae radix
Laß sein Unguentum contra Pediculos
Lastpech Pix liquida
Lasurblau Coeruleum montanum · Ultramarin
Laterne Herba Taraxaci · Taraxaci herba · Taraxaci folium
Laternenblume Herba Taraxaci · Taraxaci herba · Taraxaci folium
Latinawurzel Radix Lapathi
Latke Folia Farfarae · Farfarae folium
Latschenkiefer Pinus mugo
Latschenkiefernöl Oleum Pini pumilionis · Pini pumilionis aetheroleum
Latschenkiefersalbe Ol. Pini pumil. 2,0 Eucerin. anhydr. 10,0 Vaselin. alb. ad 50,0
Latschenöl Oleum Pini pumilionis · Pini pumilionis aetheroleum
Latschsalbe Unguentum Rosmarini compositum · Rosmarini unguentum compositum
Latten Folia Farfarae · Farfarae folium
Lattenpulver Tubera Jalapae pulvis · Jalapae tuber pulvis
Latterblätter Folia Farfarae · Farfarae folium
Lattig, Giftiger Herba Lactucae virosae
Lattigblätter Folia Farfarae · Farfarae folium
Lattigblüten Flores Farfarae · Farfarae flos

Lattigsamen Semen Lactucae
Latwerge Electuarium Sennae
Laubacher Tropfen Spiritus Melissae compositus · Melissae spiritus compositus
Lauberessig Acetum aromaticum
Laubersalz Natrium sulfuricum
Laubritschen Herba Aconiti · Aconiti herba
Laubstecken Levisticum officinale
Laubtinktur, Grüne Tinctura Trifolii fibrini
Lauch Bulbus Allii
Lauchkraut Alliaria petiolata
Lauerchen = Frühjahrslorchel
Lauerchen, Laurich Helvella esculenta (nach Abbrühen eßbar)
Lauers Pflaster Emplastrum fuscum camphoratum
Laufbohne Phaseolus vulgaris
Laufdistelkraut Herba Eryngii · Eryngii herba
Laufer = Hopfen
Laufmannspirtus Spiritus Formicarum
Laufquecke Rhizoma Graminis · Elymus repens · früher Agropyron repens
Laufquecknwurzel Graminis rhizoma
Laufrasen Polygonum aviculare
Lauge, Javellesche Liquor Natrii hypochlorosi
Lauge, Labarraquesche Liquor Natrii hypochlorosi
Laugenblumen Flores Chamomillae · Matricariae flos · Flores Stoechados · Helichrysi flos
Laugenessenz Liquor Natrii caustici
Laugenkraut Herba oder Flores Arnicae · Arnicae herba oder flos
Laugenkrautblumen Flores Arnicae · Arnicae flos · Flores Chamomillae · Matricariae flos
Laugenmoos Lichen Pulmonariae · Lichen pulmonarius · von Lobaria pulmonaria · Echte Lungenflechte
Laugensalz, Ätzendes Kali causticum
Laugensalz, Flüchtiges Ammonium carbonicum
Laugensalz, Geschwefeltes Kalium sulfuratum
Laugensalz, Vegetabilisches Kalium carbonicum

Laugenstein Natrium carbonicum · Natrum causticum
Lauks Salbe Unguentum Hydrargyri citrinum
Laurentinusspiritus Spiritus coeruleus
Laurenzkraut F Herba Saniculi
Laurenzschwalbenwurz Radix Vincetoxici · Vincetoxici radix
Laurich = Frühjahrslorchel
Laurier = Lorbeer
Laurin, Roter Herba Centaurii · Centaurii herba
Laurinkraut Herba Centaurii · Centaurii herba
Laurinusschmiere Oleum Lauri · Lauri oleum
Laurisches Pflaster Emplastrum fuscum camphoratum
Lauriussalbe Oleum Laurii · Lauri oleum
Laurus-alexandrina-Kraut Ruscus hypoglossum herba
Laus im Korn Secale cornutum
Lausbaumrinde Cortex Frangulae · Frangulae cortex
Lausblumen Flores Colchici · Colchici flos
Läusebaumrinde Cortex Frangulae · Frangulae cortex · Flores Taraxaci
Läuseblumen Flores Colchici · Colchici flos
Läuseessig Acetum Sabadillae
Läusekörner Fructus Cocculi · Sabadillae semen · Semen Staphisagriae · Delphinii staphisagriae semen
Läusekörner, Gestoßene Pulvis contra Pediculos
Läusekraut Colchicum autumnale · Herba Ledi · Ledi palustris herba · Herba Lycopodii · Lycopodii herba · Herba Pedicularis
Läusekrautrinde Cortex Mezerei · Mezerei cortex
Läusekrautsamen Semen Sabadillae · Sabadillae semen
Läusemörder Semen Sabadillae · Sabadillae semen
Läuseöl Oleum Anisi · Anisi aetheroleum
Läusepfeffer Semen Sabadillae · Sabadillae semen · Semen Staphisagriae · Delphinii staphisagriae semen

Läusepulver Flores Pyrethri pulvis · Pyrethri flos pulvis · Pulvis contra Pediculos
Läusesalbe Unguentum Hydrargyri cinereum dilutum
Läusesamen Fructus Cocculi · Semen Sabadillae · Sabadillae semen · Semen Staphisagriae · Delphinii staphisagriae semen
Läusesamen, Gestoßener Pulvis contra Pediculos
Läusewasser Aqua foetida
Läusewurzel Rhizoma Veratri · Veratri rhizoma
Läusezahn Delphinium staphisagria
Lauskörner Fructus Cocculi · Semen Sabadillae · Sabadillae semen · Semen Staphisagriae · Delphinii staphisagriae semen
Lauskraut siehe Läusekraut · Veratrum album
Lausöl Oleum Anisi · Anisi aetheroleum
Lauswurz Rhizoma Veratri · Veratri rhizoma
Lavander Lavandula angustifolia
Lavendel Lavandula angustifolia
Lavendelblüten Lavandulae flos
Lavendelöl Lavandulae aetheroleum
Lavendelspiritus Lavandulae spiritus
Lawarch Electuarium Sennae
Lawendel Flores Lavandulae · Lavandulae flos
Läwendel Folia Salviae · Salviae folium
Lawendelbalsam Mixtura oleoso-balsamica
Lawendeltropfen Spiritus Lavandulae · Lavandulae spiritus
Lawes Electuarium Sennae
Laxeerbast, Laxeerhout Cortex Frangulae · Frangulae cortex
Laxieräpfel Fructus Colocynthidis · Colocynthidis fructus
Laxierbeeren Fructus Rhamni catharticae · Rhamni cathartici fructus
Laxierblätter Folia Sennae · Sennae folium
Laxierdreierlei Folia Sennae pulvis, Manna, Natrium sulfuricum a̅a̅
Laxierfett Oleum Ricini · Ricini oleum virginale
Laxierholz Cortex Frangulae · Frangulae cortex

Laxierkassie Fructus Cassiae fistulae · Cassiae fistulae fructus
Laxierkraut Herba Gratiolae · Gratiolae herba
Laxiermus Electuarium Sennae
Laxieröl Oleum Ricini · Ricini oleum virginale
Laxierpillen Pilulae laxantes
Laxierpulver Pulvis Liquiritiae compositus · Liquiritiae pulvis compositus
Laxiersaft Sirupus Rhei · Rhei sirupus
Laxiersalz Magnesium sulfuricum
Laxierschwamm Fungus Laricis
Laxiertee Species laxantes
Laxiertrank Infusum Sennae compositum
Laxiertropfen Tinctura Rhei aquosa · Rhei tinctura aquosa
Laxierwasser Infusum Sennae compositum
Laxierwurzel Tubera Jalapae · Jalapae tuber
Laxmeier Electuarium Sennae
Lazarustropfen Tinctura Chinae composita · Cinchonae tinctura composita · Tinctura Chinioidini
Lebendige Blüten Flores Lavandulae · Lavandulae flos
Lebendstock Radix Levistici · Levistici radix
Lebensbalsam Mixtura oleoso-balsamica · Tinctura Aloes composita · Aloes tinctura composita
Lebensbalsam, Äußerlicher Sapo terebinthinatus
Lebensbalsam, Hoffmanns Mixtura oleoso-balsamica
Lebensbalsam, Ralands Oleum Terebinthinae sulfuratum
Lebensbalsam, Weißer Oleum Terebinthinae · Terebinthinae aetheroleum
Lebensbalsam, Werners Tinctura Aloes composita · Aloes tinctura composita
Lebensbaum Herba Thujae
Lebenselixier Tinctura Aloes composita · Aloes tinctura composita
Lebenselixier, Äußerliches Tinctura Benzoes composita
Lebenselixier, Hjarners Tinctura Aloes composita · Aloes tinctura composita
Lebenselixier, Schwedisches Tinctura Aloes

composita · Aloes tinctura composita
Lebensessenz Tinctura Aloes composita · Aloes tinctura composita
Lebensessenz, Augsburger Tinctura Aloes composita · Aloes tinctura composita
Lebensessenz, Äußerliche Tinctura Benzoes composita
Lebensessenz, Kiesowsche Tinctura Aloes composita · Aloes tinctura composita
Lebensessenz, Schwedische Tinctura Aloes composita · Aloes tinctura composita
Lebensessenz, Weiße Spiritus Melissae compositus cum Oleo Anisi
Lebensgeblütstropfen Tinctura Lignorum
Lebensgeist Spiritus aethereus
Lebensgeisteröl Mixtura oleoso-balsamica
Lebensholz Lignum Guajaci · Guaiaci lignum
Lebenskraut Herba Thujae
Lebensöl Mixtura oleoso-balsamica
Lebensöl, Ewiges Mixtura oleoso-balsamica
Lebensöl, Universal Mixtura oleoso-balsamica rubra
Lebensöl, Weißes Glycerinum · Spiritus Melissae compositus · Melissae spiritus compositus
Lebenspillen Pilulae laxantes
Lebenspulver Pulvis Liquiritiae compositus · Liquiritiae pulvis compositus · Pulvis temperans
Lebenspulver, Halls Pulvis antiepilepticus ruber
Lebensspiritus Spiritus Angelicae compositus · Angelicae spiritus compositus
Lebensstock Radix Levistici · Levistici radix
Lebenstinktur Tinctura Aloes composita · Aloes tinctura composita
Lebenstropfen Tinctura Aloes composita · Aloes tinctura composita · Tinctura Benzoes composita
Lebensverlängerungswurzel Ginseng radix
Lebenswasser Aqua aromatica spirituosa
Lebenswecker Liquor Ammonii caustici · Rotulae Menthae piperitae
Lebensweckeröl Oleum Olivarum cum Oleo Crotonis 100:1
Leber, Gebrannte Catechu · Ebur ustum · Spongiae ustae
Leberaloe Aloe hepatica
Leberbalsamkraut Herba Agerati
Leberblümchen Hepatica nobilis
Leberblumen Flores Hepaticae · Flores Malvae vulgaris · Malvae flos
Leberdistel Herba Lactucae virosae
Leberessenz Tinctura Aloe composita · Aloes tinctura composita · Tinctura carminativa
Leberflechte Herba Pulmonariae arboreae
Leberklee Herba Hepaticae · Hepaticae herba · Hepaticae nobilis herba
Leberklette Herba Agrimoniae · Agrimoniae herba
Leberkraut Herba Hepaticae · Hepaticae herba · Hepaticae nobilis herba
Leberkraut, Griechisches Herba Agrimoniae · Agrimoniae herba
Lebermoos Herba Pulmonariae · Pulmonariae herba
Leberöl Oleum Jecoris · Iecoris aselli oleum
Leberpillen Pilulae laxantes
Leberpulver Rhizoma Rhei pulvis · Rhei radix pulvis
Lebersaft Sirupus simplex cum Tinctura Aloes composita 10:1
Lebersalz Sal Carolinum factitium
Leberstock Radix Levistici · Levistici radix
Lebertran Oleum Jecoris · Iecoris aselli oleum
Lebertran (Typ A/Typ B) Iecoris aselli oleum (A/B)
Lebertransalbe Lecoris olei unguentum
Lebertranseife Sapo venetus
Lebertropfen Tinctura Aloes composita · Aloes tinctura composita · Tinctura Benzoes composita
Lebertrostkraut Herba Eupatoriae · Agrimoniae herba
Leberwindblume Herba Hepaticae · Hepaticae herba · Hepaticae nobilis herba
Leberwundkraut Herba Hepaticae · Hepaticae herba · Hepaticae nobilis herba
Leberwurzel Radix Arnicae · Arnicae radix · Rhizoma Veratri · Veratri rhizoma
Lebkraut Herba Galii veri · Galii veri herba

Lebstock Radix Levistici · Levistici radix
Lecceröl Oleum Olivarum commune
Lechenwurz Rhizoma Bistortae · Bistortae rhizoma
Leckerzweig Glycyrrhiza glabra
Leckpulver fürs Vieh Pulvis pro Vaccis
Leder, Türkisches Pasta gummosa
Lederbeeren Fructus Sorbi · Sorbi aucupariae fructus
Lederblumen Flores Stoechados · Helichrysi flos
Lederharz Kautschuk
Lederkraut Herba Hepaticae · Hepaticae herba · Hepaticae nobilis herba
Lederzeltchen Pasta Liquiritiae
Lederzucker, Brauner Pasta Liquiritiae
Lederzucker, Weißer Pasta gummosa
Ledpfeifenkraut Archangelica officinalis · Angelica archangelica
Ledum Ledum palustre
Leedling = Feldchampignon · Psalliota campestris
Leefkraut Herba Fumariae · Fumariae herba
Leesch Acorus calamus
Leeuwen = Löwen
Lefgenkraut Herba Fumariae · Fumariae herba
Lefzenpomade Ceratum Cetacei rubrum
Leg Fructus Vanillae · Vanillae fructus
Legföhre Pinus mugo
Legrandpflaster Emplastrum fuscum
Lehm, Weißer Bolus alba · Kaolinum ponderosum
Lehmannspflaster Emplastrum fuscum
Lehmblätter Folia Farfarae · Farfarae folium
Lehmblümli Flores Farfarae · Farfarae flos
Lehmsalbe (Kneipp) Bolus alba cum Aqua · Kaolinum ponderosum cum aqua
Lehwurzel Radix Carlinae · Carlinae radix
Lei Semen Lini · Lini semen
Leibstückle Radix Levistici · Levistici radix
Leichdornpflaster = Hühneraugenpflaster · Ceratum Aeruginis · Emplastrum saponatum salicylatum
Leichenblume Colchicum autumnale
Leichenfinger = Stinkmorchel · Phallus impudicus
Leichenwasser Solutio Calcariae chloratae
Leim, Augsburger Gluten
Leim, Kölner Gluten
Leim, Nördlinger Gluten
Leim, Nürnberger Gluten
Leim, Reutlinger Gluten
Leim, Russischer Gluten
Leimkraut Silene
Leimkraut, Rotes Silene dioica
Leimmistel Viscum album
Leimschmalz Adeps suillus
Leimzucker Glycocoll
Lein Linum usitatissimum
Leinbollen Lini semen
Leinefasertee Herba Millefolii · Millefolii herba
Leinenpflaster Leukoplast
Leinkraut Herba Linariae · Linariae vulgris herba
Leinkrautblüten Flores Linariae
Leinkrautsalbe Unguentum Linariae · Linariae unguentum
Leinkuchen Placenta seminis Lini · Lini seminis placenta · Semen Lini pulvis · Lini semen pulvis
Leinmehl Placenta seminis Lini · Lini seminis placenta · Semen Lini pulvis · Lini semen pulvis
Leinöl, Natives Lini oleum virginale
Leinsaft Sirupus Althaeae · Althaeae sirupus
Leinsamen Lini semen
Leintee, Präparierter Species Lini compositae
Leinwandpflaster Emplastrum adhaesivum
Leinwandsalbe, Flüchtige Linimentum ammoniatum
Leinwanzen Lini semen
Leiogomme Dextrinum
Leipziger Gelb Plumbum chromicum
Leipziger Heilbalsam Tinctura Benzoes composita
Leipziger Heilbalsam, Mithridat Electuarium theriacale
Leipziger Heilbalsam, Tropfen Elixir Proprietatis

Leistbrandschmeer Unguentum Boracis
Leistenschneiderspiritus Spiritus Lavandulae compositus · Lavandulae spiritus compositus · Spiritus saponato-camphoratus
Leistenspiritus Opodeldok · Spiritus Vini gallici
Leistenwurz Radix Ononidis · Ononidis radix
Leiterlikraut Aspidium filix mas · Herba Chaerophylli
Leiwehärsbedstroh Lavandula spica
Lekerlis Succus Liquiritiae · Liquiritiae succus
Lelie = Lilie
Leljen Flores Convallariae · Convallariae flos
Lemkenwurz Radix Lapathi
Lemknorzen Viscum album
Lemonikräutl Folia Melissae · Melissae folium
Lendenkraut Herba Rumicis
Lendenstein Lapis ischiaticus
Lendenwurz Radix Lapathi
Lengert Terebinthina communis
Lenneblätter Folia Acris
Lennenblüte Flores Tiliae · Tiliae flos
Lenore, Spitze Species Lignorum
Lenyetöl Oleum Terebinthinae · Terebinthinae aetheroleum
Leonhardsche Pillen Pilulae laxantes
Leopardenwürger Radix Doronici
Lepelblad Herba Cochleariae · Cochleariae herba
Lepelkruid Herba Cochleariae · Cochleariae herba
Leppstock Levisticum officinale
Leptandrawurzel Leptandrae virginicae rhizoma
Lerche = Frühjahrslorchel · Helvella esculenta (nach Abbrühen eßbar)
Lerchen~ siehe auch Lärchen~
Lerchenbaumbalsam Terebinthina veneta
Lerchenblumen Flores Calcatrippae · Calcatrippae flos
Lerchenblümli Flores Primulae · Primulae flos (cum oder sine calycibus)
Lerchenhelm Radix Aristolochiae
Lerchenklauen Flores Calcatrippae · Calcatrippae flos
Lerchenschwamm Fungus Laricis
Lerchenschwanz Eupatorium cannabinum
Lerchenspornwurzel Radix Aristolochiae rotundae, auch Corydalis
Lerchenzucker Saccharum album
Lermurmor Myrrha
Lervis Kräutermedizin Infusum Sennae compositum
Lervis Kräutertee Species laxantes
Letschenwurz Radix Bardanae · Bardanae radix
Lettenessig Liquor Aluminii acetici
Lettenwurzel Radix Bardanae · Bardanae radix
Letzter Wille Kreosotum
Leuchte, Weiße Herba Marrubii · Marrubii herba
Leuchtenkraut Herba Taraxaci · Taraxaci herba · Taraxaci folium
Leuchtstein Phosphorus
Leuchtsternwurzel Aletris-farinosa-Rhizom
Lewaöl Oleum Philosophorum
Lewatblüten Flores Napi
Lewerstock Radix Levistici · Levistici radix
Lewken Herba Fumariae · Fumariae herba
Ley Fructus Vanillae · Vanillae fructus
Lianenpfeffer Fructus Amomi · Amomi · fructus · Pimentae fructus
Libretz Radix Levistici · Levistici radix
Lichtblau Anilinum
Lichtblumensamen Semen Colchici · Colchici semen
Lichtblumenwurzel Bulbus Colchici · Colchici tuber · Radix Taraxaci · Taraxaci radix
Lichterblume Taraxacum officinale
Lichtertag Herba Euphrasiae · Euphrasiae herba
Lichtertagsalbe Unguentum Zinci · Zinci unguentum
Lichtertagwasser Aqua ophthalmica
Lichtkraut Herba Chelidonii · Chelidonii herba
Lichtmagnet Calcium sulfuratum
Lichtnelke, Rote Silene dioica
Lichtpfeifenkrautwurzel Radix Angelicae ·

Angelicae radix
Lichtrosenwurz Radix Saponariae
Lichtsalbe Unguentum Zinci · Zinci unguentum
Lichtsamen Zincum sulfuricum
Lichtschnuppen Capita Papaveris
Lichttagkraut Herba Euphrasiae · Euphrasiae herba
Lidwurz Radix Rubiae tinctorum · Rubiae tinctorum radix
Liebäugelkraut Herba Anchusae · Anchusae herba · Herba Cynoglossi · Cynoglossi herba
Liebäuglein Cynoglossum officinalis · Radix Cynoglossi · Flores Anchusae · Anchusae flos · Flores Boraginis · Boraginis flos
Liebe, Brennende Herba Clematidis · Clematidis herba
Liebegehvonihm Lignum Juniperi · Juniperi lignum
Liebeherrgottschüeli Viola tricolor
Liebelaufnachmir Tinctura Vanillae diluta
Liebernelle Pimpinella anisum
Lieberöhre Levisticum officinale
Liebers Kräuter Herba Galeopsidis · Galeopsidis herba
Liebers Tee Herba Galeopsidis · Galeopsidis herba
Liebertropfen Tinctura amara
Liebesäpfel Boletus cervinus · Fructus Lycopersici
Liebesblümchen Flores Bellidis · Bellidis flos
Liebeskraut Herba Artemisiae · Artemisiae herba · Herba Hyperici · Hyperici herba
Liebespulver fürs Vieh Pulvis pro Equis viride
Liebespulver, Rotes Cortex Cinnamomi · Cinnamomi cortex
Liebespulver, Weißes Saccharum Lactis pulvis
Liebesstengel Radix Levistici · Levistici radix
Liebesstückel Radix Levistici · Levistici radix
Liebestropfen Spiritus Juniperi · Juniperi spiritus · Tinctura Cinnamomi · Cinnamomi corticis tinctura
Liebfrauenbettstroh Herba Serpylli · Serpylli herba
Liebfrauenstroh Herba Galii veri · Galii veri herba
Liebkraut Herba Galii veri · Galii veri herba
Liebrohr Radix Levistici · Levistici radix
Liebstengel Radix Levistici · Levistici radix
Liebstöckel Levisticum officinale
Liebstöckelöl Oleum viride
Liebstöckelwurzel Radix Levistici · Levistici radix
Liechtli Taraxacum officinale
Liedpfeifenwurz Radix Angelicae · Angelicae radix
Liegnitzer Tropfen Tinctura Lignorum
Liekwe Spiritus aethereus
Liemken Herba Beccabungae · Beccabungae herba
Liene Herba Clematidis
Lienie Herba Lycopodii · Lycopodii herba
Lieschen kann nicht gehen Carrageen
Liesenwiesenbiesenbalsam Sirupus Aurantii, Florum Sirupus Althaeae, Sirupus Balsami peruviani $\overline{aa}$
Liestewurz Radix Levistici · Levistici radix
Lignum sanctum Lignum Guajaci · Guaiaci lignum
Likdoorn = Hühneraugen
Likkepot Electuarium Sennae · Lycopodium
Likörkörner Species Hierae picrae
Likörwein Vinum liquorosum
Likpot Electuarium Sennae
Likroseumtropfen Liquor Ammonii caustici
Lilge = Lilie
Lilienblumen Flores Lilii albi
Lilienkonvallen Flores Convallariae · Convallariae flos
Lilienöl Oleum Olivarum album · Olivae oleum album · Paraffinum sub liquidum
Liliensaft Sirupus Aurantii Florum
Liliensalbe Unguentum leniens
Lilienwasser Aqua Anisi · Aqua Rubi Idaei · Aqua Tiliae
Lilienwurzel Bulbus Asphodeli · Asphodeli albi radix · Tubera Ari · Ari maculati rhizoma
Liliumfallum Flores Convallariae · Convalla-

riae flos
Limbaumbeeren Fructus Juniperi · Juniperi pseudo-fructus · Fructus Sorbi · Sorbi aucupariae fructus
Limke Herba Beccabungae · Beccabungae herba
Limonadenpulver Pulvis refrigerans
Limonensaft Succus Citri
Limonensalz Acidum citricum
Limonenschale Cortex Citri
Limoninsäure Acidum citricum
Limoninzucker Elaeosaccharum Citri
Linariensalbe Unguentum Linariae
Lindbast Cortex Ulmi · Ulmi cortex
Linde (Winter-) Tilia cordata
Lindebloesom Flores Tiliae · Tiliae flos
Lindelbluhscht Flores Tiliae · Tiliae flos
Lindenasche Carbo Ligni pulvis · Kalium carbonicum
Lindenbaumöl Oleum Olivarum · Olivae oleum virginale · Oleum Rusci · Betulae pix
Lindenblüten Flores Tiliae · Tiliae flos
Lindenblütensaft Sirupus Althaeae · Althaeae sirupus
Lindengast und Weidenschwamm Herba Pulmonariae arboreae et Carrageen āā
Lindenkohle Carbo Ligni pulvis
Lindenstaub Lycopodium
Linderilant Radix Helenii · Helenii rhizoma
Liniment SR, Wasserhaltiges Linimentum aquosum SR
Liniment, Flüchtiges Linimentum ammoniatum
Liniment, Nichtionisches wasserhaltiges Linimentum aquosum N
Linjon Vaccinium vitis-idaea
Linnenkraut Herba Linariae · Linariae vulgris herba
Linnentee Flores Tiliae · Tiliae flos
Linsaat Semen Lini · Lini semen
Linsenbohne Phaseolus mungo
Linsenkaffee Glandes Quercus tosti
Linsenkümmel Fructus Cumini · Cumini fructus
Linsiglrinde Cortex Mezerei · Mezerei cortex
Lippenblumenkraut Herba Marrubii · Marrubii herba
Lippenklee Folia Trifolii albi
Lippenpomade Ceratum Cetacei rubrum
Lippitzhonig Mel crudum
Lippstock Radix Levistici · Levistici radix
Liquer Spiritus aethereus
Liquor Spiritus aethereus
Liquor gegen Husten Liquor Ammonii anisatus · Ammonii hydroxidi solutio anisata
Liquor, Eisenhaltiger Tinctura Ferri chlorati aetherea
Liquor, Hoffmanns Spiritus aethereus
Liquor, Holländischer Aethylenum chloratum
Lischä Ononis spinosa
Lischät Ononis spinosa
Lischen Rhizoma Caricis · Caricis rhizoma
Lischwortel Rhizoma Iridis · Iridis rhizoma
Listä Ononis spinosa
Listendorn Radix Ononidis · Ononidis radix
Listenwurz Radix Ononidis · Ononidis radix
Litauischer Balsam Oleum Rusci · Betulae pix
Lithiumcarbonat Lithium carbonicum
Lithoponeweiß Barium sulfuricum
Litschpulver Talcum pulvis
Littöl Oleum viride
Litzenpulver Pulvis albificans
Lizarin Radix Rubiae tinctorum · Rubiae tinctorum radix
Lob- und Herztinktur Tinctura Aloes · Aloes tinctura · Tinctura Cinnamomi · Cinnamomi corticis tinctura · Tinctura Coralliorum · Tinctura Pini composita
Lobeerblätter Lauri folium
Lobeeröl Lauri oleum
Lobelie, Aufgeblasene Lobelia inflata
Lobelienhydrochlorid Lobelini hydrochloridum
Lobelienkraut Lobeliae herba
Lobelientinktur Lobeliae tinctura
Löbestock Radix Levistici · Levistici radix
Lobstichel Radix Levistici · Levistici radix
Lobstock Radix Levistici · Levistici radix
Lobtinktur Tinctura Aloes · Aloes tinctura · Tinctura Cinnamomi · Cinnamomi corticis

tinctura · Tinctura Coralliorum · Tinctura Pini composita
Löchelkraut Herba Hyperici · Hyperici herba
Löcherschwamm Fungus Laricis
Lochkraut Herba Herniariae · Herniariae herba
Lochpflaster – Perforiertes Pechpflaster oder Capsicumpflaster
Lochsam Sirupus Althaeae · Althaeae sirupus
Lochsamen Semen Lini · Lini semen
Lochsamensaft Sirupus Liquiritiae
Lockerblütiges Knabenkraut Orchis laxiflora
Lockwitzer Balsam Balsamum Locatelli · Unguentum Rosmarini compositum · Rosmarini unguentum compositum
Lockwitzer Tropfen Tinctura Lignorum
Loderei mit Flüggopp Spiritus odoratus cum Liquore Ammonii caustici
Lodjehn Folia Farfarae · Farfarae folium
Lödkeblätter Folia Farfarae · Farfarae folium
Löffelblatt Herba Cochleariae · Cochleariae herba
Löffelblumen Flores Lamii
Löffelgeist Spiritus Cochleariae
Löffelkraut Herba Cochleariae · Cochleariae herba · Herba Droserae · Droserae herba
Löffelkraut, Echtes Cochlearia officinalis
Löffelkraut, Wildes Herba Chelidonii minoris · Herba Ficariae · Ficariae herba
Löffelkrautpulver Pulvis contra Pediculos
Löffelkrautspiritus Spiritus Cochleariae
Logjehn Herba Farfarae · Farfarae herba
Loheiche Cortex Quercus · Quercus cortex
Lohholz Viscum album
Lohkraft Lichen Pulmonariae · Lichen pulmonarius · von Lobaria pulmonaria · Echte Lungenflechte
Lohrbohnenmehl Fructus Lauri pulvis · Lauri fructus pulvis
Lohsäure Acidum tannicum
Lohtäuber = Feldchampignon · Psalliota campestris
Lohtäuberl = Feldchampignon · Psalliota campestris

Lokateller Balsam Balsamum Locatelli
Lömek Herba Beccabungae · Beccabungae herba
Lompuch Herba Acetosae
Londoner Salbe Unguentum leniens
Loochsaft Sirupus Althaeae · Althaeae sirupus
Loochsam Sirupus Althaeae · Althaeae sirupus
Lood = Blei
Loodazijin Bleiessig
Loodkruid Herba Plumbaginis
Loog = Lauge
Looizuur Acidum tannicum
Look Bulbus Allii
Look zonder look Herba Alliariae
Löppwurz Rhizoma Veratri · Veratri rhizoma
Lorbeer Laurus nobilis
Lorbeerblätter Lauri folium
Lorbeerbutter Helvella esculenta · Oleum Lauri · Lauri oleum
Lorbeerdaphnharinde Cortex Mezerei · Mezerei cortex
Lorbeeren Fructus Lauri · Lauri fructus
Lorbeerkrautrinde Cortex Mezerei · Mezerei cortex
Lorbeeröl Oleum Lauri · Lauri oleum
Lorbeersalbe Oleum Lauri · Lauri oleum
Lorbeersalbe, Zusammengesetzte Lauri unguentum compositum.
Lorbeln Fructus Lauri · Lauri fructus
Lorblätter Folia Lauri · Lauri folium
Lorbohnen Fructus Lauri · Lauri fructus
Lorche = Frühjahrslorchel
Lordöl Acetum pyrolignosum crudum
Lore, Alte Oleum Lauri, Unguentum Althaeae āā
Lorenzkraut Herba Saniculae · Saniculae herba
Lorettosalbe Oleum Lauri · Lauri oleum
Lorget Terebinthina veneta
Lorkraut Herba Veronicae · Veronicae herba
Loröl und Papoleum Unguentum Populi, Oleum Lauri āā
Loröl, Festes Unguentum laurinum

Loröl, Flüssiges Oleum Lauri · Lauri oleum
Lorölalöl Oleum Lauri, Unguentum flavum āā
Lörtsch Terebinthina veneta
Löschblei Graphites
Löschöl Acetum pyrolignosum crudum
Löschpulver Pulvis pro Equis
Löschungspflaster Emplastrum saponatum
Löschwurzel Rhizoma Calami · Calami rhizoma
Löse Aloe
Lössalbe Unguentum flavum
Löstropfen Elixir e Succo Liquiritiae
Lösung, Burowsche Liquor Aluminii acetici dilutus
Lötborax Borax cristallisatus
Lotenpflaster Emplastrum fuscum in scatula · Emplastrum Meliloti
Lothringerpflaster Ceratum Resinae Pini
Lotjehn Folia Farfarae · Farfarae folium
Lötsalz Ammonium chloratum
Lottenpflaster Emplastrum Meliloti
Lotteressig Acetum aromaticum
Lotterpulver Pulvis Magnesiae cum Rheo
Lötwasser Acidum hydrochloricum crudum
Lötwasser, Säurefreies Lösung von 100 g Ammoniumchlorid und 200 g Zinkchlorid in 700 g Wasser
Löwenfackel Flores Verbasci · Verbasci flos
Löwenfuß Lycopodium clavatum
Löwenfußkraut Herba Alchemillae · Alchemillae herba
Löwenkrautspiritus Spiritus Cochleariae
Löwenleber Spongiae ustae
Löwenmaul Herba Linariae · Linariae vulgris herba
Löwenschwanz Herba Ballotae · Ballotae herba · Ballotae nigrae herba
Löwentopp Alchemilla vulgaris
Löwentritt Alchemilla vulgaris
Löwenzahn, Gemeiner Taraxacum officinale
Löwenzahnganzpflanze Radix Taraxaci cum Herba · Taraxaci radix cum herba
Löwenzahnkraut und -wurzel Taraxaci herba cum radice
Löwenzahnwurzel Taraxaci radix

Lübecker Pflaster Emplastrum Cantharidum Luebeck
Lubritschen Tubera Aconiti · Aconiti tuber
Lubscheten Tubera Aconiti · Aconiti tuber
Lübstock Levisticum officinale
Lucerne Herba Medicaginis
Luchs, Schwarzer Succus Liquiritiae · Liquiritiae succus
Luchs, Witter Sirupus Althaeae · Althaeae sirupus
Luchsamsaft Sirupus Liquiritiae
Luchslungenkraut Pulmonariae herba
Luchsplätzchen Trochisci Ammonii chlorati
Luchten Herba Taraxaci · Taraxaci herba · Taraxaci folium
Luchtsam Sirupus Althaeae · Althaeae sirupus
Luciansblumen Flores Arnicae · Arnicae flos
Luciuskraut Herba Arnicae · Arnicae herba
Luciuswasser Liquor Ammonii succinici
Ludeltee Species nutrientes
Ludwig, Alter Unguentum flavum et Oleum Lauri āā
Luege Herba Galeopsidis · Galeopsidis herba
Luestenkraut Ononis spinosa
Luft, Fixe Pulvis aerophorus
Luftadernpulver Pulvis strumalis
Luftäpfel Fructus Colocynthidis · Colocynthidis fructus
Luftigflüchtig Linimentum ammoniatum
Luftigundgeschwind Liquor Ammonii caustici
Luftkörner Rotulae Menthae piperitae
Luftkraut Herba Hyssopi · Hyssopi herba
Luftkuchen Rotulae Menthae piperitae
Luftlungensaft Sirupus Liquiritiae
Luftplätzchen Rotulae Menthae piperitae
Luftpulver Pulvis strumalis · Tubera Jalapae pulvis · Jalapae tuber pulvis
Luftrohrpulver Pulvis strumalis
Luftsaft Sirupus Althaeae · Althaeae sirupus · Sirupus Liquiritiae · Sirupus Sennae · Sennae sirupus
Luftsalbe Unguentum Rosmarini compositum · Rosmarini unguentum compositum
Luftsam Sirupus Althaeae · Althaeae siru-

pus • Sirupus Liquiritiae • Sirupus Sennae • Sennae sirupus
Luftschwefel Lycopodium
Lufttropfen Spiritus aethereus • Spiritus Menthae piperitae • Menthae piperitae spiritus • Tinctura carminativa
Luftwasser Aqua carminativa
Luftwurzel Radix Angelicae • Angelicae radix
Luge Herba Galeopsidis • Galeopsidis herba
Luisenblau Coeruleum berolinense
Luixenstickel Radix Levistici • Levistici radix
Lukrezen Succus Liquiritiae • Liquiritiae succus
Lumpenkraut Folia Trifolii fibrini • Menyanthidis trifoliatae folium
Lumpenzucker Saccharum album pulvis
Lungechrut Lichen islandicus
Lungelkraut Lichen islandicus
Lungemiesch Lichen Pulmonariae • Lichen pulmonarius • von Lobaria pulmonaria • Echte Lungenflechte
Lungenbalsam Sirupus pectoralis
Lungenblumen Flores Antirrhini
Lungenflechte Lichen Pulmonariae • Lichen pulmonarius • von Lobaria pulmonaria • Echte Lungenflechte
Lungenflechte, Echte Lobaria pulmonaria
Lungenklee Folia Trifolii fibrini • Menyanthidis trifoliatae folium
Lungenkraft Lichen Pulmonariae • Lichen pulmonarius • von Lobaria pulmonaria • Echte Lungenflechte
Lungenkraut Folia Farfarae • Farfarae folium • Herba Marrubii • Marrubii herba • Herba Pulmonariae • Pulmonariae herba • Lichen islandicus
Lungenkraut, Echtes Pulmonaria officinalis
Lungenkrautpulver Pulvis Liquiritiae compositus • Liquiritiae pulvis compositus
Lungenkresse Herba Cochleariae • Cochleariae herba
Lungenlack Succus Liquiritiae pulvis • Liquiritiae succus pulvis
Lungenlatwerge Electuarium aromaticum

Lungenleberkraut Lichen Pulmonariae • Lichen pulmonarius • von Lobaria pulmonaria • Echte Lungenflechte
Lungenmoos Lichen islandicus • Lichen Pulmonariae • Lichen pulmonarius • von Lobaria pulmonaria • Echte Lungenflechte
Lungenpfuhl, Brauner Sirupus Liquiritiae • Sirupus Papaveris
Lungenpfuhl, Weißer Sirupus Althaeae • Althaeae sirupus
Lungenpulver Pulvis Liquiritiae compositus • Liquiritiae pulvis compositus
Lungenrach Lichen islandicus • Lichen Pulmonariae • Lichen pulmonarius • von Lobaria pulmonaria • Echte Lungenflechte
Lungenraff Lichen islandicus • Lichen Pulmonariae • Lichen pulmonarius • von Lobaria pulmonaria • Echte Lungenflechte
Lungenreff Lichen Pulmonariae • Lichen pulmonarius • von Lobaria pulmonaria • Echte Lungenflechte
Lungensaft Sirupus Althaeae • Althaeae sirupus • Sirupus Liquiritiae • Sirupus Papaveris
Lungenschildflechte Lichen Pulmonariae • Lichen pulmonarius • von Lobaria pulmonaria • Echte Lungenflechte
Lungenschindli Tubera Ari • Ari maculati rhizoma
Lungenwasser Aqua Foeniculi • Foeniculi aqua • Aqua Sambuci
Lungenwürz Radix Meu • Radix Mei • Mei athamantici radix
Lungenwurzel Radix Petroselini • Petroselini radix • Tubera Ari • Ari maculati rhizoma
Lungenwurzkraut Herba Pulmonariae • Pulmonariae herba
Lünich Herba Beccabungae • Beccabungae herba
Lupentee Folia Trifolii fibrini • Menyanthidis trifoliatae folium
Luppertsche Aconitum napellus
Luppi Fructus Coriandri • Coriandri fructus
Lüppwurz Rhizoma Veratri • Veratri rhizoma
Lurferwasser Acidum sulfuricum dilutum

Lurwehblätter Folia Lauri · Lauri folium
Lüs = Läuse
Lusampfern Herba Rumicis
Lusblom, Lusbluema Taraxacum officinale
Lusestoff Pulvis contra Pediculos
Lussaat Pulvis contra Pediculos
Lust, Allerlei Electuarium Sennae
Lust, Neunerlei Electuarium theriacale
Lustbeeröl Oleum Arachidis · Arachidis oleum
Lustbornöl Oleum Arachidis · Arachidis oleum
Lustig Boletus cervinus · Pulvis aphrodisiacus
Lustigundgeschwind Liquor Ammonii caustici
Lustockwurzel Radix Levistici · Levistici radix
Lustpulver Radix Levistici · Levistici radix
Lustsaft Sirupus Aurantii Florum
Luststecken Radix Levistici · Levistici radix
Luststock Pulvis aphrodisiacus
Lustundfreuden Boletus cervinus
Lutmehr Electuarium Sennae
Lutters Pulver Pulvis epilepticus · Pulvis Magnesiae cum Rheo
Luttnersalbe Emplastrum Lithargyri molle
Luuröl Oleum Lauri · Lauri oleum
Luzern Lichen Pulmonariae · Lichen pulmonarius · von Lobaria pulmonaria · Echte Lungenflechte
Lycosa-tarantula-Spinnen Lycosa
Lyriet Terebinthina
Lysten Radix Ononidis · Ononidis radix

M

Maa, Mag = Mohn
Maagde = Mädchen
Maagkraut Herba Pulmonariae · Pulmonariae herba
Maagsame Semen Papaveris · Papaveris semen
Maagsklipfel Fructus Papaveris · Papaveris fructus
Maasamen Semen Papaveris · Papaveris semen
Maasbeerbaum Sorbus aucuparia
Maasblümchen Flores Bellidis · Bellidis flos
Maasbüchle Fructus Papaveris · Papaveris fructus
Maashufele Fructus Papaveris · Papaveris fructus
Maaske Herba Asperulae · Asperulae herba · Galii odorati herba
Maasklipfle Fructus Papaveris · Papaveris fructus
Maaskolben Fructus Papaveris · Papaveris fructus
Maaskopf Fructus Papaveris · Papaveris fructus
Maasliebchen Flores Bellidis · Bellidis flos
Maastee Fructus Papaveris · Papaveris fructus
Macaotropfen Tinctura Aurantii cum Spiritu aethereo 1:10
Macassarkerne Fructus Bruceae
Macassaröl Oleum crinale
Machandel Juniperus communis
Machandelbeeren Fructus Juniperi · Juniperi pseudo-fructus
Machdichlustig Boletus cervinus
Macholder Fructus Juniperi · Juniperi pseudo-fructus
Machollerbeeren Fructus Juniperi · Juniperi pseudo-fructus
Machtheilkraut Herba Solidaginis · Solidaginis herba
Macinesie Magnesium carbonicum
Macisblüte Macis
Macisnüsse Semen Myristicae · Myristicae semen
Mackdenöl Oleum Lumbricorum
Madamenleder Pasta gummosa
Mädchenblumen Flores Bellidis · Bellidis flos
Mädchenhaar Herba Capilli Veneris · Capilli Veneris herba
Mädchenhaarbaum Ginkgo biloba
Mädchenkraut Herba Vincae · Vincae minoris folium
Maddingöl Oleum Lumbricorum · Oleum Olivarum · Olivae oleum virginale
Madenken Flores Primulae · Primulae flos (cum oder sine calycibus)
Madenkraut Herba Saponariae · Saponariae herba
Madentee Herba Chenopodii · Chenopodii (ambrosioidis) herba
Madenwurzel Radix Saponariae
Mäderblüten Flores Acaciae · Pruni spinosae flos
Mädertiniter Fructus Colocynthidis · Colocynthidis fructus
Mädesüß Filipendula ulmaria
Mädesüßblüten Flores Ulmariae · Spiraeae flos
Mädesüßkraut Filipendulae ulmariae herba · Spirae herba
Madilguspulver Rhizoma Tormentillae pulvis · Tormentillae rhizoma pulvis
Madragen, Weiße Bolus alba · Kaolinum ponderosum
Magaro Herba Serpylli · Serpylli herba
Magazinpulver Pulvis contra Pediculos
Magdalenenblumen Flores Bellidis · Bellidis flos

Magdalenenwurzel Radix Spicae celticae
Magdblumenmettram Herba Matricariae · Tanaceti parthenii herba
Magdblüten Flores Chamomillae · Matricariae flos
Mägdebaum Summitates Sabinae · Sabinae summitates
Mägdeblumen Flores Arnicae · Arnicae flos · Flores Chamomillae · Matricariae flos
Mägdehülle Herba Virgaureae · Solidaginis virgaureae herba
Mägdekrieg Herba Genistae · Genistae herba · Genistae tinctoriae herba
Mägdelein Herba Majoranae · Majoranae herba
Mägdepalme Herba Vincae · Vincae minoris folium
Mägdesüß Herba Ulmariae
Magdkraut Herba Matricariae · Tanaceti parthenii herba
Magdlieben Flores Bellidis · Bellidis flos
Mageel Capita Papaveris
Mageln Capita Papaveris
Magen = Mohn
Magenbalsam Balsamum Nucistae · Oleum Myristicae · Tinctura Benzoes composita
Magenbaumrinde Cortex Betulae · Betulae cortex
Magenbrand Rhizoma Calami · Calami rhizoma
Magendistel Herba Cardui benedicti · Cnici benedicti herba
Magendriseneth Pulvis aromaticus cum Saccharo
Magenelixier Elixir Aurantii compositum · Tinctura amara
Magenessenz Tinctura amara · Tinctura Chinae composita · Cinchonae tinctura composita
Magenklee Folia Trifolii fibrini · Menyanthidis trifoliatae folium
Magenköpp Fructus Pavaveris
Magenkrampftropfen Tinctura Valerianae aetherea · Valerianae tinctura aetherea
Magenkraut Centaurii herba · Herba Absinthii · Absinthii herba
Magenlatwerge Electuarium aromaticum

Magenpastillen Trochisci Natrii bicarbonici
Magenpflaster Emplastrum stomachicum
Magenpulver Natrium bicarbonicum · Pulvis Magnesiae cum Rheo
Magenpulver, Gelbes Weimarsches Pulvis Liquiritiae compositus · Liquiritiae pulvis compositus
Magenreinigung Species amarae
Magenreinigungstropfen Tinctura Aloes composita · Aloes tinctura composita · Tinctura aromatica, Tinctura Calami āā
Magensaft Sirupus Aurantii · Aurantii sirupus · Aurantii amari flavedinis sirupus · Aurantii flavedinis sirupus
Magensalz Natrium bicarbonicum
Magenschleimpulver Pulvis Liquiritiae compositus · Liquiritiae pulvis compositus
Magenschrot Pulvis aromaticus
Magenschwamm Fungus Laricis
Magensekt Sirupus Aurantii · Aurantii sirupus · Aurantii amari flavedinis sirupus · Aurantii flavedinis sirupus · Vinum Xerense
Magenstärkung Resina Japalae · Species amarae
Magenstärkungstropfen Tinctura aromatica, Tinctura Calami āā · Tinctura Chinae composita · Cinchonae tinctura composita
Magenta Fuchsinum
Magentee Species laxantes
Magentinktur Tinctura amara · Tinctura Chinae composita · Cinchonae tinctura composita
Magentress Pulvis aromaticus
Magentrissenet Pulvis aromaticus cum Saccharo
Magentropfen, Ätherische Tinctura Valerianae aetherea · Valerianae tinctura aetherea
Magentropfen, Ballhausens Tinctura Aloes composita · Aloes tinctura composita
Magentropfen, Berliner Spiritus Melissae compositus · Melissae spiritus compositus
Magentropfen, Biesters Tinctura Absinthii composita · Absinthii tinctura composita
Magentropfen, Bittere Tinctura amara
Magentropfen, Danziger Tinctura Aloes composita · Aloes tinctura composita
Magentropfen, Dietrichs Elixir Aurantii com-

positum
Magentropfen, Mariazeller Tinctura Aloes composita · Aloes tinctura composita
Magentropfen, Rote Tinctura aromatica · Tinctura Chinae composita · Cinchonae tinctura composita
Magentropfen, Sächsische Tinctura Aloes composita · Aloes tinctura composita
Magentropfen, Salzburger Tinctura Rhei amara
Magentropfen, Saure Tinctura aromatica acida
Magentropfen, Schwarze Elixir Aurantii compositum
Magentropfen, Sprangers Tinctura Aloes composita · Aloes tinctura composita
Magentropfen, Weiße Spiritus aethereus
Magentröss Pulvis aromaticus
Magentrost Herba Hederae terrestris · Glechomae hederaceae herba · Tinctura aromatica
Magenwein Tinctura Rhei vinosa · Rhei tinctura vinosa · Vinum Chinae · Vinum Pepsini · Vinum stomachicum
Magenwirkung Species amarae
Magenwurz(el), auch Aromatische Radix Gentianae · Gentianae radix · Rhizoma Ari · Ari maculati rhizoma · Rhizoma Calami · Calami rhizoma
Magenzelteln Rotulae Menthae piperitae
Magerblumen Flores Rhoeados · Papaveris rhoeados flos
Magerkraut Herba Galii veri · Galii veri herba
Magetresse Pulvis aromaticus
Magfrüchte Fructus Papaveris · Papaveris fructus
Maggikraut Levisticum officinale
Maggiwurzel Levistici radix
Mägi = Mohn
Mägich = Mohn
Magihüsele Fructus Papaveris · Papaveris fructus
Magisterwurzel Rhizoma Imperatoriae · Imperatoriae rhizoma
Magistranz Rhizoma Imperatoriae · Imperatoriae rhizoma
Magistranzwurzel Rhizoma Imperatoriae · Imperatoriae rhizoma
Magkaspeln Fructus Papaveris · Papaveris fructus
Mägle Semen Papaveris · Papaveris semen
Magnesia, Englische Magnesia usta poderosa
Magnesia, Weiße Magnesium carbonicum
Magnesialimonade Potio Magnesiae citrina
Magnetbrand Tutia praeparata
Magnetenpulver Stibium sulfuratum nigrum
Magnetpflaster Emplastrum oxycroceum
Magnetpillen Pilulae odontalgicae
Magnetspiritus Spiritus aethereus
Magöl Oleum Papaveris
Magori, Roter Unguentum Hydrargyri rubrum
Magran Herba Majoranae · Majoranae herba
Magretenpulver Pulvis contra Pediculos · Semen Foenugraeci pulvis · Trigonellae foenugraeci semen pulvis
Magron Herba Majoranae · Majoranae herba
Magsamen Semen Papaveris · Papaveris semen
Magsamenköpfe Capita Papaveris
Magschaden Fructus Papaveris · Papaveris fructus
Magschalen Fructus Papaveris · Papaveris fructus
Mahagonitropfen Elixir Aurantii compositum
Mahagoniwurzel Radix Alcannae · Alkannae radix
Mahderblumen Flores Arnicae · Arnicae flos
Mahlbaumbeeren Fructus Juniperi · Juniperi pseudo-fructus · Fructus Sorbi · Sorbi aucupariae fructus
Mählerkraut Herba Acetosellae
Mahlkraut Herba Ulmariae
Mahlwurzel Radix Consolidae · Symphyti radix
Mähnenfett Oleum Pedum Tauri · Unguentum pomadinum
Mahnkrampensirup Sirupus Papaveris
Mahonie Mahonia aquifolium

Maibaum Betula pubescens
Maibaumblätter Folia Betulae · Betulae folium
Maiblumen, Gelbe Taraxacum officinale · Flores Chamomillae · Matricariae flos
Maiblumen, Weiße Flores Convallariae · Convallariae flos
Maiblumenessig Acetum Convallariae
Maiblumensaft Sirupus Aurantii Florum
Maiblumentabak Pulvis sternutatorius
Maiblumenwasser Aqua Aurantii Florum
Maiblumenwurz Radix Taraxaci · Taraxaci radix
Maiblumenzauken Flores Convallariae · Convallariae flos
Maiblümli Flores Chamomillae · Matricariae flos · Flores Primulae · Primulae flos (cum oder sine calycibus)
Maibutter Unguentum flavum · Unguentum Majoranae · Majoranae unguentum
Maidblumen Flores Chamomillae · Matricariae flos
Maidkraut Herba Matricariae · Tanaceti parthenii herba
Maieblueme Taraxacum officinale
Maienblumen Taraxacum officinale
Maienkraut Herba Aegopodii
Maienreis Flores Convallariae · Convallariae flos
Maienrisli Flores Convallariae · Convallariae flos
Maienrossenwurzel Radix Paeoniae · Paeoniae radix
Maiensäßblümli Flores Gnaphalii · Antennariae dioicae flos
Maienzaucken Flores Convallariae · Convallariae flos
Maierkraut Herba Galii veri · Galii veri herba
Maigelb Lapis Calaminaris
Maiglöckchen Convallaria majalis · Flores Convallariae · Convallariae flos
Maiglöckchenkraut Convallariae herba
Maiglöckchenpulver, Eingesteltes Convallariae pulvis normatus
Maiglöckchentinktur Convallariae tinctura
Maigram Herba Majoranae · Majoranae herba
Maigrün = Schweinfurter Grün
Maiholzrinde Cortex Salicis · Salicis cortex
Maikäferöl Oleum Lini · Lini oleum virginale
Maikäferspiritus Spiritus Vini
Maikrabben Radix Ratanhiae · Ratanhiae radix
Maikram Herba Majoranae · Majoranae herba
Maikraut Galium odoratum · Herba Asperulae · Asperulae herba · Galii odorati herba · Herba Chelidonii · Chelidonii herba · Herba Ficariae
Maikräutertee = Blutreinigungstee
Maikurtee Species laxantes · Species maiales
Mailänder Mucl Emplastrum Cantharidum perpetuum extensum
Maililien Flores Convallariae · Convallariae flos
Maimoos Atriplex hortensis
Mainzer Tropfen Tinctura Aloes composita · Aloes tinctura composita
Maiöl Oleum Olivarum album · Olivae oleum album · Oleum viride
Mairal Herba Majoranae · Majoranae herba
Mairan Herba Majoranae · Majoranae herba
Mairandost Herba Majoranae · Majoranae herba
Mairanöl Oleum Chamomillae infusum · Matricariae oleum · Oleum Majoranae · Majoranae aetheroleum
Mairansalbe Unguentum Majoranae · Majoranae unguentum
Mais Zea mays
Maisbart Maidis stigma
Maisbrand Ustilago Maidis
Maisgriffel Maydis stipes · Maidis stigma
Maisöl, Raffiniertes Maydis oleum raffinatum
Maisstärke Maydis amylum
Maistöckel Herba Taraxaci · Taraxaci herba · Taraxaci folium
Maisüßchen Flores Bellidis · Bellidis flos
Maitrank Herba Asperulae · Asperulae herba · Galii odorati herba

Maitrieb Turiones Pini
Maitropfen Tinctura aromatica
Maiwuchs Turiones Pini
Maiwuchsextrakt Extractum Pini
Maiwuchsöl Oleum Terebinthinae · Terebinthinae aetheroleum
Maiwürmeröl Oleum Hyperici · Hyperici oleum · Oleum Lumbricorum · Oleum Olivarum · Olivae oleum virginale
Maiwurzel Lathraea Squamaria
Majabluema Herba Taraxaci · Taraxaci herba · Taraxaci folium
Majanegeli Flores Violae odoratae · Violae odoratae flos
Majariseli Flores Convallariae · Convallariae flos
Majerah Herba Majoranae · Majoranae herba
Majolein Herba Majoranae · Majoranae herba
Majoran (Wilder) Herba Majoranae · Majoranae herba
Majoran, Wilder Origanum vulgare
Majorankraut Herba Majoranae · Majoranae herba
Majoranöl Majoranae aetheroleum
Majoransalbe Unguentum Majoranae · Majoranae unguentum
Majorenkraut Herba Majoranae · Majoranae herba
Majorspillen Pilulae Hydrargyri bichlorati (Formulae magistrales Berolinenses)
Majorwasser Liquor Ammonii caustici
Majuschel Origani herba
Majussenblätter Folia Fragariae · Fragariae folium
Makadamiaöl, Raffiniertes Macadamiae oleum raffinatum
Makassaröl Oleum crinale
Makemm Fructus Carvi · Carvi fructus
Makimig = Kümmel · Fructus Carvi · Carvi fructus
Makimisch Fructus Carvi · Carvi fructus
Makimmig Fructus Carvi · Carvi fructus
Makrelanwurzel Rhizoma Galangae · Galangae rhizoma

Makubatropfen Mixtura oleoso-balsamica
Makufken Flores Rhoeados · Papaveris rhoeados flos
Malabarsamen Cardamomi fructus
Malachitgrün Viride montanum
Malagabohnen Anacardia
Malaganüsse Anacardia orientalis
Malagneite Fructus Amomi · Amomi fructus · Pimentae fructus
Malaguetkörner Grana Paradisi
Malaguettapfeffer Grana Paradisi
Malakkanuß Fructus Anacardii orientalis · Anacardii orientalis fructus
Malakkanußbaum Semecarpus anacardium
Malaktikumpflaster Emplastrum Lithargyri compositum
Malefizöl Oleum Lini sulfuratum, Oleum Olivarum cum Oleo Crotonis 50:1
Malefizpulver Asa foetida pulvis · Pulvis aromaticus
Malefizwachs Ceratum fuscum
Maleinsäure Acidum maleicum
Malengowurzel Rhizoma Galangae · Galangae rhizoma
Maler Herba Hederae terrestris · Glechomae hederaceae herba
Malergold Stannum sulfuratum
Malergummi Gummi arabicum
Mälerkraut Herba Acetosellae
Maleröl Oleum Caryophylli · Caryophylli aetheroleum
Malicorium Cortex Granati Fructus
Malkaspiritus Spiritus Angelicae
Malmaison Radix Liquiritiae · Liquiritiae radix
Malnit Herba Absinthii · Absinthii herba
Malottentee Herba Meliloti · Meliloti herba
Maltaöl Oleum Petrae nigrum
Maltapech Oleum Petrae nigrum
Malthesersiegelerde Bolus rubra
Malthiestropfen Tinctura anticholerica
Malvasierkraut Herba Agerati
Malve, Wilde Malva sylvestris
Malven (Kneipp) Flores Malvae arboreae · Alceae flos · Alceae roseae flos
Malven, Blaue Flores Malvae sylvestris · Malvae flos

Malven, Rote Flores Malvae arborae · Alceae flos · Alceae roseae flos
Malven, Schwarze Flores Malvae arboreae · Alceae flos · Alceae roseae flos
Malvenblätter Malvae folium
Malvenblüten Malvae sylvestris flos
Malvenöl Oleum Absinthii · Absinthii aetheroleum
Malvensaft Sirupus Rhoeados
Malventee (Hibiscusblüten) Hibisci flos
Malvenwurzel, Weiße Radix Althaeae · Althaeae radix
Malvenzucker Pasta Liquiritiae
Malzennasen Fructus Sorbi · Sorbi aucupariae fructus
Malzsirup Sirupus Liquiritiae
Manchinellbaum Hippomane mancinella
Mandarinenschalenöl Citri reticulatae aetheroleum
Mandel, Afrikanische Amygdalae dulces
Mandel, Süße Prunus dulcis
Mandelcerat Ceratum Cetacei
Mandelessenz Benzaldehyd dilutus · Sirupus Amygdalarum
Mandelkleie Farina Amygdalarum
Mandelkraut Fructus Ebuli · Ebuli fructus
Mandelmehl Farina Amygdalarum
Mandelmilch Emulsio Amygdalarum · Sirupus Amygdalarum und Aqua destillata 1+10
Mandelmilchessenz Sirupus Amygdalarum
Mandeln, Bittere Amygdalae amarae
Mandelöl Amygdalae oleum
Mandelöl zum Backen Benzaldehyd dilutus oder blausäurefreies Oleum Amygdalarum aethereum
Mandelöl, Natives Oleum Amygdalarum · Amygdalae oleum virginum
Mandelöl, Raffiniertes Amygdalae oleum raffinatum
Mandelölemulsion Amygdalae olei emulsio
Mandelpomade Unguentum pomadinum album
Mandelsaft Sirupus Amygdalarum
Mandelsäure Acidum mandelicum
Mändeltee Herba Trifolii arvensis · Trifolii arvensis herba
Mandioka Manihot esculenta
Mandragora Radix Mandragorae · Mandragorae radix
Mandragorawasser Aqua aromatica
Mandubinuß Arachidis semen
Manganstein Manganum peroxydatum
Mängelesöl Oleum Hyperici · Hyperici oleum
Mangeln Amygdalae dulces
Mangelsalbe, Graue Unguentum contra Scabiem · Unguentum Hydrargyri cinereum dilutum
Mangelwurz Radix Lapathi
Mangold Beta vulgaris
Mangold, Wilder Herba Pirolae · Chimaphilae herba
Mangostane Garcinia mangostana
Maniguettapfeffer Grana Paradisi
Manilaöl Oleum Cocos · Cocos oleum
Maniok Manihot esculenta
Mankeischmalz Axungia (Adeps) Marmotae montanae
Mannabarbarazöröbchen Sirupus Sennae cum Manna
Mannablätter Folia Senna cum Manna
Mannabrot Cassia fistula
Mannakindersaft Sirupus Sennae cum Manna
Mannasaft Sirupus Mannae
Mannaschoten Cassia fistula
Mannazucker Manna tabulata
Männchenwurzel Radix Mandragorae · Mandragorae radix
Männekensaat Pulvis contra Pediculos
Männerkrieg Herba Artemisiae · Artemisiae herba
Männertraubenblätter Folia Uvae Ursi · Uvae ursi folium
Männertreu Herba Eryngii · Eryngii herba · Herba Veronicae · Veronicae herba
Männertreuwurzel Radix Ononidis · Ononidis radix
Männerwurzel Radix Meu · Radix Mei · Mei athamantici radix
Mannesbart Radix Nardi
Manneskraft Radix Caryophyllatae · Caryophyllatae rhizoma

Mannetjesdrop Fructus Cassiae fistulae · Cassiae fistulae fructus
Mannhaltwort Radix Aristolochiae rotundae
Mannheimer Wasser Spiritus Melissae compositus · Melissae spiritus compositus
Männl Garcinia kola (Samen)
Männlein und Weiblein Bulbus victorialis longus et rotundus
Männleinwurmtüpfelfarn Rhizoma Filicis · Filicis rhizoma
Männliche Kola Garcinia kola
Männliche und Weibliche Bulbus victorialis longus et rotundus
Mannsblut Herba Hyperici · Hyperici herba
Mannsgrabwurzel Radix Caryophyllatae · Caryophyllatae rhizoma
Mannsholtwörteln Radix Aristolochiae rotundae
Mannsholwurz Radix Aristolochiae rotundae
Mannskraft Herba Hyperici · Hyperici herba · Rhizoma Caryophyllatae · Caryophyllatae rhizoma
Mannskraut Herba Pulsatillae · Pulsatillae herba
Mannsliebe Herba Eupatorii · Eupatorii cannabini herba
Mannsrebe Herba Hederae terrestris · Glechomae hederaceae herba
Mannstreu Herba Eryngii · Eryngii herba · Herba Veronicae · Veronicae herba
Mänsamen Semen Papaveris · Papaveris semen
Mantegazzis Bärenklau Heracleum mantegazzianum
Mantel unser lieben Frauen Herba Alchemillae · Alchemillae herba
Mäntelichrut Herba Alchemillae · Alchemillae herba
Mantelkraut Herba Alchemillae · Alchemillae herba
Mänteltee Herba Trifolii arvensis · Trifolii arvensis herba
Mantelwurz Bulbus victorialis
Mänten Folia Menthae crispae · Menthae crispae folium

Manzanillbaum Hippomane mancinella
Manzeleblume Herba Aquilegiae
Manzinella Hippomane mancinella
Marak Radix Armoraciae · Armoraciae radix
Marantenäpfel Fructus Granati
Marantenmehl Amylum Marantae
Marantwurzelrinde Cortex Granati · Granati cortex
Maraun Herba Majoranae · Majoranae herba
Maraunwurzel Radix Pyrethri · Pyrethri radix
Marderblüh Flores Sambuci · Sambuci flos
Marderfett Adeps suillus
Marderkraut Herba Mari veri · Teucrii herba
Marderwitterung Tinctura Moschi · Zibethum arteficale
Marentaken Stipites Dulcamarae · Dulcamarae stipes · Viscum album
Marentocken Stipites Dulcamarae · Dulcamarae stipes · Viscum album
Märgablümli Flores Farfarae · Farfarae flos
Margarantblumen Flores Granati · Granati flos
Margarantschalen Cortex Granati Fructus
Margaretenblümchen Flores Bellidis · Bellidis flos
Margaretendistel Herba Cardui benedicti · Cnici benedicti herba
Margaretenkraut Herba Millefolii · Millefolii herba
Margaretenpulver Fructus Foeniculi pulvis · Foeniculi fructus pulvis · Pulvis antiepilepticus albus · Pulvis Magnesiae cum Rheo
Margaretensaft Sirupus Adianti · Sirupus Aurantii Florum
Margaretensalbe Unguentum Hydrargyri rubrum dilutum
Margaretl Flores Bellidis · Bellidis flos
Margendistel Fructus Cardui Mariae · Cardui mariae fructus
Margeriten Flores Chrysanthemi · Pyrethri flos
Marginalsalbe Unguentum Hydrargyri cinereum dilutum

Margrankraut Herba Majoranae · Majoranae herba
Margrantenrinde Cortex Granati · Granati cortex
Margrittli Flores Bellidis · Bellidis flos
Mariabettstroh Herba Adianti aurei · Herba Galii veri · Galii veri herba · Herba Serpylli · Serpylli herba
Mariageisttropfen Spiritus aethereus
Mariamagdalenenäpfel Fructus Granati
Mariamagdalenenwurzel Radix Valerianae · Valerianae radix
Marianägli Flores Violae tricoloris · Violae tricoloris flos
Marianöl Oleum Majoranae · Majoranae aetheroleum
Mariareinigung Folia Rosmarini · Rosmarini folium · Rhizoma Tormentillae pulvis · Tormentillae rhizoma pulvis
Mariareinigungstropfen Tinctura Cinnamomi · Cinnamomi corticis tinctura
Mariazeller Tropfen Tinctura Aloes composita · Aloes tinctura composita
Marieleine Herba Majoranae · Majoranae herba
Marienbader Tee Species laxantes
Marienbalsam Tacamahaca
Marienbaum Folia Rosmarini · Rosmarini folium
Marienbettstroh Herba Adianti aurei · Herba Galii veri · Galii veri herba · Herba Serpylli · Serpylli herba
Marienblatt Balsamitae herba
Marienblätter Herba Tanaceti · Tanaceti herba
Marienblümchen Bellidis flos
Marienbranntwein Spiritus Vini gallici
Mariendistel Silybum marianum
Mariendistel (Hom.) Carduus marianus, Silybum marianum
Mariendistelfrüchte Silybi mariani fructus
Mariendistelfrüchtetrockenextrakt, Eingestellter gereinigter Silybi mariani extractum siccum raffinatum et normatum
Mariendistelkraut Cardui mariae herba
Mariendistelsamen Semen Cardui Mariae · Cardui mariae semen
Marienessenz Tinctura Myrrhae · Myrrhae tinctura
Marienfisch Stincus marinus
Marienflachs Herba Linariae · Linariae vulgris herba
Marienfuß Herba Linariae · Linariae vulgris herba
Mariengeist Spiritus Melissae compositus · Melissae spiritus compositus
Marienglas Glacies Mariae
Marienglöckchen Flores Convallariae · Convallariae flos
Marienkerzen Flores Verbasci · Verbasci flos
Marienkörner Fructus Cardui Mariae · Cardui mariae fructus
Marienkranz Flores Bellidis · Bellidis flos · Herba Millefolii · Millefolii herba · Herba Serpylli · Serpylli herba
Marienkraut Folia Rosmarini · Rosmarini folium · Herba Alchemillae · Alchemillae herba · Herba Asperulae · Asperulae herba · Galii odorati herba
Marienkrautblumen Flores Arnicae · Arnicae flos
Marienkreuztee Herba Cardui mariae · Cardui mariae herba
Marienkrönchen Flores Bellidis · Bellidis flos
Marienmantel Herba Alchemillae · Alchemillae herba
Marienminze Folia Menthae crispae · Menthae crispae folium
Mariennessel Herba Marrubii · Marrubii herba
Marienpilz = Maronenröhrling · Boletus badius
Marienpulver Calcium sulfuricum pulvis · Glacies Mariae pulvis
Marienrosen Flores Paeoniae · Paeoniae flos
Mariensalbe Unguentum Zinci · Zinci unguentum
Mariensamen Fructus Cardui Mariae · Cardui mariae fructus
Marienschellen Flores Convallariae · Convallariae flos
Marienspiritus Spiritus Melissae compositus · Melissae spiritus compositus
Mariensteinkraut Herba Nepetae · Nepetae

catariae herba
Marienstengel Flores Violae
Marientalblumen Flores Convallariae · Convallariae flos
Marientee Folia Rosmarini · Rosmarini folium
Marientränen Semen Milii solis · Lithospermum-officinale-Samen
Marientrank Flores Arnicae · Arnicae flos
Marientrauben Flores Arnicae · Arnicae flos
Marientropfen Spiritus Rosmarini · Tinctura carminativa
Marienwürmchen Coccionella
Marienwurzel Radix Bardanae · Bardanae radix · Radix Valerianae · Valerianae radix
Marienwurzelkraut Herba Marrubii · Marrubii herba
Marihuana Cannabis indicae herba
Marillen = Aprikosen
Marinzessenz Tinctura amara
Markasit Bismutum subnitricum
Markasitöl Bismutum chloratum
Markassaröl Oleum crinale
Markgrafenfett Unguentum Hydrargyri cinereum dilutum
Markgrafenpflaster Emplastrum frigidum
Markgrafenpulver Pulvis epilepticus Marchionis
Markgrafenulver Pulvis Magnesiae cum Rheo
Markgräfinnenpulver Pulvis epilepticus Marchionis · Pulvis Magnesiae cum Rheo
Marknuß Fructus Anacardii orientalis · Anacardii orientalis fructus
Markobell Herba Marrubii · Marrubii herba
Marköl Oleum Olivarum · Olivae oleum virginale
Marlefkenblüten Flores Bellidis · Bellidis flos
Marlinen Bellis perennis
Marmormehl Calcium carbonicum
Marmorsalbe Unguentum contra Pediculos
Marmorweiß Creta praeparata
Maronen Fructus Castaneae vescae
Maronenbaum Castanea sativa
Maronenröhrling Boletus badius
Marräk = Meerrettich · Radix Armoraciae · Armoraciae radix

Marrigenöl Oleum Lumbricorum
Marseiller Seife Sapo venetus
Marsöl Liquor Ferri sesquichlorati
Marsöl zum Schmieren Oleum Rapae · Rapae oleum
Marterblumen Flores Sambuci · Sambuci flos
Martertropfen Tinctura amara
Martinipulver Ossa Sepiae pulvis
Martinshand Herba Anserinae · Anserinae herba · Herba Potentillae
Martinskorn Secale cornutum
Marumverum Herba Mariveri · Teucrii herba
Märzbecher Flores Farfarae · Farfarae flos
Märzblume Tussilago farfara
Märzblumen Flores Farfarae · Farfarae flos · Herba Hepaticae · Hepaticae herba · Hepaticae nobilis herba
Märzenbecher Anemone nemorosa
Marzipansaft Sirupus Amygdalarum
Märzkraut Geum urbanum
Märzresel Bellis perennis
Märzveigerl Flores Violae odoratae · Violae odoratae flos
Märzveilchen Flores Violae odoratae · Violae odoratae flos
Märzveilchenwurzelstock Violae rhizoma
Märzviolen Flores Violae odoratae · Violae odoratae flos
Märzwurzel Rhizoma Caryophyllatae · Caryophyllatae rhizoma
Masaran Herba Majoranae · Majoranae herba · Herba Teucrii
Maschinenöl Paraffinum subliquidum
Maschinenseife Sapo venetus
Maschinentropfen Spiritus aethereus
Mäschtee Cannabis sativa · Herba Asperulae · Asperulae herba · Galii odorati herba
Masdruchöl Oleum viride
Masdruchspiritus Spiritus Mastichis compositus
Mäselsalbe Unguentum digestivum
Maseran Herba Majoranae · Majoranae herba · Herba Teucrii
Masero Herba Majoranae · Majoranae herba

Masero, Wilde Herba Serpylli · Serpylli herba
Maserpflaster Emplastrum fuscum
Maserwurzelöl Oleum Hyoscyami · Hyoscyami oleum
Maskaren Cubebae
Masran = Majoran
Massaitee Aspalathi linearis herba
Maßbeeren Fructus Sorbi · Sorbi aucupariae fructus
Massecke Lichen islandicus
Massiche Lichen islandicus
Massige Lichen islandicus
Massikot Lithargyrum
Masslenkraut Herba Asperulae · Asperulae herba · Galii odorati herba
Maßliebe Flores Bellidis · Bellidis flos
Mastdarmöl Oleum Sesami · Sesami oleum (raffinatum)
Mastek Coccionella
Mastel Cannabis saliva
Masterwurzel Rhizoma Imperatoriae · Imperatoriae rhizoma
Mastgeist Oleum Terebinthinae sulfuratum
Mastichharz Mastix
Mastichkraut Herba Mariveri · Teucrii herba
Mastixöl Oleum Olivarum · Olivae oleum virginale · Oleum Sesami · Sesami oleum (raffinatum) · Tinctura Aloes composita · Aloes tinctura composita
Mastkörner Semen Cucurbitae · Cucurbitae semen
Mastkörneröl Oleum Papaveris · Oleum Sesami · Sesami oleum (raffinatum)
Mastkörnersalbe Unguentum Hamamelidis · Hamamelidis unguentum · Unguentum Linariae
Mastkörnerspiritus Spiritus Mastichis compositus
Mastpulver Pulvis pro Vaccis
Mastruchspiritus Spiritus Melissae compositus · Melissae spiritus compositus
Matatropfen Aqua aromatica rubra
Matäussalbe Unguentum resinosum
Mate Folia Ilicis paraguayensis · Ilex paraguariensis
Mateblätter, Geröstete Mate folium tostum
Mateblätter, Grüne Mate folium viride
Mater Herba Matricariae · Tanaceti parthenii herba
Mater Secalis Secale cornutum
Materialsalbe Unguentum Hydrargyri cinereum dilutum
Materkraut Herba Matricariae · Tanaceti parthenii herba
Matico Folia Matico
Matocken Capita Papaveris
Matratzen, Weiße Bolus alba · Kaolinum ponderosum
Matrenichenkraut Herba Matricariae · Tanaceti parthenii herba
Matrikalspiritus Spiritus Mastichis compositus
Matritzsalbe Unguentum Plumbi · Plumbi unguentum
Matronenkraut Herba Matricariae · Tanaceti parthenii herba
Matrosenpulver Fel Vitri · Natrium sulfuricum pulvis
Mattekümmich Fructus Carvi · Carvi fructus
Mattenblumen Flores Stoechados · Helichrysi flos
Mattenchressech Flores Cardaminis
Mattenflachs Herba Eriophori
Mattenkammi Fructus Carvi · Carvi fructus
Mattenklee Trifolium pratense
Mattenkolen Herba Serpylli · Serpylli herba
Mattenkölm Herba Serpylli · Serpylli herba
Mattenkönigin Flores Ulmariae · Spiraeae flos
Mattenkümmel Fructus Carvi · Carvi fructus
Mattentennli Flores Primulae · Primulae flos (cum oder sine calycibus)
Mattenzinkli Orchis morio
Mattitennli Flores Primulae · Primulae flos (cum oder sine calycibus)
Mattscharte Herba Eryngii · Eryngii herba
Matzegge Lichen islandicus
Maubeeren Fructus Myrtilli · Myrtilli fructus
Mauchkraut Herba Anserinae · Anserinae herba · Herba Galeopsidis · Galeopsidis

herba
Mauckenwurzel Rhizoma Filicis · Filicis rhizoma
Maudrieseneth Pulvis aromaticus
Mauerasseln Millepedes
Mauerblumen, Gelbe Flores Cheiri · Cheiranthi cheiri flos
Mauerewig Hedera helix
Mauerflachs Herba Linariae · Linariae vulgris herba
Mauerkraut Herba Marrubii · Marrubii herba
Mauermannsfett Adeps suillus
Mauernelkenwurz Geum urbanum
Mauerpfeffer Sedum acre
Mauerpfefferkraut Herba Sedi acris · Sedi acris herba
Mauerraute Herba Rutae murariae
Mauerrute Herba Rutae murariae
Mauersalat Herba Lactucae scariolae
Mauertee Herba Oreoselini
Mauerträubelein Herba Sedi
Mauerwurzel Rhizoma Filicis · Filicis rhizoma
Maugensalbe Oxymel Aeruginis · Unguentum Aeruginis
Maugkraut Herba Galeopsidis · Galeopsidis herba
Maukenkraut Herba Galeopsidis · Galeopsidis herba
Maukenwurzel Rhizoma Filicis · Filicis rhizoma
Maukraut Herba Violae tricoloris · Violae tricoloris herba
Maulaff Linaria vulgaris
Maulbaumrinde Cortex Frangulae · Frangulae cortex
Maulbeerbaumschalen Cortex Frangulae · Frangulae cortex
Maulbeerblätter Folia Rubi fruticosi
Maulbeere, Indische Morinda citrifolia
Maulbeersaft Sirupus Mororum
Maulbeersaft, Weißer Sirupus Althaeae · Althaeae sirupus
Maulbeersalbe Unguentum Hydrargyri cinereum dilutum
Maulbeersirup Sirupus Mororum

Maulbeerwurzel, Indische Morindae radix
Maulwurf Talpa europaea
Maulwurf (Hom.) Pel talpae, Talpa europaea
Maulwurfskraut Euphorbia lathyrus
Maulwurfspulver Sanguis Hirci
Maulwurfstod Fructus Coriandri · Coriandri fructus
Maurache = Spitzmorchel · Morchella conica
Maurellenfetzen Bezetta
Maurensamen Fructus Dauci
Maurich = Spitzmorchel · Morchella conica
Maurillen Morcheln
Mäuschenkappenkraut Herba Aconiti · Aconiti herba
Mausdornsamen Semen Rusci
Mäusebrotkraut Herba Chelidonii minoris · Herba Ficariae
Mäusedarm Herba Anagallidis · Anagallidis herba
Mäusedorn Rusci rhizoma
Mäusedorn, Stechender Ruscus aculeatus
Mäusedornkraut Ruscus-aculeatus-Kraut · Rusci herba
Mäusedornwurzelstock Rusci rhizoma
Mäusegras Herba Herniariae · Herniariae herba
Mäuseholz Stipites Dulcamarae · Dulcamarae stipes
Mäuseklee Herba Trifolii arvensis · Trifolii arvensis herba
Mäusekörner Triticum venenatum
Mäusekuttel Herba Anagallidis · Anagallidis herba
Mäuseöhrchen Fungus Sambuci · Herba Marrubii · Marrubii herba · Herba Pilosellae
Mäusepulver Acidum arsenicosum
Mäusesamen Semen Staphisagriae · Delphinii staphisagriae semen
Mäuseschierling Herba Conii · Conii herba
Mäuseschwanz Herba Herniariae · Herniariae herba
Mäusezwiebel Bulbus Scillae · Scillae bulbus
Mausholz Stipites Dulcamarae · Dulcamarae stipes
Mausklee Flores Trifolii arvensis · Trifolii

arvensis flos
Mauskraut Stipites Dulcamarae · Dulcamarae stipes
Mausohr Herba Pilosellae
Mausöhrchen Fungus Sambuci · Herba Marrubii · Marrubii herba · Herba Myosotis · Herba Pilosellae (Kneipp) · Herba Rubi fruticosi
Mauszähne Fructus Phellandri · Phellandri fructus
Mauszwiebel Bulbus Scillae · Scillae bulbus
Mauszwiebelessig Acetum Scillae
Maye Folia Betulae · Betulae folium
Mayenhut Herba Veronicae · Veronicae herba
Mechoacanna Tubera Jalapae · Jalapae tuber
Meckmack Tacamahaca
Medesüß Spiraea ulmaria · Filipendula ulmaria
Medicamentstropfen Tinctura amara et aromatica a͞a
Medik Tartarus stibiatus
Medikament Collodium
Medizinalterpentinöl Terebinthinae aetheroleum rectificatum
Medizinische Hefe Faex medicinalis
Medizinische Seife Sapo medicatus
Medkraut Herba Spiraeae ulmariae · Spiraeae herba
Mee Radix Rubiae tinctorum · Rubiae tinctorum radix
Meejerkraut Herba Galii veri · Galii veri herba
Meekrap Radix Rubiae tinctorum · Rubiae tinctorum radix
Meeralsch Herba Absinthii · Absinthii herba
Meeranolie Balsamum Copaivae
Meerbisquit Ossa Sepiae
Meerbohnen Umbilici marini
Meerdistel Herba Eryngii · Eryngii herba
Meerdorn Hippophae rhamnoides
Meereichen Fucus vesiculosus
Meerfisch Stincus marinus
Meerfräuleinschmalz Adeps suillus · Unguentum Plumbi · Plumbi unguentum
Meergrapp Radix Rubiae tinctorum · Rubiae tinctorum radix
Meergris Semen Milii
Meerharz Asphaltum
Meerhecht Stincus marinus
Meerhirse Semen Milii solis · Lithospermum-officinale-Samen
Meermelbalsam Oleum Terebinthinae · Terebinthinae aetheroleum
Meermiesch Helminthochorton
Meermoos Carrageen
Meerrettich Armoracia rusticana
Meerrettichspiritus Spiritus Sinapis · Allylis isothiocyanatis solutio spirituosa
Meerrettichtropfen Spiritus Sinapis · Allylis isothiocyanatis solutio spirituosa
Meersalz Sal marinum
Meersalzerde Magnesia usta
Meerschalen Conchae
Meerschaum Ossa Sepiae
Meerschaumpulver Talcum pulvis
Meerschwamm Euspongia officinalis
Meerspinnenbein Ossa Sepiae
Meerstein Zincum oxydatum
Meerstinz Stincus marinus
Meertang Fucus vesiculosus
Meertau Rosmarinus officinalis · Rosmarini folium
Meertraubenblätter Folia Uvae Ursi · Uvae ursi folium
Meerwurz Rhizoma Caryophyllatae · Caryophyllatae rhizoma · Rhizoma Tormentillae · Tormentillae rhizoma
Meerzibele Bulbus Scillae · Scillae bulbus
Meerzucker Ossa Sepiae
Meerzwiebel Scillae bulbus
Meerzwiebelhonig Oxymel Scillae
Meerzwiebelpulver, Eingestelltes Scillae pulvis normatus
Meerzwiebelsaft Oxymel Scillae
Meerzwiebeltinktur Scillae tinctura
Meeskentee Herba Asperulae · Asperulae herba · Galii odorati herba
Megelkraut Herba Polygalae
Megerkraut Herba Galii veri · Galii veri herba
Meggensaat Pulvis contra Pediculos
Mehlbeerblätter Folia Uvae Ursi · Uvae ursi

folium
Mehlbeeren Fructus Oxyacanthae · Crataegi fructus · Fructus Sorborum · Sorbi aucupariae fructus
Mehlbele Herba Chenopodii Boni Henrici
Mehlbläda Folia Farfarae · Farfarae folium
Mehldorn Crataegus oxyacantha
Mehldrine Secale cornutum
Mehlfäßchen Fructus Crataegi oxyacanthae · Crataegi fructus
Mehlgranten Folia Uvae Ursi · Uvae ursi folium
Mehlhagrosen Flores Rosae · Rosae flos
Mehlhundsaft Mel rosatum boraxatum
Mehlkrautblüten Flores Ulmariae · Spiraeae flos
Mehlkreide Lac Lunae
Mehlmundsafterl Mel rosatum boraxatum
Mehlmus Atriplex hortensis
Mehlmutter Secale cornutum
Mehlote Herba Meliloti · Meliloti herba
Mehlwurz Radix Bryoniae · Bryoniae radix
Meiblümli Flores Hepaticae
Meienrisli Flores Convallariae · Convallariae flos
Meier Herba Asperulae · Asperulae herba · Galii odorati herba · siehe auch Meyer
Meierkraut Herba Asperulae · Asperulae herba · Galii odorati herba
Meiers Pflaster Emplastrum fuscum camphoratum
Meikram Herba Majoranae · Majoranae herba
Meiran Herba Majoranae · Majoranae herba
Meiranbutter Unguentum Majoranae · Majoranae unguentum
Meiringer Balsam Tinctura Sabadillae
Meisch Herba Asperulae odoratae · Asperulae herba · Galii odorati herba
Meiserich Herba Asperulae odoratae · Asperulae herba · Galii odorati herba
Meißnersche Pillen Pilulae Rhei
Meister Herba Asperulae odoratae · Asperulae herba · Galii odorati herba
Meisterkraut Herba Asperulae odoratae · Asperulae herba · Galii odorati herba
Meisterlauge Liquor Kali caustici
Meisteröl Oleum Olivarum viride
Meisterpflaster Emplastrum fuscum camphoratum
Meisterreipflaster Emplastrum fuscum
Meistertropfen Tinctura Chinioidini
Meisterwurz Peucedanum ostruthium
Meisterwurz, Schwarze Radix Astrantiae majoris
Meisterwurzel Radix Carlinae · Carlinae radix · Rhizoma Imperatoriae · Imperatoriae rhizoma
Meisterwurzelsaft Sirupus simplex
Meisterwurzöl Tinctura Lignorum
Meisterwurzwurzelstock Imperatoriae rhizoma
Melaguettapfeffer Grana Paradisi
Melancholiekraut Herba Fumariae · Fumariae herba
Melartenpflaster Emplastrum Meliloti
Melassensirup Sirupus communis
Melaunkerne Semen Cucurbitae · Cucurbitae semen
Melcherstengel Herba Artemisiae · Artemisiae herba
Melde, Amerikanische Herba Chenopodii ambrosioidis · Chenopodii (ambrosioidis) herba
Melde, Mexikanische Herba Chenopodii ambrosioidis · Chenopodii (ambrosioidis) herba
Meliote Herba Meliloti · Meliloti herba
Melis Saccharum pulvis
Melisse Melissa officinalis
Melisse (Englische) Folia Melissae · Melissae folium
Melissenblätter Melissae folium
Melk = Milch
Melkersalbe Unguentum cereum et Unguentum Zinci $\overline{aa}$
Melkpulver Natrium bicarbonicum
Melonensalbe Unguentum Kalii jodati
Melonensamen Semen Cucurbitae · Cucurbitae semen
Melonenwasser Aqua destillata
Melotenkraut Herba Meliloti · Meliloti herba

Melotenpflaster Emplastrum Meliloti
Melten Herba Meliloti · Meliloti herba
Melumsafterl Mel rosatum boraxatum
Meluttenklee Herba Meliloti · Meliloti herba
Mengelwurzel Radix Lapathi
Menigkraut Herba Agrimoniae · Agrimoniae herba
Mennige Minium
Mennige, Braune Plumbum hyperoxydatum
Mennige, Gelbe Plumbum oxydatum flavum
Mennigpflaster Emplastrum fuscum
Menschenfett Adeps suillus · Cetaceum
Menschenfett gegen Ungeziefer Unguentum Hydrargyri album dilutum
Menschenfett mit Zucker Cetaceum saccharatum
Menschengesichter Viola tricolor
Menschenhaut Emplastrum anglicum
Menschenhirnschale, Gebrannte Ossa Sepiae
Menschenknochenmehl Conchae praeparatae
Menschenöl Oleum Olivarum album · Olivae oleum album
Menschenpulver Ossa Sepiae pulvis
Menschenschale Ossa Sepiae
Menschenstärkende Tropfen Aether aceticus et Tinctura Cinnamomi 1:2
Menschenstärkendes Pulver Pulvis aromaticus
Menschenwurzel Ginseng radix
Mentenwurz Radix Valerianae · Valerianae radix
Menthe Rhizoma Veratri · Veratri rhizoma
Menthe Brie Folia Menthae piperitae · Menthae piperitae folium
Menthollösung, Ethanolische Mentholi solutio spirituosa
Menthol-Paraffin-Lösung Mentholi solutio paraffinosa
Mentzel Herba Asperulae · Asperulae herba · Galii odorati herba
Meppensaat Pulvis contra Pediculos
Merakelpulver Ossa Sepiae pulvis
Merchenstengelsamen Fructus Dauci
Merdau Folia Rosmarini · Rosmarini folium
Mergelwurz Rumex obtusifolius

Merich Herba Matricariae · Tanaceti parthenii herba
Merkenöl Oleum Lumbricorum · Oleum Rapae · Rapae oleum
Merkfruchtbaum, Ostindischer Semecarpus anacardium
Merkur, Blauer Unguentum Hydrargyri cinereum
Merkurblut Herba Verbenae · Verbenae herba
Merkurialbalsam, Äußerlich Balsamum Locatelli · Oleum Terebinthinae · Terebinthinae aetheroleum
Merkurialbalsam, Innerlich Aqua aromatica · Tinctura Aloes composita · Aloes tinctura composita
Merkurialkraut Herba Mercurialis · Mercurialis herba
Merkurialpflaster Emplastrum Hydrargyri
Merkurialpillen Pilulae laxantes
Merkurialpulver Pulvis contra Insecta
Merkurialsalbe Unguentum Hydrargyri cinereum dilutum
Merkurialsalbe, Gelbe Unguentum Hydrargyri citrinum
Merkurialsalbe, Rote Unguentum Hydrargyri rubrum
Merkurialsalbe, Schwarze Unguentum contra Pediculos
Merkurialspiritus Spiritus Mastichis compositus · Spiritus Melissae compositus · Melissae spiritus compositus
Merkurialwasser Aqua phagedaenica
Merkurius, Blauer Unguentum Hydrargyri cinereum dilutum
Merkurkraut Herba Mercurialis · Mercurialis herba
Merlesamen Fructus Dauci
Merongeist Spiritus Melissae compositus · Melissae spiritus compositus
Meronsaft Spiritus Melissae compositus · Melissae spiritus compositus
Merosent Myrrha
Mertblacha Herba Rumicis
Merternwurzel Radix Pyrethri · Pyrethri radix
Merublean Myrobalani

Merveille van Peru Tubera Jalapae · Jalapae tuber
Merwitztropfen Tinctura Pyrethri composita
Merzablümli Flores Farfarae · Farfarae flos · Flores Hepaticae
Merzasterna Flores Narcissi
Merzenblümli Flores Farfarae · Farfarae flos · Flores Hepaticae
Meserich Herba Asperulae · Asperulae herba · Galii odorati herba
Messer- und Gabeltee Herba Bursae Pastoris · Bursae pastoris herba
Messerputz Lapis Smiridis pulvis
Messingtinktur Acidum sulfuricum dilutum
Messingwasser Acidum sulfuricum dilutum
Metallspiritus Spiritus Mentholi
Metazin Phenyldimethylpyrazolon
Meterkraut Herba Matricariae · Tanaceti parthenii herba
Methode Electuarium theriacale
Methylsalicylat Methylum salicylicum · Methylis salicylas
Metjenöl Oleum Lumbricorum
Metkenöl Oleum Lumbricorum · Oleum Olivarum · Olivae oleum virginale
Metkräuter Lignum Sassafras · Sassafras lignum
Metram Herba Matricariae · Tanaceti parthenii herba
Metricksaft Sirupus Papaveris
Metternich Herba Matricariae · Tanaceti parthenii herba
Metterwurz Radix Pyrethri · Pyrethri radix
Mettigöl Oleum Lumbricorum
Mettram Herba Matricariae · Tanaceti parthenii herba
Mettwurst, Spanische Cassia Fistula
Metzetutenöl Tinctura Guajaci Ligni · Guaiaci ligni tinctura
Meumwurzel Radix Meu · Radix Mei · Mei athamantici radix
Meutenwurzel Radix Valerianae · Valerianae radix
Mexikanische Fieberrinde Copalchi cortex
Mexikanisches Drachenblut Croton-draconoides-Latex

Meyer, Roter Herba Anagallidis · Anagallidis herba
Meyerkraut Herba Asperulae · Asperulae herba · Galii odorati herba · Herba Galii veri · Galii veri herba
Meyermiere Herba Anagallidis · Anagallidis herba
Meyers Pflaster Emplastrum fuscum camphoratum
Meylenkraut Herba Melissae
Mianin Chloramin
Michaelipilz und Milchblumenwurzel Herba Polygalae amarae · Polygalae amarae herba
Michaelissalbe Unguentum Elemi
Michelherzpulver Pulvis antiepilepticus
Michelkraut Herba Tanaceti · Tanaceti herba
Michelsblumensamen Semen Colchici · Colchici semen
Michelswurz Bulbus Colchici · Colchici tuber
Michelszwiebel Tubera Colchici · Colchici tuber
Micheltropfen Mixtura oleoso-balsamica · Tinctura Benzoes composita
Micöl Oleum Chamomillae infusum · Matricariae oleum
Miere, Rote Herba Anagallidis · Anagallidis herba · Herba Stellariae
Mierenkraut Herba Anagallidis · Anagallidis herba
Mierenspiritus Spiritus Formicarum
Miers Alsine media
Miesnissel Boletus cervinus
Miezchenkraut Herba Trifolii arvensis · Trifolii arvensis herba
Miggert Herba Artemisiae · Artemisiae herba
Migränepulver Phenyldimethylpyrazolonum cum Coffeino citrico
Migrauenpulver Pulvis contra Pediculos
Milchblume, Blaue Polygala amara
Milchblumen Clitocybe nebularis
Milchblumenkraut Polygalae amarae herba
Milchbusch Taraxacum officinale
Milchdieb Herba Euphrasiae · Euphrasiae herba · Euphrasia officinalis

Milchdistel Herba Taraxaci · Taraxaci herba · Taraxaci folium
Milchessenz Tinctura Benzoes
Milchkraut Flores Tanaceti · Tanaceti flos · Herba Polygalae vulgaris · Polygalae vulgaris herba
Milchkraut unsrer lieben Frauen Herba Pulmonariae · Pulmonariae herba
Milchling Taraxacum officinale
Milchmies Herba Lycopodii · Lycopodii herba
Milchpflaster Emplastrum Meliloti · Emplastrum saponatum
Milchpillen Pilulae laxantes
Milchpulver Fructus Foeniculi pulvis · Foeniculi fructus pulvis · Pulvis galactopaeus
Milchpulver für Kindbetterinnen Kalium sulfuricum
Milchpulver fürs Vieh Pulvis lactescens
Milchpulver zum Buttern Natrium bicarbonicum · Tartarus depuratus
Milchpulver, Holländisches Pulvis pro Vaccis
Milchrödel Herba Taraxaci · Taraxaci herba · Taraxaci folium
Milchsalz Saccharum Lactis
Milchsamen Semen Foenugraeci · Trigonellae foenugraeci semen
Milchsäure Acidum lacticum
Milchschelm Herba Euphrasiae · Euphrasia herba
Milchstöckel Herba Taraxaci · Taraxaci herba · Taraxaci folium
Milchverteilungspulver Ceratum Cetacei · Emplastrum Meliloti · Emplastrum saponatum rubrum · Kalium sulfuricum · Pulvis temperans
Milchverzehrungspflaster, Rotes Emplastrum saponatum rubrum
Milchverzehrungspflaster, Schwarzes Emplastrum fuscum camphoratum
Milchverzehrungspflaster, Weißes Ceratum Cetacei · Emplastrum saponatum album
Milchwurz Radix Consolidae · Symphyti radix
Mildammonium Ammonium carbonicum
Milde Herba Mercurialis · Mercurialis herba

Militärhonig Oleum Ricini · Ricini oleum virginale
Militärsalbe Unguentum contra Pediculos
Milldistel Folia Taraxaci · Taraxaci folium
Millefleurs Pulvis fumalis
Miloriblau Coeruleum berolinense
Milzeröffnende Essenz Tinctura carminativa
Milzessenz Tinctura Aurantii
Milzessenztropfen Elixir Aurantii compositum
Milzkraut Chrysosplenium · Herba Malvae sylvestris (vulgaris)
Milzpflaster Emplastrum aromaticum
Milzpulver Pulvis Equorum
Milzrautenblätter Folia Rutae · Rutae herba
Mimosengummi Gummi arabicum
Mindeltee Herba Trifolii arvensis · Trifolii arvensis herba
Minderblumen Flores Arnicae · Arnicae flos
Minderers Geist Liquor Ammonii acetici
Minderers Salz Ammonium aceticum
Mine d'or Radix Ipecacuanhae · Ipecacuanhae radix
Mineralblau Coeruleum berolinense · Coeruleum montanuin
Mineralgeist Benzinum Petrolei
Mineralgeist, Hoffmanns Spiritus aethereus
Mineralgelb Plumbum oxychloratum
Mineralgrün Cuprum carbonicum
Mineralkermes Stibium sulfuratum rubrum
Mineralkobalt Cobaltum nativum
Minerallack Stannum chromicum
Minerallauge Natrum causticum
Minerallaugensalz Natrium bicarbonicum
Mineralsalbe Vaselinum
Mineralsäure Acidum hydrochloricum
Mineralweiß Barium sulfuricum
Minnchen Minium
Minschenkoppspulver Ossa Sepiae pulvis
Minschenschütt Lapides Cancrorum
Minschenschütt, Präparierter Conchae praeparatae
Minundin Chinioidinum
Minutenpflaster Emplastrum Meliloti
Minze, Englische Mentha piperita
Minzenplätzchen Rotulae Menthae piperitae
Minzenwasser Aqua Menthae piperitae ·

Menthae piperitae aqua
Minzöl Menthae arvensis aetheroleum partim mentholum depletum
Mirakelpflaster Emplastrum fuscum • Emplastrum Hydrargyri • Emplastrum Lithargyri compositum • Emplastrum saponatum
Mirakelsalbe Emplastrum fuscum • Unguentum Hydrargyri cinereum dilutum • Unguentum Plumbi • Plumbi unguentum
Mirakelspiritus Mixtura vulneraria acida
Mirakulum Restitutionsfluid • Spiritus russicus
Miran Herba Origani vulgaris • Origani herba
Mirbanessenz Nitrobenzolum
Mirbanöl Nitrobenzolum
Mireneier Ova Formicarum
Mirenspiritus Spiritus Formicarum • Tinctura Myrrhae • Myrrhae tinctura
Mirhirsch Semen Milii solis • Lithospermum-officinale-Samen
Mirrad Myrrha
Mischgelt Viscum album
Misenkraut Herba Ptarmicae
Misere Lichen islandicus
Mispel Viscum album
Missetat, Rote Unguentum ophthalmicum rubrum
Missionstee Mate folium
Mißwachsöl Oleum aromaticum
Mistblacke Herba Rumicis
Mistel Viscum album
Mistelkraut Visci herba
Mistfinke Herba Taraxaci • Taraxaci herba • Taraxaci folium
Mistmelde Herba Mercurialis • Mercurialis herba
Mitchelesöl Oleum Lini • Lini oleum virginale • Oleum Petrae rubrum
Mitesserpulver Farina Amygdalarum • Flores Cinae pulvis • Cinae flos pulvis
Mitesserseife Sapo venetus
Mitesserzeltchen Trochisci Santonini
Mithridat Electuarium theriacale
Mithridatöl Oleum Juniperi • Juniperi aetheroleum
Mithridattinktur Tinctura amara
Mitisgrün = Schweinfurter Grün
Mittagsblumen Herba Mesembryanthemi
Mittlewor Rhizoma Veratri pulvis • Veratri rhizoma pulvis
Mixtur, Abführende Mixtura laxans
Mixtur, Schleimlösend Mixtura solvens
Mizeltee Herba Trifolii arvensis • Trifolii arvensis herba
Möbelöl Oleum Hyperici • Hyperici oleum
Möbelwichse Ceratum Terebinthinae
Mockla Tubera (Fructus) Colchici • Colchici tuber
Modakrand Flores Chamomillae • Matricariae flos
Modder Fango • Moorerde
Modegewürz Fructus Amomi • Amomi fructus • Pimentae fructus
Modekraut Herba Cichorii
Modelgeer Radix Gentianae • Gentianae radix
Moderpflaster, Braunes Emplastrum fuscum camphoratum • Emplastrum Galbani crocatum
Moderpflaster, Gelbes Emplastrum Lithargyri compositum
Moderreinigung Aqua foetida antihysterica
Moh = Mohn
Mohädeln Fructus Papaveris maturi
Mohhädele Fructus Papaveris maturi
Mohhaeplen Fructus Papaveris • Papaveris fructus
Mohköpp Fructus Papaveris • Papaveris fructus
Mohnblumen Flores Rhoeados • Papaveris rhoeados flos
Mohnblumensaft Sirupus Rhoeados
Mohnefelden Flores Rhoeados • Papaveris rhoeados flos
Mohnfett Unguentum cereum
Mohnhäupter Fructus Papaveris • Papaveris fructus
Mohnkannen Fructus Papaveris • Papaveris fructus
Mohnköpfe Fructus Papaveris • Papaveris fructus
Mohnkoppensaat Semen Papaveris • Papave-

ris semen
Mohnkrampensaft Sirupus Papaveris
Mohnmilch Creta praeparata
Mohnöl Oleum Papaveris
Mohnrautensaft Sirupus Papaveris
Mohnrosen Flores Rhoeados • Papaveris rhoeados flos
Mohnsaft, Brauner Sirupus Papaveris
Mohnsaft, Roter Sirupus Rhoeados
Mohnschlötterche Fructus Papaveris • Papaveris fructus
Mohrenbalsam Balsamum peruvianum
Möhrenbalsam Balsamum peruvianum
Möhrenkümmel Fructus Ajowan
Mohrenkümmich Herba Dauci
Mohrenkümmichsamen Fructus Dauci
Möhrenmus Succus Dauci
Möhrenöl Oleum Lini • Lini oleum virginale
Möhrensaft Succus Dauci
Möhrensamen Fructus Dauci
Mohrenthals Pflaster Emplastrum fuscum camphoratum
Möhrenwurzel Radix Bryoniae • Bryoniae radix • Radix Dauci
Mohrrübensaft Succus Dauci
Mohrrübensamen Fructus Dauci
Mohrsches Salz Ferrum sulfuricum ammoniatum
Mohrstein, Türkischer Conchae praeparatae
Molaine Flores Verbasci • Verbasci flos
Molbeere Fructus Rubi Idaei • Rubi idaei fructus
Molchenblüemli Herba Malvae vulgaris
Molchpflaster Emplastrum Lithargyri molle
Moli Herba Veronicae • Veronicae herba
Molkenpulver Tartarus depuratus
Molkensäure Acidurn lacticum
Mollaine Flores Verbasci • Verbasci flos
Mollenkrautsamen Semen Ricini • Ricini semen
Mollenpflaster Emplastrum Lithargyri molle
Möllerbrot Fructus Crataegi oxyacanthae • Crataegi fructus
Mollkrautblumen Flores Primulae • Primulae flos (cum oder sine calycibus)
Molukkenkörner Semen Tiglii • Crotonis semen
Mombeeren Fructus Myrtilli • Myrtilli fructus
Momordicablumen Flores Verbasci • Verbasci flos
Momordicaöl Oleum Sesami • Sesami oleum (raffinatum)
Momordicaöl, Grünes Oleum viride
Momordicasaft Sirupus Aurantii Florum
Momordicasalbe Unguentum cereum
Momthun Semen Foenugraeci • Trigonellae foenugraeci semen
Monateln Flores Bellidis • Bellidis flos
Monatsblümchen Flores Bellidis • Bellidis flos
Monatsblume(nblätter) Folia Trifolii fibrini • Menyanthidis trifoliatae folium
Monatspulver Pulvis menstrualis
Monatsrösli Flores Rosae • Rosae flos
Monatstropfen Tinctura Ferri pomati
Mönchenpulver Pulvis contra Pediculos
Mönchsblumen Herba Taraxaci • Taraxaci herba • Taraxaci folium
Mönchshafer Pulvis contra Pediculos
Mönchskappe Aconitum napellus
Mönchskatzenkraut Herba Aconiti • Aconiti herba
Mönchskirschen Fructus Alkekengi
Mönchskopf Radix (Herba) Taraxaci • Taraxaci radix (herba)
Mönchskrautwurzel Radix Taraxaci • Taraxaci radix
Mönchspfeffer Vitex agnus-castus
Mönchspfefferfrüchte Fructus Agni casti • Agni casti fructus
Mönchsplatte Folia Taraxaci • Taraxaci folium
Mönchspulver Pulvis contra Pediculos
Mönchspuppen Fructus Alkekengi
Mönchsrhabarber Radix Rhapontici • Rhei rhapontici radix
Mönchswurzel Radix Arnicae • Arnicae radix • Tubera Aconiti • Aconiti tuber
Mondblumen Flores Calendulae • Calendulae flos
Mondkörner Fructus Cocculi • Cocculi fructus

Mondkraut Herba Nummulariae · Lysimachiae herba
Mondmilch Creta praeparata · Lac Lunae · Magnesium carbonicum
Mondraute Herba Capilli Veneris · Capilli Veneris herba · Herba Lunariae
Mondsamen Fructus Cocculi
Mondscheinkraut Solanum nigrum
Mondweide Herba Ligustri
Mondwurzel Radix Valerianae · Valerianae radix
Monikaöl Oleum Hyperici · Hyperici oleum
Moniuröl Oleum Hyperici · Hyperici oleum
Monkdenöl Oleum Lumbricorum
Mönkekapp Herba Aconiti · Aconiti herba
Mönkenkraut Herba Agrimoniae · Agrimoniae herba
Montpelliergelb Plumbum oxychloratum
Moor Ebur ustum · Moorerde
Mooräpfel Fructus Colocynthidis · Colocynthidis fructus
Moorbirke Betula pubescens
Moorblumen Folia Uvae Ursi · Uvae ursi folium
Mooreckel Potentilla erecta
Moorwein Aqua aromatica
Moos, Irländisches Carrageen
Moos, Isländisches Lichen islandicus
Moosapfel Gallen von Rosa canina
Moosbeerblätter Folia Uvae Ursi · Uvae ursi folium
Moosbeere, Kleinfrüchtige Vaccinium oxycoccos
Moosbeeren Fructus Oxycoccos
Moosgrün Schweinfurter Grün
Moosklee Folia Trifolii fibrini · Menyanthidis trifoliatae folium
Moosknoblauch Herba Scordii
Mooskraut Herba Selaginellae
Moosling Clitopilus prunulus
Moospflanze Folia Trifolii fibrini · Menyanthidis trifoliatae folium
Moospflanzentee Lichen islandicus
Moospulver Lycopodium
Mooszingga Folia Trifolii fibrini · Menyanthidis trifoliatae folium
Möppelchen Bellis perennis

Mops = Perlpilz · Amanita rubescens
Morabel Herba Marrubii · Marrubii herba
Moräpfel Fructus Colocynthidis · Colocynthidis fructus
Morasche Spitzmorchel Morchella condita
Moraß Haarspiritus
Mordschwamm Lactarius turpis
Mordwurzel Rhizoma Galangae · Galangae rhizoma
Morellsalbe Unguentum Hydrargyri rubrum
Morgawurzkraut Herba Tanaceti · Tanaceti herba
Morgenblatt Herba Balsamitae · Balsamitae herba
Morgendistel Herba Cardui mariae · Cardui mariae herba
Morgenröte Flores Calendulae · Calendulae flos
Morgentau Herba Rorellae · Droserae herba
Morillen Amygdalae dulces
Morinda, Zitonenblättrige Morinda citrifolia
Morindablätter Morindae folium
Morindablüten Morindae flos
Morindafrucht Morindae fructus
Morindarinde Morindae cortex
Morindasamen Morindae semen
Morindawurzel Morindae radix
Moringawurzel Moringae radix
Morionweibchen Tubera Salep · Salep tuber
Mörke Herba Asperulae odoratae · Asperulae herba · Galii odorati herba
Mörkörrel Secale cornutum
Mörlensamen Fructus Dauci
Morphinsulfat Morphini sulfas
Morrechels Herba Anserinae · Anserinae herba
Mörsemaukraut Herba Lycopodii · Lycopodii herba
Mörtöl Oleum nucum Juglandis
Mörwurzel Radix Eryngii · Eryngii radix
Mörzablad Folia Farfarae · Farfarae folium
Mosanken Herba Pinguiculae
Mosch Mastix · Moschus
Moschatenbalsam Balsamum Nucistae
Moschatenblumen Macis
Moschatennuß Semen Myristicae · Myristi-

cae semen
Moschatensalbe Balsamum Myristicae
Moschen Herba Asperulae · Asperulae herba · Galii odorati herba
Möschtee Herba Asperulae · Asperulae herba · Galii odorati herba
Moschusblätter Folia Patschuli
Moschuserdbeere Fragaria moschata
Moschushirsch Moschus moschiferus
Moschushirsch (Hom.) Moschus, Moschus moschiferus
Moschusiva Achillea moschata
Moschuskörner Semen Abelmoschi · Abelmoschi semen
Moschuskraut Adoxa Moschatellina · Herba Achilleae moschatae · Ivae moschatae herba · Herba Mari veri · Teucrii herba
Moschuskürbis Cucurbita moschata
Moschusöl Tinctura Moschi
Moschusrinde Cortex Cascarillae · Cascarillae cortex
Moschussalbe Unguentum Veratri album
Moschusschafgarbe Herba Achilleae moschatae · Ivae moschatae herba
Moschustropfen Tinctura Moschi
Moschuswurzel Radix Sumbuli · Sumbuli radix
Mösecke Herba Asperulae odoratae · Asperulae herba · Galii odorati herba
Möserich Herba Asperulae odoratae · Asperulae herba · Galii odorati herba
Möseril Herba Asperulae odoratae · Asperulae herba · Galii odorati herba
Mosholder Fructus Sorbi · Sorbi aucupariae fructus
Most, eingesottener Sirupus Papaveris
Mostard Senf
Mostbeeren Fructus Myrtilli · Myrtilli fructus
Mosterd Senf
Motekraut Folia Melissae · Melissae folium
Moteschmus Lichen islandicus
Mottekrokt Herba Botryos · Botryos herba
Mottenachilleskraut Herba Agerati
Mottenblumen Flores Stoechados · Helichrysi flos
Mottenklee Herba Meliloti · Meliloti herba

Mottenkraut Herba Chenopodii ambrosioidis · Chenopodii (ambrosioidis) herba · Herba Ledi · Ledi palustris herba · Herba Patschuli
Mottenöl Oleum Bergamottae · Bergamottae aetheroleum
Mottenpflaster Emplastrum Cerussae · Emplastrum Meliloti
Mottenpulver Camphora trita · Flores Pyrethri pulvis · Pyrethri flos pulvis · Fructus Capsici pulvis · Capsici fructus pulvis · Naphthalinum pulvis
Mottensalz Naphthalinum cristallisatum
Mottenspiritus Spiritus camphoratus, Tinctura Capsici $\overline{aa}$
Mottenwurzel Radix Ivarancusae oder Vitiverae
Mousseron Marasmius scorodonius
Mövenöl Oleum Lini · Lini oleum virginale
Moxenkraut Herba Artemisiae · Artemisiae herba
Muck, Mailänder Emplastrum Cantharidum perpetuum
Muckeln Cantharides
Mücken, Spanische Cantharides
Mückenfett Adeps suillus · Oleum Jecoris · Iecoris aselli oleum
Mückenfett gegen Läuse Unguentum Hydrargyri cinereum dilutum
Mückengift Cobaltum cristallisatum
Muckenholz Lignum Quassiae · Quassiae lignum
Mückenholz Lignum Quassiae · Quassiae lignum
Mückenkraut Herba Conyzae · Conyzae majoris herba
Mückenöl Oleum Caryophyllorum · Oleum Petrae nigrum
Muckenpfiffer = Fliegenpilz · Amanita muscaria (giftig!)
Mückensauger Emplastrum Drouoti
Mückenspiritus Oleum Caryophyllorum cum Spiritu 1:5
Mückenstaub Lycopodium
Mückenstein Arsenicum album
Muckentenne Flores Primulae · Primulae flos (cum oder sine calycibus)

Mudarwurzelrinde Calotropis radicis cortex
Muggert Herba Artemisiae · Artemisiae herba
Müggert Herba Artemisiae · Artemisiae herba
Mugwurz Radix Artemisiae · Artemisiae radix
Mühlbeersaft Sirupus Mororum
Mühleblümli Flores Bellidis · Bellidis flos
Mühlebürstli Flores Bellidis · Bellidis flos
Mühlenstein Lapis calaminaris
Mühliblüamli Flores Bellidis · Bellidis flos · Herba Hepaticae · Hepaticae herba · Hepaticae nobilis herba
Muhmilch Natrium bicarbonicum
Mukin Orleana
Mulbeeri Fructus Mori · Mori fructus
Muldschmier Unguentum flavum · Unguentum Lauri
Muljenspflaster Emplastrum Meliloti
Mulkerskraut Herba Hyoscyami · Hyoscyami folium
Müllen Vitex agnus-castus
Müllerblümli Flores Bellidis · Bellidis flos
Mülleringwer Rhizoma Curcumae · Curcumae rhizoma
Müllerkraut Herba Origani · Origani herba
Müllerkümmel Fructus Cumini · Cumini fructus
Müllers Pflaster Emplastrum fuscum
Müllers Salbe Emplastrum Lithargyri · Unguentum Hydrargyri rubrum
Mültenkähm Fructus Cumini · Cumini fructus
Mumienbalsam Asphaltum
Mumilch Natrium bicarbonicum
Mummei Tartarus depuratus
Mummelblumen Flores Nymphaeae albae · Nymphaeae albae flos
Mummi und Puppi Mumia (Conchae praeparatae)
Münchener Hafer Pulvis contra Pediculos · Rhizoma Veratri · Veratri rhizoma
Münchentee Herba Asperulae · Asperulae herba · Galii odorati herba
Münchskopf Folia Taraxaci · Taraxaci folium
Münchsrhabarber Radix Rhapontici

Mündeltee Herba Trifolii arvensis · Trifolii arvensis herba
Mundessig Acetum Pyrethri
Mundfärbekraut Flores Primulae · Primulae flos (cum oder sine calycibus)
Mundfäulekraut Herba Acetosae
Mundfäulesaft Mel rosatum
Mundfäulnis Herba Acetosae
Mundholz Folia Ligustri · Lawsonia inermis · Hennae folium
Mundhonig Mel rosatum
Mundkali Kalium chloricum · Kalium permanganicum
Mundkraut Herba Veronicae · Veronicae herba
Mundleim Guttapercha alba
Mundreinigung Mel rosatum boraxatum
Mundrosen Flores Malvae arboreae · Alceae flos · Alceae roseae flos
Mundrosensaft Mel rosatum boraxatum
Mundrosentee Folia Althaeae · Althaeae folium
Mundrot Radix Alcannae · Alkannae radix
Mundsalbe Ceratum Cetacei rubrum · Unguentum leniens
Mundtinktur Tinctura Ratanhiae
Mundtropfen Tinctura Guajaci
Mundwurz Radix Valerianae · Valerianae radix
Mungobohne Phaseolus mungo
Munhemler Bulbus victorialis longus
Munihode Tubera (Fructus) Colchici · Colchici tuber
Muniseckel Tubera (Fructus) Colchici · Colchici tuber
Munnikenpoeder Semen Staphisagriae pulvis · Delphinii staphisagriae semen pulvis
Münserlkraut Folia Menthae crispae · Menthae crispae folium · Herba Bursae Pastoris · Bursae pastoris herba
Münzbalsam Folia Menthae crispae · Menthae crispae folium
Münze siehe Minze
Münzenpulver Pulvis albificans
Münzkraut Herba Nummulariae · Lysimachiae herba
Mure Daucus carota

Murensamen Fructus Dauci
Murjahnskräuter Species emollientes
Murkeln = Morcheln
Murkenkraut Herba Anethi · Anethi herba
Murkensamen Fructus Dauci
Mürkraut Herba Anagallidis · Anagallidis herba
Murmeltierfett Axungia (Adeps) Marmotae montanae · Axungia Muris montanae
Murrbohne Lupinus angustifolius
Murrsamen Fructus Dauci
Mürsemau Herba Lycopodii · Lycopodii herba
Murubelkraut Herba Marrubii · Marrubii herba
Murzebob Herba Lycopodii · Lycopodii herba
Murzemau Herba Lycopodii · Lycopodii herba
Mus meist Succus Sambuci inspissatus, aber auch andere Succi inspissati
Muschelkalk Conchae praeparatae
Muschelkraut Herba Veronicae · Veronicae herba
Muschelmehl Conchae praeparatae
Muschelöl Oleum camphoratum
Muschelpilz Pleurotus ostreatus
Muschelschalen Conchae praeparatae
Muschkelblut Macis
Muschkelkraut Herba Veronicae · Veronicae herba
Muschketnuß Semen Myristicae · Myristicae semen
Müschs Tee Folia Uvae Ursi · Uvae ursi folium
Musciusöl Oleum Lavandulae · Lavandulae aetheroleum
Musikantenöl Oleum Anisi · Anisi aetheroleum · Oleum Olivarum · Olivae oleum virginale
Musikus Pulvis contra Pediculos
Musivgold Stannum bisuifuratum
Müsk Moschus
Muskatbalsam Balsamum Nucistae
Muskatblätter, Braune Macis
Muskatblätter, Weiße Folia Ribis
Muskatblume Macis · Myristicae arillus

Muskatblüte Macis · Myristicae arillus
Muskatbutter Balsamum Nucistae
Muskatellerkraut Folia Salviae · Salviae folium
Muskatellersalbeiöl Salviae sclareae aetheroleum
Muskatnuss Semen Myristicae · Myristicae semen
Muskatöl Oleum Myristicae · Myristicae fragrantis aetheroleum
Muskatöl, Fettes Myristicae oleum expressum
Muskatsaft Sirupus simplex cum gutta una Olei Macidis
Muskatsalbe Balsamum Nucistae
Muskatwachs Balsamum Nucistae
Muskblätter Herba Patschuli
Müskblätter Herba Patschuli
Muskensalbe Unguentum Hydrargyri rubrum dilutum · Unguentum Zinci · Zinci unguentum
Musketiersalbe Unguentum Hydrargyri cinereum dilutum
Muskus Moschus
Muskus, Umgewandter Unguentum contra Scabiem · Unguentum sulfuratum
Muskuspulver Pulvis contra Pediculos
Muskustee Carrageen
Müsli Folia Salviae · Salviae folium
Müsliblatt Folia Salviae · Salviae folium
Müslichrut Folia Salviae · Salviae folium
Müsöhrli Flores Gnaphalii · Antennariae dioicae flos · Fungus Sambuci · Herba Pilosellae
Müstert Semen Erucae · Erucae semen
Muswethe Triticum venenatum
Mutengelein Flores Primulae · Primulae flos (cum oder sine calycibus)
Muter Herba Matricariae · Tanaceti parthenii herba
Mutkraut Herba Anagallidis · Anagallidis herba
Mutmilch Magnesium carbonicum
Mutpulver Cantharides pulvis
Mutschengliederöl Oleum Philosophorum
Mutscheröl Oleum Philosophorum
Mutschkernöl Oleum Papaveris

Muttakraut Flores Chamomillae · Matricariae flos
Mutterbalsam Balsamum Nucistae · Mixtura oleoso-balsamica · Mixtura sulfurica acida · Tinctura Aloes composita · Aloes tinctura composita · Tinctura Benzoes composita
Mutterbandpflaster, Gelbes Emplastrum oxycroceum
Mutterbandpflaster, Rotes Emplastrum ad Rupturas
Mutterbandpflaster, Schwarzes Emplastrum fuscum camphoratum
Mutterbescherungstropfen Tinctura Castorei
Mutterblätter Folliculi Sennae · Sennae fructus acutifoliae/angustifoliae
Mutterblume Herba Polygalae amarae · Polygalae amarae herba · Herba Pulsatillae · Pulsatillae herba
Mutterblüte Flores Malvae sylvestris · Malvae flos
Mutterbranntwein Aqua Rosmarini spirituosa
Mutterbutter, Grüne Unguentum Majoranae · Majoranae unguentum
Mutterbutter, Weiße Unguentum leniens
Mutterdistel Herba Cardui benedicti · Cnici benedicti herba
Mutterdistelsamen Semen Cardui Mariae · Cardui mariae fructus
Mutteregel Hirudines
Mutterelixier Tinctura Aloes composita · Aloes tinctura composita
Mutteren Meum athamanticum
Mutteressenz Tinctura carminativa · Tinctura Cinnamomi · Cinnamomi corticis tinctura
Muttergeduldtropfen Tinctura Valerianae · Valerianae tinctura
Muttergeist Aqua carminativa · Spiritus Melissae compositus · Melissae spiritus compositus
Muttergeist, Roter Aqua aromatica rubra
Mutterglasharz Galbanum
Muttergottesbettstroh Herba Galii veri · Galii veri herba
Muttergottesbrot Herba Bursae Pastoris · Bursae pastoris herba
Muttergotteshand Tubera Salep · Salep tuber
Muttergotteskraut Herba Centaurii · Centaurii herba
Muttergottesmäntelchen Herba Alchemillae · Alchemillae herba
Muttergottesrute Herba Tanaceti · Tanaceti herba
Muttergummi Galbanum
Mutterharz Galbanum · Resina Pini
Mutterharzpflaster Emplastrum Galbani crocatum · Emplastrum Lithargyri compositum
Mutterhohlwurz Radix Aristolochiae longae
Mutterkamillen Flores Chamomillae · Matricariae flos
Mutterkanehl Cortex Canellae albae
Mutterkorn Secale cornutum
Mutterkorn, Entfettetes, Eingestelltes Secalis cornuti desoleati pulvis normatus
Mutterkörner Fructus Amomi · Amomi fructus · Pimentae fructus
Mutterkornpilz Claviceps paspali
Mutterkornpilz, Roter Claviceps purpurea
Mutterkrampfpulver Tubera Jalapae pulvis, Rhizoma Rhei pulvus $\overline{aa}$
Mutterkrampftropfen Spiritus aethereus · Tinctura Castorei · Tinctura Cinnamomi · Cinnamomi corticis tinctura · Tinctura Valerianae composita aetherea
Mutterkraut Flores Chamomillae · Matricariae flos · Folia Melissae · Melissae folium · Folia Menthae piperitae · Menthae piperitae folium · Herba Alchemillae · Alchemillae herba · Herba Matricariae · Herba Tanaceti · Tanaceti parthenii herba · Mentha piperita · Tanacetum parthenium
Mutterkräuter Folia Menthae piperitae · Menthae piperitae folium
Mutterkreide Succus Sorbi inspissatus
Mutterkümmel Fructus Cumini · Cumini fructus
Mutterlorbeeren Fructus Lauri · Lauri fructus
Muttermakemi Fructus Cumini · Cumini fructus
Muttermutter Unguentum Tutiae
Mutternägele Anthophylli

Mutternelken Anthophylli
Mutternelken, Weiße Flores Aurantii
Mutterpflaster, Rotes Emplastrum saponatum rubrum
Mutterpflaster, Weißes Emplastrum Lithargyri molle
Mutterpflaster, Schwarzes Emplastrum fuscum
Mutterpillen Pilulae balsamicae · Pilulae laxantes rubrae
Mutterpulver Pulvis laxans
Mutterpulver fürs Vieh Radix Meu pulvis grossus
Mutterrauch Species ad suffiendum
Mutterromor Electuarium theriacale
Muttersalbe Ceratum Cetacei · Emplastrum fuscum camphoratum · Emplastrum Lithargyri molle · Unguentum Populi · Populi unguentum · Unguentum Rosmarini compositum · Rosmarini unguentum compositum
Mutterschnaps Aqua Vitae carminativa
Muttersennesblätter Folliculi Sennae
Mutterspiritus Spiritus Angelicae compositus · Angelicae spiritus compositus · Spiritus Mastichis compositus
Mutterstillstandstropfen Spiritus aethereus · Tinctura Cinnamomi · Cinnamomi corticis tinctura
Muttertee Flores Chamomillae romanae · Chamomillae romanae flos · Herba Melissae · Species laxantes
Muttertropfen, Alte und neue Aqua aromatica rubra · Tinctura Rhei aquosa · Rhei tinctura aquosa
Muttertropfen, Braune Tinctura Castorei · Tinctura Valerianae · Valerianae tinctura
Muttertropfen, Rote Tinctura aromatica · Tinctura carminativa · Tinctura Cinnamomi · Cinnamomi corticis tinctura
Muttertropfen, Saure Mixtura sulfurica acida
Muttertropfen, Schwarze Elixir Proprietatis sine acido
Muttertropfen, Weiße Aqua aromatica · Liquor Ammonii anisatus · Ammonii hydroxidi solutio anisata · Spiritus aethereus · Spiritus Melissae compositus · Melissae spiritus compositus
Mutterwasser Aqua aromatica · Aqua Cinnamomi
Mutterwasser, Goldiges Tinctura Castorei camphorata
Mutterwurz Herba Ballotae · Ballotae herba · Ballotae nigrae herba · Herba oder Radix Arnicae · Arnicae herba oder radix
Mutterwurzel Radix Artemisiae · Artemisiae radix · Radix Meu · Radix Mei · Mei athamantici radix
Mutterzimt Cortex Cassiae albae
Mützchenklee Herba Trifolii arvensis · Trifolii arvensis herba
Mützchentee Herba Trifolii arvensis
Mützenpulver Pulvis albificans · Pulvis contra Pediculos
Mynsichts Elixier Tinctura aromatica acida
Myrrhe, Arabische Commiphora abyssinica
Myrrhe, Echte Commiphora myrrha var. molmol
Myrrhe, Süße Commiphora opobalsamum
Myrrhenessenz Tinctura Myrrhae · Myrrhae tinctura
Myrrhengummi Myrrha
Myrrhenöl Tinctura Myrrhae · Myrrhae tinctura
Myrrhentinktur Tinctura Myrrhae · Myrrhae tinctura
Myrtenbeeren Fructus Myrtilli · Myrtilli fructus
Myrtendorn Folia Ilicis · Ilicis aquifolii folium · Rusci rhizoma · Ruscus aculeatus
Myrtenkraut Folia Melissae · Melissae folium
Myrtensalbe, Weiße Unguentum Kalii jodati
Myrtenspiritus Tinctura Myrrhae · Myrrhae tinctura
Myrtentinktur Tinctura Myrrhae · Myrrhae tinctura

N

Naakenhiemdken Anemone nemorosa
Naakte Wiewken Anemone nemorosa
Nabelbruchpflaster Emplastrum ad Rupturas • Emplastrum adhaesivum.extensum • Emplastrum fuscum camphoratum
Nabelbruchsalbe Emplastrum ad Rupturas • Emplastrum adhaesivum.extensum • Emplastrum fuscum camphoratum
Nabelkraut Herba Linariae • Linariae vulgris herba • Herba Pirolae • Chimaphilae herba
Nabelpflaster Emplastrum fuscum • Emplastrum saponatum
Nabelsteine Umbilici marini
Nabelwurzel Radix Taraxaci • Taraxaci radix • Rhizoma Bistortae • Bistortae rhizoma • Rhizoma Tormentillae • Tormentillae rhizoma
Nachlaßsalbe, Grüne Unguentum nervinum
Nachtgunkeln Colchicum autumnale
Nachtheil Herba Virgaureae • Solidaginis virgaureae herba
Nachtheiltropfen Tinctura Valerianae aetherea • Valerianae tinctura aetherea
Nachtigallöl Oleum Amygdalarum • Amygdalae oleum virginum
Nachtigalltropfen Aether aceticus
Nachtjadenpflaster Emplastrum Conii
Nachtkerzen Flores Verbasci • Verbasci flos • Oenothera biennis
Nachtkerzenöl Oenotherae oleum
Nachtkerzenöl, Raffiniertes Oenotherae oleum raffinatum
Nachtkraut Herba Parietariae
Nachtschadenpflaster, Schwarzes Emplastrum Conii
Nachtschadenschwede, Schwarzes Emplastrum Conii
Nachtschadenschwede, Weißes Emplastrum Cerussae
Nachtschatten Herba Scrophulariae • Scrophulariae herba • Herba Solani • Solani nigri herba • Stipites Dulcamarae • Dulcamarae stipes
Nachtschatten, Bittersüßer Solanum dulcamara
Nachtschattenessenz Aqua Aurantii Florum
Nachtschattenöl Oleum Hyoscyami • Hyoscyami oleum
Nachtschattenpflaster, Schwarzes Emplastrum Conii
Nachtschattenpflaster, Weißes Emplastrum Cerussae
Nachtschattenwasser Aqua Amygdalarum amararum diluta • Aqua Sambuci
Nachtschlüsselblume Oenothera biennis
Nachtviolenwasser Aqua destillata
Nachwasser Aqua aromatica
Nachwehtropfen, Rote Tinctura Cinnamomi • Cinnamomi corticis tinctura
Nachwehtropfen, Weiße Spiritus Angelicae compositus • Angelicae spiritus compositus
Nackarsch Colchicum autumnale
Nackede Kathl Colchicum autumnale
Nackrosen Flores Malvae arboreae • Alceae flos • Alceae roseae flos • Flores Rhoeados • Papaveris rhoeados flos
Nackte Füße Semen Colchici • Colchici semen
Nackte Hure Bulbus Colchici • Colchici tuber • Semen Colchici • Colchici semen
Nackte Jungfer Bulbus Colchici • Colchici tuber • Semen Colchici • Colchici semen
Nackte Mädel Pulvis Cantharidum dilutus
Nadeldeisken Equisetum fluviatile
Nadeldieb Herba Bursae Pastoris • Bursae pastoris herba
Nadelgras Herba Plantaginis • Plantago al-

pina
Nadelwurzel Rhizoma Bistortae · Bistortae rhizoma
Naderwurz Rhizoma Bistortae · Bistortae rhizoma
Nagel = Nelken
Nagelblumen Flores Caryophylli · Caryophylli flos · Flores Dianthi
Nägelchen Flores Caryophylli · Caryophylli flos
Nagelchrut Herba Geranii
Nägelein Caryophylli flos
Nagelholz Cortex Caryophyllatae
Nägeli Flores Dianthi
Nagelkraut Herba Chelidonii · Chelidonii herba · Herba Marrubii · Marrubii herba · Herba Pilosellae
Nagelwachs Ceratum Resinae Pini
Nagelwurzel Radix Sanguinariae
Nägelzimt Cortex Caryophyllatae
Nagenwurz Rhizoma Calami · Calami rhizoma
Nagerl = Nelken
Nagerln Flores Caryophylli · Caryophylli flos
Nagerlöl Oleum Caryophylli · Caryophylli aetheroleum
Nägleinbork Cortex Caryophylli
Nägleinkraut Geum urbanum
Nägleinwurz Rhizoma Caryophyllatae · Caryophyllatae rhizoma
Nagwart Folia Stramonii · Stramonii folium
Nagwurz Radix Bryoniae · Bryoniae radix
Nähmaschinenöl Paraffinum liquidum
Nährdi Pulvis pro Equis
Nährmehl Amylum Marantae
Nahrungstee Species Lini compositae
Naiele Flores Caryophylli · Caryophylli flos
Nainibleaml Anagallis arvensis
Nakede Jumfer Colchicum autumnale
Nancysäure Acidum lacticum
Nanziger Kugeln Globuli Tartari ferrati
Napellenkraut Herba Aconiti · Aconiti herba
Naphaöl Oleum Aurantii florum
Naphtabraun Anilinum fuscum
Naphtha Aether · Spiritus aethereus

Naphthian, Gelber Tinctura Valerianae aetherea · Valerianae tinctura aetherea
Naphthian, Roter Tinctura Cinnamomi · Cinnamomi corticis tinctura
Naphthian, Weißer Spiritus aethereus
Naphthum Naphthalinum
Naphtylalkohol Naphtolum
Napoleum, Umgewandter Unguentum contra Pediculos (Unguentum neapolitanum)
Narapflanze Acanthosicyos horridus
Narbensalbe Unguentum Calaminare
Narde, Amerikanische Aralia racemosa
Narde, Deutsche Lavandula officinalis
Narde, Keltische Radix Valerianae celticae
Narde, Wilde Asarum europaeum
Nardensamen Semen Nigellae · Nigellae semen
Nardenwurzel Radix Caryophyllatae · Caryophyllatae rhizoma · Rhizoma Asari · Asari rhizoma
Nardusöl Oleum Pini · Oleum Valerianae · Valerianae aetheroleum
Narduswurzel Radix Valerianae
Narduswurzel, Wilde Rhizoma Asari · Asari rhizoma
Narrenheil Herba Anagallidis · Anagallidis herba
Narrenkappen Flores Aquilegiae · Aquilegiae flos · Tubera Aconiti · Aconiti tuber
Narzisse, Gelbe Narcissus pseudonarcissus
Nasam Asa foetida
Nasenblüten Flores Rhoeados · Papaveris rhoeados flos
Nasenpflaster Emplastrum Lithargyri compositum
Natmierus Tinctura Myrrhae · Myrrhae tinctura
Natriumalginat Natrii alginas
Natriumchlorid Natrii chloridum
Natriumchlorid-Lösung, Isotonische Natrii chloridi solutio isotonica
Natriumchlorit Natrii chloris
Natriumcitrat Natrii citras
Natriumhydroxid-Lösung, Konzentrierte Natrii hydroxidi solutio 30 per centum
Natriumhypochlorit Natrii hypochloris
Natriumlactat-Lösung Natrii lactatis solutio

Natriumsulfat Natrii sulfas
Natriumsulfid Natrii sulfidum
Natriumsulfit Natrii sulfis
Natriumsulfit, Wasserfreies Natrii sulfis anhydricus
Natron zum Backen Natrium bicarbonicum
Natron, Doppeltes Natrium bicarbonicum
Natron, Kaustisches Natrum causticum
Natron, Kristallisiertes Natrium carbonicum
Natrum Natrium bicarbonicum
Natte tritum Unguentum Plumbi · Plumbi unguentum
Natterblumen Herba Polygalae
Natterfarn Aspidium Filix mas
Nattergoldkraut Herba Nummulariae · Lysimachiae herba
Natterknöterich Polygonum bistorta
Natterkopf Radix Echii
Natterkraut Herba Lysimachiae · Lysimachiae herba · Polygonum bistorta
Natternfett Oleum Jecoris · Iecoris aselli oleum
Natterwurzel Rhizoma Ari · Ari maculati rhizoma · Rhizoma Bistortae · Bistortae rhizoma · Rhizoma Tormentillae · Tormentillae rhizoma
Natterwurzelsaft Sirupus Senegae
Natterzunge Herba Agrimoniae · Agrimoniae herba
Naturgeblütstropfen Tinctura Lignorum
Natursalbe Unguentum flavum · Unguentum Plumbi · Plumbi unguentum
Naturtropfen Tinctura amara
Naumanns Saft Sirupus Rhei · Rhei sirupus
Neapelsalbe Unguentum Hydrargyri cinereum dilutum · Unguentum neapolitanum
Neapolitaner Salbe Unguentum Hydrargyri cinereum dilutum
Neapolitanische Zeitlose Colchicum neapolitanum
Neapolitanisches Pflaster Emplastrum Hydrargyri
Nebelkraut Herba Linariae · Linariae vulgris herba
Nebelpflanze Anagallis arvensis · Carlina acaulis
Nebenaufkraut Herba Chamaedryos · Teucrii chamaedryos herba · Herba Veronicae · Veronicae herba
Neddelnkraut Herba Urticae · Urticae herba
Neembaum Antelaea azadirachta · Azadirachta indica
Neembaumblätter Azadirachtae indicae folium
Nefferrinde Cortex Ulmi · Ulmi cortex
Negelwurz Rhizoma Asari · Asari rhizoma · Rhizoma Caryophyllatae · Caryophyllatae rhizoma
Negen = Neun
Negendeilspulver Pulvis pro Equis
Negenkracht Rhizoma Imperatoriae · Imperatoriae rhizoma
Negenkraft Pulvis fumalis
Negenkraftkraut Folia Farfarae · Farfarae folium
Negerkraut Herba Asperulae · Asperulae herba · Galii odorati herba
Negerplätzchen Salmiakplätzchen
Negertropfen Elixir amarum
Neglen Flores Caryophylli · Caryophylli flos
Nehmutheilspulver Pulvis pro Equis niger
Neith Zincum sulfuricum
Nelken Flores Caryophylli · Caryophylli flos
Nelkenbasilie Ocimum basilicum
Nelkenblüten Flores Caryophylli · Caryophylli flos
Nelkenbork Cortex Caryophyllatae
Nelkenessenz Spiritus Lavandulae compositus · Lavandulae spiritus compositus
Nelkenessenz gegen Zahnschmerzen Oleum Caryophylli · Caryophylli aetheroleum
Nelkenholz Cortex Caryophyllatae
Nelkenkassie Cortex Caryophyllatae
Nelkenköpfe Fructus Amomi · Amomi fructus · Pimentae fructus
Nelkenkörner Fructus Amomi · Amomi fructus · Pimentae fructus
Nelkenmyrthe Cortex Caryophyllatae
Nelkenöl Caryophylli floris aetheroleum
Nelkenpfeffer Fructus Amomi · Amomi fructus · Pimentae fructus
Nelkenpfefferfrüchte Pimentae fructus · Amo-

mi fructus
Nelkenpfeffermyrte Pimenta officinalis
Nelkenrinde Cortex Caryophyllatae
Nelkenwurz Radix Caryophyllatae · Caryophyllatae rhizoma · Gei urbani rhizoma
Nelkenwurz, Echte Geum urbanum
Nelkenwürze Radix Caryophyllatae · Caryophyllatae rhizoma · Gei urbani rhizoma
Nelkenwurzkraut Caryophyllatae herba · Caryophyllatae herba · Gei urbani herba
Nelkenzimt Cortex Caryophyllatae
Nenneblümle Herba Anagallidis · Anagallidis herba
Nenneck Herba Alchemillae · Alchemillae herba
Neptenkraut Herba Nepetae · Nepetae catariae herba
Nerlandsblätter Folia Farfarae · Farfarae folium
Neroliblüten Flores Aurantii
Neroliessenz Oleum Aurantii Florum
Neroliöl Oleum Aurantii Florum · Neroli aetheroleum
Neroliwasser Aqua Aurantii Florum
Nervenbalsam Mixtura oleoso-balsamica · Spiritus saponato-camphoratus
Nervengeist Mixtura oleoso-balsamica · Spiritus saponato-camphoratus
Nervenkraut Levisticum officinale
Nervenöl Oleum camphoratum · Oleum Hyoscyami · Hyoscyami oleum · Oleum Rosmarini · Rosmarini aetheroleum · Oleum viride
Nervenpflaster Emplastrum aromaticum · Emplastrum sticticum
Nervensalbe, Gelbe Unguentum Rosmarini compositum · Rosmarini unguentum compositum
Nervensalbe, Grüne Unguentum nervinum viride
Nervensalz Ammonium phosphoricum
Nervenspiritus Spiritus Angelicae compositus · Angelicae spiritus compositus · Spiritus Rosmarini · Spiritus saponato-camphoratus
Nervenstärk Radix Angelicae · Angelicae radix
Nervenstärkendes Pulver Pulvia aromaticus cum Saccharo · Radix Artemisiae pulvis · Artemisiae radix pulvis
Nerventinktur Tinctura Ferri chlorati aetherea · Tinctura Valerianae aetherea · Valerianae tinctura aetherea
Nerventod Tinctura odontalgica
Nerventropfen, Bestuscheffs Tinctura Ferri chlorati aetherea
Nerventropfen, Eisenhaltige Tinctura Ferri chlorati aetherea
Nerventropfen, Helle Spiritus aethereus camphoratus
Nerventropfen, Rote Tinctura apoplectica rubra · Tinctura Ferri acetici aetherea · Tinctura Valerianae aetherea · Valerianae tinctura aetherea
Nerventropfen, Saure Aether aceticus · Tinctura aromatica acida
Nervenwasser Aqua aromatica
Nervenwurzel Cypripedii rhizoma
Nessel, Neunte Herba Galeopsidis · Galeopsidis herba
Nessel, Rote Herba Urticae · Urticae herba
Nesselblatt Acalypha indica
Nesselblüte Flores Lamii albi · Lamii albi flos
Nesselhopfen Flores Lupuli
Nesselkraut Herba Urticae · Urticae herba
Nesselseide Herba Cuscutae
Nesselspiritus Spiritus Cochleariae
Nesselwasser Aqua Petroselini
Neßle Herba Urticae · Urticae herba
Netelensaat Semen Urticae
Nettel = Nessel
Nettelöl Oleum Lumbricorum
Nettelwasser Aqua Menthae piperitae · Menthae piperitae aqua
Neublau Anilinum coeruleum
Neuenburger Extrakt Tinctura Absinthii · Absinthii tinctura
Neuewürze Fructus Pimentae · Pimentae fructus
Neugeborenkindersaft Sirupus Rhei, Sirupus Mannae $\overline{aa}$
Neugelb Plumbum chromicum
Neugelenk Herba Serpylli · Serpylli herba

Neugewürz Fructus Amomi · Amomi fructus · Pimentae fructus
Neugrün Viride Schweinfurtense
Neugstechel Radix Levistici · Levistici radix
Neukorn Pulvis contra Pediculos
Neumanns Pulver Pulvis pro Infantibus
Neumanns Säftchen Sirupus Rhei · Rhei sirupus
Neunbruderblut Bolus rubra · Sanguis Draconis
Neuneck Herba Alchemillae · Alchemillae herba
Neunenkleppel Herba Scabiosae · Knautiae arvensis herba
Neunerle Anagallis arvensis
Neunerlei Spiritus saponato-camphoratus
Neunerlei für Kinder Pulvis Magnesiae cum Rheo · Sirupus Rhei · Rhei sirupus · Sirupus Rhoeados
Neunerlei fürs Vieh Electuarium theriacale
Neunerlei Gewürz Fructus Amomi · Amomi fructus · Pimentae fructus
Neunerlei Harz Species ad suffiendum
Neunerlei Kräuter Species amarae · Species aromaticae
Neunerlei List Pulvis Magnesiae cum
Neunerlei Lust Elecuarium Sennae
Neunerlei Öl Oleum Hyoscyami, Oleum Therebinthinae āā
Neunerlei Pflaster Emplastrum ad Rupturas · Emplastrum oxycroceum venale
Neunerlei Pulver Pulvis antiepilepticus Marchionis
Neunerlei Pulver fürs Vieh Pulvis pro Equis
Neunerlei Salbe Unguentum contra Scabiem
Neunerlei Spiritus Spiritus saponato-camphoratus
Neunerlei Tee Species ad longam vitam · Species laxantes Dresdenses vel compositae
Neungleich Herba Lycopodii · Lycopodii herba
Neungliederöl Oleum Hyoscyami · Hyoscyami oleum
Neunhämliwurz Bulbus victorialis longus
Neunhämmerleinwurz Bulbus victorialis longus
Neunhänderwurz Bulbus victorialis longus
Neunhäutewurz Bulbus victorialis longus
Neunheilkraut Herba Lycopodii · Lycopodii herba
Neunheilpulver Lycopodium
Neunhemderwurz Bulbus victorialis longus
Neunhemmler Bulbus victorialis longus
Neunkircher Rezept Species amarae
Neunkraftkraut Folia Farfarae · Farfarae folium · Herba Conyzae · Conyzae majoris herba
Neunkraftsalbe Unguentum nervinum
Neunmalgrün Unguentum nervinum viride · Unguentum Populi · Populi unguentum
Neunstöckel Radix Levistici · Levistici radix
Neunte Nessel Herba Galeopsidis · Galeopsidis herba · Herba Scrophulariae · Scrophulariae herba
Neunundneunziger Geblütspulver Pulvis Liquiritiae compositus · Liquiritiae pulvis compositus
Neupfeffer Fructus Pimentae · Pimentae fructus
Neustein Zincum sulfuricum purum
Neuviolett Anilinum
Neuweiß Barium sulfuricum
Neuwürz Fructus Amomi · Amomi fructus · Pimentae fructus
Neven Flores Calendulae · Calendulae flos
Niauliöl Niauli aetheroleum
Nichthinundnichther Tinctura Chinioidini
Nichts Zincum oxydatum · Zincum sulfuricum (für die Augen)
Nichts zum Auflösen Zincum sulfuricum
Nichts, Blaues Stibium sulfuratum nigrum
Nichts, Graues Tutia praeparata
Nichts, Schwarzes Stibium sulfuratum nigrum
Nichts, Weißes Zincum oxydatum
Nichtssalbe Unguentum Zinci · Zinci unguentum
Nickelkraut Herba Saniculae · Saniculae herba
Nickende Kuhschelle Pulsatilla pratensis
Nicolaische Magentropfen Elixir Aurantii compositum
Nicotinresinat Nicotini resinas
Nicotinsäure Acidum nicotinicum

Nidelbrot Semen Phellandrii
Nidelkumrumdipflaster Emplastrum Lithargyri compositum
Niederdulz Spiritus Aetheris nitrosi
Niederdulztropfen Spiritus Aetheris nitrosi
Niederflieder Fructus Ebuli • Ebuli fructus
Niedergeduldstropfen Spiritus Aetheris nitrosi
Niederschlagendes Pulver Pulvis temperans
Niederschlagtropfen Spiritus Aetheris nitrosi
Niedersenzöl und Mierentropfen Tinctura Aloes, Tinctura Myrrhae āā
Niederstolzkühn Spiritus Aetheris nitrosi
Niedwurzelsalbe Unguentum Populi • Populi unguentum
Niele Herba Clematitis
Niembaum Antelaea azadirachta • Azadirachta indica • Azadirachta indica
Nierensalbe Unguentum Rosmarini compositum • Rosmarini unguentum compositum
Nierensteintee Species diureticae
Nierentee Folia Uvae ursi • Uvae ursi folium • Species diureticae
Niesbeutel Rhizoma Veratri pulvis in sacca • Veratri rhizoma pulvis in sacca
Niesblumen Flores Convallariae • Convallariae flos
Nieserpulver Radix Hellebori pulvis • Rhizoma Veratri pulvis • Veratri rhizoma pulvis
Niesgarbe Herba Ptarmicae
Nieskraut Herba Gratiolae • Gratiolae herba • Herba Ptarmicae
Niespulver, Grünes Pulvis sternutatorius viridis
Niespulver, Weißes Pulvis sternutatorius albus
Niessalbe, Weiße Unguentum Hydrargyri album dilutum • Unguentum Zinci • Zinci unguentum
Nieswurz, Böhmische Adonis vernalis
Nieswurz, Grüne Radix Hellebori viridis • Hellebori viridis rhizoma
Nieswurz, Schwarze Radix Hellebori nigri pulvis • Hellebori nigri rhizoma pulvis
Nieswurz, Weiße Rhizoma Veratri • Veratri rhizoma
Nieswurzkraut Herba Adonidis • Adonidis herba
Nifferrinde Cortex Ulmi • Ulmi cortex
Nigellensaat Semen Nigellae • Nigellae semen
Nikolais Pflaster Emplastrum fuscum
Nilgen Flores Lilii
Nilgenwurzel Radix Gentianae • Gentianae radix
Niligenöl Oleum Caryophylli • Caryophylli aetheroleum • Oleum Olivarum album • Olivae oleum album
Nimbaum Antelaea azadirachta • Azadirachta indica
Nimmernüchtern Unguentum Plumbi • Plumbi unguentum
Nimmirnichts Herba Herniariae • Herniariae herba
Ningpo-Braunwurz Scrophularia ningpoensis
Ningpo-Braunwurzel Scrophulariae radix
Ninihämele Bulbus victorialis longus
Ninikraut Herba Anagallidis • Anagallidis herba
Niobe-Essenz Methylium benzoicum
Niobe-Öl Methylium benzoicum
Nirenpanel Oleum Mirbani
Nistel Viscum album
Nistelholz Viscum album
Niterdulz Spiritus Aetheris nitrosi
Niteröl Acidum nitricum
Niterstolzkühn Spiritus Aetheris nitrosi
Nitridulcis Spiritus Aetheris nitrosi
Nitrispiritus Spiritus Aetheris nitrosi • Ethylis nitritis solutio spirituosa
Nitritz Kalium nitricum
Nitroglycerin Glonoinum
Nitrum Kalium nitricum
Nitrylsäure Acidum nitricum
Nix Zincum oxydatum • Zincum sulfuricum
Nix, Aufgelöstes Solutio Zinci sulfurici 0,1:100,0
Nixenblüten Flores Nymphaeae albae • Nymphaeae albae flos
Nixensalbe Unguentum Zinci • Zinci unguentum

Nixmehl Lycopodium
Nixpulver Pulvis albificans · Zincum oxydatum · Zincum sulfuricum
Nixsalbe Unguentum Zinci · Zinci unguentum
Nixstaub Lycopodium
Noahsalbe Emplastrum fuscum
Noinkraftblatt Folia Farfarae · Farfarae folium
Nolipalmfett Elaeis oleifera
Noni Morindae fructus
Noniblätter Morindae folium
Noniblüten Morindae flos
Nonifrucht Morindae fructus
Nonisamen Morindae semen
Noniwurzel Morindae radix
Nonnenklöppel Herba Scabiosae · Knautiae arvensis herba
Nonnenkraut Herba Fumariae · Fumariae herba
Nonnenro Fumaria officinalis
Nonnentritt Unguentum Plumbi · Plumbi unguentum
Norbeln Fructus Lauri · Lauri fructus
Nordernbeeren Fructus Ebuli · Ebuli fructus
Nordhäuser Vitriol Acidum sulfuricum fumans
Nordlög Bulbus Allii
Normalsalbe Unguentum cereum
Norwegische Tropfen Tinctura Aloes composita · Aloes tinctura composita
Notebladen Folia Juglandis · Juglandis folium
Notebolsters Coqtex Fructus Juglandis
Notogensengwurzel Notoginseng radix
Nötöl Oleum nucum Juglandis
Nowelgenöl Oleum Hyoscyami · Hyoscyami oleum
Nr. Elf Spiritus camphoratus, Oleum Terebinthinae, Liquor Ammonii caustici āā
Nuckedistel Herba Cardui benedicti
Nudelsalbe Emplastrum Lithargyri compositum
Nudelstoff Pulvis aromaticus
Nummer 11 Spiritus camphoratus, Oleum Terebinthinae, Liquor Ammonii caustici āā
Nummer 46 Species amarae
Nummermadrid Unguentum Plumbi · Plumbi unguentum
Nummertritt Unguentum Plumbi · Plumbi unguentum
Nunhömlere Bulbus victorialis longus
Nüniblümli Herba Anagallidis · Anagallidis herba
Nünikraut Herba Anagallidis · Anagallidis herba
Nunneficke Rhizoma Calami · Calami rhizoma
Nunnenkraut Herba Fumariae · Fumariae herba
Nürnberger Pflaster Emplastrum fuscum camphoratum
Nürnberger Salz Natrium bicarbonicum
Nurrad Galbanum
Nuscht Zincum oxydatum
Nußblätter Folia Juglandis · Juglandis folium
Nüsse, Ägyptische Nuces Behen
Nüsse, Griechische Amygdalae
Nüsse, Indianische Fructus Cocculi
Nüsserli Folia Malvae · Malvae folium
Nußkörn, Schwarze Semen Paeoniae · Paeoniae semen
Nußöl Oleum nucum Juglandis
Nußsalbe Unguentum rosatum
Nußwurzel Rhizoma Veratri · Veratri rhizoma
Nüsterli Folia Malvae vulgaris · Malvae folium
Nutmeg Semen Myristicae · Myristicae semen
Nutpflaster Emplastrum adhaesivum anglicum
Nutritum Unguentum Plumbi · Plumbi unguentum
Nuttharz Acaroidum
Nutz- und Nahrungsbalsam Oleum Terebinthinae sulfuratum
Nutzenpulver Pulvis Vaccarum
Nyelen Herba Clematitis
Nystatin-Suspension Nystatini suspensio

O

Oachel = Eichel
Oaga = Augen
Obenaufwurzel Radix Aristolochiae
Oberharnischwurzel Bulbus victorialis longus
Oberhollwurzel Radix Aristolochiae
Oberkum Gummi arabicum
Oberländerbalsam Spiritus Aetheris nitrosi cum Oleo Caryophylli
Obermüllerspiritus Liquor Ammonii caustici · Oleum Terebinthinae · Terebinthinae aetheroleum
Oblatenspiritus Liquor Ammonii caustici
Obstruktionspillen Pilulae laxantes
Obsvervantensamen Semen Staphisagriae · Delphinii staphisagriae semen
Ochelpulver Stincus marinus
Ochsekälble Tubera (Fructus) Colchici · Colchici tuber
Ochsen Colchicum autumnale
Ochsenauge Flores Arnicae · Arnicae flos
Ochsenbeeren Fructus Rhamni catharticae · Rhamni cathartici fructus
Ochsenblumenkraut Herba Taraxaci · Taraxaci herba · Taraxaci folium
Ochsenblut Sanguis Hirci · Succus Liquiritiae · Liquiritiae succus
Ochsenborche Radix Ononidis · Ononidis radix
Ochsenbrech Radix Ononidis · Ononidis radix
Ochsenbrechwurzel Radix Ononidis · Ononidis radix
Ochsenbrot Solidago virgaurea
Ochsenbruch Radix Ononidis · Ononidis radix
Ochsenburre Radix Ononidis · Ononidis radix
Ochseneisspiritus Liquor Ammonii caustici
Ochsenfurz Bovista
Ochsengalle Fel Tauri inspissatus · Tauri fel
Ochsenklauenfett Oleum Tauri pedum
Ochsenkopfspflaster Emplastrum oxycroceum
Ochsenkrautpflaster Emplastrum oxycroceum
Ochsenkrautwurzel Radix Ononidis · Ononidis radix
Ochsenkreditpflaster Emplastrum oxycroceum
Ochsenkrudionspflaster Emplastrum oxycroceum
Ochsenkürre Ononis spinosa
Ochsenmark Medulla bovina
Ochsenmülle Fel Tauri
Ochsenpinsel Colchicum autumnale
Ochsenreische, Kuhpilz Boletus bovinus
Ochsenschmalzsaft Sirupus Rhamni catharticae
Ochsenwurz Arnicae radix
Ochsenzunge Radix Bistortae · Bistortae rhizoma
Ochsenzunge, Gewöhnliche Anchusa officinalis
Ochsenzunge, Rote Herba Buglossae
Ochsenzunge, Scharfe Herba Pulmonariae · Pulmonariae herba
Ochsenzungenblüten Anchusae flos
Ochsenzungenkraut Herba Anchusae · Anchusae herba
Ochsenzungenöl Oleum Hyoscyami · Hyoscyami oleum
Ochsenzungensaft Sirupus Althaeae · Althaeae sirupus · Sirupus Liquiritiae · Sirupus Papaveris
Ochsenzungensamen Semen Cynosbati · Cynosbati semen · Rosae fructus · Semen Psyllii · Psyllii semen

Ochsenzungenwurzel Radix Alcannae · Alkannae radix · Radix Buglossi · Anchusae radix · Radix Taraxaci · Taraxaci radix
Ochskrochssalbe Emplastrum oxycroceum
Ochswiedu Herba Cardui benedicti · Cnici benedicti herba
Ockelskörner Pulvis contra Pediculos
Ockelzinkpflaster Emplastrum Lithargyri
Ockernotenolie Oleum Juglandis · Juglandis oleum
Octussalbe Unguentum Juglandis
Oddelewang Spiritus Lavandulae · Lavandulae spiritus
Odemänteltee Herba Agrimoniae · Agrimoniae herba
Odenskopfwurzel Radix Helenii · Helenii rhizoma
Odergeist Spiritus Rosmarini
Oderlenge Herba Scabiosae · Knautiae arvensis herba
Odermännli Herba Agrimoniae · Agrimoniae herba
Odermengen Herba Agrimoniae · Agrimoniae herba
Odermennig Agrimonia eupatoria
Odermennigkraut Herba Agrimoniae · Agrimoniae herba
Oderminze Folia Menthae piperitae · Menthae piperitae folium
Odermufflär Spiritus odoratus
Oderöl Spiritus saponato-camphoratus
Odersalbe Unguentum Rosmarini compositum · Rosmarini unguentum compositum
Oderspiritus Spiritus Rosmarini
Odinskopf Inula helenium
Odokla Tinctura aromatica
Odon Tinctura odontalgica
Odontine, Englische Tinctura odontalgica
Odschöl Liquor Natrii hypochlorosi
Oechmische Gallentinktur Tinctura Aloes composita · Aloes tinctura composita
Oepfelblümli Flores Chamomillae · Matricariae flos
Oeschelöl Oleum Jecoris · Iecoris aselli oleum
Oeschen Hepatica nobilis · Viola odorata
Oesterreichischer Sirup Sirupus Kalii sulfogujacolici
Ofenbruch Lapis Calaminaris · Tutia praeparata
Ofenessig Acetum fumale
Ofenfarbe Graphites · Plumbago
Ofengalmei Tutia
Ofenlack Massa ad fornacem
Ofenpapier Charta fumalis
Ofenrauch Pulvis fumalis
Ofenschwärze Graphites · Plumbago
Ofenspiritus Tinctura fumalis
Ofentinktur Tinctura fumalis
Ofenwachs Massa ad fornacem
Ofenwisch Herba Lycopodii · Lycopodii herba
Offenbarungsholz Radix Althaeae · Althaeae radix
Offenhohlwurzel Radix Aristolochiae cavae
Offizierfett Unguentum contra Pediculos
Offiziersalbe Unguentum Hydrargyri citrinum
Öffnungssaft Electuarium Sennae
Öffnungssaft, Flüssiger Sirupus Sennae cum Manna
Offolderholz Viscum album
Offölter Viscum album
Ogennix Unguentum Zinci · Zinci unguentum
Ogensteen, Witter Zincum sulfuricum
Ogentän Radix Taraxaci · Taraxaci radix
Ohland Radix Helenii · Helenii rhizoma
Ohlet Alumen
Ohmblätter Folia Farfarae · Farfarae folium · Herba Rumicis
Ohmblätterwurz Radix Bardanae · Bardanae radix
Ohmescher Balsam Mixtura oleoso-balsamica
Ohmescher Gallentinktur Tinctura Aloes composita · Aloes tinctura composita
Ohmkraut Alchemillae herba · Herba Scrophulariae · Scrophulariae herba · Herba Senecionis · Senecionis herba
Ohmsenkrautgeist Spiritus Formicarum
Ohnblatt Herba Sedi acris · Sedi acris herba
Ohne Saturnek Unguentum Plumbi · Plumbi unguentum

Ohnegilchen Radix Angelicae · Angelicae radix
Ohnejilke Radix Angelicae · Angelicae radix
Ohnmachtspulver Pulvis temperans
Ohrenbecherschwamm Fungus Sambuci
Ohrenmüggel Folia Scolopendrii
Ohrenöl Oleum camphoratum
Ohrenpflaster Emplastrum Drouoti
Ohrenschwämmchen Fungus Sambuci
Ohrentropfen Glyceroli otoguttae
Ohrenzug Emplastrum Drouoti
Ohrkensalbei Folia Salviae · Salviae folium
Ohrkraut Herba Majoranae · Majoranae herba
Ohrlöffelkraut Herba Droserae (= Herba Rorellae) · Droserae herba
Ohrnblatt Lappa tomentosa
Okra(früchte) Abelmoschi esculenti fructus
Öl für Injektionszwecke Oleum ad iniectabilia
Öl, Dippels Oleum animale aethereum
Öl, Flüchtiges Linimentum ammoniatum
Öl, Grünes Oleum Hyoscyami · Hyoscyami oleum · Oleum viride
Öl, Haarlemer Oleum Tere binthinae sulfuratum
Öl, Heiliges Oleum Ricini · Ricini oleum virginale
Öl, Klares Oleum Petrae
Öl, Russisches Oleum Rusci · Betulae pix
Öl, Weißes Linimentum ammoniatum
Oland Radix Helenii · Helenii rhizoma
Ölbaum Olea europaea
Ölbaumblätter Oleae folium
Olbaumharz Elemi
Olbrot Cetaceum
Oldocke Veratrum album
Oldwurz Radix Helenii · Helenii rhizoma
Öle, Ätherische Aetherolea
Öle, Fette pflanzliche Olea herbaria
Oleander Nerium oleander
Oleanderblätter Oleandri folium
Oleanderpulver, Eingestelltes Oleandri pulvis normatus
Olein Acidum oleinicum
Olekaputtropfen Oleum Cajeputi · Cajeputi aetheroleum
Olenschadenpflaster Emplastrum fuscum
Olentinsspiritus Oleum Terebinthinae · Terebinthinae aetheroleum
Oleoser Balsam Mixtura oleoso-balsamica
Olepeter Oleum Petrae
Oleum Acidum sulfuricum anglicum
Oleum causticum Liquor Ammonii caustici
Oleum Tartari Liquor Kalii carbonici
Oleum zum Putzen Acidum sulfuricum dilutum
Oleumpetriöl Oleum Petrae
Oleumpopuleum Unguentum Populi · Populi unguentum
Oleumsanktum Oleum Terebinthinae · Terebinthinae aetheroleum
Oleumverwachstum Oleum Hyperici · Hyperici oleum
Oleylalkohol Alcohol oleicus
Oleyloleat Oleylis oleas
Olgaiß Spiritus saponato-camphoratus
Olgeist Spiritus Juniperi · Juniperi spiritus · Spiritus Lavandulae · Lavandulae spiritus · Spiritus Rosmarini
Olivenbaum Olea europaea
Olivenblätter Oleae folium
Olivenöl, Natives Olivae oleum · Olivae oleum virginale
Olivenöl, Raffiniertes Olivae oleum raffinatum
Olivensalbe Unguentum cereum
Olkenöl Oleum Lumbricorum
Ölkraut Herba Saturejae · Saturejae herba
Ölkuchenmehl Placenta Lini pulvis
Ollenschadenpflaster Emplastrum fuscum camphoratum
Ollfruhollwort Radix Aristolochiae pulvis
Ölmägen Capita Papaveris
Ölmagenblumen Flores Rhoeados · Papaveris rhoeados flos
Ölmagsamen Semen Papaveris · Papaveris semen
Oloten Capita Papaveris
Ölsatz Liquor Ammonii caustici
Ölsäure Acidum oleinicum
Ölsüß Glycerinum
Oltelure Unguentum flavum, Oleum Lauri āā
Oltwurz Radix Helenii · Helenii rhizoma

Ölzeltenmehl Placenta Lini pulvis
Ölzucker Elaeosacchara
Ombenennuß Colae semen
Omes = Ameise
Omißleröl Spiritus Formicarum
Onderhave Herba Hederae terrestris · Glechomae hederaceae herba
Onegllke Radix Angelicae · Angelicae radix
Onendelblüten Flores Lavandulae · Lavandulae flos
Oogenklar Herba Chelidonii · Chelidonii herba
Oossekroosjes Emplastrum oxycroceum
Opedovskysches Brustpulver Pulvis Liquiritiae compositus · Liquiritiae pulvis compositus
Operment Arsenium citrinum nativum
Opfernblut Herba Verbenae · Verbenae herba
Opiate Electuarium Sennae
Opium Opium crudum
Opiumextrakt Opii extractum
Opiumkonzentrat Opium concetratum
Opiumlatwerge Electuarium theriacale
Opiummus Electuarium theriacale
Opiumöl Pleum Papaveris
Opiumpillen Pilulae odontalgicae
Opiumpulver, Eingestelltes Opii pulvis normatus
Opiumtinktur Opii tinctura
Opiumtinktur, Eingestellte Opii tinctura normata
Opiumtinktur, Safranhaltige Opii tinctura crocata
Opiumtrockenextrakt, Eingestellter Opii extractum siccum normatum
Opiumtropfen Tinctura anticholerica
Opiumtropfen, Schmerzstillend Acetum Opii
Opodeldoc Linimentum saponato-camphoratum · Spiritus saponato-camphoratus
Opodeldoctropfen Spiritus camphoratus · Spiritus saponato-camphoratus
Oppeneisspiritus Liquor Ammonii caustici
Oppenfallwurzel Radix Aristolochiae
Oppermenty Auripigmentum
Opsitee Herba Galeopsidis · Galeopsidis herba
Oquil Oleum Terebinthinae · Terebinthinae aetheroleum
Orakel Diachylon · Diakel
Oramentol Herba Anserinae · Anserinae herba
Orangeat Confectio Aurantii
Orangenbaum Citrus sinensis
Orangenblüten Flores Aurantii · Aurantii flos
Orangenblütenöl Aurantii floris aetheroleum
Orangenblütenwasser Aurantii floris aqua
Orangenessenz Tinctura Aurantii · Aurantii tinctura
Orangenschalen Pericarpium Aurantii
Orangenschalen, Frische Aurantii dulcis flavedo recens
Orangenschalentinktur, Süße Aurantii dulcis tinctura
Orangentropfen Tinctura Aurantii · Aurantii tinctura
Orangenwurz, Kanadische Hydrastis candensis
Oranienäpfel Fructus Aurantii immaturi · Aurantii fructus immaturus
Oranienwasser Aqua Aurantii Florum
Orankraut Herba Origani vulgaris · Origani herba
Orant mit Gesicht Herba Antirrhini
Orant, Blauer Herba Origani · Origani herba
Orant, Weißer Herba Marrubii · Marrubii herba · Herba Ptarmicae
Orchiswurzel Tubera Salep · Salep tuber
Oreanett Radix Alcannae · Alkannae radix
Orega Herba Origani vulgaris oder cretici
Orego Herba Origani vulgaris oder cretici
Orengelwurz Radix Eryngii · Eryngii radix
Organt Herba Origani · Origani herba
Orieken Herba Centaurii · Centaurii herba
Orientalische Erde Bolus rubra
Orientalisches Kräuterpflaster Emplastrum aromaticum
Orinken Herba Centaurii · Centaurii herba
Orizabawurzel Scammoniae mexicanae radix
Orkantwurzel Radix Alcannae · Alkannae radix
Orkapostoto Aqua vulneraria

Orlenrinde Cortex Alni
Orminkraut Folia Salviae • Salviae folium
Ornamentenschmalz Unguentum potabile rubrum
Orogbo-Kola Garcinia kola
Orotsäure Acidum oroticum
Orthosiphonblätter Orthosiphonis folium
Oruch Aqua vulneraria rubra
Orum der Juden Auripigmentum pulvis
Orusch Aqua vulneraria rubra
Osbak Ammoniacum
Oschakgummi Ammoniacum
Öschen Flores Violae • Herba Hepaticae • Hepaticae herba • Hepaticae nobilis herba
Oscherstrauch Calotropis procera
Öskensaft Sirupus Violarum
Ossen Gassum Emplastrum oxycroceum
Ossenbreker Herba Ononidis • Ononidis herba
Ossentüngken Herba Buglossae • Radix Alcannae • Alkannae radix
Ossentüngkensaft Sirupus Liquiritiae
Ossentüngkenwörteln Radix Alcannae • Alkannae radix • Radix Buglossae • Radix Taraxaci • Taraxaci radix
Ostenwurz Rhizoma Imperatoriae • Imperatoriae rhizoma
Ostenzwurz Rhizoma Imperatoriae • Imperatoriae rhizoma
Osterbloma Flores Calthae
Osterblumen Flores Hepaticae • Flores Primulae • Primulae flos (cum oder sine calycibus) • Flores Pulsatillae
Osterblumen, Weiße Flores Bellidis • Bellidis flos
Osterglöckchen Narcissus pseudonarcissus
Osterglocke Narcissus pseudonarcissus
Osterglocken Herba Pulsatillae • Pulsatillae herba
Osterikwurzel Rhizoma Imperatoriae • Imperatoriae rhizoma
Osterkerzen Flores Verbasci • Verbasci flos
Österliche Zeit Radix Aristolochiae
Osterlung Herba Aristolochiae • Aristolochiae herba
Osterluzei Aristolochia clematis
Osterluzei (Hom.) Aristolochia clematis, Aristolochia
Osterluzeikraut Aristolochiae herba
Osterluzeiwasser Aqua aromatica
Osterluzeiwurzel Radix Aristolochiae
Ostermaie Anemone nemorosa
Osterschellen Herba Pulsatillae • Pulsatillae herba
Osterstern Anemone nemorosa
Osterveigeln Flores Violae odoratae • Violae odoratae flos
Osterwurzel, Gemeine Radix Aristolochiae
Ostindische Elefantenläuse Fructus Anacardii orientalis • Anacardii orientalis fructus
Ostindisches Dammar(harz) Resina Dammar
Ostindische-Tintenbaumfrüchte für homöopathische Zubereitungen Semecarpus anacardium ad praeparationes homoeopathicus
Ostranzwurzel Rhizoma Imperatoriae • Imperatoriae rhizoma
Ostrenzwurzel Rhizoma Imperatoriae • Imperatoriae rhizoma
Ostritschen Rhizoma Imperatoriae • Imperatoriae rhizoma
Östritzwurzel Rhizoma Imperatoriae • Imperatoriae rhizoma
Otermännig Herba Agrimoniae • Agrimoniae herba
Otschbeeren Fructus Ebuli • Ebuli fructus
Ottekolonje Spiritus coloniensis
Otteminde Herba Agrimoniae • Agrimoniae herba
Otterblumen Flores Bellidis • Bellidis flos
Otterfett Oleum Jecoris • Iecoris aselli oleum
Ottermännchen Herba Agrimoniae • Agrimoniae herba
Ottermännig Herba Agrimoniae • Agrimoniae herba
Otterminze Herba Agrimoniae • Agrimoniae herba
Otterwurz Bistortae rhizoma • Rhizoma Bistortae • Bistortae rhizoma
Otterzunge Radix Althaeae • Althaeae radix
Ottichbeeren Fructus Ebuli • Ebuli fructus
Ottichblumen Flores Ebuli • Ebuli flos • Flores Sambuci • Sambuci flos
Ottichkraut Herba Eupatorii canadensis •

Eupatorii cannabini herba
Ottilienblumen Flores Calcatrippae · Calcatrippae flos
Ottokanaille Spiritus coloniensis
Ottwurzel Radix Helenii · Helenii rhizoma
Oxalsäure Acidum oxalicum

Oxkroxpflaster Emplastrum oxycroceum
Oxydierte Salzsäure Aqua chlorata
Oxygensalbe Unguentum oxygenatum
Oxykrucius Emplastrum oxycroceum
Oxykumpflaster Emplastrum oxycroceum
Ozogen Balsamum fumale

P

Paard = Pferd
Paardekruid Herba Tanaceti · Tanaceti herba · Herba Taraxaci · Taraxaci herba · Taraxaci folium
Pabstweide Prunus padus
Pabunge Herba Beccabungae · Beccabungae herba
Pabunken Flores Paeoniae · Paeoniae flos
Packan Sirupus simplex
Pädde Rhizoma Graminis · Graminis rhizoma
Pädengras Rhizoma Graminis · Graminis rhizoma
Pädenwurzel Graminis rhizoma
Pädonikerne Semen Paeoniae · Paeoniae semen
Paffeblumen Flores Rhoeados · Papaveris rhoeados flos
Pagatzen Tubera Cyclaminis
Pagätzle Tubera Cyclaminis
Pagenblumen Flores Primulae · Primulae flos (cum oder sine calycibus)
Paguda Herba Chaerophylli
Paier Rhizoma Graminis · Graminis rhizoma
Paiterling Radix Petroselini · Petroselini radix
Paketenpulver Pulvis laxans
Palm Folia Buxi · Buxi folium
Palmaechristisamen Semen Ricini · Ricini semen
Palmarinde (Holz) Cortex Quillajae · Quillaiae cortex
Palmarosaöl Oleum Geranii
Palmblätter Folia Buxi · Buxi folium
Palmblumenkraut Herba Bellidis · Bellidis herba
Palmbutter Oleum Cocos · Cocos oleum · Unguentum flavum
Palmen, Saure Fructus Tamarindorum
Palmendistel Folia Ilicis · Ilicis aquifolii folium
Palmensalbe Unguentum leniens
Palmitinsäure Acidum palmiticum
Palmkernfett Elaeis-oleifera-Palmkernöl
Palmöl Oleum Cocos · Cocos oleum · Oleum Ricini · Ricini oleum virginale · Oleum Sesami · Sesami oleum (raffinatum)
Palmpflaster Emplastrum Lithargyri
Palmrosenöl Oleum Geranii
Palmsalbe, Harte Emplastrum Lithargyri
Palmsalbe, Weiche Unguentum diachylon
Palmsalbe, Weiße Unguentum Paraffini · Paraffini unguentum
Pampelblumenwurz Radix Taraxaci · Taraxaci radix
Pampelkraut Herba Taraxaci · Taraxaci herba · Taraxaci folium
Pampholix Zincum oxydatum
Pampoleus Unguentum Populi · Populi unguentum
Panacee Magnesium carbonicum
Panamaholz Cortex Quillajae · Quillaiae cortex
Panamaholzspäne Cortex Quillajae · Quillaiae cortex
Panamaholzwurzel Cortex Quillajae · Quillaiae cortex
Panamarinde Cortex Quillajae · Quillaiae cortex
Panaxwurzel Ginseng radix
Pandelbeeren Fructus Myrtilli · Myrtilli fructus
Pankokenkraut Allium schoenoprasum
Pankul Fructus Foeniculi · Foeniculi fructus
Panoramaholz Cortex Quillajae · Quillaiae cortex

Pantherpilz Amanita pantherina (giftig!)
Pantoffelholz Lignum Suberis
Pantöffli Anthyllis vulneraria
Panzerie Herba Ballotae · Ballotae herba · Ballotae nigrae herba
Päonenwurzel Radix Consolidae · Symphyti radix
Päonienblätter Flores Paeoniae · Paeoniae flos
Päonienkörner Semen Paeoniae · Paeoniae semen
Päoniensirup Mel rosatum
Papageiensalbe Unguentum Hydrargyri cinereum dilutum · Unguentum Populi · Populi unguentum
Papankraut Herba Taraxaci · Taraxaci herba · Taraxaci folium
Papaya Carica papaya
Papellen Folia Malvae · Malvae folium
Papenkirschen Fructus Alkekengi
Papenkraut Herba Taraxaci · Taraxaci herba · Taraxaci folium
Papenmütz Aconitum napellus
Papenpint Rhizoma Ari · Ari maculati rhizoma
Päper Fructus Piperis
Päperblome Daphne mezereum
Päperkähm Semen Nigellae · Nigellae semen
Päperkrut Herba Saturejae · Saturejae herba
Papierblume Zantedeschia aethiopica
Papierröschen Flores Stoechados · Helichrysi flos
Papilloten = Bonbons
Papkruiden Species emollientes
Papoischle Flores Convallariae · Convallariae flos
Papolium Unguentum Populi · Populi unguentum
Pappel Populus candicans
Pappelblätter Folia Malvae · Malvae folium · Herba Scabiosae · Knautiae arvensis herba
Pappelblumen Flores Malvae · Malvae flos
Pappelbutter Unguentum Populi · Populi unguentum
Pappelen Flores Malvae sylvestris · Malvae flos

Pappelkäse Folia Malvae sylvestris · Malvae folium
Pappelknöpfe Gemmae Populi · Populi gemma
Pappelknospen Gemmae Populi · Populi gemma
Pappelknospensalbe Unguentum Populi · Populi unguentum
Pappelkraut Herba Malvae · Malvae herba
Pappeln Flores Malvae arboreae · Alceae flos · Alceae roseae flos
Pappelöl Oleum Olivarum · Olivae oleum virginale
Pappelpomade Unguentum Populi · Populi unguentum
Pappelpulver Unguentum pro Equis viride
Pappelrinde Cortex Salicis · Salicis cortex
Pappelrosen Alcea rosea · Flores Malvae arboreae · Alceae flos · Alceae roseae flos
Pappelsaft Sirupus Rhoeados
Pappelsalat Herba Linariae · Linariae vulgris herba
Pappelsalbe Unguentum Populi · Populi unguentum
Pappelspiritus Spiritus dilutus
Pappelwasser Aqua Tiliae · Tiliae aqua
Pappelwurzel Radix Althaeae · Althaeae radix
Pappenmütz Folia Farfarae · Farfarae folium
Päppernäll Radix Pimpinellae · Pimpinellae radix
Paprika Fructus Capsici · Capsici fructus
Paprikaextrakt Capsici extractum
Papuanuß Myristica-argentea-Samen
Parabalsam Balsamum Copaivae
Paracelsuspflaster Emplastrum fuscum
Paracelsustropfen Elixir Proprietatis
Paracetamol-Suppositorien Paracetamoli suppositoria
Paradiesbaumholz Lignum Aloes
Paradiesholz Lignum Aloes · Lignum Juniperi · Juniperi lignum
Paradieskörner Grana Paradisi, von Aframomum melegueta
Paradieswurzel Radix Caryophyllatae · Caryophyllatae rhizoma
Paradisäpfel Fructus Colocynthidis · Colo-

cynthidis fructus
Paraffin, Dickflüssiges Paraffinum subliquidum · Paraffinum liquidum
Paraffin, Dünnflüssiges Paraffinum perliquidum
Paraffine, Mikrokristalline Paraffina microcristallina
Paraffinöl-Emulsion Paraffini liquidi emulsio oralis
Paraffinsalbe Paraffini unguentum
Paraguayroux Tinctura Spilanthis composita
Paraguaytee Folia Mate · Mate folium
Parakresse Spilanthes oleracea · Acmella oleracea
Parakressenkraut Herba Spilanthis
Parasol Herba Alchemillae · Alchemillae herba
Paratinktur Tinctura Spilanthis
Paratropfen Tinctura Paraguayroux
Pärdeblume Taraxacum officinale
Pardehan Herba Absinthii · Absinthii herba
Pardekon Herba Absinthii · Absinthii herba
Pardesan Herba Absinthii · Absinthii herba
Pardonkerne Semen Paeoniae · Paeoniae semen
Parisäpfel Fructus Colocynthidis · Colocynthidis fructus
Pariser Anis Fructus Foeniculi · Foeniculi fructus
Pariser Balsam Balsamum mammilare
Pariser Blau Ferrum cyanatum
Pariser Pflaster Charta resinosa
Pariser Pulver Caput mortuum · Tubera Jalapae pulvis · Jalapae tuber pulvis
Pariser Rot Ferrum oxydatum rubrum
Pariser Tropfen Tinctura odontalgica
Pariser Weiß Geschlämmerter Kalkspat
Pariskraut Paris quadrifolia
Parisol Herba Alchemillae · Alchemillae herba
Parkenboombast Cortex Frangulae · Frangulae cortex
Partenblatt Herba Plantaginis
Parzenkraut Cicuta virosa · Herba Cicutae
Pasaniapilz Lentinula edodes
Päschekräuter Species amarae
Paschenwasser Aqua Amygdalarum diluta
Paschkes Tropfen Tinctura Chinioidini
Passelbeeren Fructus Berberidis · Berberidis fructus
Passionsblume Passiflora incarnata
Passionsblumenkraut Passiflorae herba
Passionsblumenkrauttrockenextrakt Passiflorae herbae extractum siccum
Passionskraut Passiflorae herba
Passionspflaster Emplastrum fuscum
Passivuspflaster Emplastrum fuscum
Pasteksamen Semen Cucurbitae · Cucurbitae semen
Pastel Herba Isatis · Isatis tinctoria · Isatis herba
Pastemkraut Herba Scabiosae · Knautiae arvensis herba
Pasternaksamen Semen Petroselini · Petroselini fructus
Pasternakwurzel Radix Petroselini · Petroselini radix
Pastoksamen Fructus Cannabis · Cannabis sativae fructus
Pastorchristpflaster Emplastrum fuscum
Patenjen Flores Paeoniae · Paeoniae flos
Patenjenwurzel Radix Paeoniae · Paeoniae radix
Patentgelb Plumbum oxychloratum
Patentgrün Schweinfurter Grün
Paterblumen Flores Rhoeados · Papaveris rhoeados flos
Paterpeccavi Balsamum Copaivae
Paterskappe Aconitum napellus
Patientiwortel Radix Lapathi acuti
Patönnjele Flores Paeoniae · Paeoniae flos · Flores Primulae · Primulae flos (cum oder sine calycibus)
Patrianwurzel Radix Valerianae · Valerianae radix
Pätschelblüten Flores Sambuci · Sambuci flos
Pätzig Flores Lavandulae · Lavandulae flos
Paukelbeeren Fructus Myrtilli · Myrtilli fructus
Pauliandiekorinthertee Cortex Frangulae · Frangulae cortex
Paulsblumen Flores Primulae · Primulae flos

(cum oder sine calycibus)
Paulswurzel Radix Imperatoriae · Imperatoriae rhizoma
Pavanne Lignum Sassafras · Sassafras lignum
Paviljoenzalf Unguentum Populi · Populi unguentum
Pavot Fructus Papaveris · Papaveris fructus
Pawunke Flores Paeoniae · Paeoniae flos
Pech, Burgundisches Resina Pini
Pech, Flüssiges Pix liquida
Pech, Gelbes Colophonium
Pech, Griechisches Colophonium
Pech, Schwarzes Pix navalis
Pech, Weißes Resina Pini
Pechangelspiritus Spiritus Angelicae compositus · Angelicae spiritus compositus
Pechbutterwachs Ceratum Resinae Pini
Pecheltenkörner Fructus Lauri · Lauri fructus
Pechnelken Flores Tunivae
Pechnelken, Weiße Flores Malvae vulgaris · Malvae flos
Pechöl, Schwarzes Pix liquida
Pechöl, Weißes Oleum Terebinthinae · Terebinthinae aetheroleum
Pechölwasser Aqua Picis
Pechpapier Charta resinosa
Pechpflaster, Schwarzes Emplastrum Picis nigrum
Pechpflaster, Weißes Emplastrum Resinae Pini
Pechsalbe Unguentum basilicum · Unguentum Picis
Pechwasser Aqua Picis
Pechzucker Succus Liquiritiae · Liquiritiae succus
Peden Rhizoma Graminis · Graminis rhizoma
Peerknöppe Herba Tanaceti · Tanaceti herba
Peersaat Fructus Phellandri · Phellandri fructus
Peiselbeeren Fructus Berberidis · Berberidis fructus
Peiterlingssamen Fructus Petroselini · Petroselini fructus
Peiterzilk Radix Petroselini · Petroselini radix
Peitschenstock Bulbus Asphodeli · Asphodeli albi radix
Pelargoniumwurzel Pelargonii radix
Peltzwachs Ceratum Resinae Pini
Penilien Flores Paeoniae · Paeoniae flos
Pensionaröl Oleum Olivarum · Olivae oleum virginale
Peperboombast Cortex Mezerei · Mezerei cortex
Peperkähm Semen Nigellae · Nigellae semen
Peponensamen Semen Cucurbitae · Cucurbitae semen
Pepsin Pepsini pulvis
Pepsin, Flüssiges Pepsinum liquidum
Pepsinessenz Vinum Pepsini · Pepsini vinum
Pepsinwein Pepsini vinum
Pepulbaum Ficus religiosa
Peren = Birnen
Perenpitjes Semen Cydoniae · Cydoniae semen
Perenrodd Coccionellae pulvis
Perenstaal Tinctura Ferri pomati
Pergamentspäne Cornu Cervi raspatum
Perigordstein Manganum peroxydatum
Perlasche Kalium carbonicum
Perlbalsam Balsamum peruvianum
Perlhirse Semen Milii solis · Lithospermum-officinale-Samen
Perlinsamen Fructus Petroselini · Petroselini fructus
Perlkraut Alchemillae herba
Perlkrautsamen Semen Milii Solis · Lithospermum-officinale-Samen
Perlmoos Carrageen
Perlmutteröl Oleum Bergamottae · Bergamottae aetheroleum
Perlmutterpulver Ossa Sepiae pulvis
Perlmutterwasser Solutio Magnesii sulfurici 1:100
Perlpulver Conchae praeparatae · Lycopodium
Perlsalz Natrium phosphoricum
Perlstupp Lycopodium

Perltang Carrageen
Perlwasser Aqua aromatica rubra
Perlweiß Bismutuin subnitricum
Permanentgelb Barium chromicum
Permanentweiß Barium sulfuricum
Permanganat Kalium permanganicum
Permantelwurz Rhizoma Tormentillae · Tormentillae rhizoma
Pernambukholz Lignum Fernambuci
Pernotenpflaster Emplastrum Meliloti
Perorim Tinctura aromatica
Perpetuelpflaster Emplastrum Cantharidum perpetuum
Persiliensamen Fructus Petroselini · Petroselini fructus
Persisches Pulver Pulvis contra Insecla
Perubalsam Balsamum peruvianum
Perückenbaumholz Lignum flavum
Perusalpeter Natrium nitricum
Peruvianische Rinde Cortex Chinae · Cinchonae cortex
Pescherwurzel Rhizoma Ari · Ari maculati rhizoma
Pestessig Acetum aromaticum
Pestilenzessig Acetum Sabadillae
Pestilenzkraut Folia Farfarae · Farfarae folium · Folia Petasitidis · Petasitidis folium
Pestilenztropfen Tinctura Castorei
Pestilenzwasser Aqua Valerianae
Pestilenzwurzel Radix Petasitidis · Petasitidis rhizoma · Radix Taraxaci · Taraxaci radix
Pestkraut Herba Ledi · Ledi palustris herba
Pestnagel Radix Pastinacae · Pastinacae radix
Pesttropfen Elixir Proprietatis sine acido · Tinctura Benzoes composita
Pestwurz Petasites hybridus
Pestwurzblätter Petasitidis folium
Pestwurzel Radix Petasitidis · Petasitidis rhizoma
Peterblümchen Bellis perennis
Peterchen Petroselinum crispum
Peterkrautwurzel Rhizoma Ari · Ari maculati rhizoma
Peterlandöl Oleum Petrae
Peterlein Fructus Petroselini · Petroselini fructus
Peterlessamen Semen Paeoniae · Paeoniae semen
Peterleswurzel Radix Petroselini · Petroselini radix
Peterli Fructus Petroselini · Petroselini fructus
Peterlig Fructus Petroselini · Petroselini fructus
Peterling Fructus Petroselini · Petroselini fructus · Petroselinum crispum
Petermännchentee Herba Agrimoniae · Agrimoniae herba
Petermannssalbe Emplastrum Lithargyri molle · Emplastrum sticticum
Petermannstropfen Tinctura Chinioidini composita
Peteröl Oleum Hyperici · Hyperici oleum · Oleum Petrae · Oleum Rapae · Rapae oleum
Petersalz Magnesium sulfuricum
Petersbart Dryas octopetala
Petersblumen Flores Primulae · Primulae flos (cum oder sine calycibus)
Petersburger Tropfen Tinctura anticholerica
Peterschlüssel Flores Primulae · Primulae flos (cum oder sine calycibus)
Petersilie Petroselinum crispum
Petersilieneppichsamen Fructus Petroselini · Petroselini fructus
Petersilienfrüchte Petroselini fructus
Petersilienkraut Herba Petroselini · Petroselini herba
Petersilienpomade Unguentum Hydrargyri album dilutum
Petersilienpulver Pulvis contra Pediculos
Petersiliensalbe, Gelbe Unguentum basilicum
Petersiliensalbe, Weiße Unguentum Acidi borici
Petersilienwasser Aqua Petroselini
Petersilienwurzel Petroselini radix
Petersilling Petroselinum crispum
Peterskraut Herba Scabiosae · Knautiae arvensis herba · Herba Scordii
Petersschlüssel Flores Primulae · Primulae flos (cum oder sine calycibus)
Peterstab Herba Virgaureae · Solidaginis

virgaureae herba
Peterswurzel Radix Carlinae · Carlinae radix · Radix Succisae · Succisae radix
Petitgrain Aqua Aurantii Florum
Petitgrainöl Oleum Aurantii Florum
Petonigrallen Semen raeomae
Petramkraut Herba Pharmicae
Petriblumen Flores Pyrethri · Pyrethri flos
Petrolether Petrolei aether
Petroleumäther Benzinum Petrolei
Petroleumfett Vaselinum
Petroleumgelee Vaselinum
Petroleumnaphta Benzinum Petrolei
Petroline Vaselinum
Petrolnaphta Aether Petrolei
Petrusschlüssel Flores Primulae · Primulae flos (cum oder sine calycibus)
Petrusstab Solidago virgaurea
Pevenzaad Semen Paeoniae · Paeoniae semen
Peyer Rhizoma Graminis · Graminis rhizoma
Peyote-Kaktus Lophophora williamsii
Pfaffebusch Taraxacum officinale
Pfaffenbeerblätter Folia Ribis nigri · Ribis nigri folium
Pfaffenblatt Herba Taraxaci · Taraxaci herba · Taraxaci folium
Pfaffenblümchen Herba Betonicae
Pfaffenblutwurzel Rhizoma Ari · Ari maculati rhizoma · Rhizoma Tormentillae · Tormentillae rhizoma
Pfaffenbusch Taraxacum officinale
Pfaffendistel Herba Taraxaci · Taraxaci herba · Taraxaci folium
Pfaffenhafer Pulvis contra Pediculos
Pfaffenhödchen Herba Chelidonii minoris · Herba Ficariae · Orchis morio
Pfaffenhütchen Herba Evonymi
Pfaffenhütleinöl Oleum Hyperici · Hyperici oleum
Pfaffenhütleinrinde Cortex Euonymi
Pfaffenkind Rhizoma Ari · Ari maculati rhizoma
Pfaffenkraut Folia Melissae · Melissae folium · Herba Betonicae · Herba Taraxaci · Taraxaci herba · Taraxaci folium
Pfaffenkümmel Fructus Cumini · Cumini fructus
Pfaffenröhre Herba Taraxaci · Taraxaci herba · Taraxaci folium
Pfaffenröhrl Herba Taraxaci · Taraxaci herba · Taraxaci folium
Pfaffenröhrling Herba Taraxaci · Taraxaci herba · Taraxaci folium
Pfaffenrührleinwasser Aqua Melissae
Pfaffenschnell Flores Rhoeados · Papaveris rhoeados flos · Herba Taraxaci · Taraxaci herba · Taraxaci folium
Pfaffenspint Rhizoma Ari · Ari maculati rhizoma
Pfaffenstiele Herba Taraxaci · Taraxaci herba · Taraxaci folium
Pfaffenzeitwurz Tubera Ari · Ari maculati rhizoma
Pfandpulver Pulvis contra Pediculos
Pfannenstein Talcum
Pfannkuchenkraut Herba Balsamitae · Balsamitae herba
Pfarm = Farn
Pfebenkerne Semen Cucurbitae · Cucurbitae semen
Pfeffer, Afrikanischer Semen Paradisi
Pfeffer, Brasilianischer Piper longum
Pfeffer, Deutscher Cortex Mezerei · Mezerei cortex
Pfeffer, Englischer Semen Amomi · Amomi semen
Pfeffer, Geschwänzter Cubebae
Pfeffer, Indischer Fructus Capsici · Capsici fructus
Pfeffer, Langer Piper longum
Pfeffer, Roter Fructus Capsici · Capsici fructus
Pfeffer, Schwarzer Piper nigrum
Pfeffer, Spanischer Fructus Capsici · Capsici fructus
Pfeffer, Türkischer Fructus Capsici · Capsici fructus
Pfeffer, Weißer Piper album
Pfeffer, Westindischer Fructus Amomi · Amomi fructus · Pimentae fructus
Pfefferäpfel Fructus Capsici · Capsici fructus

Pfefferbaumrinde Cortex Mezerei · Mezerei cortex
Pfefferbeerblätter Folia Ribis nigri · Ribis nigri folium
Pfefferblumen Fructus Capsici · Capsici fructus
Pfefferessenz Tinctura Capsici
Pfefferfrüchte, Schwarze Piperis nigri fructus
Pfefferfrüchte, Weiße Piperis albi fructus
Pfefferkraut (Wildes) Herba Ledi · Ledi palustris herba · Herba Saturejae · Saturejae herba · Herba Serpylli · Serpylli herba
Pfefferkraut, Deutsches Ocimum basilicum
Pfefferkümmel Fructus Cumini · Cumini fructus · Herba Serpylli · Serpylli herba
Pfefferliniment Tinctura Capsici composita (Pain-Expeller)
Pfefferminzblätter Folia Menthae piperitae · Menthae piperitae folium
Pfefferminzblätter, Geschnittene Menthae piperitae folium concisum
Pfefferminzbrötchen Botulae Menthae piperitae
Pfefferminze Mentha piperita
Pfefferminzgeist Spiritus Menthae piperitae · Menthae piperitae spiritus
Pfefferminzkampfer Mentholum
Pfefferminzküchel Rotulae Menthae piperitae
Pfefferminzöl Menthae piperitae aetheroleum
Pfefferminzplätzchen Menthae piperitae rotuli
Pfefferminzspiritus Menthae piperitae spiritus
Pfefferminztinktur Menthae piperitae tinctura
Pfefferminztropfen Spiritus Menthae piperitae · Menthae piperitae spiritus
Pfefferminzwasser Menthae piperitae aqua
Pfefferöl Oleum Myrciae acris, Oleum Absinthii aethereum cum Oleo Olivarum 1:50
Pfefferröslein Herba Taraxaci · Taraxaci herba · Taraxaci folium
Pfefferstengel Piper longum
Pfefferstrauchrinde Cortex Mezerei · Mezerei cortex
Pfefferwurz(el) Radix Armoraciae · Armoraciae radix · Radix Asari · Asari rhizoma · Radix Pimpinellae · Pimpinellae radix
Pfefferwurzel Pimpinella major
Pfeifenerde Bolus alba · Kaolinum ponderosum
Pfeifenstielpflaster Emplastrum Cerussae · Emplastrum Lithargyri simplex
Pfeifenton Bolus alba · Kaolinum ponderosum
Pfeiffenerd Bolus alba · Kaolinum ponderosum
Pfeiffenrösli Herba Corydalis
Pfeiffenrute Cortex Salicis · Salicis cortex
Pfeilgift Curare
Pfeilkraut Sagittaria
Pfeilwurzelmehl Amylum Marantae
Pfellerrinde Cortex Mezerei · Mezerei cortex
Pfengeltee Herba Thlaspi
Pfennigkraut Herba Bursae Pastoris · Bursae pastoris herba · Herba Thlaspi · Herba Veronicae · Veronicae herba · Lysimachia nummularia
Pfennigkrautöl Oleum Hyoscyami · Hyoscyami oleum
Pfennigsalat Herba Ficariae
Pfennigwurzel Radix Paeoniae · Paeoniae radix
Pferdeblume Taraxacum officinale
Pferdeblumen Herba Taraxaci · Taraxaci herba · Taraxaci folium
Pferdefenchel Fructus Phellandri · Phellandri fructus
Pferdefluid Linimentum restitutorium · Spiritus russicus
Pferdefuß Tussilago farfara
Pferdehaarwurzel Rhizoma Bistortae · Bistortae rhizoma
Pferdehuf Folia Farfarae · Farfarae folium
Pferdekastanie Aesculus hippocastanum
Pferdekümmel Fructus Phelandrii
Pferdekümmelkraut Herba Anthrisci sylvestris
Pferdelust Pulvis pro equis
Pferdemarks Oleum Pedum Tauri

Pferdepappeln Folia Malvae · Malvae folium
Pferdepulver Pulvis pro equis
Pferdepurganz Joannesia princeps
Pferderhabarber Radix Rhapontici · Rhei rhapontici radix
Pferderosen Flores Paeoniae · Paeoniae flos
Pferdesaat Fructus Phellandri · Phellandri fructus
Pferdeschwanz Herba Equiseti arvensis · Equiseti herba
Pferdeschwefel Sulfur griseum
Pferdespicke Oleum Pedum Tauri
Pferdetinte Solutio Pyoktanini coerulei
Pferdewurzel Radix Carlinae · Carlinae radix
Pferdezahn Maiskörner · Zea mays
Pferdkastenrinde Cortex Hippocastani · Hippocastani cortex
Pferdleinblume Aconitum napellus
Pferdshaarwurz Rhizoma Bistortae · Bistortae rhizoma
Pferdsklauen Folia Farfarae · Farfarae folium
Pfifarinde Cortex Frangulae · Frangulae cortex
Pfifferling Cantharellus cibarius
Pfingstblumen Flores Genistae · Cytisi scoparii flos · Flores Paeoniae · Paeoniae flos · Orchis morio
Pfingstkraut Orchis morio
Pfingstnägeli Flores Dianthi
Pfingstpfriemenblumen Flores Genistae · Cytisi scoparii flos
Pfingstrose, Chinesische Paeonia lactiflora
Pfingstrose, Echte Paeonia officinalis
Pfingstrose, Großblättrige Paeonia mascula
Pfingstrose, Strauchige Paeonia suffruticosa
Pfingstrosenblüten Flores Paeoniae · Paeoniae flos
Pfingstrosensamen Paeoniae semen
Pfingstrosenwurzel Radix Paeonia · Paeoniae radix
Pfingstrosenwurzel, Rote Paeoniae radix rubra
Pfingstrosenwurzel, Weiße Paeoniae radix alba
Pfingstruten Herba Genistae
Pfingstwurzel Herba Rutae · Rutae herba
Pfirsichblätter Herba Saniculae · Saniculae herba
Pfirsichbluest Flores Acaciae · Pruni spinosae flos · Flores Persicae
Pfirsichblütenwasser Aqua Aurantii Florum
Pfirsichholz Lignum Fernambuci
Pfirsichkernöl Pruni persicae oleum
Pfirsichkernwasser Aqua Amygdalarum amararum diluta 1:20
Pflanze, Heilige Herba Absinthii · Absinthii herba
Pflanze, Wilde Folia Trifolii
Pflanzenalkali Kalium carbonicum
Pflanzenlaugensalz Kalium carbonicum
Pflanzenlecithin Lecithinum vegetabile
Pflanzenleim Viscum aucuparium
Pflanzenmehl Lycopodium
Pflanzenmoor Aethiops vegetabilis
Pflanzenschwefel Lycopodium
Pflanzliche Drogen für homöopathische Zubereitungen Plantae medicinales ad preparationes homoeopathicas
Pflanzliche Drogen zur Anwendung in der Traditionellen Chinesischen Medizin Plantae medicinales sinenses ad usum traditum
Pflanzliche Drogen zur Teebereitung Plantae ad ptisanam
Pflappenrose Flores Rhoeados · Papaveris rhoeados flos
Pflaster, Bachmanns Emplastrum Drouoti
Pflaster, Benders Emplastrum fuscum camphoratum
Pflaster, Bertholds Emplastrum fuscum camphoratum
Pflaster, Blaues Emplastrum Hydrargyri
Pflaster, Bormanns Emplastrum oxyroceum
Pflaster, Brenners Emplastrum fuscum camphoratum
Pflaster, Christs Emplastrum fuscum camphoratum
Pflaster, Dicks Emplastrum fuscum camphoratum
Pflaster, Drouots Emplastrum Drouoti
Pflaster, Dunkelgrünes Emplastrum Meliloti
Pflaster, Endtners Emplastrum fuscum cam-

phoratum
Pflaster, Englisches Emplastrum anglicum
Pflaster, Erweichendes Emplastrum Meliloti · Emplastrum saponatum
Pflaster, Fleischmann Emplastrum oxycroceum
Pflaster, Gelbes Ceratum Resinae Pini
Pflaster, Göttliches Emplastrum fuscum camphoratum
Pflaster, Graues Emplastrum Hydrargyri
Pflaster, Grünes Ceratum Aeruginis
Pflaster, Hamburger Emplastrum fuscum camphoratum
Pflaster, Helgoländer Emplastrum fuscum camphoratum
Pflaster, Hofmanns Emplastrum fuscum camphoratum
Pflaster, Holländisches Emplastrum fuscum camphoratum
Pflaster, Hoppenthaler Emplastrum fuscum camphoratum
Pflaster, Immerwährendes Emplastrum Cantharidum perpetuum
Pflaster, Jäckels Emplastrum Lithargyri compositum
Pflaster, Jägers Emplastrum Cantharidum perpetuum
Pflaster, Karmeliter Emplastrum fuscum camphoratum
Pflaster, Klepperbeins Emplastrum aromaticum · Emplastrum stomachale
Pflaster, Köckels Emplastrum fuscum camphoratum
Pflaster, Kunzens Emplastrum fuscum camphoratum · Emplastrum Picis
Pflaster, Lamperts Emplastrum fuscum camphoratum
Pflaster, Lauers Emplastrum fuscum camphoratum
Pflaster, Lübecker Emplastrum Cantharidum ordinarium
Pflaster, Magen- Emplastrum aromaticum
Pflaster, Meyers Emplastrum fuscum camphoratum
Pflaster, Milchverteilendes Emplastrum saponatum
Pflaster, Morenthals Emplastrum fuscum camphoratum
Pflaster, Neapolitanisches Emplastrum Hydrargyri
Pflaster, Nürnberger Emplastrum fuscum camphoratum
Pflaster, Orientalisches Emplastrum aromaticum
Pflaster, Reichenauer Emplastrum fuscum camphoratum
Pflaster, Richtersches Emplastrum fuscum camphoratum
Pflaster, Rotes Emplastrum oxycroceum
Pflaster, Siebolds Emplastrum fuscum camphoratum
Pflaster, Spörcks Emplastrum Cantharidum perpetuum
Pflaster, Stechelbergs Emplastrum fuscum camphoratum
Pflaster, Tiroler Emplastrum Cantharidum perpetuum
Pflaster, Ungenanntes Ceratum Resinae Pini
Pflaster, Wahlers Emplastrum fuscum
Pflaster, Weißes Emplastrum Cerussae
Pflaster, Wiener Emplastrum fuscum camphoratum
Pflaster, Winklers Emplastrum Meliloti et Emplastrum Lithargyri āā
Pflaster, Züllichauer Emplastrum fuscum camphoratum
Pflasterkäfer Cantharides
Pflaumenbaumrinde, Afrikanische Pruni africanae cortex
Pflaumenblüte Flores Acaciae · Pruni spinosae flos
Pflaumenlatwerge Electuarium Sennae
Pflugsterz Radix Ononidis · Ononidis radix
Pflugwurzblumen Flores Malvae arboreae · Alceae flos · Alceae roseae flos
Pfriemenblüten Flores Genistae · Cytisi scoparii flos
Pfriemenkraut Herba Genistae · Cytisi scoparii herba
Pfriemenstrauch Cytisus scoparius
Pfropfwachs Ceratum arboreum
Pfudijahns Pflaster Emplastrum fuscum camphoratum
Pfundenkraut Herba Beccabungae · Becca-

bungae herba
Pfundklee Herba Trifolii arvensis · Trifolii arvensis herba
Pfundrosen Flores Paeoniae · Paeoniae flos
Pfungenkraut Herba Beccabungae · Beccabungae herba
Phagadaen-Wasser Aqua phagedaenica
Phasola Fabae albae
Phensäure Phenolum (Acidum carbolicum)
Phenylblau Acidum rosolicum
Phenylrot Acidum rosolicum rubrum
Philldron Flores Convallariae · Convallariae flos
Philonium romanum Electuarium Theriaca
Philosophenessig Acetum aromaticum
Philosophenöl Oleum Lini et Oleum animale foetidum 20:1
Philosophensalz Ammonium chloratum ferratum
Philosophensäure Ammonium chloratum ferratum
Philosophensäure, Schwarze Tinctura Benzoes composita · Tinctura Chinioidini
Philosophensäure, Weiße Solutio Cinchonini sufurici · Spiritus aethereus
Philosophenvitriolblumen Acidum boricum
Philosophenwolle Zincum oxydatum
Phöse Herba Aquilegiae
Phosphormehl Calcium phosphoricum crudum
Phosphorsalmiak Ammonium phosphoricum
Phosphorsalz Natrium phosphoricum ammoniatum
Phu-Baldrian Radix Valerianae majoris
Physik Liquor Stanni chlorati
Physikum, Weißes Semen Foenugraeci · Trigonellae foenugraeci semen
Physostigminsulfat Physostigmini sulfas, Eserini sulfas
Pichorimbohnen Semen Pichurim
Pickbeeren Fructus Myrtilli · Myrtilli fructus
Pickelbeeren Fructus Myrtilli · Myrtilli fructus
Pickelgrün Viride Schweinfurtense
Pickelhäring Tubera Salep · Salep tuber

Pickelkerne Fructus Phellandri · Phellandri fructus
Pickgummi Gummi arabicum
Picksalbe, Schwarze Unguentum basilicum fuscum
Picksalbe, Weiße Unguentum Zinci · Zinci unguentum
Pickschwede Emplastrum fuscum camphoratum · Emplastrum Picis · Emplastrum sticticum
Pieferkraut Herba Centaurii · Centaurii herba
Pielkenöl Oleum Lumbricorum
Pienöl Kreosotum
Piepenholzblätter Folia Taxi
Piephackenpflaster Emplastrum Cantharidum acre
Pieratzenöl Oleum Hyperici · Hyperici oleum · Oleum Lumbricorum
Pierenkruid Flores Cinae · Cinae flos · Herba Tanaceti · Tanaceti herba
Piferkraut Centaurii herba
Piffenerd Bolus alba · Kaolinum ponderosum
Pifröhrwurzel Radix Pimpinellae · Pimpinellae radix
Piggholt Rhamnus frangula · Frangula alnus
Pihlbeeren Fructus Sorbi · Sorbi aucupariae fructus
Pijhout Cortex Frangulae · Frangulae cortex
Pijlstartwortel Radix Althaeae · Althaeae radix
Pikrenik Zincum sulfuricum
Pikrinsäure Acidum picrinicum
Pilangrinde Acacia-leucophloea-Rinde
Pilarum poligrest Pilulae laxantes
Pilatustropfen Tinctura Chinioidini
Pilatuswurzel Bulbus victorialis longus
Pilgerblumen Herba Polygalae
Pillen, Blancards Pilulae Ferri jodati
Pillen, italienische Pilulae aloeticae ferratae
Pillen, Leonhards Pilulae laxantes
Pillen, Pariser Pilulae Ferri carbonici saccharati
Pillenharz Terebinthina communis

Pillenmehl Lycopodium
Pillenstaub Lycopodium
Pillenwolfsmilch Euphorbia hirta
Pilzkönig Sparassis crispa (racemosa)
Piment Fructus Amomi · Pimentae fructus · Amomi fructus
Pimentkraut Herba Chenopodii · Chenopodii (ambrosioidis) herba
Pimerölwurzel Radix Pimpinellae · Pimpinellae radix
Pimpeljoen Unguentum Populi · Populi unguentum
Pimpernelle Radix Pimpinellae · Pimpinellae radix
Pimpernelle, Rote Radix Sanguisorbae · Sanguisorbae rhizoma et radix
Pimpernelle, Welsche Radix Sanguisorbae · Sanguisorbae rhizoma et radix
Pimpernellenessenz Tinctura Pimpinellae · Pimpinellae tinctura
Pimpernüsse Nuces Pistaciae
Pimpinellstein Lapis calaminaris
Pinalwurzel Radix Pimpinellae · Pimpinellae radix
Pinanguß Semen Arecae · Arecae semen
Pinellwurz Radix Pimpinellae · Pimpinellae radix
Pingelsalbe, Rote Unguentum Hydrargyri rubrum
Pings = Pfingst
Pinksalz Stannum chloratum ammoniatum
Pinnblatt Herba Hepaticae · Hepaticae herba · Hepaticae nobilis herba
Pinnrinde Cortex Frangulae · Frangulae cortex
Pinselenblüten Flores Acaciae · Pruni spinosae flos
Pinselsaft Mel rosatum boraxatum
Pinselsamen Fructus Petroselini · Petroselini fructus
Pipakten Flores Paeoniae · Paeoniae flos
Pipandiwik Equisetum fluviatile
Pipau Taraxacum officinale
Pipenkraut Herba Chaerophylli
Piperkopp Fructus Capsici · Capsici fructus
Pipiblumen Flores Stoechados · Helichrysi flos
Pipitropfen Tinctura Pimpinellae · Pimpinellae tinctura
Pipkraut Herba Connii
Pipmenthol Mentholum
Pippau Radix Taraxaci cum Herba · Taraxaci radix cum herba
Pippelkäse Herba Malvae
Pippenholzblätter Folia Taxi
Pirasöl Oleum Hyperici · Hyperici oleum · Oleum Lini · Lini oleum virginale · Oleum Lumbricorum
Piratzöl Oleum Hyperici · Hyperici oleum · Oleum Lini · Lini oleum virginale · Oleum Lumbricorum
Piretten Fructus Citri · Citri fructus
Pirkumkraut Herba Hyperici · Hyperici herba
Pirusöl Oleum Petrae
Piscidiawurzelrinde Piscidiae radicis cortex
Pissangliwurzel Radix Taraxaci · Taraxaci radix
Pissblumen Flores Stoechados · Helichrysi flos
Pissedieb Radix Mandragorae · Mandragorae radix
Pissenli Radix Taraxaci · Taraxaci radix
Pissranken Stipites Dulcamarae
Pistazien Semen Pistaciae
Pitayin Chinidinum
Pitschow Species amarae
Pitzem Flores Lavandulae · Lavandulae flos
Pitzig Flores Lavandulae · Lavandulae flos
Plaispulver Lycopodium mixtum
Plander Bolus alba · Kaolinum ponderosum
Planetenbalsam Linimentum saponato-camphoratum · Tinctura Benzoes composita
Planetenspiritus Tinctura Corallorum
Plankentee Herba Galeopsidis
Plapperrosen Flores Rhoeados · Papaveris rhoeados flos
Platanenblätter Folia Aceris
Platenigeni Flores Primulae · Primulae flos (cum oder sine calycibus)
Platzblômen Digitalis purpurea · Flores Rhoeados · Papaveris rhoeados flos
Platzblume Digitalis purpurea · Flores Rhoeados · Papaveris rhoeados flos

Pluckpflaster Emplastrum Lithargyri compositum
Plumbicum Unguentum Plumbi · Plumbi unguentum
Plumpenwurzel Rhizoma Nymphaeae
Plumperskern Cucurbitae peponis semen
Plusterbeutel Rhizoma Veratri in sacca · Veratri rhizoma pulvis in sacca
Plutgen Cucurbita pepo
Plutisquisanthemum Flores Chrysanthemi · Pyrethri flos
Plutzeblum Datura stramonium
Plutzerkerne Semen Cucurbitae · Cucurbitae semen
Plützersam Cucurbitae semen
Pockenholz Lignum Guajaci · Guaiaci lignum
Pockenkraut Herba Galegae · Galegae herba
Pockenpulver Pulvis Magnesiae cum Rheo
Pockenraute Herba Galegae · Galegae herba
Pockensalbe Unguentum Plumbi · Plumbi unguentum · Unguentum Tartari stibiati
Pockenwurzel Rhizoma Chinae · Chinae rhizoma
Pockharz Resina Guajaci
Pockholz Lignum Guajaci · Guaiaci lignum
Pocksalbe Unguentum Tartari stibiati
Pockwurzel, Chinesische Rhizoma Chinae · Chinae rhizoma
Podagrakraut Aegopodium podagraria
Podagraspiritus Spiritus Angelicae compositus · Angelicae spiritus compositus · Spiritus russicus · Spiritus saponato-camphoratus
Pöden Rhizoma Graminis · Graminis rhizoma
Podenkullerpflaster Emplastrum Cerussae
Podexsalbe Unguentum Linariae
Podophyllwurzel, Indische Podophylli indici rhizoma
Podophyllwurzelstock Podophylli peltati rhizoma
Pogge = Frosch
Poggenkullerpflaster Emplastrum Cerussae
Poggenleichsalbe, Rote Unguentum Hydrargyri oxydati rubrum dilutum
Poggenleichsalbe, Weiße Unguentum Cerussae · Unguentum Zinci · Zinci unguentum

Poggenlexpflaster Emplastrum Cerussae
Poggenstaul Allgemeine Bezeichnung für Pilze
Poggenstohl Allgemeine Bezeichnung für Pilze
Pöhlsöl Oleum Lini, Oleum Terebinthinae, Spiritus camphoratus $\overline{aa}$
Pohoöl Oleum Menthae piperitae japonicum
Polei Herba Pulegii · Pulegii herba
Polei, Gelber Lycopodium
Polei, Wilder Herba Serpylli · Serpylli herba
Poleiwasser Aqua aromatica · Aqua Menthae crispae · Menthae crispae aqua · Aqua vulneraria spirituosa
Polichkraut Herba Pulegii · Pulegii herba
Poliererde Terra tripolitana
Polierertropfen Liquor Stibii chlorati
Polierheu Herba Equiseti · Equiseti herba
Polierkannenkraut Herba Equiseti · Equiseti herba
Polierlack Vernix
Polieröl Oleum Hyperici · Hyperici oleum
Polierpulver Ferrum oxydatum rubrum · Stannum oxydatum
Polierrot Ferrum oxydatum rubrum
Poliersalz Stannum oxydatum
Polierschiefer Terra tripolitana
Polierstroh Herba Equiseti · Equiseti herba
Polierwasser Acidum sulfuricum dilutum
Pollack Herba Crassulae majoris
Polnische Tropfen Tinctura Guajaci Ligni · Guaiaci ligni tinctura
Polnischer Hafer Fructus Cumini · Cumini fructus
Polnischer Kümmel Fructus Cumini · Cumini fructus
Poloblätter Herba Serpylli · Serpylli herba
Polskenhafer Semen Cumini
Polterhannes Fructus Capsici · Capsici fructus · Radix Valerianae · Valerianae radix
Poltersalbe Unguentum Lauri
Polychrestpillen Pilulae balsamicae Argento obductae · Pilulae laxantes
Polychrestsalz Kalium sulfuricum · Tartarus natronatus
Pomade, Blaue Unguentum Hydrargyri ci-

nereum dilutum
Pomade, Braune Unguentum Chinae
Pomade, Graue Unguentum Hydrargyri cinereum dilutum
Pomade, Grüne Unguentum Populi · Populi unguentum
Pomade, Rote Unguentum Hydrargyri rubrum
Pomade, Schwarze Unguentum Hydrargyri cinereum dilutum
Pomade, Zellers Unguentum Hydrargyri album
Pomadenbalsam Balsamum peruvianum
Pomadenöl Oleum Bergamottae · Bergamottae aetheroleum · Oleum odoratum
Pomagran Flores Granati · Granati flos
Pomeranzen, Unreife Fructus Aurantii immaturi · Aurantii fructus immaturus
Pomeranzenbaum Citrus aurantium
Pomeranzenblüten Flores Aurantii · Aurantii flos
Pomeranzenblütenöl Aurantii amari floris aetheroleum
Pomeranzenblütenwasser Aurantii floris aqua
Pomeranzenelixier Elixir Aurantii compositum
Pomeranzenfluidextrakt Aurantii extractum fluidum
Pomeranzenlatwerge Electuarium Sennae
Pomeranzenschalen Pericarpium Aurantii · Aurantii amari epicarpium et mesocarpium
Pomeranzenschalenöl Aurantii pericarpii aetheroleum
Pomeranzensirup Aurantii sirupus, Aurantii flavedinis sirupus
Pomeranzenspiritus Tinctura Aurantii · Aurantii tinctura
Pömke Boletus luteus
Pomoquinten Fructus Colocynthidis · Colocynthidis fructus
Pompelblumen Flores Paeoniae · Paeoniae flos · Flores Taraxaci
Pompelmus Fructus Citri
Pompelwurz Radix Taraxaci · Taraxaci radix
Pompholyse Zincum sulfuricum
Pomponrosen Flores Paeoniae · Paeoniae flos · Flores Rosae · Rosae flos
Ponigbolium Unguentum cereum
Pontischer Rhabarber Rheum rhaponticum
Poparollen Herba Trollii
Popelrosen Flores Malvae arboreae · Alceae flos · Alceae roseae flos · Flores Paeoniae · Paeoniae flos
Popenblumen Herba Taraxaci · Taraxaci herba · Taraxaci folium
Poperli Flores Cheiri · Cheiranthi cheiri flos
Pöperli Fructus Coriandri · Coriandri fructus
Poppali Arum maculatum
Pöppel Malva sylvestris
Poppelkörner Pulvis contra Pediculos
Popperment Stibium sulfuratum aurantiacum
Populeumsalbe Unguentum Populi · Populi unguentum
Populisalbe Unguentum Populi · Populi unguentum
Porg Borago officinalis
Porree Allium porrum
Porrich Herba Boraginis · Boraginis herba
Porsch Herba Ledi · Ledi palustris herba
Porst Herba Ledi · Ledi palustris herba
Portchaisenpflaster Emplastrum oxycroceum
Portugalöl Oleum Aurantii dulcis
Portugalrot Carthaminum
Portulak Portulaca oleracea
Porzellanfarbe Stannum chromicum
Porzellanmaleröl Oleum Caryophylli · Caryophylli aetheroleum
Pöschpulver Lycopodium
Post Herba Ledi palustris · Ledi palustris herba
Postapfelsalbe Unguentum Populi · Populi unguentum
Postchaisenpflaster Emplastrum oxycroceum
Postchaisensalbe Unguentum flavum
Postemkraut Herba Abrotani · Herba Scabiosae · Knautiae arvensis herba
Postessig Acetum aromaticum
Postillonspulver Pulvis Liquiritiae composi-

tus · Liquiritiae pulvis compositus
Postkraut Herba Ledi palustris · Ledi palustris herba
Postmeistersalbe Unguentum ophthalmicum compositum
Postpflaster Emplastrum fuscum
Postschullenblätter Folia Patchuli
Postsekretäröl Oleum Rusci · Betulae pix
Potaarde Bolus alba · Kaolinum ponderosum
Potagenwurzel Radix Alcannae · Alkannae radix
Potassium Kalium
Potelgensaat Pulvis contra Pediculos
Potenchenblätter Flores Paeoniae · Paeoniae flos
Potenzbaum Ptychopetalum olacoides
Potenzholz Lignum oder Radix Muirae puamae · Muira puama lignum · Liriosma ovata
Potenzrinde Yohimbe cortex
Potessalbe Unguentum Hydrargyri rubrum
Potloth Graphites, Plumbago
Potpourri Species fumales
Potschen Digitalis purpurea
Pottangen Herba Betonicae
Pottasche Kalium carbonicum crudum
Pottasche, Spanische Natrium carbonicum crudum
Pottaschensalz Kalium carbonicum
Pottlack Plumbago · Sedum Telephium
Poudre de riz Amylum Oryzae · Oryzae amylum
Powide Electuarium Sennae
Pracherläuse Pulvis contra Pediculos · Semen Staphisagriae · Delphinii staphisagriae semen
Präcipitat, Gelber Hydrargyrum oxydatum flavum
Präcipitat, Roter Hydrargyrum oxydatum rubrum
Präcipitat, Weißer Hydrargyrum praecipitatum album
Prägel Herba Senecionis · Senecionis herba
Prager Läuse Semen Staphisagriae · Delphinii staphisagriae semen
Prager Wasser Aqua foetida antihysterica

Präglerpulver Pulvis Liquiritiae compositus · Liquiritiae pulvis compositus
Prälatenpulver Pulvis cibaricus
Prangwurzel Radix Ononidis · Ononidis radix
Prapariersalz Natrium stannicum
Präparierter Leimtee Species Lini compositae
Präparierter Minschenschütt Lapides Cancrorum
Präparierter Walrat Cetaceum saccharatum
Prausbeerblätter Herba Vitis idaeae · Vitis idaeae herba (folium)
Präzipitatsalbe, Gelbe Unguentum Hydrargyri oxydati flavi
Präzipitatsalbe, Rote Unguentum Hydrargyri rubrum
Präzipitatsalbe, Weiße Unguentum Hydrargyri album
Preibusch Herba Equiseti · Equiseti herba
Preiselbeerblätter Vitis idaeae folium
Preiselbeere Vaccinium vitis-idaea
Preiselbeere, Schwarze Fructus Myrtilli · Myrtilli fructus
Premensamen Semen Genistae
Presilgenkraut Ocimum basilicum
Presrhpulver Pulvis stimulans
Preßkraut Herba Tanaceti · Tanaceti herba
Presterpflaster Emplastrum fuscum camphoratum · Emplastrum Lithargyri
Preußentee Herba Galeopsidis · Galeopsidis herba · Species pectorales
Preußisch Blau Ferrum cyanatum
Preußischbrustpulver Pulvis Liquiritiae compositus · Liquiritiae pulvis compositus
Prickelknöpfe Spilanthes oleracea · Acmella oleracea
Priesebohnen Fabae Tonco
Prikkelnöse Prunella
Primelextrakt Primulae extractum
Primelfluidextrakt Primulae extractum fluidum
Primelsirup Primulae sirupus
Primelwurzel Primulae radix
Primelwurzeltinktur Primulae radicis tinctura
Priminze Folia Menthae piperitae · Menthae

piperitae folium
Prinz Heinrich Pullis sternutatorius viridis
Prinz, Roter Unguentum Hydrargyri rubrum
Prinz, Weißer Unguentum Hydrargyri album
Prinzdeputat, Roter Unguentum Hydrargyri rubrum
Prinzdeputat, Weißer Unguentum Hydrargyri album
Prinzensalbe, Rote Unguentum Hydrargyri rubrum
Prinzensalbe, Weiße Unguentum Hydrargyri album
Prinzentropfen Liquor Ammonii succinici
Prinz-Friedrich-Pulver Pulvis antiepilepticus Marchionis
Prinz-Friedrich-Tropfen Spiritus aethereus
Prinzipalsalbe, Rote Unguentum Hydrargyri rubrum
Prinzipalsalbe, Weiße Unguentum Hydrargyri album
Prinziperi Unguentum Hydrargyri rubrum
Prinzipitat Unguentum Hydrargyri oxydati rubrum oder album
Prinz-Karl-Pulver Pulvis Liquiritiae compositus · Liquiritiae pulvis compositus
Prinzmetall Minium
Prinzmetallsalbe, Rote Unguentum Hydrargyri rubrum dilutum
Prinzmetallsalbe, Weiße Unguentum Hydrargyri album dilutum
Prinzsalbe Unguentum Hydrargyri album dilutum
Prisadewasser Aqua vulneraria spirituosa
Pritzcherle = Butterpilz · Boletus luteus
Prohmetbieren Fructus Juniperi · Juniperi pseudo-fructus
Promerbeeren Fructus Juniperi · Juniperi pseudo-fructus
Prominenzplätzchen Rotulae Menthae piperitae
Prominze Folia Menthae piperitae · Menthae piperitae folium
Prophetenkraut Folia Hyoscyami · Hyoscyami folium
Propositionssalbe Unguentum Populi · Populi unguentum
Proppwachs Ceratum arboreum
Propylenglyceroldilaurat Propylenglycolum dilaurinicum · Propylenglycoli dilauras
Propylgallat Propylium gallicum · Propylis gallas
Prositsaft Sirupus Liquiritiae
Prosittropfen Tinctura Chinae · Cinchonae tinctura
Provencer Öl Oleum Olivarum · Olivae oleum virginale
Provinzenwasser Aqua Menthae piperitae · Menthae piperitae aqua
Provinzholz Lignum Campechianum
Provisorchen Candelae fumales
Prozessionssalbe, Rote Unguentum Hydrargyri rubrum dilutum
Prozessionssalbe, Weiße Unguentum Hydrargyri album dilutum
Prüfungstropfen Tinctura Chinae composita · Cinchonae tinctura composita · Tinctura Chinioidini
Prummelbeeren Fructus Berberidis · Berberidis fructus
Prunelle Herba Prunellae · Prunellae herba
Prunellensaft Sirupus Liquiritiae
Prunellensalz Kalium nitricum tabulatum
Prunellenstein Kalium nitricum
Prunzblumenwurzel Radix Taraxaci · Taraxaci radix
Pruum Infusum Sennae compositum
Pseudo-Chinarinde Copalchi cortex
Puckelbeeren Fructus Myrtilli · Myrtilli fructus
Puckelpulver Lycopodium · Pulvis salicylicus cum Talco
Pucksalbe Unguentum Populi · Populi unguentum
Pudenplaster Emplastrum Lithargyri compositum
Puder, Gelber Lycopodium
Puder, Grauer Pulvis contra Pediculos
Puder, Weißer Amylum Tritici · Tritici amylum
Pudermehl Lycopodium
Puderreglise Pulvis Liquiritiae compositus · Liquiritiae pulvis compositus

Pudersalbe Pasta Zinci
Pudertäpli Lycopodium
Puffglockenblume Platycodon grandiflorum
Pugerlitzen Flores Rhoeados • Papaveris rhoeados flos
Puggelkraut Herba Artemisiae • Artemisiae herba
Puglieseröl Oleum Olivarum commune
Puhlmanntee Herba Galeopsidis • Galeopsidis herba
Pulex Herba Pulegii • Pulegii herba
Püllkraut Herba Pulegii • Pulegii herba
Pulserblätter Folia Farfarae • Farfarae folium
Pulsthabersamen Fructus Seseleos
Pulver aus dem schwarzen Kästchen Pulvis contra Pediculos
Pulver gegen Abweichen Rhizoma Tormentillae pulvis • Tormentillae rhizoma pulvis
Pulver gegen Hämorrhoiden Pulvis Liquiritiae compositus • Liquiritiae pulvis compositus
Pulver gegen Schärfe Magnesium carbonicum
Pulver gegen Veitstanz Conchae praeparatae
Pulver zum Annehmen (zum Aufnehmen) Brunstpulver • Pulvis Cantharidum compositum
Pulver zum Einnehmen Pulveres perorales
Pulver zur kutanen Anwendung Pulveres ad usum dermicum
Pulver, blutreinigendes Pulvis Laxans
Pulver, Dat rot lett Pulvis temperans ruber
Pulver, Dat rot utseiht Pulvis temperans ruber
Pulver, Dowers Pulvis Ipecacuanhae opiatus
Pulver, Eberhards Pulvis Liquiritiae compositus • Liquiritiae pulvis compositus
Pulver, Eingestellte Pulveres normatae
Pulver, Elementlauer Cornu Cervi ustum
Pulver, Englisches Stibium chloratum basicum
Pulver, Kohlensaures Natrium bicarbonicum
Pulver, Konrads Pulvis pro equis
Pulver, Neunerlei Pulvis Vaccarum
Pulver, Niederschlagendes Pulvis temperans
Pulver, Peruvianisches Cortex Chinae pulvis • Cinchonae cortex pulvis
Pulver, Prinz Friedrichs Pulvis antiepilepticus
Pulver, Wedels Pulvis Liquiritiae compositus • Liquiritiae pulvis compositus
Pulverbaum Rhamnus frangula • Frangula alnus
Pulverdatrotheet Pulvis temperans ruber
Pulverholz Frangula alnus
Pulverholzrinde Cortex Frangulae • Frangulae cortex
Pulverrute Cortex Frangulae • Frangulae cortex
Pulvis anodynus Kalium sulfuricum
Pulvis solaris Pulvis temperans
Pulvis vitalis Pulvis Liquiritiae compositus • Liquiritiae pulvis compositus • Pulvis temperans
Pumpelrosen Flores Paeoniae • Paeoniae flos
Pumperblume Taraxacum officinale
Pumperlitschka Taraxacum officinale
Pumpernickel Pulvis antiepilepticus Marchionis
Pumpernüßli Nuces Pistaciae
Pungenkraut Herba Beccabungae • Beccabungae herba
Punibiche Flores Paeoniae • Paeoniae flos
Puntshacken Herba Corydalis
Punziose Tubera oder Semina Colchici
Puppenblumenwurz Radix Taraxaci • Taraxaci radix
Puppenkirschen Fructus Alkekengi
Purch Borago officinalis
Purenpflaster Emplastrum Lithargyri compositum
Purganze Folia Phytollacae
Purgieräpfel Fructus Colocynthidis • Colocynthidis fructus
Purgierbeeren Fructus Rhamni catharticae • Rhamni cathartici fructus
Purgierblätter Folia Sennae • Sennae folium
Purgierdorn Rhamnus cathartica
Purgierflachs Herba Lini cathartici
Purgierkassie Cassia fistula
Purgierkörner Crotonis semen • Semen Ricini • Ricini semen
Purgierkraut Herba Gratiolae • Gratiolae herba
Purgierlein Linum catharticum
Purgiermoos Lichen islandicus

Purgiernüsse Semen Ricini · Ricini semen
Purgierpillen Pilulae laxantes
Purgierpulver Pulvis laxans
Purgiersalz Magnesium sulfuricum
Purgiersalz, Afrikanisches Natrium sulfuricum
Purgierschoten Cassia fistula
Purgierschwamm Fungus Laricis
Purgiertropfen Tinctura Aloes composita · Aloes tinctura composita · Tinctura Rhei aquosa · Rhei tinctura aquosa
Purgierwegdorn Rhamnus cathartica
Purgierwurz Tubera Jalapae · Jalapae tuber
Purpalizen Flores Rhoeados · Papaveris rhoeados flos
Purpurblau Indigopurpur
Purpuressenz Tinctura Lignorum
Purpurrosen Flores Paeoniae · Paeoniae flos
Purpur-Sonnenhut-Kraut Echinaceae purpureae herba
Purpur-Sonnenhut-Wurzel Echinaceae purpureae radix
Pursch Herba Ledi · Ledi palustris herba
Puschentee Herba Trifolii arvensis · Trifolii arvensis herba
Puschkraut Herba Conyzae · Conyzae majoris herba

Pustade, Braune Mixtura vulneraria acida
Pustade, Weiße Aqua vulneraria spirituosa
Pustblumen Flores Trifolii arvensis · Trifolii arvensis flos · Herba Taraxaci · Taraxaci herba · Taraxaci folium
Pustelblumen Flores Paeoniae · Paeoniae flos
Pustelkraut Herba Scrophulariae · Scrophulariae herba
Pustelsalbe Unguentum Tartari stibiati
Puster = Flaschenbovist · Lycoperdon gemmatum
Putenkörner Semen Paeoniae · Paeoniae semen
Puttaenjenblätter Flores Paeoniae · Paeoniae flos
Puttenklaue Conchae praeparatae
Putthähnchen Semen Paeoniae · Paeoniae semen
Putthühnchensamen Semen Paeoniae · Paeoniae semen
Putzdielaus Pulvis contra Pediculos · Semen Sabadillae pulvis · Sabadillae semen pulvis
Putzöl Oleinum
Putzpulver Calcaria viennensis
Putzstein Lapis Pumicis
Putzwasser Acidum sulfuricum dilutum

Q

Quabeken Cubebae
Quackelbeeren Fructus Juniperi · Juniperi pseudo-fructus
Qualsterbeeren Fructus Juniperi · Juniperi pseudo-fructus · Fructus Sorbi · Sorbi aucupariae fructus
Qualsterjahn Lignum Quassiae · Quassiae lignum
Quältropfen Sirupus Infantium · Sirupus Sennae cum Manna
Quändel Herba Serpylli · Serpylli herba
Quänel Herba Serpylli · Serpylli herba
Quangelchen Herba Serpylli · Serpylli herba
Quânl Herba Serpylli · Serpylli herba
Quansterwurzel Radix Ononidis · Ononidis radix
Quappenfett Oleum Jecoris · Iecoris aselli oleum
Quappenöl Oleum Jecoris · Iecoris aselli oleum
Quarkblume Anemone nemorosa
Quarkspitzen Trochisci Santonini
Quassia Quassia amara
Quassiaholz Lignum Quassiae · Quassiae lignum
Quassienholz Lignum Quassiae · Quassiae lignum
Quastwurz Radix Rubiae tinctorum · Rubiae tinctorum radix
Quatrefleurs Species pectorales
Quebekenblumen Flores Sambuci · Sambuci flos
Quebrachorinde Quebracho cortex
Quecke, Gemeine Elymus repens · früher Agropyron repens
Queckenwurz Rhizoma Graminis · Graminis rhizoma
Queckenwurz, Rote Rhizoma Caricis · Caricis rhizoma
Queckenwurzel Graminis rhizoma
Queckenwurzelstock Graminis rhizoma
Queckholder Fructus Juniperi · Juniperi pseudo-fructus
Quecksilber Hydrargyrum
Quecksilber(I)-chlorid Mercurius dulcis
Quecksilber(I)-nitrat Mercurius nitricus oxydulatus
Quecksilber(II)-chlorid Mercurius sublimatus corrosivus
Quecksilber(II)-cyanid Mercurius cyanatus
Quecksilber(II)-iodid Mercurius bijodatus
Quecksilber(II)-sulfid Aethiops mineralis
Quecksilber(II)-sulfid, Rotes Cinnabaris
Quecksilber, Eingemacht Unguentum Hydrargyri cinereum dilutum
Quecksilber, Gelöscht Unguentum Hydrargyri cinereum dilutum
Quecksilber, Zugerichtet Unguentum Hydrargyri cinereum dilutum
Quecksilbercyanid Hydrargyri cyanidum
Quecksilberklökelchen, Rote Unguentum Hydrargyri rubrum dilutum
Quecksilberklökelchen, Weiße Unguentum Hydrargyri album dilutum
Quecksilbermohr Aethiops mineralis
Quecksilberpillen Pilulae laxantes
Quecksilberpomade Unguentum Hydrargyri cinereum dilutum
Quecksilbersalbe, Graue Unguentum Hydrargyri cinereum dilutum
Quecksilberwasser, Altes Aqua phagedaenica lutea
Quedenkerne Semen Cydoniae · Cydoniae semen
Queftchen Flores Sambuci · Sambuci flos
Quelkenwurzel Bulbus Colchici · Colchici tuber
Quellenehrenpreis Herba Beccabungae · Bec-

cabungae herba
Quellmeisel Laminaria
Quellrauke Herba Nasturtii · Nasturtii herba
Quellstrunk Laminaria
Quendel Thymus serpyllum
Quendel, Echter Thymus pulegioides
Quendel, Römischer Herba Thymi · Thymi herba
Quendelkraut Herba Serpylli · Serpylli herba
Quengelchen Herba Serpylli · Serpylli herba
Querniskraut Herba Farfarae · Farfarae herba
Querzitron Lignum citrinum
Quesbenblumen Flores Sambuci · Sambuci flos
Quespen Flores Sambuci · Sambuci flos
Quespenwurzel Radix Ononidis · Ononidis radix
Questenkraut Herba Ononidis spinosae · Ononidis herba
Questenwurz Radix Ononidis · Ononidis radix
Quetschenkernöl Oleum Arachidis · Arachidis oleum
Quetschkenöl Oleum Arachidis · Arachidis oleum
Quewetten Flores Sambuci · Sambuci flos
Quewettenkernöl Oleum Olivarum album · Olivae oleum album
Quickenbeeren Fructus Juniperi · Juniperi pseudo-fructus · Fructus Sorbi · Sorbi aucupariae fructus
Quickquick Unguentum Hydrargyri cinereum dilutum
Quidden Fructus Cydoniae · Cydoniae fructus
Quiessesalbe Unguentum flavum
Quillayarinde Cortex Quillayae · Quillaiae cortex
Quinappel Fructus Colocynthidis · Colocynthidis fructus
Quintangelwasser Aqua aromatica

Quintangtropfen Tinctura Aloes composita · Aloes tinctura composita
Quintappel Fructus Colocynthidis · Colocynthidis fructus
Quintenappel Fructus Colocynthidis · Colocynthidis fructus
Quintessenz von Menschurin Liquor Ammonii carbonici pyrooleosi
Quinthangwasser Aqua aromatica
Quinttropfen Tinctura Aloes composita · Aloes tinctura composita
Quirinskraut Folia Farfarae · Farfarae folium
Quirlstern Lysimachia vulgaris
Quitschen Fructus Sorbi · Sorbi aucupariae fructus
Quitschenblumen Flores Sambuci · Sambuci flos
Quitschenkraide Succus Sorborum
Quitte Cydonia oblonga
Quitten Fructus Cydoniae · Cydoniae fructus
Quittenappel Fructus Colorynthidis
Quittenbaum Cydinia oblonga
Quittenbrot Trochisci Santonini
Quittenfrüchte Cydoniae fructus
Quittenkerne Semen Cydoniae · Cydoniae semen
Quittenkernöl Oleum Arachidis · Arachidis oleum
Quittenkörner Semen Cydoniae · Cydoniae semen
Quittenöl Oleum Arachidis · Arachidis oleum
Quittensaft Sirupus Liquiritiae
Quittenschnitzel Fructus Cydoniae · Cydoniae fructus
Quittensteine Semen Cydoniae · Cydoniae semen · Zincum sulfuricum (für die Augen)
Quitze Sorbus aucuparia
Quitzenkraide (-kreide) Succus Sorborum inspissatus
Quitzenmus Succus Sorborum inspissatus

R

Raabsalbe Ceratum fuscum
Raapwortel Rhizoma Graminis • Graminis rhizoma
Räba Flores Napi
Rabels Geist Mixtura sulfurica acida
Rabels Wasser Mixtura sulfurica acida
Rabenblut Oleum Rusci • Betulae pix
Rabendistel Radix Eryngii • Eryngii radix
Rabensilber Graphites
Rabentenöl Oleum Terebinthinae • Terebinthinae aetheroleum
Rabenwurzel Tubera Jalapae • Jalapae tuber
Rabnerpflaster Emplastrum fuscum camphoratum
Rabulleröl Oleum Arachidis • Arachidis oleum
Rabullersalbe Unguentum flavum
Rabullertee Flores Verbasci • Verbasci flos
Racahout Pulvis Cacao
Rachbeerrinde Cortex Mezerei • Mezerei cortex
Rachenblumen Herba Aconiti • Aconiti herba
Rackbeeren Fructus Juniperi • Juniperi pseudo-fructus
Rackerwurz Pulvis stimulans
Rackerzeug Oleum mixtum
Rackholder Fructus Juniperi • Juniperi pseudo-fructus
Racoles Succus Liquiritiae • Liquiritiae succus
Radblümel Flores Primulae • Primulae flos (cum oder sine calycibus)
Rade Herba Githaginis • Agrostemma githago
Radeln Herba Centaurii • Centaurii herba
Rademacher´sche Hirtentäschelkrauttinktur Bursae pastoris tinctura „Rademacher"
Rademacher´sche Schöllkrauttinktur Chelidonii tinctura „Rademacher"
Rademacher´sche Stechkörnertinktur Cardui mariae tinctura „Rademacher"
Radendistel Radix Eryngii • Eryngii radix
Radeöl Oleum Juniperi • Juniperi aetheroleum
Radikalessig Acidum aceticum dilutum
Radioaktive Arzneimittel Radiopharmaceutica
Radöhlkraut Herba Plantaginis
Radteer Pix liquida
Raf Succinum raspatum
Rafert, Weißer Herba Ptarmicae
Räffer Herba Tanaceti • Tanaceti herba
Raffsblod Sanguis Hirci
Rafiöl Oleum Rapae • Rapae oleum
Ragwurz Tubera Salep • Salep tuber
Rahmbeeren Fructus Rubi fruticosi • Rubi fruticosi fructus
Raimain Flores Chamomillae • Matricariae flos
Rainblumen Flores Stoechados • Helichrysi flos
Rainefase Herba Millefolii • Millefolii herba
Rainfarn Tanacetum vulgare
Rainfarn, Weißer Flores Ptarmicae
Rainfarnkraut Herba Tanaceti • Tanaceti herba
Raingerte Flores oder Herba Tanaceti • Tanaceti flos und herba • Tanacetum vulgare
Rainholzblätter Folia Ligustri
Rainkümmel Herba Serpylli • Serpylli herba
Rainpohl Herba Serpylli • Serpylli herba
Rainpolei Herba Serpylli • Serpylli herba
Rainritz Herba Galii
Rainweide Folia Ligustri
Räkholder Fructus Juniperi • Juniperi pseudo-fructus
Ramandelbast Cortex Frangulae • Frangulae

cortex
Rambasjes Cortex Frangulae · Frangulae cortex
Ramerian Flores Chamomillae · Matricariae flos
Rami Unguentum contra Pediculos
Ramisalbe Unguentum contra Pediculos
Rammenasbast Cortex Frangulae · Frangulae cortex
Rammerpflaster Emplastrum fuscum camphoratum
Rampelblätter Hederae helicis folium · Hederae folium
Ramschfedern Herba Anthrisci
Ramsel Allium ursinum · Herba Polygalae · Polygalae amarae herba
Ramsel, Bittere Polygala amara
Ramselblumen Flores Polygalae · Polygalae amarae flos
Ramselkraut, Bitteres Polygalae amarae herba
Rämsere Bulbus oder Herba Allii
Ramseren Bulbus oder Herba Allii
Rändepree Flores Ulmariae · Spiraeae flos
Ränderpolei Herba Serpylli · Serpylli herba
Rangwurz Radix Scrophulariae · Scrophulariae radix
Rankkorn Secale cornutum
Rankwurzkraut Herba Scrophulariae · Scrophulariae herba
Ranschpulver Stibium sulfuratum nigrum
Ränze Bulbus Allii
Rapontika Radix Rhapontici · Rhei rhapontici radix
Rapperwurzel Rhizoma Rhei · Rhei radix · Tubera Jalapae · Jalapae tuber
Räppige Salbe Unguentum viride
Rapsblüten Flores Napi
Rapsöl Oleum Rapae · Rapae oleum
Rapsöl, Raffiniertes Rapae oleum raffinatum
Rapsölpflaster Emplastrum Lithargyri simplex
Rapunzelsalat Portulaca oleracea
Raritätensalbe Unguentum flavum
Rasekraut Folia Hyoscyami · Hyoscyami folium
Rasenrübe Radix Bryoniae · Bryoniae radix

Rasenwurz Radix Belladonnae · Belladonnae radix
Rasewurz Atropa belladonna
Rasierpinsel Bulbus victorialis longus
Rasierpulver Sapo venetus pulvis
Rasiertborkpulver Cortex Chinae pulvis · Cinchonae cortex pulvis
Raspal Lichen islandicus
Raspel Lichen islandicus
Ratanhia, Rote Krameria triandra
Ratanhiaextrakt Ratanhiae extractum
Ratanhiatinktur Ratanhiae tinctura
Ratanhiatrockenextrakt, Eingestellter Ratanhiae extractum siccum normatum
Ratanhiawurzel Ratanhiae radix
Ratte Herba Githaginis
Rattenbeerenkraut Folia Belladonnae · Belladonnae folium
Rattenblumen Flores Verbasci · Verbasci flos
Rattendistel Radix Eryngii · Eryngii radix
Rattenfänger Mentholum
Rattenkraut Flores Verbasci · Verbasci flos
Rattenpfeffer Pulvis contra Pediculos · Semen Sabadillae · Sabadillae semen · Semen Staphisagriae · Delphinii staphisagriae semen
Rattenpulver Acidum arsenicosum coloratum
Rattenzwiebel Urginea maritima agg.
Rätterspuren Flores Calcatrippae · Calcatrippae flos
Räuber Herba seu Flores Tanaceti
Räuberessig Acetum aromaticum
Räubersalbe Unguentum Hydrargyri cinereum dilutum
Räuberwasser Aqua aromatica
Rauch = Rauh
Rauchapfel Herba Stramonii · Stramonii herba
Rauchbeeren = Stachelbeeren
Räucherblüten Pulvis fumalis
Räucheressenz Tinctura fumalis
Räucheressig Acetum aromaticum
Räucherkerzen Candelae fumales
Räucherpapier Charta fumalis
Räucherpulver Pulvis fumalis
Räucherschwamm Fungus Chirurgorum

Räuchertee Pulvis fumalis
Rauchholz Clematis vitalba
Rauchkraut Herba Cynoglossi · Cynoglossi herba · Herba Fumariae · Fumariae herba · in plattdeutschen Gegenden auch Arsenicum album
Rauchöl Kreosotum
Rauchsalbei Folia Salviae · Salviae folium
Rauchwurzel Radix Scrophulariae · Scrophulariae radix
Räuckholder Juniperus communis
Rauhbirke Betula pendula
Rauhe Salbe Folia Salviae · Salviae folium
Rauhfutter Pulvis Equorum
Rauhhaariger Sonnenhut Rudbeckia hirta
Raukbeeren = Stachelbeeren
Raukenkraut Sisymbrium-officinale-Kraut
Rausch Folia Uvae Ursi · Uvae ursi folium
Rauschbeeren Fructus Myrtilli (eigentlich die Früchte von Vaccinium uliginosum, die aber giftverdächtig sind) · Myrtilli fructus
Rauschbeerkraut Folia Myrtilli · Myrtilli folium
Rauschgelb Auripigmentum
Rauschgranatenblätter Folia Uvae Ursi · Uvae ursi folium
Rauschgranten Folia Uvae Ursi · Uvae ursi folium
Rauschhanf Cannabis indicae herba
Rauschkraut Folia Uvae Ursi · Uvae ursi folium
Rauschpfeffer Kava-Kava rhizoma · Piper methysticum
Rauschpulver Stibium sulfuratum nigrum · Zincum oxydatum
Rauschtropfen Tinctura aromatica 2,0, Tinctura Cantharidum 1,0 (fürs Vieh)
Raute, Wilde Herba Fumariae · Fumariae herba
Rautenkraut Herba Rutae · Rutae herba
Rautenmilzkraut Rutae murariae herba
Rautenöl Rutae aetheroleum
Rautensaft Sirupus Althaeae · Althaeae sirupus · Sirupus Chamomillae
Rautensalbe Unguentum Populi · Populi unguentum
Rautensamenpulver Fructus Cumini pulvis · Cumini fructus pulvis
Rauwolfia Rauwolfia serpentina
Rauwolfiawurzel Rauwolfiae radix
Rauwuhlertee Flores oder Herba Verbasci · Verbasci flos oder herba
Rav Succinum
Raymondsblau Coeruleum berolinense
Rebeckenwein Tinctura Benzoes
Rebel Rhizoma Graminis · Graminis rhizoma
Rebendoldenfrüchte Fructus Phellandri · Phellandri fructus
Rebhuhnkraut Herba Parietariae
Rebling Herba Aristolochiae · Aristolochiae herba
Rebschwefel Sulfur sublimatum
Rechbeerrinde Cortex Mezerei · Mezerei cortex
Recherl = Pfifferling · Cantharellus cibarius
Rechgras Rhizoma Graminis · Graminis rhizoma
Rechhaide Herba Genistae
Rechholderbeeren Fructus Juniperi · Juniperi pseudo-fructus
Rechholderblumen Flores Sambuci · Sambuci flos
Recinusöl Oleum Ricini · Ricini oleum virginale
Reck- und Treckpflaster Emplastrum oxycroceum
Reckholder Juniperus communis
Reckholz Lignum Juniperi · Juniperi lignum
Reckmanterpflaster Emplastrum oxycroceum
Reckmentenpflaster Emplastrum oxycroceum
Recköl Oleum Hyoscyami · Hyoscyami oleum
Reckpflaster Emplastrum Meliloti
Recksalbe Unguentum Rosmarini compositum · Rosmarini unguentum compositum
Recksehnenöl Oleum camphoratum · Oleum viride
Rectum Semen Foenugraeci · Trigonellae foenugraeci semen
Redantenpulver Pulvis contra Pediculos
Redlingerpillen Pilulae laxantes rubrae

Redlingerpulver Pulvis Vaccarum
Reefern Herba Tanaceti • Tanaceti herba
Reefkoöl Oleum carminativum • Oleum viride cum Oleo Terebinthinae
Reefkotropfen Tinctura amara
Reels Herba Millefolii • Millefolii herba
Reffert-Tee Herba Tanaceti • Tanaceti herba
Regedurre Fructus Juniperi • Juniperi pseudo-fructus
Regenblume Herba Convolvuli • Convolvuli herba
Regenbogengeist Spiritus Serpylli
Regenfahrt Flores Tanaceti • Tanaceti flos
Regenrösli Flores Primulae farinosae
Regentenpulver Pulvis contra Pediculos
Regenwurmgeist Spiritus Formicarum
Regenwurmmehl Farina Fabarum
Regenwurmöl Oleum Hyperici • Hyperici oleum • Oleum Lini • Lini oleum virginale • Oleum Lumbricorum • Oleum Philosophorum
Regenwurmpulver Sanguis Hirci pulvis
Regenwurmspiritus Liquor Ammonii carbonici pyrooleosi • Spiritus Cochleariae • Spiritus Formicarum • Spiritus Serpylli
Regenwurmwurzel Radix Helenii • Helenii rhizoma
Reglise, Braune Pasta Liquiritiae
Reglise, Schwarze Succus Liquiritiae • Liquiritiae succus
Reglise, Weiße Pasta gummosa
Reglisenpulver Pulvis ritiae compositus
Rehdistelsamen Semen Cardui Mariae • Cardui mariae fructus
Rehgais Cantharellus cibarius
Rehgras Rhizoma Graminis • Graminis rhizoma
Rehhaidekraut Herba Spartii • Cytisi scoparii herba
Rehhörnli Semen Foenugraeci • Trigonellae foenugraeci semen
Rehkörner Semen Foenugraeci • Trigonellae foenugraeci semen
Rehkörnli Semen Foenugraeci • Trigonellae foenugraeci semen
Rehkraut Herba Genistae • Cytisi scoparii herba • Genistae tinctoriae herba
Rehkrautblumen Flores Genistae • Cytisi scoparii flos
Rehling Cantharellus cibarius
Reibrübe Rhizoma Rhei • Rhei rhizoma
Reibwachs Ceratum Terebinthinae
Reibwisch Herba Equiseti • Equiseti herba
Reichhard Herba Verbenae • Verbenae herba
Reifbeeren Fructus Berberidis • Berberidis fructus
Reifene Flores Tanaceti • Tanaceti flos
Reiferblumen Flores Tanaceti • Tanaceti flos
Reifweide Salix daphnoides
Reihbaumbeeren Fructus Juniperi • Juniperi pseudo-fructus
Reiherfett Oleum Jecoris • Iecoris aselli oleum
Reiherschnabel Erodium cicutarium
Rein siehe auch Rain
Reinakspann Pulvis contra Pediculos
Reinanis Pulvis contra Pediculos
Reinaniswurzel Radix Hellebori albi • Rhizoma Veratri • Veratri rhizoma
Reinbeeren Fructus Rhamni catharticae • Rhamni cathartici fructus
Reinbeeröl Oleum Ligni
Reinblau Anilinum coeruleum
Reinblume Helichrysum arenarium
Reineclaudensalbe Unguentum Linariae
Reinefahrt Herba Tanaceti • Tanaceti herba
Reinejase Herba Millefolii • Millefolii herba
Reinfarn Herba Tanaceti • Tanaceti herba
Reinigung, Braune Mel rosatum • Unguentum Aeruginis
Reinigungsblätter Folia Sennae • Sennae folium • Folia Uvae Ursi • Uvae ursi folium
Reinigungsholz Cortex Frangulae • Frangulae cortex
Reinigungspillen Pilulae laxantes
Reinigungssaft Sirupus Rhei • Rhei sirupus
Reinigungssalz Natrium bicarbonicum • Natrium sulfuricum
Reinigungstee Species laxantes
Reinwurz Radix Consolidae majoris
Reisblei Graphites • Plumbago
Reisendersalbe Unguentum Hydrargyri cinereum dilutum • Unguentum nervinum •

Unguentum Populi · Populi unguentum
Reiserwurzel Rhizoma Caricis · Caricis rhizoma
Reismanns Salbe Unguentum ophthalmicum rubrum
Reismehl Amylum Oryzae · Oryzae amylum
Reisöl Oleum Ricini · Ricini oleum virginale
Reispuder Amylum Oryzae · Oryzae amylum
Reißbeeren Fructus Berberidis · Berberidis fructus
Reißblei Graphites · Plumbago
Reißelbeeren Fructus Berberidis · Berberidis fructus
Reißenderstein Kalium aceticum
Reißgelb Arsenicum citrinum nativum
Reißkraut Herba Polygoni avicularis · Polygoni avicularis herba
Reißmanns Salbe Unguentum ophthalmicum rubrum
Reisstärke Oryzae amylum
Reiterkappe Aconitum napellus
Reitersalbe Unguentum Hydrargyri cinereum dilutum
Reiterseife Sapo viridis
Reitertropfen Tinctura Chinioidini
Reitpulver Cantharides pulvis
Reizsalbe Unguentum Cantharidum · Unguentum Sabinae
Rekolter Fructus oder Lignum Juniperi · Juniperi pseudo-fructus oder lignum
Rekrutenpflaster Emplastrum oxycroceum
Rektor sin Rezept Mel rosatum boraxatum
Relaka Herba Millefolii · Millefolii herba
Relik Herba Millefolii · Millefolii herba
Relitz Herba Millefolii · Millefolii herba
Relkike Herba Millefolii · Millefolii herba
Relktee Herba Millefolii · Millefolii herba
Rels Achillea millefolium
Remerey Flores Chamomillae romanae · Chamomillae romanae flos
Remey Flores Chamomillae romanae · Chamomillae romanae flos
Rendantenpulver Pulvis contra Insecta
Renettensalbe Unguentum pomadinum album
Renköl Oleum Juniperi ligni · Juniperi ligni aetheroleum · Oleum Terebinthinae empyreumaticum
Renkpflaster Emplastrum oxycroceum
Renksalbe Unguentum nervinum · Unguentum Populi · Populi unguentum
Renkschmiere Linimentum ammoniatum und Oleum Terebinthinae 2:1
Renksehnenöl Oleum camphoratum
Renkspiritus Spiritus saponato-camphoratus
Renna Radix Imperatoriae · Imperatoriae rhizoma
Rennefahrt Herba Tanaceti · Tanaceti herba
Renntierflechte Lichen islandicus
Renntierwurzel Radix Helenii · Helenii rhizoma
Renovatum Semen Foenugraeci · Trigonellae foenugraeci semen
Renscher Tee Species laxantes
Rentamtspflaster Emplastrum fuscum
Reps Flores Napi
Repsöl Oleum Rapae · Rapae oleum
Rerlkraut Herba Taraxaci · Taraxaci herba · Taraxaci folium
Resinaöl Oleum Ricini · Ricini oleum virginale
Resinegalle Resina Jalapae · Jalapae resina
Resolvierender Spiritus Spiritus Rosmarini
Resselbeeren Fructus Berberidis · Berberidis fructus
Resskenblumen Flores Sambuci · Sambuci flos
Rettigpulver Elaeosaccharum Foeniculi
Rettigsaft Sirupus simplex cum Spiritu Sinapis 1000:1
Rettigspiritus Spiritus Cochleariae
Rettigtropfen Spiritus Cochleariae
Reultinger Pillen Pilulae laxantes
Reutersalbe Unguentum Hydrargyri cinereum dilutum
Reuzel = Fett · Adeps suillus
Revelaar Semen Lini · Lini semen
Revelaarskind Semen Lini · Lini semen
Revierblumen Flores Tanaceti · Tanaceti flos
Revierkognak Oleum Ricini · Ricini oleum

virginale
Rewaldstee Species aperientes
Rewkohkenöl Oleum Rapae · Rapae oleum
Rewkosalbe Unguentum flavum
Rezkorn Secale cornutum
Rezroggen Secale cornutum
Rhabarber Rhizoma Rhei · Rhei radix
Rhabarber, Chinesischer Rheum officinale
Rhabarber, Pontischer Rheum rhaponticum
Rhabarber, Schwarzer Tubera Jalapae · Jalapae tuber
Rhabarber, Wilder Radix Lapathi
Rhabarberbeeren Fructus Berberidis · Berberidis fructus
Rhabarberextrakt Rhei extractum
Rhabarbermagentropfen Tinctura Rhei vinosa · Rhei tinctura vinosa
Rhabarberöl Oleum Papaveris
Rhabarbersaft Sirupus Rhei · Rhei sirupus
Rhabarbertinktur, Darellis Tinctura Rhei vinosa · Rhei tinctura vinosa
Rhabarbertinktur, Wäßrige Tinctura Rhei aquosa · Rhei tinctura aquosa
Rhabarbertinktur, Weinige Tinctura Rhei vinosa · Rhei tinctura vinosa
Rhabarbertrockenextrakt, Eingestellter Rhei extractum siccum normatum
Rhabarbertropfen Tinctura Rhei aquosa · Rhei tinctura aquosa
Rhabarberwein Tinctura Rhei vinosa · Rhei tinctura vinosa
Rhabarberwurzel Rhei radix
Rhapontica Radix Rhaponticae · Rhaponticae radix
Rheinblumen Flores Stoechados · Helichrysi flos
Rheumatismusbalsam Mixtura oleoso-balsamica mit Chloroform 3:1
Rheumatismusblätter Folia Castaneae · Castaneae folium · Folia Eucalypti · Eucalypti folium · Herba Taraxaci · Taraxaci herba · Taraxaci folium
Rheumatismuspastillen Tablettae Acidi acetylosalicylici
Rheumatismussalbe Unguentum Rosmarini compositum · Rosmarini unguentum compositum

Rhinozerosöl Oleum Ricini · Ricini oleum virginale
Rhodiserholz Lignum Rhodii
Ribbeblad Herba Plantaginis
Ribel Rhizoma Graminis · Graminis rhizoma
Ribeselsaft Sirupus Ribium
Ribizel, Schwarze Fructus Ribium nigrorum
Richardkraut Herba Verbenae · Verbenae herba
Richters Pflaster Emplastrum fuscum camphoratum
Richters Salbe Unguentum Lapidum Calaminarium
Ricinelappe Resina Jalapae · Jalapae resina
Ricinusölemulsion Ricini olei emulsio
Ricinuswurzel Cortex Granati · Granati cortex
Rickelchen Primula auricula
Rickertsöl Balsamum peruvianum · Oleum Ricini · Ricini oleum virginale
Rickum Semen Foenugraeci pulvis · Trigonellae foenugraeci semen pulvis
Ridikulblaadjes Folliculi Sennae
Riechäther Aether aceticus
Riechefichte Herba Chamaepityos · Herba Teucrii
Riechendes Wasser Aqua foetida composila · Spiritus coloniensis
Riechessig Acetum aromaticum
Riechgras Herba Anthoxanthi
Riechklee Herba Meliloti · Meliloti herba
Riechsalz Ammonium carbonicum
Riechwasser Liquor Ammonii caustici · Spiritus odoratus
Riederöl Gemisch aus Oleum Hyperici 1, Oleum camphoratum 1,5, Liquor Ammonii caustici 1
Riedgläsli Folia Trifolii fibrini · Menyanthidis trifoliatae folium
Riedgras Rhizoma Caricis · Caricis rhizoma
Riegöl Oleum Lumbricorum
Riemenkraut Herba Hederae terrestris · Glechomae hederaceae herba
Riementang Laminaria
Riemerei Flores Chamomillae romanae · Chamomillae romanae flos

Riesenbärenklau Heracleum mantegazzianum
Riesenbovist Calvatia gigantea
Riesenbovist (Hom.) Bovista, Calvatia gigantea, Langermannia gigantea
Riesenschrötling Entoloma lividum (giftig!)
Riesen-Stäubling Calvatia gigantea
Riet Rhizoma Caricis · Caricis rhizoma
Rietsche = Reizker · Lactarius deliciosus
Rieverscher Tee Herba Galeopsidis · Galeopsidis herba
Riewöl Oleum viride
Riewsel Ceratum Terebinthinae
Riezenöl Oleum Ricini · Ricini oleum
Riffelbeeren Fructus Vitis idaeae · Vitis idaeae fructus
Rifspitzbeeren Fructus Berberidis · Berberidis fructus
Rigaer Balsam Balsamum Locatelli · Mixtura oleoso-balsamica · Tinctura Benzoes composita
Rijnbezien Fructus Rhamni catharticae · Rhamni cathartici fructus
Rilling = Pfifferling · Cantharellus cibarius
Rilstee Flores Millefolii · Millefolii flos
Rinde, Eröffnende Cortex Frangulae · Frangulae cortex
Rinde, Faule Cortex Frangulae · Frangulae cortex
Rinde, Peruvianische Cortex Chinae · Cinchonae cortex
Rindeken Cortex Cinnamomi ceylanici · Cinnamomi cortex
Rindentee Cortex Frangulae · Frangulae cortex
Rinderblumen Flores Arnicae · Arnicae flos · Flores Calendulae · Calendulae flos
Rinderkugeln Boletus cervinus
Rinderlust Boletus cervinus
Rindermark Medulla bovina
Rinderpulver Fungus cervinus · Pulvis Stimulans
Rinderserum Serum bovinum
Rindsauge Anthemis tinctoria
Rindsgalle Fel Tauri
Rindstropfen Tinctura amara
Rindswurz Folia Hyoscyami · Hyoscyami folium
Ringelblume Calendula officinalis
Ringelblumen Flores Taraxaci
Ringelblumen, Mineralische Ammonium chloratum ferratum
Ringelblumenblüten Flores Calendulae · Calendulae flos
Ringelblumenblüten mit Kelch Calendulae flos cum calice
Ringelblumenblüten ohne Kelch Calendulae flos sine calice
Ringelblumenfluidextrakt Calendulae extractum fluidum
Ringelblumensalbe Unguentum flavum
Ringelblumentinktur Calendulae tinctura
Ringelhards Pflaster Emplastrum fuscum camphoratum
Ringelken Flores Calendulae · Calendulae flos
Ringelkraut Herba Cichorii · Cichorii herba
Ringelmeyers Pflaster Emplastrum fuscum camphoratum
Ringelrosen Flores Calendulae · Calendulae flos · Flores Rhoeados · Papaveris rhoeados flos
Ringelrosenbutter Unguentum flavum
Ringelrosenöl Oleum Papaveris
Ringelrosensaft Sirupus Althaeae · Althaeae sirupus · Sirupus Rhoeados
Ringelrosensalbe Unguentum flavum
Ringelrosenspiritus Tinctura Arnicae diluta · Arnicae tinctura diluta
Ringelsalbe Unguentum flavum
Ringelwasser Aqua Sambuci
Ringerlösung Natrii chloridi solutio composita „Ringer"
Ringeza Folia Taraxaci · Taraxaci folium
Ringöl Oleum Lumbricorum
Ringpilz Boletus luteus
Rinkenpflaster Emplastrum oxycroceum
Rinnefahrt Herba Tanaceti · Tanaceti herba
Rippel Herba Millefolii · Millefolii herba
Rippenkraut Herba Millefolii · Millefolii herba · Herba Plantaginis · Plantaginis herba
Ripplikraut Herba Plantaginis · Plantaginis herba
Rippstangen Radix Lapathi

Riske = Reizker · Lactarius deliciosus
Rispal Lichen islandicus
Rispel Lichen islandicus
Risspilz, Ziegelroter Inocybe patouillardi (giftig!)
Ritgesöl Oleum Ricini · Ricini oleum virginale
Ritterblumen Flores Calcatrippae · Calcatrippae flos
Ritterkerzen Candelae fumales
Ritterpomade Unguentum Hydrargyri cinereum dilutum
Rittersalbe Unguentum Hydrargyri cinereum diluturn
Ritterspiel Flores Calcatrippae · Calcatrippae flos
Ritterspörli Flores Calcatrippae · Calcatrippae flos
Rittersporn Consolida regalis · Delphinium consolida
Rittersporn, Giftiger Delphinium staphisagria
Rittersporn blüten Flores Calcatrippae · Calcatrippae flos
Rittersporn öl Oleum viride
Rittersporn samenpulver Pulvis contra Pediculos · Semen Nigellae pulvis · Nigellae semen pulvis
Rittersporn wasser Aqua Tiliae
Ritz Herba Plantaginis
Ritzebüttelsalbe Unguentum ophthalmicum
Ritzelesöl Oleum Ricini · Ricini oleum virginale
Ritzersaft Succus Liquiritiae · Liquiritiae succus
Riversches Tränkchen Potio Riverii
Rizala Fructus Berberidis · Berberidis fructus
Rizinus Ricinus communis
Rizinusöl, Hydriertes Ricini oleum hydrogenatum
Rizinusöl, Natives Ricini oleum virginale
Rizinusöl, Raffiniertes Ricini oleum raffinatum
Rizinussamen Ricini semen
Rizinuswurzel Cortex Granati · Granati cortex

Rizwurzelkraut Herba Pulsatillae · Pulsatillae herba
Roabsalbe Ceratum fuscum
Roaperkraut Herba Fragariae · Fragariae herba
Röberblüten Flores Tanaceti · Tanaceti flos
Robertskraut Herba Geranii
Robertwitt Tinctura Chinae composita · Cinchonae tinctura composita
Rochbeerrinde Cortex Mezerei · Mezerei cortex
Rochellersalz Tartarus natronatus
Rochowstropfen Tinctura Chinioidini
Rochustropfen Tinctura Absinthii · Absinthii tinctura
Rockenblumen Flores Cyani · Cyani flos
Rockenmutter Claviceps purpurea
Röckerkätschen Candelae fumales
Rockerl, Röckerl Flores Bellidis · Bellidis flos
Rocku Orleana
Röd = rot
Rodamiustropfen Tinctura Rhei vinosa · Rhei tinctura vinosa
Rodebeetsdroppen Tinctura bezoardica
Rodebodder Ceratum Cetacei rubrum
Rodebrandschwede Ceratum Cetacei rubrum
Rodebundica Radix Rhapontici · Rhei rhapontici radix
Rödelkraut Herba Pedicularis
Rodendistel Radix Eryngii · Eryngii radix
Rodermennig Herba Agrimoniae · Agrimoniae herba
Rödströggerod Rhizoma Tormentillae · Tormentillae rhizoma
Rogenschmalz Oleum Jecoris · Iecoris aselli oleum
Roggamütterla Secale cornutum
Roggemôr Secale cornutum
Roggenblumen Flores Cyani · Cyani flos
Roggenblütenwasser Aqua Sambuci
Roggenbrand Claviceps purpurea
Roggenmutter Secale cornutum
Roggennägeli Flores Githaginis
Roggenöl Oleum Jecoris · Iecoris aselli oleum
Rogwurz Radix Bryoniae · Bryoniae radix

Rohfleischtupp Alumen ustum
Rohheide Flores Spartii • Cytisi scoparii flos • Herba Genistae • Genistae herba • Genistae tinctoriae herba
Rohlegg Herba Millefolii • Millefolii herba
Röhlk Herba Millefolii • Millefolii herba
Röhlkeblumen Flores Primulae • Primulae flos (cum oder sine calycibus)
Rohmbeeren Fructus Rubi fruticosi • Rubi fruticosi fructus
Röhrenkassie Cassia fistula
Rohrheide Herba Genistae • Genistae herba • Genistae tinctoriae herba
Röhriger Affodill Asphodelus fistulosus
Rohrkassie Cassia fistula
Röhrkraut Herba Taraxaci • Taraxaci herba • Taraxaci folium
Rohrlack Lacca in tabulis
Röhrlekraut Herba Taraxaci • Taraxaci herba • Taraxaci folium
Rohrminze Herba Calaminthae • Calaminthae herba
Röhtke Herba Millefolii • Millefolii herba
Rois Kräutermedizin Infusum Sennae compositum
Rois Kräutertee Species laxantes
Rökertätschken Candelae fumales
Roku Orleana
Rolandsdistel Eryngium campestre
Rolegger Herba Millefolii • Millefolii herba
Roleiblumen Flores Millefolii • Millefolii flos
Rölken Herba Millefolii • Millefolii herba
Rölkwasser Aqua Melissae
Rollgerstl Hordeum perlatum
Rollhafer Avenae fructus excorticatus
Röllike Herba Millefolii • Millefolii herba
Rollspulver Pulvis antiepilepticus Marchionis
Rollwödel Herba Equiseti • Equiseti herba
Rölskraut Herba Millefolii • Millefolii herba
Romai Flores Chamomillae Romanae • Chamomillae romanae flos
Romantischer Essig Acetum aromaticum
Romeien Flores Chamomillae Romanae • Chamomillae romanae flos
Romeikenöl Oleum Chamomillae coctum
Romer Flores Chamomillae Romanae • Chamomillae romanae flos
Romerai Flores Chamomillae Romanae • Chamomillae romanae flos
Römerien Folia Althaeae • Althaeae folium
Romey Flores Chamomillae Romanae • Chamomillae romanae flos
Römisch. Alaun Alumen
Römisch. Bertram Anacyclus pyrethrum
Römisch. Bohne Ricinus communis
Römisch. Bohnen Semen Ricini • Ricini semen
Römisch. Hanfsamen Semen Ricini • Ricini semen
Römisch. Kamillen Flores Chamomillae Romanae • Chamomillae romanae flos
Römisch. Kümmel Fructus Cumini • Cumini fructus
Römisch. Quendel Herba Thymi • Thymi herba
Römisch. Rübe Radix Bryoniae • Bryoniae radix
Römisch. Tee Herba Chenopodii • Chenopodii (ambrosioidis) herba
Rommelkruid Fructus Amomi pulvis • Piper nigrum pulvis
Rompennoten Semen Myristicae • Myristicae semen
Rön-Zaft Sirupus Rubi Idaei • Rubi idaei sirupus
Roob Laffecteur Sirupus Sarsaparillae compositus
Roobol Herba Equiseti arvensis • Equiseti herba
Rooibostee Aspalathi linearis herba
Rooing Unguentum Terebinthinae
Roporellen Rhizoma Rhei • Rhei radix
Roraxsalbe Balsamum Locatelli rubrum
Rosabalsam Tinctura Aloes • Aloes tinctura
Rosamarei Folia Rosmarini • Rosmarini folium
Rosamari Folia Rosmarini • Rosmarini folium
Rosarum Mel rosatum
Rosasalz Stannum chloratum ammoniatum
Rosaspiritus Spiritus Rosmarini
Roscheller Polychrestsalz Tartarus natronatus
Roschellesalz Tartarus natronatus

Rosemarie Folia Rosmarini · Rosmarini folium
Rosenäpfel Gallae Rosarum
Rosenbeere Rosae pseudofructus cum fructibus
Rosenbeeren Fructus Cynosbati · Rosae pseudofructus cum fructibus
Rosenblätter Flores Rosae · Rosae flos
Rosenblätter, Schwarze Flores Malvae arboreae · Alceae flos · Alceae roseae flos
Rosenbranntwein Spiritus odoratus
Rosenessenz Oleum Tamarisci
Rosenflor Bezetta rubra
Rosenhaar Dryas octopetala
Rosenherbstblumen Flores Malvae arboreae · Alceae flos · Alceae roseae flos
Rosenholz Lignum Rhodii
Rosenholzöl Oleum Ligni Rhodii, Oleum Palmae rosae, Oleum Anisi āā
Rosenhonig Mel rosatum
Rosenkerne Semen Cynosbati · Cynosbati semen · Rosae fructus
Rosenknochensalbe Unguentum Rosmarini compositum · Rosmarini unguentum compositum
Rosenköhm Aqua Rosmarini spirituosa
Rosenkörig Gallae Rosarum
Rosenkranztee Herba Serpylli · Serpylli herba
Rosenkraut Folia Ribis
Rosenkreide Zincum oxydatum crudum (gegen die Rose)
Rosenlatwerge Conservae Rosae · Electuarium Sennae
Rosenlorbeerblätter Folia Oleandri · Oleandri folium
Rosenmehl Flores Rosae pulvis · Rosae flos pulvis · Pulvis ad Erysipelas
Rosenmilch Aqua Rosae cum Tinctura Benzoes
Rosenöl Rosae aetheroleum
Rosenöl, Rotes Oleum crinale rubrum
Rosenpappeln Flores Malvae arboreae · Alceae flos · Alceae roseae flos
Rosenpflaster Emplastrum Cerussae · Emplastrum saponatum rubrum
Rosenpomade Unguentum pomadinum album
Rosenpomade von Kampen Unguentum Cerussae camphoratum
Rosenpulver Flores Rosae pulvis · Rosae flos pulvis · Pulvis ad Erysipelas
Rosensaft Mel rosatum
Rosensalbe Unguentum leniens · Unguentum ophthalmicum
Rosensamen Semen Cynosbati · Cynosbati semen · Rosae fructus
Rosenschlafäpfel Gallae Rosarum
Rosenschwamm (adstringierender) Fungus Cynosbati
Rosenstein Zincum sulfuricum
Rosensteinsche Augensalbe Unguentum Zinci · Zinci unguentum
Rosensteinsches Kinderpulver Pulvis Magnesiae cum Rheo
Rosenstocköl Mixtura oleoso-balsamica
Rosentuch Bezetta rubra
Rosenvankampher Unguentum Cerussae camphoratum
Rosenwasser Aqua Rosae · Rosae aqua
Rosenwurz Rhodiola rosea
Rosenwurzelstock Rhodiolae rhizoma
Rosenzucker Conserva Rosarum
Rosewieß Sirupus Ribium rubrorum
Rosinengalak Pulvis Jalapae laxans
Rosinengalle gegen Frost Unguentum Plumbi · Plumbi unguentum
Rosinengojak Pulvis Jalapae laxans
Rosinenkappe Pulvis Jalapae laxans
Rosinenpolaken Pulvis Jalapae laxans
Rosinenpulver Chininum sulfuricum · Tubera Jalapae pulvis · Jalapae tuber pulvis
Rosinensalbe Emplastrum Lithargyri compositum · Unguentum rosatum
Rosinentropfen, Braune Tinctura Chinioidini
Rosinentropfen, Weiße Solutio Chinini sulfurici
Rosinenwein Vinum Malacense
Roskenblumen Flores Sambuci · Sambuci flos
Röskenrot Bezetta rubra
Röslimaristuda Folia Rosmarini · Rosmarini folium
Rosmarin Folia Rosmarini · Rosmarini foli-

um · Rosmarinus officinalis
Rosmarin, Wilder Herba Ledi palustris · Ledi palustris herba
Rosmarinbettstroh Herba Serpylli · Serpylli herba
Rosmarinblätter Rosmarini folium
Rosmarinbutter Unguentum Rosmarini compositum · Rosmarini unguentum compositum
Rosmaringeist Spiritus Rosmarini
Rosmarinkrautwein Spiritus Rosmarini
Rosmarinöl Rosmarini aetheroleum
Rosmarintinktur "Kneipp" Tinctura Rosmarini e Herba recente
Rosolblau Acidum rosolicum
Rosölikraut Herba Droserae (= Herba Rorellae) · Droserae herba
Rospel Lichen islandicus
Roßaloe Aloe
Roßampfer Herba Lapathi cicuti
Roßamselspiritus Spiritus Formicarum
Roßäugli Flores Primulae farinosae
Roßbeeren Fructus Myrtilli · Myrtilli fructus
Roßblätter Folia Farfarae · Farfarae folium
Roßblume Taraxacum officinale
Rösselblume Aconitum napellus
Roßessenz Acetum pyrolignosum, Tinctura Aloes, Tinctura Asae foetidae $\overline{aa}$ · Tinctura Aloes composita (aetherea) · Aloes tinctura composita
Roßfarnwurzel Rhizoma Polypodii · Polypodii rhizoma
Roßfenchel Fructus Phellandri · Phellandri fructus
Roßfett Adeps suillus
Roßgelb Arsenium citrinum nativum
Roßhuaba Folia Farfarae · Farfarae folium
Roßhub Folia Farfarae · Farfarae folium · Roßhuebe
Roßhufen Folia Farfarae · Farfarae folium
Roßhuftinktur Tinctura Aloes, Tinctura Benzoes composita $\overline{aa}$
Roßkastanie Aesculus hippocastanum
Roßkastanienblätter Hippocastani folium
Roßkastanienrinde Cortex Hippocastani · Hippocastani cortex

Roßkastaniensamen Hippocastani semen
Roßkastaniensamentrockenextrakt, Eingestellter Hippocastani extractum siccum normatum
Roßkastenäschel Cortex Hippocastani · Hippocastani cortex
Roßklee Herba Acetosellae
Roßklettenwurz Radix Bardanae · Bardanae radix
Roßkraut Herba Ledi · Ledi palustris herba
Roßkümmel Fructus Cumini · Cumini fructus · Laserpitium siler
Roßkümmelkraut Herba Chaerophylli
Rößl Aconitum napellus
Roßlattig Folia Farfarae · Farfarae folium
Roßlauchkraut Herba Scordii
Rößlikraut Herba Corydalis
Roßmalven Herba Malvae sylvestris · Malva sylvestris
Roßmalvenblätter Malvae folium
Roßmalvenblüten Malvae flos
Roßmark Oleum Arachidis · Arachidis oleum
Roßmarkpomade Ceratum Cetacei (= Unguentum Cetacei)
Roßmierenspiritus Spiritus Formicarum
Roßnageln Flores Caryophylli · Caryophylli flos
Roßnesselkraut Herba Sideritidis
Rossoli Herba Droserae (= Herba Rorellae) · Droserae herba
Roßpappel Malva sylvestris
Roßpappelblätter Malvae folium
Roßpappelblüten Malvae flos
Roßpulver Pulvis pro equis · Semen Foenugraeci pulvis grossus · Trigonellae foenugraeci semen pulvis grossus
Roßrippe Herba Plantaginis · Plantago lanceolata · Plantaginis lanceolatae herba
Roßrübe Radix Bryoniae · Bryoniae radix
Roßsäckel Tubera (Fructus) Colchici · Colchici tuber
Roßschwanz Herba Equiseti arvensis · Equiseti herba
Roßschwefel Sulfur griseum
Roßstupp Pulvis pro equis
Roßtee Species pectorales

Roßtinktur Tinctura Aloes · Aloes tinctura
Roßweidenrinde Cortex Salicis · Salicis cortex
Roßwurzel Radix Bryoniae · Bryoniae radix · Radix Carlinae · Carlinae radix
Roßzähne Folia Hyoscyami · Hyoscyami folium
Rostfleckensalz Acidum tartaricum · Kalium bioxalicum
Röstgummi Dextrinum
Rostocker Fiebertropfen Tinctura Chinioidini
Rostocker Krampftropfen Tinctura Valerianae aetherea · Valerianae tinctura aetherea
Rostocker Magentropfen Tinctura amara
Rostpulver Acidum tartaricum · Kalium bioxalicum
Rostwasser Acidum sulfuricum crudum dilutum
Rot, Englisches Caput mortuum
Rot, Florentiner Lacca Florentina
Rot, Nürnberger Terra rubra
Rot, Pariser Ferrum oxydatum rubrum crudum · Minium
Rot, Preußisches Ferrum oxydatum rubrum crudum
Rot. Anhaltspulver Pulvis temperans ruber
Rot. Äpfelblüte Flores Granati · Granati flos
Rot. Archenpulver Pulvis contra Pediculos
Rot. Augenbalsam Unguentum Hydrargyri rubrum dilutum
Rot. Aurin Herba Centaurii · Centaurii herba
Rot. Baggeln Herba Artemisiae · Artemisiae herba
Rot. Beettropfen Tinctura Pini composita
Rot. Beinsalbe Unguentum exsiccans
Rot. Bethstropfen Tinctura bezoardica
Rot. Bolssalbe Unguentum exsiccans
Rot. Brandschmer Ceratum Cetacei rubrum
Rot. Brandschwede Ceratum Cetacei rubrum
Rot. Brasilienholz Lignum Fernambuci
Rot. Bundika Radix Rhapontici · Rhei rhapontici radix
Rot. Butter Unguentum potabile rubrum
Rot. Chinakinderpulver Pulvis pro Infantibus
Rot. Doste Herba Origani · Origani herba
Rot. Drachenpulver Bolus rubra · Pulvis pro equis ruber
Rot. Edelerzpulver Pulvis epilepticus ruber
Rot. Edelsteinpulver Pulvis epilepticus ruber
Rot. Ernst Radix Gentianae · Gentianae radix
Rot. Flor Bezetta rubra
Rot. Flußtropfen Tinctura Aloes composita · Aloes tinctura composita · Tinctura Lignorum
Rot. Fritzensalbe Unguentum Hydrargyri rubrum
Rot. Gauchheil Herba Anagallidis · Anagallidis herba
Rot. Guldenöl Oleum Petrae rubrum
Rot. Himmelssalbe Unguentum ophthalmicum rubrum
Rot. Hirschhorn Caput mortuum
Rot. Hundszunge Unguentum potabile rubrum
Rot. Kapuzinersalbe Unguentum Hydrargyri rubrum
Rot. Katharinenöl Oleum Petrae rubrum
Rot. Knoblauch Asa foetida · Radix Asphodeli
Rot. Kopfsalbe Unguentum Hydrargyri rubrum
Rot. Krätzsalbe Unguentum Hydrargyri rubrum
Rot. Kruciuspflaster Emplastrum oxycroceum
Rot. Lappen Bezetta rubra
Rot. Lawendeltropfen Tinctura Lavandulae composita
Rot. Liebespulver Pulvis aromaticus
Rot. Lumpen Bezetta rubra
Rot. Makari Unguentum Hydrargyri rubrum
Rot. Missetat Unguentum ophthalmicum rubrum
Rot. Moos Carrageen
Rot. Myrrhen Myrrha
Rot. Nerventropfen Tinctura Ferri acetici aetherea
Rot. Niederschlagendes Pulver Pulvis temperans ruber

Rot. Nieröl Oleum Philosophorum
Rot. Ochsenzunge Radix Alcannae · Alkannae radix
Rot. Olan Oleum Hyperici · Hyperici oleum
Rot. Olium Oleum Hyperici · Hyperici oleum
Rot. Pappeln Flores Malvae arboreae · Alceae flos · Alceae roseae flos
Rot. Pimpinelle Radix Sanguisorbae · Sanguisorbae rhizoma et radix
Rot. Pingelsalbe Unguentum Hydrargyri rubrum
Rot. Präzipitat Unguentum Hydrargyri rubrum
Rot. Prinz mit Haar Unguentum Hydrargyri rubrum
Rot. Pulver Pulvis Magnesiae cum Rheo · Pulvis temperans ruber
Rot. Rosenöl Oleum crinale rubrum
Rot. Schlagtropfen Tinctura aromatica
Rot. Schreckpulver Pulvis temperans ruber
Rot. Schwefel Cinnabaris
Rot. Seidensalbe Unguentum Hydrargyri rubrum
Rot. Sensenmagentropfen Tinctura Sennae composita
Rot. Stahlpulver Ferrum oxydatum rubrum
Rot. steigender Nachtschatten Stipites Dulcamarae · Dulcamarae stipes
Rot. Tee Flores Rhoeados · Papaveris rhoeados flos
Rot. Wegerich Herba Plantaginis majoris
Rot. Widerton Herba Adianti aurei
Rot. Wundbalsam Tinctura Benzoes composita
Rot. Wurzel Radix Alcannae · Alkannae radix
Rot. Zehrtropfen Tinctura aromatica
Rot. Zungenwurzel Radix Alcannae · Alkannae radix
Rotbackenküple Pilulae Ferri carbonici
Rotbackenpillen Pilulae aloeticae ferratae · Pilulae Ferri carbonici
Rotbackenpulver Ferrum oxydatum cum Saccharo
Rotbackentropfen Tinctura Ferri pomati
Rotbeerblätter Folia Fragariae · Fragariae folium
Rotbeersaft Sirupus Berberidis · Berberidis sirupus · Sirupus Rubi Idaei · Rubi idaei sirupus
Rotbeersalbe Unguentum potabile rubrum
Rotbeize Liquor Aluminii acetici crudus
Rotblau Anilinum rubrum
Rotbuchenfrüchte Fagi fructus
Rotbuchenkohle Carbo vegetabilis
Rotbusch Aspalathus linearis
Rotbuschtee Aspalathi linearis herba
Rote Koralle Corallium rubrum
Röte, auch Türkische Radix Alcannae · Alkannae radix
Roteibenblätter Folia Taxi
Roteierle Solanum dulcamara
Roteisenstein Lapis Haematitis
Rötel Lapis Haematitis
Röteli Flores Primulae · Primulae flos (cum oder sine calycibus)
Rötelstein Bolus rubra · Lapis Haematitis
Rötelwurz Radix Rubiae · Radix Succisae · Succisae radix
Rotenze Radix Gentianae · Gentianae radix
Roterde, Armenische Bolus rubra
Rotfärberwurzel Radix Alcannae · Alkannae radix
Rotfingerhutwurzel Digitalis purpureae folium
Rotfüßchen Boletus chrysenteron
Rotfußröhrling Boletus chrysenteron
Rotgelbvogel Herba Violae tricoloris · Violae tricoloris herba
Rotgungel Rhizoma Tormentillae · Tormentillae rhizoma
Rothäubchen Boletus rufus
Rotheilwurzel Rhizoma Tormentillae · Tormentillae rhizoma
Rotholz Lignum Fernambuci
Rotholz, Afrikanisches Pterocarpi soyauxii lignum
Rotkali Kalium permanganicum
Rotkappe Boletus rufus
Rötke Herba Millefolii · Millefolii herba
Rotkelchenbeersalbe Unguentum potabile rubrum
Rotkelchenöl Oleum Hyperici · Hyperici

oleum
Rotkelchensaft Sirupus Rubi Idaei · Rubi idaei sirupus
Rotkleeblüten Trifolii pratensis flos · Trifolium pratense
Rotkleekraut Trifolium pratensis herba
Rotlaufkraut Herba Geranii · Geranii robertiani herba
Rotlaufkugeln Globuli ad Erysipelas
Rotlauföl Oleum Hyperici · Hyperici oleum
Rotlaufpflaster Emplastrum Cerussae
Rotlaufpulver Pulvis ad Erysipelas
Rotlaufsalbe Unguentum Cerussae
Rotlaufschutz Acidum hydrochloricum dilutum
Rotlümpel Bezetta rubra
Rotmachgelb Crocus
Rotmierenkraut Herba Anagallidis · Anagallidis herba
Rotmilchherzpulver Pulvis epilepticus ruber
Rotminenpflaster Emplastrum Minii rubrum
Rotocker Terra de Siena
Rotöl Oleum Hyperici · Hyperici oleum
Rotorinkraut Herba Centaurii · Centaurii herba
Rotpräcipitat Unguentum Hydrargyri rubrum
Rotrindentee Cortex Frangulae · Frangulae cortex
Rotsalz Natrium aceticum crudum
Rotsandelholz Lignum Santali rubrum · Santali rubri lignum
Rotscharlakenpulver Gutti pulvis
Rotschlütten Fructus Alkekengi
Rotspan Lignum Fernambuci
Rotstahlpflaster Emplastrum ad Rupturas
Rotstein, Armenischer Bolus rubra
Rottenwurzel Radix Valerianae · Valerianae radix
Rotterdamsche Tritum Unguentum Plumbi · Plumbi unguentum
Rotwisplichöl Oleum Hyperici · Hyperici oleum
Rotwundwasser Aqua vulneraria rubra
Rotwurz Radix Alcannae · Alkannae radix · Rhizoma Tormentillae · Tormentillae rhizoma
Rotwurzel Lachnanthes caroliniana · früher Lachnanthes tinctoria
Rotwurzel (Hom.) Lachnanthes tinctoria
Rotwurzöl Oleum Hyperici · Hyperici oleum
Rotzer = Butterpilz · Boletus luteus
Röwe = Rübe
Rozenheul Flores Rhoeados · Papaveris rhoeados flos
Rüabstickel Radix Levistici · Levistici radix
Rübe, Faule Radix Bryoniae · Bryoniae radix
Rüben-Kälberkropf Chaerophyllum bulbosum
Rübenkerbel Chaerophyllum bulbosum
Rübenkraut, Wildes Folia Farfarae · Farfarae folium
Rübenpflaster Emplastrum fuscum camphoratum
Rübenpflaster, Schwarzes Emplastrum fuscum
Rübenpflaster, Weißes Empiastrum Cerussae
Rübensaft Succus Dauci inspissatus
Ruberitze = Großer Schirmpilz · Lepiota procera
Rübezahltropfen Tinctura amara · Tinctura Chinioidini
Rubinschwefel Arsenium sulfuratum
Rubkraut Herba Marrubii · Marrubii herba
Rübliwat Flores Napi
Rüböl Oleum Rapae · Rapae oleum
Rubricke Minium
Rubrikrot Minium
Rübsaatöl Rapae oleum
Rubsalbe Emplastrum fuscum camphoratum
Rübsamen Semen Napi
Ruchblätter Folia Salviae · Salviae folium
Ruchelkörn Pulvis contra Pediculos
Ruchfutter Pulvis pro Equis
Ruchgas Herba Anthoxanthi
Ruchhörnli Semen Foenugraeci · Trigonellae foenugraeci semen
Rückelbusch Herba Abrotani
Ruckerblüt Flores Bellidis · Bellidis flos
Rudbalsam, Rüdbalsam Balsamum peruvia-

num
Rudsalbe Balsamum peruvianum · Unguentum sulfuratum
Rüdsalbe Unguentum sulfuratum
Rüesling = Rothäubchen · Boletus rufus
Ruf, Widerruf und Gegenruf Herba Conyzae, Herba Ptarmicae, Herba Sideritidis āā
Ruffensalbe Unguentum Hydrargyri album
Rufkraut Herba Conyzae · Conyzae majoris herba · Herba Sideritidis
Rügelikümmi Fructus Coriandri · Coriandri fructus
Rugertee Herba Marrubii · Marrubii herba
Ruh = rauh
Ruhenicht Liquor Ammonii caustici
Ruhepulver für Kinder Pulvis Magnesiae cum Rheo
Ruhesaft Sirupus Papaveris
Ruhewasser Aqua Foeniculi · Foeniculi aqua
Ruhhakeln Ononis spinosa
Ruhlatwerge Electuarium Sennae
Ruhpulver Pulvis carminaticus · Pulvis epilepticus Marchionis · Pulvis Magnesiae cum Rheo
Ruhralant Herba Conyzae · Conyzae majoris herba
Ruhrblumen Flores Stoechados · Helichrysi flos
Ruhrflöhkraut Herba Conyzae · Conyzae majoris herba
Ruhrkirchen Fructus Corni · Corni fructus
Ruhrkraut Herba Mercurialis · Mercurialis herba · Potentilla erecta
Ruhrkrautblüten Flores Stoechados · Helichrysi flos
Ruhröl Oleum viride
Ruhrrinde Cortex Cascarillae · Cascarillae cortex · Cortex Simarubae
Ruhrtropfen Tinctura Cascarillae · Cascarillae tinctura
Ruhrwasser Aqua Foeniculi · Foeniculi aqua
Ruhrwurzel Radix Colombo · Colombo radix · Rhizoma Tormentillae · Tormentillae rhizoma
Ruhsaft Sirupus Chamomillae · Sirupus Mannae · Sirupus Papaveris · Sirupus Rhei

· Rhei sirupus
Ruhtropfen Tinctura Valerianae · Valerianae tinctura
Ruhwasser Aqua aromatica · Aqua Foeniculi · Foeniculi aqua
Ruku Orleana
Rulands Lebensbalsam Oleum Terebinthinae sulfuratum
Rulands Schwefeltropfen Oleum Terebinthinae sulfuratum
Rulk Herba Millefolii · Millefolii herba
Rülsblumen Flores Millefolii · Millefolii flos
Rumesch Herba Teucrii
Rumex Rumex crispus
Rumorpflaster Emplastrum ad Rupturas
Rundallermannsharnisch Bulbus victorialis rotundus
Rundrie Secale cornutum
Runzelen Folia Rubi fruticosi · Rubi fruticosi folium
Runzelwurzel Aletris farninosa · Aletrisfarinosa-Rhizom
Runzerenbeerenkraut Folia Rubi fruticosi · Rubi fruticosi folium
Ruppenmünze Folia Menthae crispae · Menthae crispae folium
Ruppimenthen Folia Menthae crispae · Menthae crispae folium
Rüpplikraut Herba Millefolii · Millefolii herba
Rüppsuchtsalbe Unguentum Rosmarini compositum · Rosmarini unguentum compositum
Ruprechtskraut Herba Geranii · Geranium robertianum · Geranii robertiani herba
Rüpschpomade Unguentum Hydrargyri cinereum dilutum
Ruschbeerblätter Folia Myrtilli · Myrtilli folium
Ruschbeere Fructus oder Folia Myrtilli · Myrtilli fructus oder folium
Ruscherrinde Cortex Ulmi · Ulmi cortex
Ruskraut Herba Conyzae · Conyzae majoris herba
Rüsselkraut Herba Plantaginis
Russelrinde Cortex Ulmi · Ulmi cortex
Russenpulver Pulvis inspersorius cum Bo-

race
Rußessenz Tinctura Fuliginis
Rußgelb Arsenium citrinum nativum
Rüßgelb Arsenium citrinum nativum
Russisch. Balsam Tinctura Benzoes composita
Russisch. Bohen Semen Ricini · Ricini semen
Russisch. Kalk Calcaria viennensis
Russisch. Öl Oleum Rusci · Betulae pix
Russisch. Pflaster Emplastrum fuscum
Russisch. Schoten Fructus Capsici · Capsici fructus
Russisch. Spiritus Spiritus russicus
Russisch. Stahltropfen Tinctura Ferri chlorati aetherea
Russisch. Tropfen Tinctura anticholerica
Russisch. Wasser Spiritus Melissae compositus · Melissae spiritus compositus
Rußnussenöl Oleum Petrae
Rußöl Kreosotum
Rustbaumrinde Cortex Ulmi · Ulmi cortex
Rustelrinde Cortex Ulmi · Ulmi cortex
Rüsterrinde Cortex Ulmi · Ulmi cortex
Rute Herba Rutae · Rutae herba · Tubera Ari · Ari maculati rhizoma
Rutenkraut Herba Rutae · Rutae herba
Rutenöl Oleum Jecoris · Iecoris aselli oleum
Rutenwurz Rhizoma Ari · Ari maculati rhizoma
Rütersaft Succus Liquiritiae · Liquiritiae succus
Rütersalv Unguentum Hydrargyri cinereum dilutum
Rutheil Folia Rutae · Rutae herba
Ruthmachgähl Crocus
Rutin, Wasserlösliches Rutinum solubile
Rutschpulver Talcum
Rütte Herba Rutae · Rutae herba
Ruuksigge Rhizoma Calami · Calami rhizoma
Rymbesinge Fructus Rhamni catharicae

S

Saafbrot Fructus Ceratoniae · Ceratoniae fructus
Saarbaumknospen Gemmae Populi · Populi gemma
Saarbollenknospen Gemmae Populi · Populi gemma
Saat = Samen
Saatgras Rhizoma Graminis · Elymus repens · früher Agropyron repens
Saatmohn Papaver dubium
Saatrosen Flores Malvae arboreae · Alceae flos · Alceae roseae flos
Sabadill Schoenocaulon officinale · Semen Sabadillae · Sabadillae semen
Sabadillsalbe Unguentum Hydrargyri cinereum dilutum
Sabalbeeren Sabal serrulata · Serenoa repens
Sabdariffa Hibiscus sabdariffa
Sabdariffeibisch Hibiscus sabdariffa
Sabels Acorus calamus
Säbenbaumbeeren Fructus Juniperi (Sabinae)
Säbendeispulver Pulvis pro Equis
Sabikraut Folia Salviae · Salviae folium
Sabinerkraut Sabinae summitates
Sabintinktur Tinctura Arnicae · Arnicae tinctura
Sachfriß Herba Millefolii · Millefolii herba
Sachsenfraß Lignum Sassafras · Sassafras lignum
Sächsischblau Coeruleum berolinense
Sächsische Magentropfen Tinctura Aloes composita · Aloes tinctura composita
Säckchenpulver Pulvis contra Insecta
Säckelblume Ceanothus americanus
Säckelkraut Herba Bursae Pastoris · Bursae pastoris herba
Sackpackdi Pulvis contra Pediculos · Semen Sabadillae pulvis · Sabadillae semen pulvis
Sackuar Herba Scabiosae · Knautiae arvensis herba
Sadebaum Juniperus sabina
Sadebaumbeeren Fructus Juniperi (eigentlich Fructus Sabinae)
Sadebaumkraut Summitates Sabinae · Sabinae summitates
Sadebaumöl Oleum Hyoscyami · Hyoscyami oleum · Oleum Sabinae · Sabinae aetheroleum
Sadebaumspitzen Summitates Sabinae · Sabinae summitates
Saderey Herba Saturejae · Saturejae herba
Sadewurzel Lignum Quassiae · Quassiae lignum
Safengeist Spiritus saponatus
Säffer Crocus
Safferblumen Flores Carthami · Carthami flos
Safferet Crocus
Safferetblümli Crocus
Safferetstäbli Emplastrum oxycroceum
Saffernt Crocus
Saffian Folia Salviae · Salviae folium
Saflat siehe Salvolat
Saflor Flores Carthami · Carthami flos
Saflorblüten Carthami flos
Safran Croci stigma · Crocus sativus
Safran (Hom.) Crocus · Crocus sativus
Safran und Blum Crocus et Macis
Safran, Echter Crocus sativus
Safran, Falscher Flores Carthami · Carthami flos · Carthamus tinctorius
Safran, Gewürz- Crocus sativus
Safran, Wilder Flores Carthami · Carthami flos · Carthamus tinctorius
Safranpflaster Emplastrum oxycroceum
Safranstäbli Emplastrum oxycroceum

Safranwurz(el) Curcuma longa
Safranwurzel Rhizoma Curcumae · Curcumae rhizoma
Safrich Crocus
Saftbraun Catechu
Saftgrün Chlorophyllum
Saftgrünbeeren Fructus Rhamni catharticae · Rhamni cathartici fructus
Säftle Sirupus Mannae
Säftpflaster Emplastrum Lithargyri
Säftpflaster, Vermehrtes Emplastrum Lithargyri compositum
Sagarill Cortex Cascarillae · Cascarillae cortex
Sagebaum Summitates Sabinae · Sabinae summitates
Sagenkraut Verbena officinalis
Sägepalme Sabal serrulata
Sägepalmenfrüchte Sabalis serrulatae fructus
Sägezahnpalme Serenoa repens
Sägkraut Herba Millefolii · Millefolii herba
Sagradafluidextrakt Rhamni purshianae extractum fluidum
Sagradarinde Cortex Cascarae sagradae · Rhamni purshiani cortex
Sagradatrockenextrakt Rhamni purshianae extractum siccum
Sagranzenkraut Herba Ledi · Ledi palustris herba
Sagstoff Pulvis contra Pediculos
Sahentsöl Oleum Juniperi Ligni · Juniperi ligni aetheroleum
Saichblümel Folia Taraxaci · Taraxaci folium
Saidschützer Salz Magnesium sulfuricum
Sainfoin Herba Medicaginis
Saint Germaintee Species laxantes
Saint Germaintinktur Tinctura Sennae
Säkfitee Flores Chamomillae · Matricariae flos
Sal essentiale Tartari Acidum tartaricum
Sal volatile Ammonium carbonicum
Sala Cortex Salicis · Salicis cortex
Salabisessig Acetum Sabadillae
Salammoniak Ammonium chloratum
Salat, Giftiger Herba Lactucae virosae
Salatblume Tropaeolum majus
Salatkresse Tropaeolum majus
Salatöl Oleum Arachidis · Arachidis oleum · Oleum Olivarum · Olivae oleum virginale
Salbaum Shorea robusta
Salbe Folia Salviae · Salviae folium
Salbe, Ägyptische Unguentum Aeruginis · Unguentum ophthalmicum rubrum
Salbe, Alte Schaden Unguentum Zinci · Zinci unguentum
Salbe, Aromatische Unguentum aromaticum · Unguentum nervinum
Salbe, Austrocknende Unguentum exsiccans
Salbe, Authenrieths Unguentum Plumbi tannici
Salbe, Blaue Unguentum Hydrargyri cinereum dilutum
Salbe, Borsdorfer Unguentum pomadinum album
Salbe, Durchdringende Unguentum nervinum
Salbe, Einfache Unguentum cereum · Unguentum simplex
Salbe, Englische Unguentum leniens
Salbe, Erweichende Unguentum flavum · Unguentum Hydrargyri cinereum dilutum · Unguentum Populi · Populi unguentum
Salbe, Flüchtige Linimentum ammoniatum
Salbe, Französische Unguentum Hydrargyri citrinum
Salbe, Gelbe Unguentum flavum
Salbe, Genfer Unguentum strumale
Salbe, Gewöhnliche Unguentum cereum
Salbe, Glogauer Unguentum Hydrargyri citrinum
Salbe, Goulardsche Unguentum Plumbi · Plumbi unguentum
Salbe, Graue Unguentum Hydrargyri cinereum dilutum
Salbe, Grüne Unguentum nervinum · Unguentum Populi · Populi unguentum
Salbe, Hebräische Unguentum diachylon
Salbe, Hebras Unguentum diachylon
Salbe, Hydrophile Unguentum emulsificans
Salbe, Königseer Emplastrum fuscum camphoratum
Salbe, Lauks Unguentum Hydrargyri citri-

num
Salbe, Londoner Unguentum leniens
Salbe, Neapolitanische Unguentum Hydrargyri cinereum dilutum
Salbe, Neunerlei Unguentum nervinum
Salbe, Rauhe Folia Salviae · Salviae folium
Salbe, Reißmanns Unguentum ophthalmicum
Salbe, Scharfe Unguentum Cantharidum
Salbe, Schmale Folia Salviae · Salviae folium
Salbe, Schwarze Emplastrum fuscum · Unguentum Hydrargyri cinereum dilutum · Unguentum Ichthyoli · Unguentum nigrum DRF
Salbe, Tolle Electuarium Sennae · Electuarium theriacale
Salbe, Weiche Unguentum molle
Salbe, Weiße Unguentum Cerussae
Salbe, Werthofs Unguentum Hydrargyri album
Salbe, Zerteilende Unguentum Elemi · Unguentum Kalii jodati
Salbei, Dreilappiger Salviae trilobae folium
Salbei, Echter Salvia officinalis
Salbeiblätter Salviae officinalis folium
Salbeiöl (Kneipp) Oleum Salviae coctum
Salbeiöl, Spanisches Salviae lavandulifoliae aetheroleum
Salbeitinktur Salviae tinctura
Salbenblätter Folia Salviae · Salviae folium
Salbine Folia Salviae · Salviae folium
Sale Cortex Salicis · Salicis cortex
Salegrag Tubera Salep · Salep tuber
Salegrag, Amerikan. Amylum Marantae
Salep Salep tuber
Salep, Amerikan. Amylum Marantae
Salf = Salbe, auch Salbei
Salfara = Salbei
Salfere Folia Salviae · Salviae folium
Salfererbalsam Oleum Lini sulfuratum
Salferertee Folia Salviae · Salviae folium
Salfi = Salbei
Salharz Resina Dammar
Salicylliniment, Zusammengesetztes Linimentum salicylatum compositum
Salicylsalbe, Zusammengesetzte Unguentum salicylicum compositum

Salicylsäure Acidum salicylicum
Salicylseifenpflaster Emplastrum saponatum salicylatum
Salicylstreupulver Pulvis salicylicus cum Talco
Salicylstupp Pulvis salicylicus cum Talco
Salitergeist Spiritus Aetheris nitrosi
Saliungwurzel Radix Valerianae celticae
Sällerli Apium graveolens
Salmblume Flores Bellidis · Bellidis flos
Salmensalbe Unguentum Rosmarini compositum · Rosmarini unguentum compositum
Salmiak Ammonium chloratum
Salmiak zum Backen Ammonium carbonicum
Salmiak, Fixer Calcium chloratum
Salmiak, Flüchtiger Ammonium carbonicum · Liquor Ammonii caustici
Salmiak, Martialischer Ammonium chloratum ferratum
Salmiakblumen Ammonium chloratum
Salmiakgeist Liquor Ammonii caustici
Salmiakgeist, Blauer Spiritus coeruleus
Salmiakgeist, Versüßter Liquor Ammonii anisatus · Ammonii hydroxidi solutio anisata · Liquor Ammonii caustici spirituosus
Salmiaklakrizen Pastilli Ammonii chlorati
Salmiakpastillen Pastilli Ammonii chlorati · Ammonii chloridi pastilli
Salmiaksalz Ammonium carbonicum (zum Backen) · Ammonium chloratum (zum Einnehmen) · Ammonium chloratum sublimatum (zum Löten)
Salmiakspiritus Liquor Ammonii caustici
Salmiakstein Ammonium chloratum sublimatum (zum Löten)
Salmiaktabletten Ammonii chloridi pastilli
Salmiakwasser Liquor Ammonii caustici
Salniter Kalium nitricum
Salnitri Kalium nitricum
Salomonssiegel Rhizoma Polygonati · Polygonati rhizoma
Salomonstiefel Rhizoma Polygonati · Polygonati rhizoma
Salomontropfen Oleum Terebinthinae sulfuratum

Salpeter Kalium nitricum
Salpeter, Kubischer Natrium nitricum
Salpeteräther Spiritus Aetheris nitrosi
Salpetergeist Acidum nitricum
Salpetergeist, Versüßter Spiritus Aetheris nitrosi · Ethylis nitritis solutio spirituosa
Salpeternaphtha Spiritus Aetheris nitrosi
Salpeterpapier Charta nitrata
Salpetersäure Acidum nitricum
Salpetertafeln Kalium nitricum tabulatum
Salpetertropfen Spiritus Aetheris nitrosi
Salpeterzeltchen Kalium nitricum tabulatum
Salsch Cortex Salicis · Salicis cortex
Salse eingedickter Saft, Succus
Salsendornbeeren Fructus Berberidis · Berberidis fructus
Saltaltri Kalium carbonicum
Saltartari Kalium carbonicum
Saltiter Kalium nitricum
Saltling Herba Acetosae
Saltorter Kalium carbonicum
Saltrianbeeren Fructus Alkekengi
Salus et vinus Liquor Ammonii caustici
Salus und Lavendel Spiritus Lavandulae ammoniatus (3+1)
Salusspiritus Acidum hydrochoricum dilutum
Sälv Folia Salviae · Salviae folium
Salvablätter Balsamitae herba
Salvatorbalsam Balsamum peruvianum · Tinctura Benzoes composita
Salve, Rauhe Folia Salviae · Salviae folium
Salverer Folia Salviae · Salviae folium
Salvetinktur Tinctura amara · Tinctura Salviae · Salviae tinctura
Sälvli Folia Salviae · Salviae folium
Salvolate, Aromatische Liquor Ammonii aromaticus vel anisatus
Salvolate, Blaue Aqua coerulea
Salvolate, Gelbe Liquor Ammonii anisatus, besonders für die Bienenzucht · Ammonii hydroxidi solutio anisata
Salvolate, Grüne Aqua coerulea
Salvolate, Weiße Aqua vulneraria spirituosa · Liquor Ammonii caustici
Salvolate, Weiße (zum Einnehmen) Liquor Ammonii anisatus · Ammonii hydroxidi solutio anisata
Salvolatspiritus, Äußerlich Liquor Ammonii caustici
Salvolatspiritus, Innerlich Liquor Ammonii anisatus · Ammonii hydroxidi solutio anisata
Salz, Alchemistisches Acidum boricum
Salz, Alchymistisches Acidum boricum
Salz, Berliner Natrium bicarbonicum
Salz, Berthollets Kalium chloricum
Salz, Braunschweiger Natrium sulfuricum
Salz, Bremer Natrium sulfuricum
Salz, Bullrichs Natrium bicarbonicum
Salz, Egerer Magnesium sulfuricum
Salz, Englisches Magnesium sulfuricum
Salz, Flüchtig-Englisch Ammonium carbonicum
Salz, Flüchtiges Ammonium carbonicum
Salz, Frankfurter Natrium bicarbonicum
Salz, Hombergsches Acidum boricum
Salz, Karlsbader Sal Carolinum
Salz, Kreuzburger Magnesium sulfuricum
Salz, Mohrsches Ammonium sulfuricum ferratum
Salz, Rocheller Tartarus natronatus
Salz, Schlippes Stibio-natrium sulfuricum
Salz, Seidlitzer Magnesium sulfuricum
Salzalkali Natrium carbonicum
Salzäther Spiritus Aetheris chlorati
Salzäther, Versüßter Spiritus Aetheris chlorati
Salzburger Tropfen Elixir Proprietatis · Tinctura Aloes composita · Aloes tinctura composita
Salzgeist Acidum hydrochloricum
Salzglas Fel Vitri
Salzkraut Herba Salsolae
Salzöl Acidum hydrochloricum
Salzschaff Pulvis pro equis
Salzspiritus Acidum hydrochloricum · Spiritus Vini Gallici cum Sale
Salzstein Sal Gemmae
Salzunger Flußtinktur Tinctura Aloes composita · Aloes tinctura composita
Salzunger Tropfen Tinctura Aloes composita · Aloes tinctura composita

Salzunger Tropfen, Salzunger Flußtinktur Elixir Proprietatis
Samakt Herba Melissae · Herba Saniculae · Saniculae herba
Samalkiefer Pinus sylvestris
Samariterbalsam Oleum rubrum
Samaritergeist Spiritus Melissae compositus · Melissae spiritus compositus
Samariterpflaster Emplastrum Cerussae · Emplastrum fuscum · Emplastrum Lithargyri molle
Samaritersalbe Emplastrum Lithargyri molle
Sämchenöl Oleum Rapae · Rapae oleum
Sämel Lycopodium
Samen der Brautimhaar Semen Nigellae · Nigellae semen
Samen der Jungferimgrünen Semen Nigellae · Nigellae semen
Samen, Spanischer Semen Canariense
Samen, Wohlriechender Fructus Amomi · Amomi fructus · Pimentae fructus
Samenlack Lacca in granis
Samenöl Oleum Sesami · Sesami oleum (raffinatum)
Samensalz Ammonium chloratum
Samenstaub Pulvis contra Pediculos
Sämersamen Fructus Cannabis · Cannabis sativae fructus
Samlottenkraut Herba Oreoselini
Sammetpappel Althaea officinalis
Samtblacka Folia Farfarae · Farfarae folium
Samtblümchen Flores Bellidis · Bellidis flos · Flores Violae tricoloris · Violae tricoloris flos
Samtfingerhut Digitalis lanata
Samtpappelblüten Folia Althaeae · Althaeae folium
Samtpappeln Flores Malvae arboreae · Alceae flos · Alceae roseae flos
Samtpappelwurzel Radix Althaeae · Althaeae radix
Samtschwarz Carbo Ossium · Spodium
Sanamundenwurzel Rhizoma Caryophyllatae · Caryophyllatae rhizoma
Sandalbaum Santalum album
Sandbeerblätter Folia Uvae Ursi · Uvae ursi folium
Sandbirke Betula pendula
Sandblackte Folia Farfarae · Farfarae folium
Sandblätter Folia Farfarae · Farfarae folium · Uvae ursi folium · Uvae ursi folium
Sandblüemli Flores Farfarae · Farfarae flos
Sandblumen Flores Farfarae · Farfarae flos
Sandbrot Fructus Ceratoniae · Ceratoniae fructus
Sandbüchsenbaum Hura crepitans
Sanddistelwurzel Radix Carlinae · Carlinae radix
Sanddorn Hippophae rhamnoides
Sanddornbeeren Hippophae rhamnoides fructus
Sandedroni Flores Cinae · Cinae flos
Sandel, Gelber Rhizoma Curcumae · Curcumae rhizoma
Sandelbaum Pterocarpus santalinus
Sandelholz, Blaues Lignum nephridicum
Sandelholz, Gelbes Lignum Santali citrinum
Sandelholz, Rotes Lignum Santali rubrum · Santali rubri lignum · Pterocarpus santalinus (Stammpflanze)
Sandelholz, Weißes Lignum Santali album
Sandelrot Lignum Santali rubrum · Santali rubri lignum
Sandgoldblumen Flores Stoechados · Helichrysi flos
Sandimmortellen Flores Stoechados · Helichrysi flos
Sandkraut Arenaria · Folia Farfarae · Farfarae folium · Herba Ivae moschatae · Ivae moschatae herba
Sandpilz Boletus variegatus
Sandrach Sandaraca
Sandrainblumen Flores Stoechados · Helichrysi flos
Sandriedwurz Rhizoma Caricis · Caricis rhizoma
Sandröhrling Boletus variegatus
Sandruhrblumen Flores Stoechados · Helichrysi flos
Sandsaat Semen Staphisagriae · Delphinii staphisagriae semen
Sandsegge Rhizoma Caricis · Caricis rhizoma

Sandstrohblumen Flores Stoechados · Helichrysi flos
Sandthymian Thymus serpyllum
Sandwegtritt Herba Plantaginis
Säneschlotten Folliculi Sennae
Sangel Sanicula europaea
Sängerkraut Herba Erysimi · Erysimi herba · Herba Saturejae · Saturejae herba
Sängerschiffchen Pastilles d'orateurs · Veilchenpastillen
Sanikel Herba Dentariae
Sanikelkraut Herba Saniculae · Saniculae herba
Sanikelöl Oleum viride
Sanikelsalbe Unguentum basilicum · Unguentum nervinum viride
Sanikelstein Lapis Calaminaris
Sanissalbe Unguentum nervinum
Saniter Kalium nitricum
Saniterspiritus Spiritus Aetheris nitrosi
Sankt Germain Tee Species laxantes
Sankt Yves Augenbalsam Unguentum ophthalmicum compositum
Sanktbernhardskraut Herba Cardui benedicti · Cnici benedicti herba
Sanktgeorgstropfen Oleum Terebinthinae sulfuratum
Sanktjakobsöl Oleum Hyoscyami · Hyoscyami oleum · Oleum rubrum
Sanktjakobstropfen Tinctura Aloes composita · Aloes tinctura composita
Sanktjohannisgürtel Herba Lycopodii · Lycopodii herba
Sanktjohanniskraut Herba Hyperici · Hyperici herba
Sanktjürgenkrautwurzel Radix Valerinanae
Sanktkatharinenkraut Herba Geranii
Sanktkatharinenöl Oleum Petrae rubrum
Sanktkatharinensamen Semen Nigellae · Nigellae semen
Sanktkonradskraut Herba Hyperici · Hyperici herba
Sanktlorenzwurz Radix Vincetoxici · Vincetoxici radix
Sanktluziankraut Herba Arnicae · Arnicae herba
Sanktorikraut Herba Centaurii · Centaurii herba
Sanktottilienkrautwurzel Radix Consolidae
Sanktpaulswurzel Rhizoma Imperatoriae · Imperatoriae rhizoma
Sanktpeter Kalium nitricum
Sanktpeteröl Oleum Petrae rubrum
Sanktpeterschlüssel Herba Primulae
Sanktpeterskoken Kalium nitricum tabulatum
Sanktpeterskraut Herba Parietariae
Sanktpeterswurzel Radix Succisae · Succisae radix
Sanktpetristab Herba Virgaureae · Solidaginis virgaureae herba
Sanktumholz Lignum Guajaci · Guaiaci lignum
Sansonatebalsam Balsamum peruvianum
Santelholz Lignum Santali
Santeywurzel Radix Saniculi
Santorie Herba Centaurii · Centaurii herba
Santredoni Flores Cinae · Cinae flos · Trochisci Santonini
Saphedentee Folia Salviae · Salviae folium
Sappikanten Succus Liquiritiae · Liquiritiae succus
Sapsüß Succus Liquiritiae · Liquiritiae succus
Sarazenkraut Aristolochia clematitis
Sarbacheknospen Gemmae Populi · Populi gemma
Sarbollenknospen Gemmae Populi · Populi gemma
Sardellenwurzel, Rote Lignum Santali rubrum · Santali rubri lignum
Sareptasenf Semen Erucae · Erucae semen
Sarratisalbe Unguentum Plumbi · Plumbi unguentum
Sarriette Herba Saturejae · Saturejae herba
Sarsaparille(wurzel) Radix Sarsaparillae · Sarsaparillae radix
Sarsaparillian Sirupus Sarsaparillae compositus
Sarsaparillian, Deutsche Rhizoma Caricis · Caricis rhizoma
Sartoriuspflaster Emplastrum Lithargyri simplex
Sassafras Sassafras albidum

Sassafrasholz Lignum Sassafras · Sassafras lignum
Sassafrasnüsse Semen Pichurim
Saßdaundhatabrillauf Radix Sarsaparillae · Sarsaparillae radix
Saßundfraß Lignum Sassafras · Sassafras lignum
Satanspilz Boletus satanas (giftig!)
Sateran Herba Saturejae · Saturejae herba
Satermannskraut Herba Saturejae · Saturejae herba
Satinocker Terra ochrea
Satteldrucksalbe Oxymel Aeruginis
Sattlerspiritus Acidum hydrochloricum dilutum
Satureikraut Herba Saturejae · Saturejae herba
Saturnbalsam Liquor Plumbi subacetici · Plumbi subacetatis solutio
Saturnessig und Saturnextrakt Liquor Plumbi subacetici · Plumbi subacetatis solutio
Saturnicerat Unguentum Plumbi · Plumbi unguentum
Saturnsalbe Unguentum Plumbi · Plumbi unguentum
Saturnus, Umgewandter Unguentum Plumbi · Plumbi unguentum
Saturnusöl Acetum Plumbi
Satzmehl Amylum Tritici · Tritici amylum
Sauauge Paris quadrifolia
Saubleaml Flores Violae tricoloris · Violae tricoloris flos · Herba Taraxaci · Taraxaci herba · Taraxaci folium
Saublöamla Flores Violae tricoloris · Violae tricoloris flos · Herba Taraxaci · Taraxaci herba · Taraxaci folium
Säublumenkraut Herba Taraxaci · Taraxaci herba · Taraxaci folium
Saublümlein Flores Violae tricoloris · Violae tricoloris flos · Herba Taraxaci · Taraxaci herba · Taraxaci folium
Saubohnenkraut Folia Hyoscyami · Hyoscyami folium
Saubrot Rhizoma Cyclaminis
Saudann Herba Ledi · Ledi palustris herba
Saudistel Radix Taraxaci cum Herba · Taraxaci radix cum herba
Saudrain Flores Stoechados · Helichrysi flos
Sauer Herba Acetosellae
Sauer, Hallers Mixtura sulfurica acida
Sauer, Hallersches Mixtura sulfurica acida
Sauerachbeeren Fructus Berberidis · Berberidis fructus
Sauerachrinde Cortex Berberidis · Berberidis cortex
Sauerampfer Rumex acetosa
Sauerampferkraut Herba Acetosae · Rumicis acetosae herba
Sauerampferpappel Hibiscus sabdariffa
Sauerampfersalz Kalium bioxalicum
Sauerampföl Acidum sulfuricum dilutum
Sauerbalsam Oleum Tamarisci
Sauerbeeren Fructus Berberidis · Berberidis fructus
Sauerbeerensaft Sirupus Berberidis · Berberidis sirupus
Sauerbeerkraut Folia Vitis idaeae · Vitis idaeae folium
Sauerbittergallenmagendarmwasser Liquor Ammonii pyrooleosi dilutus
Sauerdattel Pulpa Tamarindorum depurata
Sauerdornbeeren Fructus Berberidis · Berberidis fructus
Sauerfenchel Radix Peucedani · Peucedani radix
Sauergras Rhizoma Caricis · Caricis rhizoma
Sauergugger Herba Acetosae · Rumicis acetosae herba · Herba Acetosellae
Sauerhonig Oxymel simplex
Sauerklee Herba Acetosellae
Sauerkleesalz Kalium bioxalicum
Sauerkleesäure Acidum oxalicum
Sauerkraut Herba Levistici · Levistici herba · Herba Majoranae · Majoranae herba
Sauerlampe Herba Acetosae · Rumicis acetosae herba
Säuerli Herba Acetosae · Rumicis acetosae herba
Säuerling Herba Acetosae · Rumicis acetosae herba
Sauerlump Herba Acetosae · Rumicis acetosae herba
Sauermus Pulpa Tamarindorum depurata

Sauerpulver Tartarus depuratus
Sauerrachbeeren Fructus Berberidis • Berberidis fructus
Sauersaat Herba Tanaceti • Tanaceti herba
Sauersaft Sirupus Citri
Sauersalz Acidum tartaricum
Sauersirup Sirupus Citri
Sauerstoff Oxygenium
Sauertropfen Mixtura sulfurica acida • Tinctura aromatica acida
Säuerungssalbe Unguentum Hydrargyri cinereum dilutum
Sauerwasser Acidum sulfuricum dilutum
Saufenchel Radix Peucedani • Peucedani radix
Saufris siehe Sulfuris
Saugift Folia Hyoscyami • Hyoscyami folium
Saugränze Herba Ledi palustris • Ledi palustris herba
Saugras Herba Polygoni • Polygoni avicularis herba
Sauigel Herba Mercurialis • Mercurialis herba • Herba Saniculae • Saniculae herba
Saukirsche Folia Belladonnae • Belladonnae folium
Saukraut Folia Belladonnae • Belladonnae folium • Herba Hyoscyami • Hyoscyami folium
Säukraut Folia Belladonnae • Belladonnae folium • Herba Hyoscyami • Hyoscyami folium
Saukraut, Säukraut Herba Levistici • Levistici herba • Herba Polygoni • Polygoni avicularis herba
Saukrautwurz Radix Taraxaci • Taraxaci radix
Saulausschmiere Unguentum Hydrargyri cinereum dilutum
Saulbaum Shorea robusta
Saulstropfen Tinctura Chinioidini
Saumehlwurz Radix Peucedani • Peucedani radix
Saumelke Herba Taraxaci • Taraxaci herba • Taraxaci folium
Saumias Lichen islandicus
Saumoos Lichen islandicus
Saumwurz Radix Bryoniae • Bryoniae radix
Saunessel Urtica dioica
Saunickel Herba Saniculae • Saniculae herba
Saunuß Datura stramonium
Sauohren Herba Plantaginis
Saupappel Folia Malvae vulgaris • Malvae folium
Saupulver Stibium sulfuratum nigrum
Säupulver Stibium sulfuratum nigrum
Saur. Elixier Mixtura sulfurica acida
Saur. Nerventropfen Aether aceticus • Tinctura aromatica acida
Saur. Tropfen Mixtura sulfurica acida • Tinctura aromatica acida
Saur. Zahntropfen Mixtura sulfurica acida
Saurachbeeren Fructus Berberidis • Berberidis fructus
Säure, Hellersche (Hallersche) Mixtura sulfurica acida
Säure, Preußische Acidum hydrocyanicum
Saurebe Stipites Dulcamarae • Dulcamarae stipes
Sauringel Herba Anserinae • Anserinae herba
Saurüsselkraut Herba Plantaginis
Saurüsselwurz Radix Taraxaci • Taraxaci radix
Sauscheibe Tubera Cyclaminis
Säuschnabel Taraxacum officinale
Saustampfer Herba Acetosae
Saustock Herba Taraxaci • Taraxaci herba • Taraxaci folium
Saustupp Schweinepulver
Sautanne Herba Ledi • Ledi palustris herba • Herba Lycopodii • Lycopodii herba
Sautod Solanum nigrum
Sauwurz Rhizoma Veratri albi • Veratri rhizoma
Savenbaum Summitates Sabinae • Sabinae summitates
Savolat = Salvolat
Säwersaat Flores Cinae pulvis • Cinae flos pulvis
Säwkenpulver Flores Cinae pulvis • Cinae flos pulvis
Scabiosenkraut Knautiae arvensis herba

Schabab Herba Adonidis · Adonidis herba · Herba Millefolii · Millefolii herba
Schababsamen, Zahmer Semen Nigellae · Nigellae semen
Schaback Unguentum contra Scabiem
Schabarisalbe Unguentum sulfuratum griseum
Schabe, Orientalische Blatta orientalis
Schabekraut Folia Patschuli · Herba Meliloti · Meliloti herba
Schabel Herba Filicis maris · Filicis herba
Schaben Blatta orientalis
Schabenklee Herba Meliloti · Meliloti herba
Schabenkraut Folia Patschuli · Herba Meliloti · Meliloti herba
Schabenkrautblumen Flores Stoechados · Helichrysi flos
Schabenpulver Borax · Pulvis contra Insecta
Schabensalz Naphthalinum
Schabertee Herba Millefolii · Millefolii herba
Schabijak Unguentum Hydrargyri album
Schablone Unguentum flavum
Schaborblüten Flores Millefolii · Millefolii flos
Schabrell Cortex Cascarillae · Cascarillae cortex
Schabrian, Umgewandter Unguentum contra Scabiem
Schabstein Talcum
Schabziegerklee Herba Meliloti · Meliloti herba
Schachtelhä Herba Equiseti · Equiseti herba
Schachtelhala Herba Equiseti · Equiseti herba
Schachtelhalm Herba Equiseti · Equiseti herba
Schachtelhalmkraut Equiseti herba
Schachtelhalmkraut, Geschnittenes Equiseti herba concisa
Schachtelpflaster Emplastrum fuscum
Schächterhai Herba Equiseti · Equiseti herba
Schachtkraut Herba Genistae · Cytisi scoparii herba
Schachtla Herba Equiseti · Equiseti herba
Schackerillenbork Cortex Cascarillae · Cascarillae cortex
Schadenpflaster Emplastrum Lithargyri molle
Schadensalbe, Alte Unguentum exisaccans · Unguentum Zinci · Zinci unguentum
Schadentunpflaster Emplastrum ad Rupturas
Schadenwasser Aqua phagedaenica
Schadheil Radix Consolidae · Symphyti radix
Schafdistel Herba Cardui benedicti · Cnici benedicti herba
Schafeminzwurz Rhizoma Veratri · Veratri rhizoma
Schafennigwurzel Rhizoma Veratri · Veratri rhizoma
Schafentel Flores Lavandulae · Lavandulae flos
Schafentelwurz Radix Bryoniae · Bryoniae radix
Schäferbalsam Liquor Ammonii anisatus · Ammonii hydroxidi solutio anisata
Schäferkern Pulvis contra Pediculos
Schäferkraut Herba Bursae Pastoris · Bursae pastoris herba
Schäferltee Folliculi Sennae
Schäfermädchensalbe Unguentum ophthalmicum
Schäferpflaster Emplastrum fuscum
Schäfersalbe Unguentum basilicum · Unguentum cereum · Unguentum ophthalmicum · Unguentum Zinci · Zinci unguentum
Schäfertee Folliculi Sennae
Schäfertropfen Tinctura aromatica
Schäferwurzel Rhizoma Galangae · Galangae rhizoma
Schafeuter Polyporus ovinus
Schaffkraut Herba Teucrii
Schaffrus Herba Equiseti · Equiseti herba
Schafgarbe Achillea millefolium · Herba Millefolii · Millefolii herba
Schafgarbe (Hom.) Millefolium, Achillea millefolium
Schafgarbe, Gemeine Achillea millefolium
Schafgarbenblüten Millefolii flos
Schafgarbenessenz Tinctura amara · Tinctu-

ra Millefolii
Schafgarbenkraut Millefolii herba
Schafglocke Anemone sylvestris
Schafheu Herba Equiseti • Equiseti herba
Schafklee Folia Trifolii albi
Schafkopfkraut Herba Chenopodii • Chenopodii (ambrosidoidis) herba
Schafkunz Fungus Rosarum • Fungus Sambuci
Schaflinse Colutea arborescens
Schafminzwurz Radix Hellebori albi • Rhizoma Veratri • Veratri rhizoma
Schafmullensaat Fructus Phellandri • Phellandri fructus • Semen Agni casti • Agni casti fructus
Schafpfennigsaat Radix Hellebori albi • Rhizoma Veratri • Veratri rhizoma
Schafpfennigwurz Radix Hellebori albi • Rhizoma Veratri • Veratri rhizoma
Schafporling Polyporus ovinus
Schafrippchen Herba Millefolii • Millefolii herba
Schafrippelblumen Flores Millefolii • Millefolii flos
Schafsäckel Tubera Colchici • Colchici tuber
Schafsalbe Lanolin (Adeps Lanae)
Schafschwanz Flores Verbasci • Verbasci flos
Schafseckel Tubera (Fructus) Colchici • Colchici tuber
Schafskopf, Ägyptischer Oxymel Aeruginis
Schafsnase Gomphidius glutinosus
Schafstroh Herba Equiseti • Equiseti herba
Schafteken Herba Equiseti • Equiseti herba
Schaften Herba Equiseti • Equiseti herba
Schafthalm Herba Equiseti • Equiseti herba
Schaftheu Herba Equiseti • Equiseti herba
Schaftreck Radix Bryoniae • Bryoniae radix
Schafzungen Flores Millefolii • Millefolii flos • Herba Plantaginis
Schaiblers Pulver Pulvis pro Equis
Schakalpulver, Indianisches Cortex Chinae pulvis • Cinchonae cortex pulvis
Schakarillenbork Cortex Cascarillae • Cascarillae cortex
Schakorinde Cortex Cascarillae • Cascarillae cortex
Schalberrisalbe Unguentum sulfuratum griseum
Schalotte Allium ascalonicum
Schalottenblumen Herba Pulsatillae • Pulsatillae herba
Schälpilz Boletus luteus
Schämdich Stincus marinus
Schamkraut Chenopodium vulvaria
Schampanierwurz Rhizoma Veratri • Veratri rhizoma
Schampionkraut Herba Scabiosae • Knautiae arvensis herba
Schängraff Herba Linariae • Linariae vulgris herba
Schängräff Herba Linariae • Linariae vulgris herba
Schanikel Herba Saniculae • Saniculae herba
Schankersalbe Unguentum Hydrargyri rubrum
Schannelke Centaurea cyanus
Schanzwurz Radix Consolidae • Symphyti radix
Schapiosenkraut Herba Scabiosae • Knautiae arvensis herba
Schappang Unguentum Hydrargyri album
Schappox Unguentum Hydrargyri album
Schappsalbe Unguentum contra Scabiem
Schapschartee Herba Millefolii • Millefolii herba
Schapschinken Herba Bursae Pastoris • Bursae pastoris herba
Schapshose Herba Scabiosae • Knautiae arvensis herba
Scharbe Herba Genistae
Scharbionöl Oleum Hyperici • Hyperici oleum • Oleum Lumbricorum • Oleum Olivarum • Olivae oleum virginale
Scharbockheil Herba Cochleariae • Cochleariae herba
Scharbockklee Folia Trifolii fibrini • Menyanthidis trifoliatae folium
Scharbockkraut Herba Arnicae • Arnicae herba • Herba Cochleariae • Cochleariae herba • Herba Ficariae
Scharbocksalbe Unguentum contra Scabiem
Scharbocksklee Folia Trifolii fibrini • Menyanthidis trifoliatae folium

Scharbockspiritus Spiritus Cochleariae
Scharbocktropfen Tinctura Chinae composita · Cinchonae tinctura composita · Tinctura Myrrhae · Myrrhae tinctura
Scharchkrautblüten Flores Genistae · Cytisi scoparii flos
Scharfe Salbe Unguentum Cantharidum
Scharfe Schmiere Unguentum acre · Unguentum sulfuratum compositum
Scharfe Spießglanztinktur Tinctura kalina
Scharfe Wolfsmilch Euphorbia esula
Schärfepulver Natrium bicarbonicum · Pulvis Liquiritiae compositus · Liquiritiae pulvis compositus
Scharfer Knöterich Persicaria hydropiper
Scharfer Mauerpfeffer Sedum acre
Scharfkopfsalbe Unguentum basilicum
Scharfkraut Herba Sideritidis
Schärfkräutig Herba Sideritidis
Scharfnessel Herba Urticae · Urticae herba
Scharfrichterpflaster Emplastrum fuscum camphoratum
Scharfrichterpulver Rhizoma Tormentillae pulvis · Tormentillae rhizoma pulvis
Scharfrichtersalbe Unguentum contra Scabiem · Unguentum Populi · Populi unguentum
Scharfrichtertropfen Tinctura Chinioidini
Scharfruß Herba Equiseti · Equiseti herba
Schärläch Herba Sphondylii · Heraclei sphondylii herba
Scharlachbeeren Fructus Phytolaccae
Scharlachflechte Lichen pixidatus
Scharlachgrün Grana Kermes
Scharlachkäfer Coccionella
Scharlachkörner Grana Kermes
Scharlachkraut Folia Salviae · Salviae folium
Scharlachrot Bistolazonaphtholum rubrum
Scharlachwurzel Radix Alcannae · Alkannae radix · Radix Rubiae tinctorum · Rubiae tinctorum radix
Scharlakenpulver Tubera Jalapae pulvis · Jalapae tuber pulvis
Scharlei Folia Salviae · Salviae folium
Schärlez Herba Sphondylii · Heraclei sphondylii herba
Scharlottenpulver Tubera Jalapae pulvis · Jalapae tuber pulvis
Scharmarkwurzel Radix Consolidae · Symphyti radix
Scharmetter Radix Consolidae · Symphyti radix
Scharnikel Herba Saniculae · Saniculae herba
Scharnokel Herba Hyperici · Hyperici herba
Scharnpiepen Herba Chaerophylli
Scharpiesalbe Unguentum basilicum
Scharpruss Equisetum-hyemale-Kraut
Scharte Herba Genistae · Genistae herba · Genistae tinctoriae herba
Schartenöl Oleum Amygdalarum · Amygdalae oleum virginum
Scharwekraut Folia Patschuli
Schascharellenbork Cortex Cascarillae · Cascarillae cortex
Schathütlichkraut Herba Alchemillae · Alchemillae herba
Schatteltee Folliculi Sennae
Schattenklee Flores Trifolii albi
Schauderbalsam Spiritus Angelicae compositus · Angelicae spiritus compositus · Spiritus Melissae compositus · Melissae spiritus compositus · Unguentum Rosmarini compositum · Rosmarini unguentum compositum
Schäufeln = Plätzchen
Schäume, Wirkstoffhaltige Musci medicati
Schaumhütchen Trochisci Santonini
Schaumkraut Herba Cardaminis
Schaupen Flores Convallariae · Convallariae flos
Schawrusch Equisetum hyemale
Schawrüske Equisetum hyemale
Schedelkraut Herba Bursae Pastoris · Bursae pastoris herba
Schedelwater Acidum nitricum
Scheefbein Cornu Cervi ustum
Scheefennigsaat Flores Pyretri pulvis · Rhizoma Veratri pulvis · Veratri rhizoma pulvis · Semen Staphisagriae · Delphinii staphisagriae semen
Scheelesches Grün Cuprum arsenicosum
Scheelesches Süß Glycerinum
Scheepseeschwede Emplastrum defensivum

rubrum
Scheere, Feine Herba Chaerophylli
Scheerenkraut Herba Chaerophylli
Scheerkraut Herba Taraxaci · Taraxaci herba · Taraxaci folium
Scheesenträgerpflaster Emplastrum ad Rupturas · Emplastrum oxycroceum
Scheetpulver Pulvis pro Pecore
Scheibelkraut Asarum europaeum
Scheibenlack Lacca in tabulis
Scheibenwurz Rhizoma Asari · Asari rhizoma
Scheidewasser Acidum nitricum
Scheikgras Rhizoma Caricis · Caricis rhizoma
Scheinhanf Datisca cannabina
Scheißbeeren Fructus Frangulae · Fructus Rhamni catharticae · Rhamni cathartici fructus
Scheißbeerholz Cortex Frangulae · Frangulae cortex
Scheißbeerrinde Cortex Frangulae · Frangulae cortex
Scheißbeerstengel Stipites Dulcamarae · Dulcamarae stipes
Scheißblätter Folia Sennae · Sennae folium
Scheißholzschalen Cortex Frangulae · Frangulae cortex
Scheißkraut Herba Mercurialis
Scheißlorbeeren Fructus Mezerei · Mezerei fructus
Scheißpillen Pilulae Jalapae
Scheißwurzel Radix Bryoniae · Bryoniae radix
Schelardin Gelatina
Schelkraut Herba Bursae Pastoris · Bursae pastoris herba
Schellack Lacca in tabulis · Lacca
Schellkraut Herba Chelidonii · Chelidonii herba
Schelmenkraut Herba Antirrhini
Schemmer Bulbus Colchici · Colchici tuber
Schemmersamen Semen Colchici · Colchici semen
Schenderbeeri Fructus Myrtilli · Myrtilli fructus
Schenscheldemenschentee Species laxantes

Scherbelkrautwurzel Asari rhizoma
Scherbelstein Talcum
Scherbenkobalt Arsenium metallicum
Scherenschleifertropfen Tinctura aromatica acida
Scherkraut Herba Sideritidis
Scherlig Herba Sphondylii · Heraclei sphondylii herba
Schermöntee Species laxantes St. Germain
Schernekelöl Oleum Hyperici · Hyperici oleum
Schernekeltee Herba Hyperici · Hyperici herba
Schertlig Herba Sphondylii · Heraclei sphondylii herba
Scherzenkraut Herba Sempervivi
Scherzensalbe Unguentum oxygenatum
Schetschken Flores Sambuci · Sambuci flos
Schetschkensaft Succus Sambuci
Scheuerchenpulver Pulvis pro Infantibus
Scheuergras Herba Equiseti · Equiseti herba
Scheuerkraut Herba Equiseti · Equiseti herba
Scheuermannstee Species laxantes Saint Germain
Scheuertee Herba Equiseti · Equiseti herba
Scheurles Pflaster Emplastrum fuscum
Schibberschaber Pulvis contra Pediculos
Schibchen Flores Sambuci oder Fructus Sambuci · Sambuci flos oder Sambuci fructus
Schibken Flores Sambuci oder Fructus Sambuci · Sambuci flos oder Sambuci fructus
Schickerill Cortex Cascarillae · Cascarillae cortex
Schiefergrün Viride montanum
Schieferöl Benzinum · Ichthyol · Oleum Petrae rubrum
Schieferstein Tutia praeparata
Schieferweiß Cerussa
Schiegermutterstuhl Echinocactus grusonii
Schielkraut Herba Chelidonii · Chelidonii herba
Schielkrautpflaster Emplastrum aromaticum
Schiemen Rhizoma Calami · Calami rhizoma
Schienenwurz Rhizoma Calami · Calami

rhizoma
Schierling Herba Conii · Conii herba
Schierlingstanne Abies balsamea
Schierlingswasser Aqua Petroselini
Schierwasser für Kühe Acidum nitricum crudum
Schießbeeren Fructus Rhamni catharticae · Rhamni cathartici fructus
Schießlerenwurzel Rhizoma Polypodii · Polypodii rhizoma
Schießwurz Radix Bryoniae · Bryoniae radix
Schietbeere Cornus-sanguinea-Früchte
Schiewecken Flores Sambuci oder Fructus Sambuci · Sambuci flos oder Sambuci fructus
Schifferstein Tutia praeparata
Schiffspech Pix navalis
Schiffsteer Pix liquida
Schiggoree Herba Cichorii · Cichorii herba
Schikerill Cortex Cascarillae · Cascarillae cortex
Schilbken Flores Sambuci · Sambuci flos
Schilddrüsen, Getrocknete Thyreoidea siccata
Schildfarn Rhizoma Filicis · Filicis rhizoma
Schildkraut Lichen Pulmonariae · Lichen pulmonarius · von Lobaria pulmonaria · Echte Lungenflechte
Schildmoos Lichen Pulmonariae · Lichen pulmonarius · von Lobaria pulmonaria · Echte Lungenflechte
Schildwurz Rhizoma Filicis · Filicis rhizoma
Schillardie Gelatina
Schillerkraut Herba Linariae · Linariae vulgris herba
Schillkrautsalbe Unguentum Linariae
Schiltwort Radix Bryoniae · Bryoniae radix
Schimmelsalz Acidum salicylicum
Schimmelweide Salix daphnoides
Schimpfkapseln Capsulae Balsami Copaivae
Schinakelsalbe Emplastrum Lithargyri compositum
Schinderpflaster Emplastrum basilicum
Schindholdersalbe Unguentum oxygenatum
Schindkraut Herba Chelidonii · Chelidonii herba
Schinken Herba Bursae pastoris · Bursae pastoris herba
Schinkenkraut Herba Bursae Pastoris · Bursae pastoris herba
Schinkensalz Acidum boricum pulvis
Schinkensteel Herba Bursae Pastoris · Bursae pastoris herba
Schinnkraut Herba Chelidonii · Chelidonii herba
Schinnpulver Species emollientes
Schinsengwurzel Ginseng radix
Schirmentee Species laxantes
Schirpklee Flores Trifolii albi
Schisandrafrüchte Schisandrae fructus
Schischib Pasta Jujubae · Pasta Liquiritiae
Schisgelte Herba Cardamines
Schismaltere Herba Chenopodii Boni Henrici
Schismartelle Herba Chenopodii · Chenopodii (ambrosidoidis) herba
Schismuskörner Semen Tiglii · Crotonis semen
Schißkraut Herba Mercurialis · Mercurialis herba
Schißmelde Herba Mercurialis · Mercurialis herba
Schißrübe Radix Bryoniae · Bryoniae radix
Schiwiken Flores oder Fructus Sambuci · Sambuci flos oder Sambuci fructus
Schlabberpilz Boletus luteus
Schlabeeren Atropa belladonna · Fructus Rhamni catharticae · Rhamni cathartici fructus
Schlafäpfel Fructus Papaveris · Papaveris fructus · Fungus Cynosbati
Schlafbeeren Atropa belladonna
Schlafkraut Folia Belladonnae · Belladonnae folium · Folia Hyoscyami · Hyoscyami folium · Herba Chamaepithyos · Hyoscyamus niger · Solanum nigrum
Schlafkunzen Fungus Cynosbati
Schlafmohn Papaver somniferum
Schlafmohnsamen Papaveris semen
Schlafmützchen Eschscholzia californica
Schlafsaft Sirupus Chamomillae · Sirupus Papaveris
Schlafsaft, Ägyptischer Opium
Schlafsamen Hyoscyami semen

Schlaftee Fructus Papaveris · Papaveris fructus

Schlaftrunk Sirupus Papaveris

Schlagbaumrinde Cortex Frangulae · Frangulae cortex

Schlagbeeren Fructus Rhamni catharticae · Rhamni cathartici fructus

Schlagessig Acetum aromaticum

Schlagflußtropfen Tinctura apoplectica

Schlaggamanderkraut Herba Chamaepithyos

Schlagkraut Herba Chamaepithyos

Schlagpulver Pulvis temperans

Schlagtropfen, Rote Tinctura apoplectica rubra · Tinctura aromatica

Schlagtropfen, Weiße Spiritus aethereus

Schlagwasser Aqua aromatica · Aqua vulneraria spirituosa · Spiritus Angelicae compositus · Angelicae spiritus compositus · Spiritus Lavandulae compositus · Lavandulae spiritus compositus

Schlagwasser mit Gold Aqua aromatica cum Auro foliato

Schlagwasser Weißmanns Tinctura Arnicae cum Tinctura Kino 10:1

Schlagwasser zum Aufriechen Liquor Ammonii caustici aromaticus

Schlagwasser zum Einnehmen Aqua Melissae

Schlakraut Herba Plantaginis

Schlämmkreide Calcium carbonicum · Pulvis dentifricius

Schlammschachtelhalm Equisetum fluviatile

Schlangechrut Aspidium filix mas

Schlangenbärlapp Lycopodium annotinum

Schlangenbeeren Fructus Belladonnae · Belladonnae fructus · Atropa belladonna

Schlangenblume Digitalis purpurea

Schlangenfett Adeps suillus · Oleum Jecoris · Iecoris aselli oleum

Schlangengift der Buschmeisterschlange Lachesis mutus

Schlangengift der indischen Brillenschlange (Kobra) Naja naja

Schlangengras Rhizoma Graminis · Graminis rhizoma

Schlangenhaut Colla Piscium

Schlangenholz Lignum Guajaci · Guaiaci lignum

Schlangenknoblauchwurzel Radix victorialis longus

Schlangenkraut Caltha palustris · Herba Consolidae · Herba Dracunculi · Dracunculi herba · Herba Lycopodii · Lycopodii herba · Herba Veronicae · Veronicae herba

Schlangenmehl Lycopodium

Schlangenmoos Herba Lycopodii · Lycopodii herba · Lycopodium annotinum

Schlangenöl Oleum Jecoris · Iecoris aselli oleum

Schlangen-Otter-Krut Lysimachia nummularia

Schlangenpulver Lycopodium · Millepedes pulvis · Radix Serpentariae pulvis

Schlangenrippenpulver Pulvis pro Infantibus

Schlangenschmalz Adeps suillus · Oleum Jecoris · Iecoris aselli oleum

Schlangentritt Rhizoma Bistortae · Bistortae rhizoma

Schlangenwasser Aqua aromatica

Schlangenwiesenknöterichwurzelstock Bistortae rhizoma

Schlangenwundkraut Herba Veronicae · Veronicae herba

Schlangenwurz Radix Serpentariae · Radix Vincetoxici · Vincetoxici radix · Rhizoma Bistortae · Bistortae rhizoma

Schlangenwurzel, Virginische Polygalae radix

Schlaraffenpulver Tubera Jalapae pulvis · Jalapae tuber pulvis

Schlawerhaube Aconitum napellus

Schlechtwurzel Radix Dictamni albi · Dictamni albi radix

Schlecksirup Sirupus Althaeae · Althaeae sirupus

Schlegelöl Oleum Papaveris

Schlegeltee Species laxantes

Schlehbeeri Fructus Pruni spinosae · Pruni spinosae fructus · Fructus Sorborum · Sorbi aucupariae fructus

Schlehblüten Flores Acaciae · Pruni spinosae flos

Schlehdorn Prunus spinosa

Schlehdornblüten Pruni spinosae flos

Schlehdornfrüchte Pruni spinosae fructus

Schlehe Prunus spinosa

Schlehenblut Flores Acaciae · Pruni spinosae flos
Schlehenmus Succus Sorborum
Schlehenöl Oleum viride
Schlehenpech Gummi arabicum
Schlehensaft Sirupus Berberidis · Berberidis sirupus
Schlehenwasser Aqua Melissae
Schleichöl Oleum Olivarum · Olivae oleum virginale
Schleifenblume, Bittere Iberis amara
Schleifenblumensamen Iberidis semen
Schleimkörner Semen Cydoniae · Cydiniae semen
Schleimkreim Creta alba
Schleimmoos Carrageen
Schleimpflaster Emplastrum Lithargyri compositum
Schleimpulver Pulvis Liquiritiae compositus · Liquiritiae pulvis compositus
Schleimrüster Ulmus rubra
Schleimsaft Sirupas gummosus
Schleimtee Radix Althaeae · Althaeae radix · Species emollientes · Species pectorales
Schleimtropfen Tinctura Jalapae diluta
Schleimundgallenpillen Pilulae laxantes
Schleimwurzel Radix Althaeae · Althaeae radix
Schlemmkreide siehe Schlämmkreide
Schlenzkersche Magentropfen Tinctura Chinae composita · Cinchonae tinctura composita
Schleppchenpulver Tubera Salep pulvis · Salep tuber pulvis
Schletterlestee Fructus Papaveris · Papaveris fructus
Schliche = Schlehe
Schlichmoos Carrageen
Schlickspottche Electuarium Sennae
Schliefgras Rhizoma Graminis · Graminis rhizoma
Schliehe = Schlehe
Schlieköl Oleum Arachidis · Arachidis oleum
Schliesgras Rhizoma Graminis · Graminis rhizoma
Schlimmblut Flores Acaciae · Pruni spinosae flos
Schlingbohnen Semen Phaseoli
Schlingdornblüte Flores Acaciae · Pruni spinosae flos
Schlingeblüten Flores Acaciae · Pruni spinosae flos
Schlingwurzel Radix Ononidis · Ononidis radix
Schlinkenblüten Flores Acaciae · Pruni spinosae flos
Schlipfblümli Flores Farfarae · Farfarae flos
Schlippenwurz Rhizoma Bistortae · Bistortae rhizoma
Schlirpklee Flores Trifolii repentis
Schloßkraut Herba Eupatorii cannabini · Eupatorii cannabini herba
Schloßstein Lapis Belemnites
Schlotfegerkappe Aconitum napellus
Schlotfegertropfen Tinctura Ferri pomati
Schlotten Fructus Alkekengi
Schlottenkraut Herba Pulsatillae · Pulsatillae herba
Schlotterblumen Flores oder Herba Pulsatillae · Pulsatillae herba
Schlotterhose Aquilegia vulgaris
Schlotterhosenkraut Herba Pulmonariae · Pulmonariae herba
Schluchewurz Radix Bistortae · Bistortae rhizoma
Schluckerwurz Radix Bistortae · Rhizoma Bistortae · Bistortae rhizoma
Schluckpulver Radix Gentianae pulvis · Gentianae radix pulvis
Schluckwehrohr Radix Levistici · Levistici radix
Schlupfpulver Talcum
Schlüsselblume, Echte Primula veris
Schlüsselblume, Hohe Primula elatior
Schlüsselblumen(blüten) Flores Primulae · Primulae flos (cum oder sine calycibus)
Schlüsselblumen, Blaue Pulmonaria officinalis
Schlüsselblumentinktur Primulae tinctura
Schlüsselblumenwasser Aqua Amygdalarum amararum diluta
Schlüsseli Flores Primulae · Primulae flos (cum oder sine calycibus)

Schlüsselkraut Herba Saponariae · Saponariae herba
Schlüsselwurz Radix Saponariae
Schlutten Fructus Alkekengi
Schluttenkraut Herba Pulsatillae · Pulsatillae herba
Schmack Folia Sumach
Schmackblätter Folia Rhois
Schmackeblatt Folia Salviae · Salviae folium
Schmähle Rhizoma Graminis · Graminis rhizoma
Schmalblättriger-Sonnenhut-Wurzel Echinaceae angustifoliae radix
Schmale Salve Folia Salviae · Salvia officinalis · Salviae folium
Schmale Sophie Folia Salviae · Salviae folium · Salvia officinalis
Schmalzbluema Flores Arnicae · Arnicae flos · Herba oder Flores Taraxaci
Schmalzblume Flores Calthae · Taraxacum officinale
Schmalzglöggli Anemone nemorosa
Schmalzhefen Radix Ononidis · Ononidis radix
Schmalztee Species nutrientes
Schmalzwurz Radix Consolidae majoris
Schmandsalbe Unguentum leniens
Schmärwurz Radix Bryoniae · Bryoniae radix
Schmeckbirnkerne Semen Cydoniae · Cydoniae semen
Schmecke Herba Centaurii · Centaurii herba
Schmeckelswasser Spiritus odoratus
Schmeckenicht Pulvis laxans
Schmecker Folia Menthae piperitae · Menthae piperitae folium
Schmecket Folia Salviae · Salviae folium
Schmecketsöl Oleum odoratum
Schmecketswasser Aqua coloniensis
Schmeckwasser Spiritus coloniensis
Schmeerstein Talcum
Schmerblumen Flores Arnicae · Arnicae flos · Flores Verbasci · Verbasci flos
Schmergel Herba Chenopodii · Chenopodii (ambrosidoidis) herba · Herba Serpylli · Serpylli herba

Schmerkraut Herba Cannabis · Cannabis indicae herba
Schmerling Boletus granulatus
Schmersamen Fructus Cannabis · Cannabis sativae fructus
Schmerstein Talcum
Schmerwurz Radix Bryoniae · Bryoniae radix · Radix Symphyti majoris
Schmerwürze Radix Bryoniae · Bryoniae radix · Radix Symphyti majoris
Schmerwurzel Radix Consolidae · Symphyti radix · Rhizoma Ari · Ari maculati rhizoma
Schmerzstillend. Liquor Spiritus aethereus
Schmerzstillend. Opiumtropfen Tinctura anticholerica
Schmerzstillend. Saft Sirupus Papaveris
Schmerzstillend. Spiritus Spiritus aethereus · Spiritus Angelicae compositus · Angelicae spiritus compositus · Spiritus Melissae compositus · Melissae spiritus compositus
Schmerzstillend. Tee Flores Chamomillae, Folia Menthae piperitae, Radix Valerianae āā
Schmerzstillend. Wasser Aqua Petroselini · Aqua sedativa
Schmerzstillende Essenz Tinctura carminativa
Schmerzstillende Essenz fürs Kind Sirupus Chamomillae · Sirupus Valerianae
Schmerzwurzel Radix Consolidae majoris
Schmettenschmiere Linimentum ammoniatum
Schmidlipulver Pulvis aromaticus Schmidlii
Schmidts Pflaster Emplastrum Resinae Pini
Schmiere = Salbe
Schmiern = Salbe
Schmierpflaster Emplastrum fuscum
Schmierpulver, Schwarzes Graphites
Schmiersalbe Sapo kalinus venalis (Sapo viridis)
Schmierseife Sapo kalinus venalis (Sapo viridis)
Schminkbohne Phaseolus vulgaris
Schminkbohnen Phaseolus vulgaris semen · Semen Phaseoli
Schminke, Rote Carminum rubrum

Schminke, Weiße Bismutum subnitricum
Schminkläppchen Bezetta rubra
Schminkpulver, Mineralisches Bismutum subnitricum
Schminkpulver, Spanisches Bismutum subnitricum
Schminkweiß Bismutum subnitricum
Schminkwurz Alkanna tinctoria
Schminkwurzel Radix Alkannae · Alkannae radix · Rhizoma Polygonati · Polygonati rhizoma
Schmirgel Lapis Smiridis
Schmitze Lignum campechianum
Schmitzerlein Fructus Jujubae
Schmöckwasser Spiritus coloniensis
Schmöhle Rhizoma Graminis · Graminis rhizoma
Schmolt Adeps suillus
Schmutzkreide Bolus alba · Kaolinum ponderosum · Creta alba
Schnabelwurz Radix Levistici · Levistici radix
Schnackenblume Taraxacum officinale
Schnakenfett Oleum Jecoris · Iecoris aselli oleum
Schnakengeist Liquor Ammonii caustici
Schnakenöl Oleum Arachidis · Arachidis oleum
Schnakenpulver Pulvis contra Insecta
Schnallen Flores Rhoeados · Papaveris rhoeados flos
Schnallensaft Sirupus Rhoeados
Schneckenblätter Herba Lappae · Bardanae herba
Schneckenfett Adeps suillus · Oleum Jecoris · Iecoris aselli oleum · Oleum Lumbricorum
Schneckengeist Liquor Ammonii caustici · Spiritus aromaticus
Schneckengruß Sirupus Althaeae · Althaeae sirupus
Schneckenhäuschen Trochisci Santonini
Schneckenhauspulver Conchae praeparatae
Schneckenöl Oleum Jecoris · Iecoris aselli oleum · Oleum Lini sulfuratum · Oleum Lumbricorum
Schneckensaft Sirupus Althaeae · Althaeae sirupus · Sirupus Aurantii Florum · Sirupus Liquiritiae
Schneckensalbe Unguentum Plumbi · Plumbi unguentum
Schneckensalbe, Schwarze Unguentum basilicum fuscum
Schneckensteine Lapides Cancrorum
Schneckenzähne Conchae pulvis · Semen Paradisi
Schneeball, Gemeiner Viburnum opulus
Schneeballrinde Cortex Viburni prunifolii · Viburni prunifolii cortex
Schneeballwurzel Cortex Viburni prunifolii · Viburni prunifolii cortex
Schneebeere Symphoricarpos albus
Schneebeerenbaum Chiococca alba
Schneebeerenwurzel Radix Caincae
Schneeberger Schnupftabak Pulvis sternutatorius albus
Schneebitterwurz Radix Gentianae · Gentianae radix
Schneeblumenwurzel Radix Hellebori
Schneeblüten Flores Acaciae · Pruni spinosae flos
Schneegacke Anemone nemorosa
Schneegalle Anemone nemorosa
Schneeglöckerl Galanthus nivalis
Schneeguckerchen Galanthus nivalis
Schneehuhnkraut Dryas octopetala
Schneekater Galanthus nivalis
Schneerose Helleborus niger
Schneesalbe Unguentum leniens · Unguentum Plumbi · Plumbi unguentum · Unguentum Zinci · Zinci unguentum
Schneesalz Amonium carbonicum
Schneetropfen Flores Convallariae · Convallariae flos
Schneeweiß Barium sulfuricum · Zincum oxydatum
Schneggenblagge Lappo tomentosa
Schneiderbalsam Unguentum contra Scabiem
Schneiderblumen Flores Acaciae · Pruni spinosae flos
Schneiderkurasche Unguentum contra Scabiem
Schneiderlein Polygala amara

Schneiderleistenspiritus Spiritus Lavandulae compositus · Lavandulae spiritus compositus · Spiritus saponato-camphoratus
Schneiderliebe Unguentum contra Scabiem
Schneiders Kurzweil Unguentum contra Scabiem
Schneiders Vergnügen Unguentum contra Scabiem
Schneischenbeeren Fructus Sorbi · Sorbi aucupariae fructus
Schnellbleiche Calcaria chlorata
Schnellengras Linum catharticum
Schnellerblumen Flores Rhoeados · Papaveris rhoeados flos
Schnellsalz Ammonium carbonicum
Schnelltropfen Tinctura Jalapae
Schnelzen Flores Rhoeados · Papaveris rhoeados flos
Schneppdiwepp Infusum Sennae compositum
Schniderbeeren Fructus Rubi Idaei · Rubi idaei fructus
Schnitterblumen Flores Stoechados · Helichrysi flos
Schnittgras Rhizoma Caricis · Caricis rhizoma
Schnittlauch Allium schoenoprasum
Schnittling Allium schoenoprasum
Schnittropfen Sirupus Sennae · Sennae sirupus
Schnittzwiebel Allium schoenoprasum
Schnitzelqueck Herba Millefolii · Millefolii herba
Schnitzelrotstein Lapis Haematitis
Schnitzelwitt Unguentum sulfuratum compositum
Schnitzerlein Fructus Jujubae
Schnuderbeeren Fructus Myrtilli · Myrtilli fructus
Schnüffelsalbe Unguentum Zinci · Zinci unguentum
Schnupfenpulver Pulvis sternutatorius
Schnupfensalbe Unguentum Majoranae · Majoranae unguentum
Schnupfkapseln Capsulae Balsami Copaivae
Schnupfpulver, Schneeberger Pulvis sternutatorius albus
Schnupftabaksblumen Flores Arnicae · Arnicae flos
Schnur Rhizoma Graminis · Graminis rhizoma
Schnurgras Elymus repens · früher: Agropyron repens
Schnürligras Rhizoma Graminis · Graminis rhizoma · Elymus repens, früher Agropyron repens
Schobbijak, Weißer Unguentum Hydrargyri album dilutum
Schober Flores Millefolii · Millefolii flos
Schoblom Aconitum napellus
Schofbeinöl Oleum Olivarum album · Olivae oleum album
Schofripple Flores Millefolii · Millefolii flos
Schokoladeblume Anemone sylvestris
Schokoladenpflaster Ceratum fuscum · Emplastrum fuscum · Unguentum basilicum fuscum
Schokoladensalbe Ceratum fuscum · Unguentum basilicum fuscum
Schollenlack Lacca in tabulis
Schöllkraut Chelidonium majus · Herba Chelidonii · Chelidonii herba
Schöllkrautwurzel Radix Chelidonii · Chelidonii radix
Schöllwurzelpulver Rhizoma Veratri pulvis · Veratri rhizoma pulvis
Scholzenpflaster Emplastrum fuscum
Scholzensalbe Unguentum basilicum fuscum
Schömwurzel Radix Hellebori
Schöne Grete Semen Foenugraeci · Trigonellae foenugraeci semen
Schönefrau Folia Belladonnae · Belladonnae folium
Schönemarie Semen Foenugraeci · Trigonellae foenugraeci semen
Schönhacke Radix Carlinae · Carlinae radix
Schönheitsmilch Aqua Rosae benzoinata
Schönheitspflaster Emplastrum anglicum nigrum
Schönkraut Herba Chelidonii · Chelidonii herba
Schönliebe Flores Stoechados · Helichrysi flos

Schönmädchen Folia Belladonnae · Belladonnae folium
Schonungspflaster Emplastrum Cantharidum perpetuum
Schop Unguentum contra Scabiem
Schopflavendel Lavandula stoechas
Schopfsalbe Unguentum sulfuratum
Schoppenkrud Apium graveolens
Schöpstalg Sebum ovile
Schorfkopfsalbe Unguentum basilicum
Schorfkraut Herba Scabiosae · Knautiae arvensis herba
Schorflattichwurzel Radix Oxylapathi
Schornsteinfegertropfen Tinctura Ferri pomati
Schoßbeeren Solanum dulcamara
Schoßhalm Elymus repens · früher Agropyron repens
Schoßkraut Herba Abrotani
Schoßmaltenkraut Herba Artemisiae · Artemisiae herba
Schoßmolken Herba Artemisiae · Artemisiae herba
Schoßwurz Herba Abrotani
Schoten, Griechische Fructus Ceratoniae · Ceratoniae fructus
Schotenklee Herba Meliloti · Meliloti herba
Schotenpfeffer Fructus Capsici · Capsici fructus
Schotentee Folliculi Sennae
Schotschen Flores Sambuci · Sambuci flos
Schottendorn Prunus spinosa
Schottentee Folliculi Sennae
Schottenzucker Saccharum Lactis
Schradel Folia Ilicis · Ilicis aquifolii folium
Schraminenstein Lapis Calaminaris
Schrapelsalbe Unguentum contra Scabiem
Schreckbirnen Semen Paeoniae · Paeoniae semen
Schreckblumen Flores Arnicae · Arnicae flos
Schreckensalbe Unguentum sulfuratum compositum
Schreckkoppen Flores Centaureae jaceae · Flores Trifolii albi
Schreckkörner Semen Paeoniae · Paeoniae semen
Schreckkraut Herba Chenopodii · Chenopodii (ambrosidoidis) herba · Herba Conyzae · Conyzae majoris herba · Herba Sideritidis
Schreckpulver Pulvis epilepticus · Pulvis pro Infantibus ruber · Pulvis temperans ruber
Schrecksteine = flachabgeschliffene, durchbohrte, dreieckige Serpentinsteine
Schrecktropfen Mixtura oleoso-balsamica · Tinctura Valerianae · Valerianae tinctura
Schrecktropfen, Rote Aqua aromatica rubra
Schrecktropfen, Weiße Spiritus aethereus · Spiritus Aetheris nitrosi · Spiritus Melissae compositus · Melissae spiritus compositus
Schreckwasser Aqua aromatica
Schreiberkräutel Herba Saturejae · Saturejae herba
Schreikraut Herba Sideritidis
Schrindwurz Radix Lapathi
Schrockdistel Datura stramonium
Schrotschußpulver Pulvis contra Pediculos
Schrundensalbe Sebum ovile · Unguentum cereum
Schrunesalbe Unguentum Terebinthinae
Schrunnöl Glycerinum
Schrunnwasser Glycerinum
Schubijak Unguentum contra Scabiem
Schublak Lacca in tabulis
Schucke Tubera Cyclaminis
Schucken Solanum tuberosum
Schuhblume Aconitum napellus
Schühlein unserer Frauen Flores Lamii albi · Lamii albi flos
Schülerkraut Herba Acmellae
Schulzenpflaster Emplastrum Lithargyri simplex
Schumack Herba Sumach
Schumannstropfen Tinctura amara
Schumarkel Herba Asperulae · Asperulae herba · Galii odorati herba
Schuppenflechte Lichen islandicus
Schuppensalbe Unguentum Zinci · Zinci unguentum
Schuppenwurz Rhizoma Bistortae · Bistortae rhizoma · Rhizoma Filicis · Filicis rhizoma
Schurkrut Equisetum-hyemale-Kraut
Schürmannpflaster Emplastrum fuscum
Schürwurz Rhizoma Tormentillae · Tormentillae rhizoma

Schußblattersalbe Unguentum Zinci · Zinci unguentum
Schüsserlkraut Folia Hyoscyami · Hyoscyami folium
Schüssersalbe Unguentum sulfuratum
Schußwasser Mixtura vulneraria acida
Schusterkraut Herba Majoranae · Majoranae herba
Schusterpech Pix navalis
Schusterpilz Boletus erythropus (Miniatoporus)
Schusterpuder Talcum
Schusterpulver Alumen plumosum
Schustersalbe Unguentum sulfuratum
Schustertropfen Tinctura Chinioidini
Schuttbingel Mercurialis annua
Schüttelbölli Pilulae laxantes
Schutzpflaster, Grünes Emplastrum Meliloti
Schuwen Folia Salviae · Salviae folium
Schwabel = Schwefel
Schwabenkraut Herba Chenopodii ambrosioidis
Schwabenöl Oleum Ricini · Ricini oleum virginale
Schwabenpulver Pulvis contra Insecta
Schwabentod Borax pulvis · Pulvis contra Blattas
Schwabenwurz Rhizoma Veratri · Veratri rhizoma
Schwabenwurzel Rhizoma Veratri · Veratri rhizoma
Schwalbenkraut Herba Chelidonii · Chelidonii herba · Herba Fumariae · Fumariae herba
Schwalbenkrautöl Oleum Amygdalarum · Amygdalae oleum virginum · Oleum Hyoscyami · Hyoscyami oleum
Schwalbenöl Oleum Amygdalarum · Amygdalae oleum virginum · Oleum Jecoris fuscum · Oleum Philosophorum
Schwalbenwasser Aqua aromatica · Aqua carminativa
Schwalbenwasser, Schwarzes Aqua Foeniculi · Foeniculi aqua
Schwalbenwurzel Radix Vincetoxici · Vincetoxici radix · Rhizoma Bistortae · Bistortae rhizoma

Schwamm, Schwammerl heißen in Bayern und Hessen Pilze ganz allgemein
Schwammalaun Alumen ustum
Schwammbeere Hydnocarpus kurzii
Schwammbüchseltropfen Spiritus coloniensis
Schwämmchensaft Mel rosatum boraxatum
Schwammerlwasser Solutio Boracis
Schwammgurke Luffa cylindrica
Schwammkohle Carbo Spongiae
Schwammkürbis Luffa cylindrica
Schwammsaft Mel rosatum boraxatum · Sirupus Althaeae · Althaeae sirupus
Schwammsäftchen Mel rosatum boraxatum
Schwammtee Lichen islandicus
Schwammwurz Radix Asparagi · Asparagi radix · Asparagi rhizoma
Schwanensalz Tartarus natronatus
Schwanzpfeffer Cubebae
Schwärkraut Herba Scabiosae · Knautiae arvensis herba
Schwärkräuter Species emollientes
Schwärpflaster Emplastrum Lithargyri compositum
Schwarte Päperkern Semen Nigellae · Nigellae semen
Schwarteehr Mumia pulvis
Schwartenpeterkähm Semen Nigellae · Nigellae semen
Schwarz. Andorn Herba Ballotae · Ballotae herba · Ballotae nigrae herba
Schwarz. Beere Fructus Myrtilli · Myrtilli fructus
Schwarz. Besinge Fructus Myrtilli · Myrtilli fructus
Schwarz. Chinaöl Balsamum peruvianum
Schwarz. Degen Oleum animale foetidum · Oleum Rusci · Betulae pix
Schwarz. Ehr Mumia pulvis
Schwarz. Essig Acetum pyrolignosum crudum
Schwarz. Frankfurter Ebur ustum
Schwarz. Hafer Pulvis contra Pediculos
Schwarz. Heilpflaster Emplastrum anglicum nigrum · Emplastrum fuscum camphoratum
Schwarz. Indischer Balsam Balsamum peruvianum

Schwarz. Königssalbe Unguentum basilicum nigrum
Schwarz. Koriander Semen Nigellae · Nigellae semen
Schwarz. Kümmel Semen Nigellae · Nigellae semen
Schwarz. Malven Flores Malvae arboreae · Alceae flos · Alceae roseae flos
Schwarz. Muttertropfen Tinctura Ferri pomati
Schwarz. Nießwurz Radix Hellebori nigri · Hellebori nigri rhizoma
Schwarz. Nüsse Mirobalani
Schwarz. Paperkähm Semen Nigellae · Nigellae semen
Schwarz. Pech Pix navalis
Schwarz. Pfeffer Fructus Piperis immaturi
Schwarz. Picksalbe Unguentum basilicum nigrum
Schwarz. Platintropfen Tinctura Aloes · Aloes tinctura
Schwarz. Rhabarber Tubera Jalapae · Jalapae tuber
Schwarz. Rosenblätter Flores Malvae arboreae · Alceae flos · Alceae roseae flos
Schwarz. Schneckensalbe Unguentum basilicum fuscum
Schwarz. Seife Sapo kalinus venalis
Schwarz. Senf Semen Sinapis · Sinapis nigrae semen
Schwarz. Steinöl Oleum animale foetidum · Oleum Rusci · Betulae pix
Schwarz. Stundentropfen Tinctura Aloes · Aloes tinctura
Schwarz. Tafelsalbe Emplastrum fuscum camphoratum
Schwarz. Tropfen Elixir Aurantii compositum · Tinctura amara
Schwarz. Walnuß Juglans nigra
Schwarz. Waschung Aqua phagedaenica nigra
Schwarz. Wasser Aqua phagedaenica nigra
Schwarz. Wundertropfen Tinctura Aloes composita · Aloes tinctura composita
Schwarz. Zucker Succus Liquiritiae anisatus (Cachou)
Schwarzbeerblätter Folia Myrtilli · Myrtilli folium
Schwarzbeeren Fructus Myrtilli · Myrtilli fructus
Schwarzbeersaft Sirupus Mororum
Schwarzbeize Liquor Ferri acetici crudus
Schwarzbergöl Oleum Rusci · Betulae pix
Schwarzblätter Herba Hepaticae · Hepaticae herba · Hepaticae nobilis herba
Schwarzblei Graphites · Plumbago
Schwarzbleiweiß Graphites · Plumbago
Schwarzbreitenpflaster Emplastrum fuscum
Schwarzbrühe Liquor Ferri acetici crudus
Schwarzburgerbalsam Oleum Lini sulfuratum
Schwarzburgerpflaster Emplastrum fuscum camphoratum
Schwarzdegenöl Oleum animale foetidum
Schwarzdorn Prunus spinosa
Schwarzdornblüten Flores Acaciae · Pruni spinosae flos
Schwarzdornbrei Succus Sambuci
Schwarzdornrinde Cortex Ulmi · Ulmi cortex
Schwarzdornwurzel Radix Consolidae majoris · Radix Ononidis · Ononidis radix · Rhizoma Tormentillae · Tormentillae rhizoma
Schwarze Witwe (Hom.) Latrodectus mactans
Schwarzedelherzpulver Pulvis epilepticus niger
Schwarzenbergsalbe Emplastrum fuscum
Schwarzespenknospen Gemmae Populi · Populi gemma
Schwarzfegertropfen Tinctura Ferri pomati · Tinctura Fuliginis
Schwarzfichte Picea mariana
Schwarzfichtenharz Piceae resina
Schwarzgallenmagentropfen Tinctura Aloes composita · Aloes tinctura composita
Schwarzglaspulver Stibium sulfuratum nigrum
Schwarzheilpflaster Emplastrum fuscum
Schwarzholder Flores Sambuci · Sambuci flos
Schwarzholz(rinde) Cortex Frangulae · Frangulae cortex
Schwarzkopf Claviceps purpurea
Schwarzkorn Secale cornutum

Schwarzkümmel Nigella sativa
Schwarzkümmel(samen) Semen Nigellae · Nigellae semen
Schwarzlosenpulver Pulvis pro equis
Schwarzmalven Flores Malvae arboreae · Alceae flos · Alceae roseae flos
Schwarzmanganerz Manganum dioxydatum
Schwarznessel Ballota nigra
Schwarznesselkraut Herba Ballotae · Ballotae herba · Ballotae nigrae herba
Schwarznußrinde Juglandis nigrae cortex
Schwarzpappelbaumspitzen Gemmae Populi · Populi gemma
Schwarzpappeln Flores Malvae arboreae · Alceae flos · Alceae roseae flos
Schwarzperle Paris quadrifolia
Schwarzpflaster Emplastrum fuscum
Schwarzrabenblut, Äußerlich Oleum Rusci · Betulae pix
Schwarzrabenblut, Innerlich Tinctura Asae foetidae
Schwarzrhabarber Tubera Jalapae · Jalapae tuber
Schwarzruschelrinde Cortex Ulmi · Ulmi cortex
Schwarztaffetpflaster Emplastrum Drouoti
Schwarzwäldertropfen Tinctura Aloes composita · Aloes tinctura composita
Schwarzwaldpulver Pulvis epilepticus niger
Schwarzwaldtee Species laxantes Dresdenenses
Schwarzwaldwurzel Radix Consolidae · Symphyti radix
Schwarzwalnußschalen Juglandis nigrae fructus cortex
Schwarzwidis Cortex Frangulae · Frangulae cortex
Schwarzwurzel Radix Consolidae · Symphyti radix · Scorzonerae radix
Schwarzwurzel, Echte Scorzonera hispanica
Schwarzwurzel, Niedrige Scorzonera humilis
Schwarzwurzel, Spanische Scorzonera hispanica
Schwarzwurzelöl Oleum viride
Schwarzwurzelpflaster Emplastrum ad Rupturas · Emplastrum fuscum
Schwarzwurzelsaft Sirupus Consolidae
Schwarzwurzelsalbe Unguentum basilicum fuscum · Unguentum flavum
Schwattbaum Rhamnus frangula · Frangula alnus
Schwebelrinde Cortex Frangulae · Frangulae cortex
Schwede = Pflaster
Schwede, Alter Species ad longam vitam · Species amarae · Species Hierae picrae · Tinctura Aloes composita · Aloes tinctura composita
Schwedentee Species ad longam vitam
Schwedentrank Tinctura Aloes composita · Aloes tinctura composita
Schwedisch. Balsam Tinctura Aloes composita · Aloes tinctura composita · Tinctura Benzoes composita
Schwedisch. Elixier Tinctura Aloes composita · Aloes tinctura composita · Tinctura Benzoes composita
Schwedisch. Kräuter Species amarae
Schwedisch. Magentropfen Tinctura Aloes composita · Aloes tinctura composita
Schwedisch. Pomade Unguentum sulfuratum compositum
Schwedisch. Tinktur Tinctura Aloes composita · Aloes tinctura composita · Tinctura Benzoes composita
Schwedisch. Tropfen Elixir e Succo Liquiritiae
Schwefel, Umgewandter Unguentum sulfuratum
Schwefel, Ungenützter Sulfur citrinum
Schwefel, Zugerichteter Unguentum sulfuratum
Schwefelalkali Kalium sulfuratum
Schwefelalkohol Carboneum sulfuratum
Schwefeläther Aether
Schwefeläthergeist Spiritus aethereus
Schwefelbalsam Oleum Lini sulfuratum · Oleum Terebinthinae sulfuratum
Schwefelbalsamtropfen Oleum Terebinthinae sulfuratum
Schwefelblumen Sulfur sublimatum
Schwefelblüte Sulfur depuratum
Schwefelbraun Kalium sulfuratum
Schwefelerde Sulfur sublimatum

Schwefelgeist Acidum sulfuricum fumans · Ammonium sulfuratum · Mixtura sulfurica acida
Schwefelgeist, Flüchtiger Liquor Ammonii hydrosulfurati
Schwefelige Säure Acidum sulfurosum
Schwefelkohlenstoff (Hom.) Carboneum sulfuratum, Carbonicum sulfuratum
Schwefelkopf, Büscheliger Hypholoma fascicularis (giftig!)
Schwefelleber Kalium sulfuratum
Schwefelleber, Flüchtige Liquor Amunonii hydrosulfurati
Schwefelleinöl Oleum Lini sulfuratum
Schwefelmehl Lycopodium · Sulfur depuratum
Schwefelmilch Sulfur praecipitatum
Schwefelnaphtha Aether
Schwefelöl Acidum sulfuricum crudum · Ammonium sulfuratum · Oleum Terebinthinae sulfuratum
Schwefelpräzipitat Sulfur praecipitatum
Schwefelpulver Sulfur sublimatum
Schwefelrahm Sulfur praecipitatum
Schwefelsalbe Unguentum sulfuratum
Schwefelsalbe, Schwarze Unguentum sulfuratum compositum
Schwefelsäure Acidum sulfuricum
Schwefelsäure zum Putzen Acidum sulfuricum dilutum
Schwefelsäure, Englische Acidum sulfuricum anglicum
Schwefelsäure, Nordhäuser Acidum sulfuricum fumans
Schwefelsäure, Sächsische Acidum sulfuricum fumans
Schwefelspäne Sulfur in filis
Schwefelspießglanz Stibium sulfuratum nigrum
Schwefelspießglanz, Roter Stibium sulfuratum rubrum
Schwefelspiritus, Versüßter Spiritus aethereus
Schwefelstätt Aether
Schwefeltartar Oleum Terebinthinae sulfuratum
Schwefelterpentinöl Oleum Terebinthinae sulfuratum
Schwefeltmodur Oleum Terebinthinae sulfuratum
Schwefelwurzel Bulbus Asphodeli · Asphodeli albi radix · Radix Peucedani · Peucedani radix
Schwefelwurzkraut Stipites Dulcamarae · Dulcamarae stipes
Schweigrohr Dieffenbachia seguine
Schweinblagde Herba Lapathi acuti
Schweinblume Folia Taraxaci · Taraxaci folium
Schweinebrot Tubera Cyclaminis
Schweinebrunst Boletus cervinus
Schweinefenchel Peucedanum officinale
Schweinefraß Lignum Sassafras · Sassafras lignum
Schweinegaeder Nervensalbe Unguentum nervinum viride
Schweinegras Rhizoma Graminis · Graminis rhizoma
Schweinegruse Herba Polygoni · Polygoni avicularis herba
Schweinepulver Stibium sulfuratum nigrum
Schweinerösel Taraxacum officinale
Schweineschmalz Adeps suillus
Schweineschneidersalbe Unguentum Hydrargyri rubrum dilutum
Schweinetang Fucus vesiculosus
Schweinetropfen Arsenicum D4 hom. · Tinctura Aloes composita · Aloes tinctura composita
Schweinfurter Grün Cuprum aceticoarsenicosum · Viride Schweinfurtense
Schweinigeltropfen Oleum Terebinthinae sulfuratum
Schweinsbeutel Rhizoma Veratri pulvis in sacca · Veratri rhizoma pulvis in sacca
Schweinsbrechwurzel Rhizoma Veratri · Veratri rhizoma
Schweinsbrot Radix Cyclaminis
Schweinsbubenpflaster Emplastrum Lithargyri compositum
Schweinsohr Calla palustris
Schweinwurz Radix Bryoniae · Bryoniae radix
Schweißkraut Herba Mercurialis · Mercurialis herba

Schweißmelde Mercurialis perennis
Schweißpulver Pulvis salicylicus cum Talco
Schweißpulver zum Härten Kalium ferrocyanatum
Schweißtreiber Tinctura bezoardica
Schweißtropfen Liquor Ammonii acetici
Schweißwurzel Rhizoma Chinae · Chinae rhizoma
Schweizerkräuter Species amarae
Schweizermädeltee Flores Rhoeados · Papaveris rhoeados flos
Schweizerpillen Pilulae laxantes
Schweizertee Herba Abrotani · Herba Galeopsidis · Galeopsidis herba
Schweizertropfen Elixir Sucini
Schweizerzucker Saccharum Lactis
Schwellkraut Folia Malvae · Malvae folium
Schwellstein Cuprum aluminatum
Schwerkraut Herba Scabiosae · Knautiae arvensis herba
Schwernottropfen Tinctura Chinioidini
Schwersaat Flores Cinae · Cinae flos
Schwerspat Barium sulfuricum
Schwertelwurzel Rhizoma Iridis · Iridis rhizoma
Schwertelwurzel gegen Zahnschmerzen Rhizoma Galangae · Galangae rhizoma
Schwertelwurzel, Wilde Bulbus Asphodeli · Asphodeli albi radix · Bulbus victorialis rotundus · Radix Consolidae · Symphyti radix · Radix Pyrethri · Pyrethri radix · Rhizoma Calami · Calami rhizoma
Schwertwurzel Rhizoma Iridis · Iridis rhizoma
Schwerwurzelpflaster Emplastrum Lithargyri
Schwestern, Die Ungleichen Herba Pulmonariae · Pulmonariae herba
Schwiblume Herba Taraxaci · Taraxaci herba · Taraxaci folium
Schwidern Fructus Berberidis · Berberidis fructus
Schwiedenbeere Fructus Berberidis · Berberidis fructus
Schwiegerle Flores Violae tricoloris · Violae tricoloris flos
Schwiegermütterchen Herba Violae tricoloris · Violae tricoloris herba
Schwiegermuttersitz Echinocactus grusonii
Schwiensbulenpflaster Emplastrum Lithargyri
Schwiensbütel siehe Schweinsbeutel
Schwienwörtel Rhizoma Veratri · Veratri rhizoma
Schwigerli Herba Violae tricoloris · Violae tricoloris herba
Schwillpflaster Emplastrum Lithargyri
Schwindelbeere Atropa Belladonna · Fructus Berberidis · Berberidis fructus
Schwindelblumen Flores Primulae · Primulae flos (cum oder sine calycibus)
Schwindelkörner Fructus Cocculi · Fructus Coriandri · Coriandri fructus · Fructus Cubebae · Cubebae fructus · Semen Sinapis albi · Erucae semen
Schwindelkraut Coriandrum sativum
Schwindelöl Oleum Terebinthinae · Terebinthinae aetheroleum
Schwindelpulver Pulvis temperans
Schwindelriechgeist Liquor Ammonii caustici
Schwindelwurzel Radix Arnicae · Arnicae radix
Schwindensalbe Unguentum Hydrargyri album dilutum
Schwindsuchtskraut Herba Galeopsidis · Galeopsidis herba
Schwindsuchtwurzel Radix Actaeae
Schwineöl Oleum Buechleri
Schwingelkörner Semen Staphisagriae · Delphinii staphisagriae semen
Schwiniöl Oleum Buechleri
Schwinisalbe Oleum Buechleri
Schwinnwart Chelidonium majus
Schwinskraut Herba Anserinae · Anserinae herba
Schwirzelkörn Semen Staphisagriae · Delphinii staphisagriae semen
Schwitzerlack Pulvis Vaccarum
Schwitzerlein Fructus Jujubae
Schwitzerpulver Pulvis lactescens
Schwitzpastillen Tablettae Acidi acetylosalicylici
Schwitzsaft Succus Sambuci inspissatus

Schwitzsalbe Succus Sambuci inspissatus
Schwitztee Flores Sambuci · Sambuci flos · Flores Tiliae · Tiliae flos
Schwitztropfen, Grüne Tinctura Menthae piperitae · Menthae piperitae tinctura
Schwitztropfen, Weiße Liquor Ammonii acetici · Spiritus Angelicae compositus · Angelicae spiritus compositus
Schwögerli Herba Violae tricoloris · Violae tricoloris herba
Schwollkraut Folia Malvae sylvestris · Malvae folium
Schwülkenöl Oleum Philosophorum · Oleum viride
Schwülkenwasser Aqua aromatica · Aqua Foeniculi · Foeniculi aqua
Schwulstkraut Folia Digitalis · Herba Chelidonii · Chelidonii herba · Herba Senecionis · Senecionis herba
Schwulstsalbe Unguentum Kalii jodati
Schwundbalsam Liquor Ammonii caustici 1,0, Tinctura Arnicae, Spiritus camphoratus, Spiritus saponatus āā 5,0
Schwundsalbe Unguentum Rosmarini compositum · Rosmarini unguentum compositum · Unguentum Zinci · Zinci unguentum
Schwundspiritus Spiritus Angelicae compositus · Angelicae spiritus compositus
Schwungsalbe Unguentum Populi · Populi unguentum
Schwungsalz Ammonium carbonicum
Scillabol Bulbus Scillae · Scillae bulbus
Sebarsaat Flores Cinae · Cinae flos
Sebast Cortex Mezerei · Mezerei cortex
Sebastiantee Lignum Quassiae · Quassiae lignum
Sebenbaum Summitates Sabinae · Juniperus sabina · Sabinae summitates
Sebenbaumblätter Herba Sabinae · Sabinae summitates
Sebersaat Flores Cinae · Cinae flos
Sechserlei Pflaster Emplastrum ad Rupturas
Sechserleischmiere Unguentum nervinum
Sechswöchnerinnentee Herba Violae tricoloris · Violae tricoloris herba
Seckelkraut Herba Bursae Pastoris · Bursae pastoris herba
Seckelmeister Radix Caryophyllatae · Caryophyllatae rhizoma
Sedativhalbsäure Acidum boricum
Sedativsalz Acidum boricum · Natrium bicarbonicum
Sedativsäure Acidum boricum
Sedlitzer Salz Magnesium sulfuricum
Seebbeeren Fructus Myrtilli · Myrtilli fructus
Seeblumensamen Semen Paeoniae · Paeoniae semen
Seebohnen Umbilicus marinus
Seechamselspiritus Spiritus Formicarum
Seechrüseli Flores Nymphaeae albae · Nymphaeae albae flos
Seedorn Hippophae rhamnoides
Seedornbeeren Hippophae rhamnoides fructus
Seeeiche Fucus vesiculosus
Seefkesad Tanacetum vulgare
Seegamselspiritus Spiritus Formicarum
Seegras Herba Equiseti minoris
Seegraswurzel Rhizoma Caricis · Caricis rhizoma
Seejungferfett Oleum Jecoris · Iecoris aselli oleum
Seeländerklee Herba Trifolii pratensis
Seelenbalsam Unguentum Elemi
Seelenpolekten Lycopodium
Seelenspeck Cetaceum
Seelnonnenpflaster Unguentum Terebinthinae
Seelotenklee Herba Meliloti · Meliloti herba
Seemannstreu Herba Eryngii maritimi
Seemoos Carrageen
Seemoos, Geperltes Cetraria islandica
Seeperlen, Rote Corallium rubrum
Seeperlen, Weiße Conchae praeparatae
Seerosen Flores Nymphaeae albae · Nymphaeae albae flos
Seesalz Sal marinum
Seeschaum Ossa Sepiae pulvis
Seeschwede Emplastrum Cerussae rubrum
Seestern, Roter Asterias rubens
Seetang Carrageen · Fucus vesiculosus
Seewebaum Summitates Sabinae · Sabinae

summitates
Seewersaat Flores Cinae · Cinae flos
Seewurzel Rhizoma Galangae totum
Sefelbaum Summitates Sabinae · Sabinae summitates
Sefenbaum Herba Ericae · Callunae herba · Juniperus sabina
Sefi = Salbei · Herba Ericae · Callunae herba · Juniperus sabina
Sefler Herba Ericae · Callunae herba · Juniperus sabina
Segelbaum Herba Ericae · Callunae herba · Juniperus sabina · Summitates Sabinae · Sabinae summitates
Segelstern Succinum raspatum
Segelsterntropfen Tinctura Succini
Segenbaum Herba Ericae · Callunae herba · Juniperus sabina · Summitates Sabinae · Sabinae summitates
Segenkraut Herba Verbenae · Verbenae herba
Segge Rhizoma Caricis · Caricis rhizoma
Seggenwurzel Rhizoma Caricis · Caricis rhizoma
Sehmsblätter Folia Sennae · Sennae folium
Sehnengras Rhizoma Graminis · Graminis rhizoma
Sehnenöl Oleum camphoratum · Oleum nervinum
Sehnenrecksalbe Oleum Hyoscyami cum Oleo Terebinthinae · Unguentum nervinum · Unguentum Populi · Populi unguentum
Sehnentreck Unguentum Hydrargyri album dilutum
Sehnenziehöl Linimentum ammoniatum · Oleum Hyoscyami · Hyoscyami oleum · Oleum Philosophorum
Sehnsblätter Folia Sennae · Sennae folium
Sehnsuchtsblätter Folia Maianthemi bifolii
Seichblume Folia Taraxaci · Taraxaci folium
Seichdiakel Emplastrum Lithargyri compositum
Seicherin Radix Taraxaci cum Herba · Taraxaci radix cum herba
Seichkraut Herba Lycopodii · Lycopodii herba · Herba Taraxaci · Taraxaci herba · Taraxaci folium · Ononis spinosa
Seichkräutel Herba Lycopodii · Lycopodii herba · Herba Taraxaci · Taraxaci herba · Taraxaci folium · Ononis spinosa
Seidelbast Cortex Mezerei · Mezerei cortex · Daphne mezereum
Seidelbastweide Salix daphnoides
Seidenbinse Herba Eriophori
Seidenblau Coerulamentum
Seidenblümlein Folia Trifolii fibrini · Menyanthidis trifoliatae folium
Seidenrosentee Flores Malvae arboreae · Alceae flos · Alceae roseae flos
Seidensalbe Unguentum Hydrargyri rubrum dilutum
Seidenspiritus Liquor Ammonii carbonici pyrooleosi
Seidlitzer Salz Magnesium sulfuricum
Seidlitzpulver Pulvis aerophorus laxans
Seidschützer Salz Magnesium sulfuricum
Seife, Alikantische Sapo venetus
Seife, Chemische Ammonium carbonicum
Seife, Englische Sapo oleaceus
Seife, Grüne Sapo kalinus venalis
Seife, Medizinische Sapo medicatus
Seife, Schwarze Sapo kalinus venalis
Seife, Spanische Sapo venetus
Seife, Venetische Sapo venetus
Seifenbalsam Linimentum saponato-camphoratum
Seifengeist Spiritus saponatus
Seifenholz Cortex Quillajae · Quillaiae cortex
Seifenkampferspiritus Spiritus saponato-camphoratus
Seifenkraut, Echtes Saponaria officinalis
Seifenpflaster Emplastrum saponatum
Seifenrinde Cortex Quillajae · Quillaiae cortex
Seifenrindenbaum Quillaja saponaria
Seifenrindentinktur Quillajae tinctura
Seifensiederfluß Kalium chloratum
Seifensiederlauge Liquor Natri caustici
Seifensiedersalbe Unguentum Plumbi · Plumbi unguentum
Seifenspäne Cortex Quillayae · Quillaiae cortex

Seifenspiritus Spiritus saponatus
Seifenstein Natrum causticum crudum
Seifenwürze Radix Saponariae · Saponariae radix
Seifenwurzel Radix Saponariae · Saponariae radix
Seifenwurzel, Rote Saponariae radix rubra · Saponariae rubrae radix
Seifenwurzel, Weiße Radix Saponariae albus · Saponariae radix alba · Sapnariae albae radix
Seigamseln = Ameisen
Seigamselspiritus Spiritus Formicarum
Seignettesalz Tartarus natronatus
Seihblumen Herba Taraxaci · Taraxaci herba · Taraxaci folium
Seihdiakel Emplastrum Lithargyri compositum
Seihkrautsamen Lycopodium
Seihwuhlcher = Trüffeln
Seilerschmiere Tinctura Arnicae · Arnicae tinctura
Seilkraut Herba Lycopodii · Lycopodii herba
Seilkrautsamen Lycopodium
Seitholt Radix Liquiritiae · Liquiritiae radix
Sektenpulver Flores Pyrethri pulvis · Pyrethri flos pulvis
Selap Tubera Jalapae · Jalapae tuber
Selbenblätter Folia Salviae · Salviae folium
Selbin Folia Salviae · Salviae folium
Selbstheil Herba Prunellae · Prunellae herba
Selbstklee Flores Trifolii albi
Self, Selfi Folia Salviae · Salviae folium
Sellerie Apium graveolens
Selleriefrüchte Apii graveolentis fructus · Apii fructus
Selleriepomade Unguentum Hydrargyri album dilutum · Unguentum Zinci · Zinci unguentum
Selleriesalbe Unguentum Hydrargyri album dilutum · Unguentum Zinci · Zinci unguentum
Selleriesamen Fructus Apii · Apii fructus
Sellerietropfen Spiritus Petroselini
Selleriewurzel Radix Apii · Apii radix · Radix Bardanae · Bardanae radix · Radix Petroselini · Petroselini radix
Sellerteöl Oleum Philosophorum
Selotten Flores Meliloti
Selvenblätter Folia Salviae · Salviae folium
Selwe = Salbei
Selz = eingedickter Saft · Succus
Semen contra Flores Cinae · Cinae flos
Semensblätter Folia Sennae · Sennae folium
Semhamundjaphet Folia Sennae, Radix Liquiritiae, Folia Aurantii $\overline{aa}$
Semmelgelb Rhizoma Curcumae pulvis · Curcumae rhizoma pulvis
Sempervigensalbe Unguentum Populi · Populi unguentum
Sendbeeren Fructus Myrtilli · Myrtilli fructus
Senden Herba Ericae · Callunae herba
Senega Polygala senega
Senegalgummi Gummi arabicum
Senegasirup Polygalae sirupus
Senegatrockenextrakt, Eingestellter Polygalae extractum siccum normatum
Senegawurzel Polygalae radix
Senegawurzel, Japanische Polygalae tenuifoliae radix
Senegawurzel, Sibirische Polygalae tenuifoliae radix
Senertpoeder Lycopodium
Senf, Englischer Semen Erucae · Sinapis albae seme · Erucae semen
Senf, Französischer Semen Sinapis · Brassica nigra · Sinapis nigrae semen
Senf, Gelber Semen Erucae · Sinapis albae semen · Erucae semen
Senf, Grüner Semen Sinapis · Sinapis nigrae semen
Senf, Holländischer Semen Erucae · Erucae semen
Senf, Roter Semen Sinapis · Sinapis nigrae semen
Senf, Russischer Semen Erucae · Erucae semen
Senf, Schwarzer Brassica nigra · Semen Sinapis · Sinapis nigrae semen
Senf, Weißer Semen Erucae · Erucae semen · Sinapis albae semen · Sinapis alba

Senfblätter Charta sinapisata • Folia Sennae • Sennae folium
Senfkraut Herba Saturejae • Saturejae herba
Senfmehl Semen Sinapis pulvis grossus
Senföl Spiritus Sinapis (eigentlich Oleum Sinapis, das aber unverdünnt zu scharf ist)
Senfpflaster Charta sinapisata
Senfsamen, Schwarze Sinapis nigrae semen
Senfsamen, Weiße Erucae semen • Sinapis albae semen
Senfspiritus Spiritus Sinapis • Allylis isothiocyanatis solutio spirituosa
Senfteig Charta sinapisata • Semen Sinapis pulvis
Sengenessel Flores Lamii • Herba Ballotae
Senna Cassia senna
Sennenblätter Herba Alchemillae • Alchemillae herba
Sennesandihle Fructus Sabadillae
Sennesbälge Folliculi Sennae
Sennesblätter Folia Sennae • Sennae folium
Sennesblätter, Geschnittene Sennae folium concisum
Sennesblättertrockenextrakt, Eingestellter Sennae folii extractum siccum normatum
Sennesfrüchte, Alexandriner- Sennae fructus acutifolia
Sennesfrüchte, Tinnevelley- Sennae fructus angustifoliae
Sennesmus Electuarium Sennae
Sennessaft Sirupus Sennae • Sennae sirupus
Sennesschäffle Folliculi Sennae
Sennesschärfen Folliculi Sennae
Sennesschoten Folliculi Sennae
Sennesselblüten Flores Lamii albi • Lamii albi flos
Sensenblätter Folia Sennae • Sennae folium
Sensentropfen Infusum Sennae compositum
Sentbeeren Fructus Myrtilli • Myrtilli fructus
Sentichblätter Summitates Sabinae • Sabinae summitates
Sentinellpulver Magnesium carbonicum
Sentischblätter Summitates Sabinae • Sabinae summitates
Senznessel Urtica dioica
Senznesselkraut Herba Urticae • Urticae herba
Sepedillensaat Pulvis contra Pediculos • Semen Sabadillae • Sabadillae semen
Sepiaschalen Ossa Sepiae • Sepiae os
Septemwurzel Rhizoma Zedoariae • Zedoariae rhizoma
Serbesaat Flores Cinae • Cinae flos
Sergenkraut Herba Saturejae • Saturejae herba
Serpentilsamen Semen Sabadillae • Sabadillae semen
Serpentin Rhizoma Bistortae • Bistortae rhizoma
Sersch Rhamnus cathartica
Servelati Mixtura oleoso-balsamica
Sesam Sesamum orientale
Sesamöl, Raffiniertes Sesami oleum raffinatum
Sevenbaum Summitates Sabinae • Sabinae summitates
Sevenbaum, Sibirischer Herba Ballotae lanatae
Sevenkraut Herba Sabinae
Sevi siehe Sefi
Sevikraut Folia Salviae • Salviae folium
Seviöl Oleum Sabinae
Shampoo Sapo capillorum
Sheabutter, Raffinierte Butyrospermi parkii adeps raffinatus
Shiitakepilz Lentinula edodes
Shikimibaum Illicium anisatum
Siam-Benzoe Benzoe tonkinensis
Siam-Benzoe-Tinktur Benzois tonkinensis tinctura
Sibbeeren Fructus Myrtilli • Myrtilli fructus
Sibirisches Salz Magnesium sulfuricum
Sibyllenessig Acetum Sabadillae
Sibyllentropfen Tinctura Chinioidini
Siccatif Plumbum oleinicum
Siccatifpulver Manganum boricum
Sichelblumen Flores Cyani • Cyani flos • Flores Millefolii • Millefolii flos
Sichelkraut Herba Millefolii • Millefolii herba • Herba Serratulae
Sichelschnitt Herba Millefolii • Millefolii herba

Siddensalv Unguentum Plumbi · Plumbi unguentum
Sidelbast Cortex Mezerei · Mezerei cortex
Sidenblümli Flores Trifolii fibrini
Sidenhamstropfen Tinctura Opii crocata
Sie Herba Cuscutae
Siebenbaum Summitates Sabinae · Sabinae summitates
Siebenblatt Rhizoma Tormentillae · Tormentillae rhizoma
Siebenblümchen Menyanthes trifoliata
Siebenerleipflaster Emplastrum oxycroceum
Siebenerleischmiere Unguentum nervinum viride
Siebenerleitee Species laxantes Dresdenenses
Siebenerleitropfen Tinctura Chinioidini
Siebenfarbenblümlein Herba Violae tricoloris · Violae tricoloris herba
Siebenfingerkrautwurzel Rhizoma Tormentillae · Tormentillae rhizoma
Siebenfrüchtetee Species pectorales cum Fructibus
Siebengezeit Semen Foenugraeci · Trigonellae foenugraeci semen
Siebengezeugsamen Semen Foenugraeci · Trigonellae foenugraeci semen
Siebenhämmerleinwurzel Radix victorialis longus
Siebenkraut Herba Meliloti · Meliloti herba
Siebenmannstränk Flores Tanaceti · Tanaceti flos
Siebenmannstrenk Flores Tanaceti · Tanaceti flos
Siebennagelspitzen Herba Marrubii · Marrubii herba
Siebenstundenkraut Herba Fumariae · Fumariae herba · Herba Meliloti · Meliloti herba
Siebenundsiebziger Species aromaticae
Siebenundsiebzigerleiborkpulver Cortex Chinae pulvis · Cinchonae cortex pulvis
Siebenundsiebzigerleiborktropfen Tinctura Chinioidini
Siebenwormsertee Species laxantes Dresdenenses
Siebenzeit Herba Meliloti · Meliloti herba
Siebenzeiten Semen Foenugraeci · Trigonellae foenugraeci semen
Sieblumenöl Oleum Olivarum album · Olivae oleum album
Siebolds Pflaster Emplastrum fuscum
Siebziger fürs Vieh Pulvis pro Vaccis
Siedeblümchen Folia Trifolii fibrini · Menyanthidis trifoliatae folium
Siedelkraut Herba Sideritidis
Siedenbaum Summitates Sabinae · Sabinae summitates
Siedenpflaster Emplastrum Lithargyri simplex
Siedesudesalzöl Liquor antarthriticus Pottii
Siegelerde Bolus alba oder rubra
Siegelerde, Weiße Terra sigillata
Siegelöl Oleum Philosophorum
Siegelwachs, Grünes Ceratum Aeruginis
Siegelwurz Rhizoma Polygonati · Polygonati rhizoma
Siegertsches Pflaster Emplastrum fuscum camphoratum
Siegesbeckienkraut Sigesbeckiae herba (Sigesbeckia-glabrescens-Kraut)
Siegwurz Bulbus victorialis
Sienämies Herba Lycopodii · Lycopodii herba
Siergwurz Rhizoma Calami · Calami rhizoma
Siewemannstark Flores Tanaceti · Tanaceti flos
Sifekrokt Herba Saponariae · Saponariae herba
Sigge Rhizoma Calami · Calami rhizoma
Sigmars Blumen Flores Alceae · Alceae flos · Alceae roseae flos · Flores Malvae arboreae
Sigmars Kraut Folia Alceae · Folia Malvae · Malvae folium
Sigmars Wurzel Bulbus victorialis · Radix Alceae
Sigmarswurz Bulbus victorialis rotundus
Sigmundblumen Flores Alceae · Alceae flos · Alceae roseae flos · Flores Malvae arboreae
Silber, Kolloides Argentum colloidale
Silber, Metallisches (Hom.) Argentum, Argentum metallicum
Silberaufdermilch Magnesium carbonicum

Silberbalsam Oleum Lini sulfuratum · Oleum Terebinthinae sulfuratum
Silberblatt Herba Anserinae · Anserinae herba · Herba Lunariae
Silberblumen Sulfur sublimatum
Silberdistel Carlina acaulis · Radix Carlinae · Carlinae radix · Fructus Cardui marianae
Silbereiweiß Argentum proteinicum
Silberfrauenmantel Farfarae folium · Folia Alchemillae alpinae
Silberglätte Lithargyrum
Silberglätteessig Liquor Plumbi subacetici · Plumbi subacetatis solutio
Silberglättpflaster Emplastrum Lithargyri
Silberglättsalbe Unguentum Cerussae · Unguentum diachylon · Unguentum Plumbi · Plumbi unguentum
Silberglätttropfen Oleum Terebinthinae sulfuratum · Tinctura Chinioidini
Silberglücksalbe Unguentum Plumbi · Plumbi unguentum
Silberkerze Actaea racemosa
Silberknopf Herba Ptarmicae
Silberkraut Herba Alchemillae · Alchemillae herba · Herba Anserinae · Anserinae herba · Potentilla anserina
Silberkristalle Argentum nitricum
Silbermantel Herba Alchemillae · Alchemillae herba
Silbermänteli Alchemilla alpina
Silbernitrat Argenti nitras
Silbernitrat-Ätzstift Argenti nitratis stylus
Silbernitrat-Kaliumnitrat-Ätzstift Argenti nitratis et kalii nitratis stylus
Silberrose Sulfur sublimatum
Silbersalbe Unguentum Hydrargyri album dilutum
Silbersalpeter Argentum nitricum cum Kalio nitrico
Silberschaum Argentum foliatum
Silberschön Herba Anserinae · Anserinae herba
Silberstein Argentum nitricum
Silbertropfen Oleum Terebinthinae sulfuratum
Silbertropfen gegen Fieber Tinctura Chinae composita · Cinchonae tinctura composita · Tinctura Chinioidini
Silberweiß Cerussa
Silberzuckerln Cachou (versilbert)
Silfiktrin Acidum sulfuricum dilutum
Silgenkraut Herba Oreoselini
Silgenöl Oleum Anethi · Anethi aetheroleum · Oleum Petroselini
Silgensamen Pulvis contra Pediculos · Semen Sabadillae · Sabadillae semen
Siliensamen Fructus Petroselini · Petroselini fructus
Silksamen Fructus Petroselini · Petroselini fructus
Sillenöl Oleum Anethi · Anethi aetheroleum · Oleum Petroselini
Sillerkraut Herba Artemisiae · Artemisiae herba
Simeonsblumen Flores Alceae · Alceae flos · Alceae roseae flos · Flores Malvae arboreae
Simio Herba Serpylli · Serpylli herba
Simmerling = Mehlpilz · Clitopilus prunulus
Simonsblätter Folia Salviae · Salviae folium
Simplexpflaster Emplastrum Lithargyri simplex
Simplexsalbe Unguentum cereum
Simplextinktur Tinctura Arnicae · Arnicae tinctura
Simsamdill Semen Sabadillae · Sabadillae semen
Simsonpflaster, Braunes Emplastrum fuscum
Simsonpflaster, Weißes Emplastrum Lithargyri
Simsonspflaster Emplastrum oxycroceum
Sinaäpfelschale Pericarpium Aurantii
Sinaborg Cortex Chinae · Cinchonae cortex
Sinau Herba Alchemillae · Alchemillae herba
Sinaukraut Herba Alchemillae · Alchemillae herba
Sindaukraut Herba Droserae (= Herba Rorellae) · Droserae herba
Sindöst Herba Centaurii · Centaurii herba
Sinfersaat Flores Cinae · Cinae flos
Singsalbe Unguentum Zinci · Zinci unguentum
Sinnestropfen Spiritus Menthae piperitae ·

Menthae piperitae spiritus
Sinngrün Herba Vincae · Vincae minoris folium
Sinntau Herba Droserae (= Herba Rorellae) · Droserae herba
Sinögge Herba Centaurii · Centaurii herba
Sinustee Folliculi Sennae
Sippenbeeren Fructus Sorbi · Sorbi aucupariae fructus
Sirenzwurzel Radix Imperatoriae · Rhizoma Imperatoriae · Imperatoriae rhizoma
Siriigehlwater Liquor Ammonii aromaticus
Sirup, Holländischer Sirupus communis
Sirup, Österreichischer Sirupus Kalii sulfoguajacolici
Sirup, Weißer Sirupus simplex
Sisendisenpulver Pulvis Magnesiae cum Rheo
Skabiosenpulver Pulvis Liquiritiae compositus · Liquiritiae pulvis compositus
Skabiosensaft, Roter Sirupus Rhoeados
Skabiosensaft, Weißer Sirupus Aurantii Florum
Skabiosenwasser Aqua Foeniculi · Foeniculi aqua
Skali Kalium chloricum
Skammoniaharz, Mexikanisches Scammoniae mexicanae resina
Skammoniawurzel, Mexikanische Scammoniae mexicanae radix
Skink Stincus marinus
Skitzelnsamen Semen Colchici · Colchici semen
Skorbutkraut Herba Cochleariae · Cochleariae herba
Skorbutsalz Kalium chloricum
Skorbutspiritus Spiritus Cochleariae
Skorbuttee Species Lignorum
Skorbuttinktur Tinctura Lignorum · Tinctura Myrrhae · Myrrhae tinctura
Skorbutwasser Solutio Kalii chlorici 4,0:90,0, Spiritus Cochleariae 10,0
Skordienkraut Herba Scordii
Skorpionöl Oleum Chamomillae · Oleum Hyperici · Hyperici oleum · Oleum Lini · Lini oleum virginale · Oleum Lumbricorum · Oleum Rapae · Rapae oleum

Skorpionwurzel Radix Succisae · Succisae radix
Skrofel Scrophularia nodosa
Skrofelkraut Herba Scrophulariae · Scrophulariae herba · Herba Violae tricoloris · Violae tricoloris herba
Skuttie Gutti
Slagwater Aqua apoplectica · Aqua aromatica
Slimtee Species emollientes
Slimwörteln Radix Althaeae · Althaeae radix
Smak Pulvis Sumach
Smalle Sophie Folia Salviae · Salviae folium
Smalte Cobaltum silicium kalinum
Smartpulver Lycopodium
Smeersel, Flüchtig Linimentum ammoniatum
Smetpoeder Lycopodium · Talcum
Smetzalf Unguentum Zinci · Zinci unguentum
Smokblumen Flores Rhoeados · Papaveris rhoeados flos
Smolt Adeps suillus
Smoltblome Anemone nemorosa
Smyrnagummi Myrrha
Snakenbläder Aspidium filix mas
Snerkpoeder Lycopodium
Snotpoeder Semen Foenugraeci pulvis · Trigonellae foenugraeci semen pulvis
Soda Natrium carbonicum crudum
Soda, Kalzinierte Natrium carbonicum crudum siccatum
Soda, Kaustische Natrium causticum
Soda, Präparierte Natrium bicarbonicum
Sodakraut Herba Salsolae
Sodalaugensalz Natrium carbonicum
Sodasalz Natrium bicarbonicum
Sodaseife Sapo medicatus
Sodatropfen Liquor Kalii carbonici
Sodbrot Fructus Ceratoniae · Ceratoniae fructus
Söggel Herba Hyssopi · Hyssopi herba
Sögli Herba Hyssopi · Hyssopi herba
Sögöl Oleum Foeniculi · Foeniculi amari fructus aetheroleum
Sogpflaster Emplastrum ad Rupturas

Sögpulver Pulvis Magnesiae foeniculatus
Sohlenkraut Plantago major
Sohlensalz Natrium chloratum
Sohn vor dem Vater Colchicum autumnale • Folia Farfarae • Farfarae folium
Sohrsäftchen Mel rosatum boraxatum
Söht = süß
Söhtholt Radix Liquiritiae • Liquiritiae radix
Soichbluma Herba Taraxaci • Taraxaci herba • Taraxaci folium
Sojabohne Glycine max
Sojabohnen Glycine semen • Sojae semen
Sojalecithin, Entöltes Sojae lecithinum desoleatum
Sojaöl, Hydriertes Sojae oleum hydrogenatum
Sojaöl, Partiell hydriertes Sojae oleum ex parte hydrogenatum
Sojaöl, Raffiniertes Sojae oleum raffinatum
Solarispulver Herba Absinthii pulvis • Absinthii herba pulvis
Soldatenholz Lignum Guajaci • Guaiaci lignum
Soldatenknabenkraut Orchis militaris
Soldatenkraut Folia Matico
Soldatenmixtur Mixtura solvens
Soldatenpetersilie Glechoma hederacea
Soldatensalbe Unguentum contra Pediculos
Soldatenton Talcum
Soldatentropfen Tinctura Chinioidini
Solfer Salvia officinalis
Solferbloem Sulfur sublimatum
Solferwurz Radix Peucedani • Peucedani radix
Solotanzpflaster Emplastrum consolidans
Some = Semen
Sommerbingel Herba Mercurialis • Mercurialis herba
Sommerdorn Herba Taraxaci • Taraxaci herba • Taraxaci folium
Sommergrün Herba Veronicae • Veronicae herba
Sommerröslein Flores Bellidis • Bellidis flos
Sommerstaub Flores Pyrethri pulvis • Pyrethri flos pulvis • Pulvis contra Pediculos
Sommertürle Flores Bellidis • Bellidis flos • Folia Farfarae • Farfarae folium
Sommerwurzel Radix Taraxaci • Taraxaci radix
Sommerzwiebel Bulbus Cepae
Sondaukraut Herba Droserae (= Herba Rorellae) • Droserae herba
Sonnenauge Herba Matricariae • Tanaceti parthenii herba
Sonnenblätter Herba Alchemillae • Alchemillae herba
Sonnenblume Helianthus annuus
Sonnenblumenkerne Semen Helianthi annui • Helianthi annui fructus
Sonnenblumenöl Helianthi annui oleum
Sonnenblumenöl, Raffiniertes Helianthi annui oleum raffinatum
Sonnenblumenöl, Raffiniertes, Ölsäurereich Helianthi annui oleum, abundans acidi olei(ni)ci
Sonnenbrand Radix Cichorii • Cichorii radix
Sonnenbraut Flores Calendulae • Calendulae flos
Sonnendächli Herba Petasitidis
Sonnendistelwurz Radix Carlinae • Carlinae radix
Sonnendraht Radix Cichorii • Cichorii radix
Sonnengold Flores Stoechados • Helichrysi flos
Sonnenhirse Semen Milii solis • Lithospermum-officinale-Samen
Sonnenhut, Blassblütiger Echinacea pallida
Sonnenhut, Purpurner Echinacea purpurea
Sonnenhut, Roter Echinacea purpurea
Sonnenkäfer Coccionella
Sonnenkraut Herba Cichorii • Cichorii herba • Herba Droserae • Droserae herba
Sonnenkrautöl Oleum Ricini • Ricini oleum virginale
Sonnenkrautwurzel Radix Cichorii • Cichorii radix
Sonnenlöffelkraut Herba Droserae (= Herba Rorellae) • Droserae herba
Sonnenpulver Pulvis Herbarum
Sonnenröschen Helianthemum
Sonnenrosen Flores Calendulae • Calendulae flos

Sonnenrosenöl Oleum Arachidis · Arachidis oleum · Oleum Papaveris
Sonnensalz Ammonium chloratum · Sal marinum
Sonnenschiet Herba Scordii
Sonnentau Drosera rotundifolia · Herba Droserae (= Herba Rorellae) · Droserae herba
Sonnentaukraut Droserae herba
Sonnentauöl Oleum Arachidis · Arachidis oleum
Sonnenwedel Flores oder Herba Cichorii · Cichorii flos oder herba · Herba Artemisiae · Artemisiae herba
Sonnenwendblume Calendula officinalis
Sonnenwende Flores Calendulae · Calendulae flos · Calendula officinalis · Heliotropium arborescens · Herba Cichorii · Cichorii herba
Sonnenwendgürtel Herba Artemisiae · Artemisiae herba
Sonnenwendkraut Herba Hyperici · Hyperici herba
Sonnenwirbel (-wirtel) Herba Taraxaci · Taraxaci herba · Taraxaci folium
Sonnenwirbelwurz Radix Cichorii · Cichorii radix · Radix Taraxaci · Taraxaci radix
Sonnenwurzel Radix Taraxaci · Taraxaci radix
Sonnwendblume Calendula officinalis
Sont Acacia arabica
Soodschote Fructus Ceratoniae · Ceratoniae fructus
Sootbrot Fructus Ceratoniae · Ceratoniae fructus
Sophei = Salbei
Sophie, Breite Herba Balsamitae · Balsamitae herba
Sophie, Schmale Folia Salviae · Salviae folium
Sophienblätter Folia Salviae · Salviae folium
Sophienmargarethenpulver Semen Foenugraeci pulvis · Trigonellae foenugraeci semen pulvis
Sophienpulver Pulvis antiepilepticus
Sophiensaft Mel rosatum boraxatum
Söpli Herba Hyssopi · Hyssopi herba
Söppelkraut Herba Hyssopi · Hyssopi herba
Sorsäftchen Mel rosatum boraxatum
Sötpich Succus Liquiritiae · Liquiritiae succus
Sottöl Kreosotum
Sowassalbe Unguentum contra Pediculos · Unguentum sulfuratum compositum
Spalmöl Oleum Pini
Spaltersalbe Unguentum Populi · Populi unguentum · Unguentum Rosmarini compositum · Rosmarini unguentum compositum
Spaltgras Rhizoma Caricis · Caricis rhizoma
Spaltholzöl Oleum cadinum · Juniperi pix · Oleum Lauri dilutum · Lauri oleum
Spandeersalbe Unguentum Rosmarini compositum · Rosmarini unguentum compositum
Spangrün Aerugo
Spanierpulver Borax pulvis
Spanisch. Bertram Anacyclus pyrethrum
Spanisch. Erde Catechu
Spanisch. Fliedertee Herba Origani · Origani herba
Spanisch. Fliege Cantharides · Lytta vesicatoria · früher Cantharis vesicatoria
Spanisch. Fliege (Hom.) Cantharis, Lytta vesicatoria
Spanisch. Fliegenpflaster Emplastrum Cantharidum
Spanisch. Fliegensalbe Unguentum Cantharidum
Spanisch. Flor Bezetta rubra
Spanisch. Glas Glacies Mariae
Spanisch. Hafer Pulvis contra Pediculos
Spanisch. Hafermehl Pulvis contra Pediculos
Spanisch. Heidelbeerblätter Folia Uvae Ursi · Uvae ursi folium
Spanisch. Hopfen Herba Origani cretici · Origani cretici herba
Spanisch. Hopfenöl Oleum Origani cretici · Origani cretici aetheroleum
Spanisch. Kornpulver Pulvis contra Pediculos
Spanisch. Kreide Talcum
Spanisch. Kreuztee Herba Galeopsidis · Galeopsidis herba · Species pectorales

Spanisch. Lappen Bezetta rubra
Spanisch. Lumpen Bezetta rubra
Spanisch. Metwurst Cassia fistula
Spanisch. Mücke Cantharides · Emplastrum Cantharidum
Spanisch. Mücken, Immerwährende Emplastrum Cantharidum perpetuum
Spanisch. Pfeffer Fructus Capsici · Capsici fructus
Spanisch. Reitersalbe Unguentum contra Pediculos
Spanisch. Saft Succus Liquiritiae · Liquiritiae succus
Spanisch. Samen Semen Canariense
Spanisch. Seife Sapo venetus
Spanisch. Tee Herba Chenopodii · Chenopodii (ambrosioidis) herba · Herba Galeopsidis · Galeopsidis herba · Species Hispanicae · Species laxantes
Spanisch. Wasser Liquor Ammonii caustici
Spanisch. Weiß zum Schminken Bismutum subnitricum
Spanischpfefferfrüchteextrakt, Etherischer Capsici ethereum extractum
Spanischpfeffertinktur Capsici tinctura
Spannsalbe Unguentum flavum · Unguentum nervinum
Sparadrap Emplastrum adhaesivum extensum
Spargel Asparagus officinalis
Spargelwurzel Radix Asparagi · Asparagi radix · Asparagi rhizoma
Spargensamen Semen Nigellae · Nigellae semen
Sparlei Folia Salviae · Salviae folium
Sparrfadenkraut Herba Marrubii · Marrubii herba
Sparsach Radix Asparagi · Asparagi radix · Asparagi rhizoma
Sparsich Radix Asparagi · Asparagi radix · Asparagi rhizoma
Sparz Radix Asparagi · Asparagi radix · Asparagi rhizoma
Spathsalbe Unguentum Cantharidum acre
Spatzenkraut Herba Anagallidis · Anagallidis herba · Herba Saponariae · Saponariae herba
Spatzenwurzel Radix Saponariae · Saponariae rubrae radix
Spechtwurzel Radix Carlinae · Carlinae radix · Radix Dictamni · Dictamni albi radix
Specificum cephalicum Pulvis epilepticus Marchionis · Pulvis temperans ruber
Speckblümchen Flores Lavandulae · Lavendula latifolia
Speckgummi Resina elastica
Specklilienwasser Spiritus dilutus
Speckmelde Herba Mercurialis · Mercurialis herba
Specknarresblüten Flores Lavandulae · Lavandula-latifolia-Blüten
Specköl Oleum Spicae · Spicae aethroleum (Stammpflanze: Lavandula latifolia)
Speckstein Talcum
Speckwurzel Radix Consolidae · Symphyti radix
Speenzalf Unguentum camphoratum · Unguentum Populi · Populi unguentum
Speerkrautwurzel Radix Valerianae · Valerianae radix · Rhizoma Ari · Ari maculati rhizoma · Rhizoma Iridis · Iridis rhizoma
Speerminze Folia Menthae crispae · Menthae crispae folium
Speerwurzel Rhizoma Ari · Ari maculati rhizoma · Rhizoma Iridis · Iridis rhizoma
Speichelkraut Herba Saponariae · Saponariae herba
Speichelwurz Radix Pyrethri · Pyrethri radix · Radix Saponariae
Speichelwurzel Pyrethri germanici radix
Speierlingsbeeren Fructus Sorbi · Sorbi aucupariae fructus
Speik, Großer Lavandula latifolia
Speikraut Herba Senecionis · Senecionis herba
Speikwurzel Radix Valerianae · Valerianae radix
Speimiezel Herba Trifolii arvensis · Trifolii arvensis herba
Speisekümmel Fructus Carvi · Carvi fructus
Speisemorchel Morchella esculenta
Speisepulver Natrium bicarbonicum
Speisesoda Natrium bicarbonicum
Speiskraut Herba Linariae · Linariae vulgris

herba
Speispulver Natrium bicarbonicum
Speiswurz Radix Bryoniae · Bryoniae radix
Speitäubling Rassula sardonia (emetica) (giftig!)
Speiwurzel Herba Senecionis · Senecionis herba · Radix Pyrethri · Pyrethri radix
Spektakelpflaster Emplastrum Lithargyri · Emplastrum saponatum
Sperberbaum Sorbus domestica
Sperberbeeren Fructus Berberidis · Berberidis fructus
Sperberkraut Herba Sanguisorbae · Sanguisorbae herba
Sperenstichwurzel Radix Gentianae cruciatae
Spergelbaumrinde Cortex Frangulae · Frangulae cortex
Sperkelbom Rhamnus frangula · Frangula alnus
Sperlingskraut Herba Anagallidis · Anagallidis herba
Spermacetpflaster Ceratum Cetacei
Spermacetsalbe Unguentum leniens
Spermacettäfelchen Ceratum Cetacei
Sperrige Grindelie Grindelia squarrosa
Sperrmäuler Fumaria officinalis
Sperwurzel Rhizoma Iridis · Iridis rhizoma
Spi Lavandula officinalis
Spiauter Zincum metallicum
Spickatblüte Flores Lavandulae · Lavandula-latifolia-Blüten
Spickblumen Flores Lavandulae · Lavandula latifolia
Spickblütenöl Oleum Spicae · Spicae aethroleum (Stammpflanze: Lavandula latifolia)
Spicke Lavandula spica · Lavandula latifolia
Spickernalienöl Oleum Spicae · Spicae aethroleum (Stammpflanze: Lavandula latifolia)
Spickeröl Oleum Spicae · Spicae aethroleum (Stammpflanze: Lavandula latifolia)
Spickerrinde Cortex Frangulae · Frangulae cortex
Spicknardenöl Oleum Spicae · Spicae aethroleum (Stammpflanze: Lavandula latifolia)
Spicknervenöl Oleum Spicae · Spicae aethroleum (Stammpflanze: Lavandula latifolia)
Spickrohr Radix Angelicae · Angelicae radix
Spiegelharz Colophonium
Spiegelruß Fuligo
Spiegelsaat Fructus Foeniculi · Foeniculi fructus
Spieknardenöl Oleum Spicae · Spicae aethroleum (Stammpflanze: Lavandula latifolia)
Spieknervenöl Oleum Spicae · Spicae aethroleum (Stammpflanze: Lavandula latifolia)
Spieköl Oleum Spicae · Spicae aethroleum (Stammpflanze: Lavandula latifolia)
Spierblumen Spiraeae flos
Spierkraut Herba Spiraeae · Spiraeae herba
Spierlingssaft Succus Sorborum
Spießdorn Berberis vulgaris
Spießglanz, Schwarzer (Hom.) Stibium sulfuratum nigrum
Spießglanzbutter Liquor Stibii chlorati
Spießglanzleber Hepar Antimonii
Spießglanzmohr Aethiops antimonialis
Spießglanzöl Acidum Hydrochloricum fumans · Liquor Stibii chlorati
Spießglanzschwefel Stibium sulfuratum aurantiacum
Spießglanztinktur Butyrum Antimonii · Tinctura kalina
Spießglas Stibium sulfuratum nigrum
Spießglasbutter Liquor Stibii chlorati
Spießkraut Herba Plantaginis · Plantago lanceolata · Plantaginis lanceolatae herba
Spigä Flores Lavandulae · Lavandula latifolia
Spik Lavandula spica · Lavandula latifolia
Spikanard Flores Lavandulae · Lavandula latifolia · Radix Nardi
Spikanardöl Oleum Spicae · Spicae aethroleum (Stammpflanze: Lavandula latifolia)
Spikat Lavandula spica · Lavandula latifolia
Spikatblüten Flores Lavandulae · Lavandula-latifolia-Blüten
Spikblüten Flores Lavandulae · Lavandula-latifolia-Blüten
Spike Flores Lavandulae · Lavandula latifolia · Lavandula spica
Spikenarde Lavandula latifolia
Spikgeist Spiritus Lavandulae · Lavandulae

spiritus
Spiklavendel Lavandula latifolia
Spiknardblüten Flores Lavandulae · Lavandula-latifolia-Blüten
Spiköl Oleum Spicae · Spicae aethroleum (Stammpflanze: Lavandula latifolia)
Spikpflanze Lavandula latifolia
Spilettenschmiere Unguentum leniens
Spilfiktrin Acidum sulfuricum dilutum
Spillbaumrinde Cortex Frangulae · Frangulae cortex
Spillingblüten Flores Acaciae · Pruni spinosae flos
Spiltersalbe Unguentum flavum
Spiltertropfen Oleum Terebinthinae rectificatum
Spinat Spinacia oleracea
Spinatblätter Spinaciae folium
Spinatöl Oleum Lavandulae Spicae
Spinatschbeeren Fructus Berberidis · Berberidis fructus
Spindelbaum Euonymus europaeus
Spindle Colchicum autumnale
Spindlers Pflaster Emplastrum fuscum · Emplastrum Lithargyri compositum
Spinellenblüten Flores Acaciae · Pruni spinosae flos
Spinnblumen Flores Colchici · Colchici flos
Spinnenblumenwurzel Tubera Colchici · Colchici tuber
Spinnendistelkraut Herba Cardui benedicti · Cnici benedicti herba
Spinnenklette Radix Bardanae · Bardanae radix
Spinnenmüggeli Semen Nigellae · Nigellae semen
Spinnerne Colchicum autumnale
Spinnkraut Herba Chelidonii · Chelidonii herba · Herba Senecionis · Senecionis herba
Spinnlichkraut Herba Equiseti arvensis · Equiseti herba
Spinnmüggli Semen Nigellae · Nigellae semen
Spiraltropfen Acidum hydrochloricum dilutum
Spirifiktrin Acidum sulfuricum dilutum
Spiritus ablitus Spiritus Angelicae compositus · Angelicae spiritus compositus
Spiritus acomoneceus Liquor Ammonii caustici
Spiritus adulcius Spiritus Aetheris nitrosi
Spiritus apoplepticus Aqua aromatica · Spiritus coloniensis
Spiritus armonacerus Liquor Ammonii caustici
Spiritus dulcis Spiritus Aetheris nitrosi
Spiritus Dzondii Liquor Ammonii caustici spirituosus
Spiritus electricus Oleum Terebinthinae · Terebinthinae aetheroleum
Spiritus hussarius Liquor Ammonii caustici
Spiritus matricarius Spiritus Mastichis compositus
Spiritus Nitri Acidum nitricum · Spiritus Aetheris nitrosi
Spiritus Nitri dulcis Spiritus Aetheris nitrosi
Spiritus politicis Spiritus odoratus
Spiritus resolvens Spiritus Rosmarini
Spiritus Salis Liquor Ammonii caustici
Spiritus Salis dulcis Spiritus Aetheris chlorati
Spiritus Salis fumans Acidum hydrochloricum crudum
Spiritus Salis und Lavendel Spiritus Lavandulae ammoniatus
Spiritus Saturni Liquor Plumbi subacetici · Plumbi subacetatis solutio
Spiritus Turnis Liquor Plumbi subacetici · Plumbi subacetatis solutio
Spiritus Vitrioli Acidum sulfuricum dilutum
Spiritus, Aromatischer Spiritus Melissae compositus · Melissae spiritus compositus
Spiritus, Fliegender Liquor Ammonii caustici
Spiritus, Flüchtiger Liquor Ammonii caustici
Spiritus, Grüner Spiritus nervinus viridis
Spiritus, Laufmanns Spiritus Formicarum
Spiritus, Minderers Liquor Ammonii aceticus
Spiritus, Russischer Spiritus russicus
Spiritus, Schmerzstillender Spiritus aethereus
Spiritusbranse Oleum Terebinthinae · Terebinthinae aetheroleum
Spiritusfiktri Acidum sulfuricum dilutum

Spiritusflink Liquor Ammonii caustici
Spiritushoch Alcohol
Spiritusniteröl Acidum nitricum crudum
Spiritusrabineröl Oleum Hyoscyami cum Oleo Terebinthinae āā
Spiritusrebentenöl Oleum Hyoscyami cum Oleo Terebinthinae āā
Spiritusrein Spiritus camphoratus
Spiritussalfolat Liquor Ammonii caustici
Spiritussavile Oleum Rusci · Betulae pix
Spiritustinktur Tinctura Arnicae · Arnicae tinctura
Spiritusturnus Liquor Plumbi subacetici · Plumbi subacetatis solutio
Spiritusverbind Oleum Terebinthinae · Terebinthinae aetheroleum
Spiritusverteidig Liquor Ammonii caustici
Spiritusvictrinöl Acidum sulfuricum anglicum
Spirke Pinus mugo
Spirling Fructus Sorborum · Sorbi aucupariae fructus
Spirsäure Acidum salcylicum
Spirvictrin Acidum sulfuricum dilutum
Spitz Oleum Spicae · Spicae aethroleum (Stammpflanze: Lavandula latifolia) · Spiritus Lavandulae · Lavandulae spiritus
Spitzampfer Radix Lapathi acuti
Spitzawägeli Herba Plantaginis · Plantago lanceolata · Plantaginis lanceolatae herba
Spitzbeeren Fructus Berberidis · Berberidis fructus
Spitzbeerli Berberidis fructus
Spitzblackenwurzel Radix Lapathi
Spitzblumen Flores Lavandulae · Lavandulae flos
Spitzbubenessig Acetum aromaticum · Acetum Sabadillae
Spitze Leonore Species Lignorum
Spitzentee Summitates Sabinae · Sabinae summitates
Spitzewägeli Herba Plantaginis · Plantago lanceolata · Plantaginis lanceolatae herba
Spitzeweder Plantago lanceolata · Plantaginis lanceolatae herba
Spitzfeder Herba Plantaginis · Plantago lanceolata · Plantaginis lanceolatae herba

Spitzfederich Herba Plantaginis · Plantago lanceolata · Plantaginis lanceolatae herba
Spitzglas Stibium sulfuratum nigrum
Spitzgras Elymus repens · früher Agropyron repens
Spitzklette Herba Xanthii
Spitzkugeln Trochisci Santonini
Spitzmorchel Morchella conica
Spitzöl Oleum Spicae · Spicae aethroleum (Stammpflanze: Lavandula latifolia)
Spitzpulver, Englisches Tubera Jalapae pulvis · Jalapae tuber pulvis
Spitzspiritus Spiritus Lavandulae · Lavandulae spiritus
Spitzwegerich Plantago lanceolata
Spitzwegerichblätter Plantaginis lanceolatae folium
Spitzwegerichkraut Herba Plantaginis · Plantaginis lanceolatae herba
Spitzwegerichsaft Sirupus Plantaginis · Plantaginis sirupus
Spitzwegerichsalbe Unguentum flavum
Spitzwegerichsirup Plantaginis sirupus
Spitzwegramsaft Sirupus Althaeae · Althaeae sirupus · Sirupus Liquiritiae · Sirupus Plantaginis · Plantaginis sirupus
Splietwasser Aqua aromatica
Splintbaum Buxus
Splintbeeren Fructus Rhamni Frangulae
Splittersalbe Unguentum flavum
Splittertropfen Oleum Terebinthinae · Terebinthinae aetheroleum
Spodium Carbo ossium
Spökernbeeren Fructus Frangulae
Spökk Flores Lavendulae
Spölkraut Herba Droserae · Droserae herba
Spor Moschus
Sporenstichwurzel Radix Gentianae cruciatae
Spörgelbeeren Fructus Frangulae
Sporkel Cortex Frangulae · Frangulae cortex
Sporkerrinde Cortex Frangulae · Frangulae cortex
Spörks Pflaster Emplastrum Cantharidum perpetuum
Spornblumen Flores Calcatrippae · Calcat-

rippae flos
Sporngrünpflaster Ceratum Aeruginis
Spornveilchen Viola calcarata
Spöttlich Herba Euphrasiae · Euphrasiae herba
Sprackeln Cortex Frangulae · Frangulae cortex
Sprangers Magentropfen Tinctura Aloes composita · Aloes tinctura composita
Sprätzenrinde Cortex Frangulae · Frangulae cortex
Sprausalbe Unguentum Zinci mit 5% Balsamum peruvianum
Spreckenrinde Cortex Frangulae · Frangulae cortex
Spreesalbe Unguentum rosatum
Spregelbaumrinde Cortex Frangulae · Frangulae cortex
Spreusaft Mel rosatum boraxatum
Spreuwasser Solutio Boracis 5%
Sprickel Cortex Frangulae · Frangulae cortex
Sprillpulver Borax pulvis
Sprillsalv Mel boraxatum
Springaufblume Flores Convallariae · Convallariae flos
Springgurke Fructus Elaterii
Springkörner Semen Ricini · Ricini semen
Springkörneröl Oleum Ricini · Ricini oleum virginale
Springkraut Herba Impatientis
Springsalz Ammonium carbonicum
Springwurzel Radix Dictamni · Dictamni albi radix
Springwurzelmilch Tinctura Benzoes cum Oleo Cajeputi
Springwurzelöl Oleum Cajeputi · Cajeputi aetheroleum
Spritzessigkraut Dictamnus albus
Spritzewurzel Radix Angelicae · Angelicae radix
Spritzgurke Ecballium elaterium
Spröhpulver Borax pulvis · Zincum oxydatum
Spröhsaft Mel rosatum boraxatum
Sprokkenhoutblast Cortex Frangulae · Frangulae cortex

Sprossender Bärlapp Lycopodium annotinum
Sproßöl Oleum Lini · Lini oleum virginale · Oleum Lumbricorum · Oleum Olivarum · Olivae oleum virginale
Sprötzerrinde Cortex Frangulae · Frangulae cortex
Sprühhonig Mel rosatum boraxatum
Sprüllsaft Mel rosatum boraxatum
Sprungöl Oleum Philosophorum · Oleum Terebinthinae · Terebinthinae aetheroleum
Sprungpulver Boletus cervinus pulvis
Spulwurz Rhizoma Graminis · Graminis rhizoma
Spulwurzblumen Flores Trifolii albi
Spygblümli Flores Lavandulae · Lavandula latifolia
Ssantbaum Acacia arabica
Sta uf un ga weg Herba Veronicae · Veronicae herba
Sta up unde ga hen Herba Antirrhini
Stäbchen Styli
Stabkraut Herba Abrotani
Stäblisalbe Emplastrum Plumbi compositum
Stabwurzel Radix Artemisiae · Artemisiae radix · Rhizoma Ari · Ari maculati rhizoma
Stabwurzelbeifuß Herba Abrotani
Stabwürzenkraut Herba Abrotani
Stabwurzmännlein Herba Abrotani
Stachel, Finsterer Radix Ononidis · Ononidis radix
Stachelkraut Herba Cardui benedicti · Cnici benedicti herba
Stachelkrautwurz Radix Ononidis · Ononidis radix
Stachelpanaxwurzel Eleutherococci radix
Stachelpulver Ferrum carbonicum saccharatum · Ferrum pulvis
Stachlnuß Semen Stramonii · Stramonii semen
Stachwurzel Radix Taraxaci · Taraxaci radix
Stachyssalbe Unguentum Linariae
Staffadrian Pulvis contra Pediculos
Stahlfeile Ferrum pulveratum
Stahlhärter Kalium ferrocyanatum

Stahlkraut Herba Ononidis · Ononidis herba · Herba Verbenae · Verbenae herba
Stahlkrautwurzel Radix Ononidis · Ononidis radix
Stahlpillen, Schwarze Pilulae aloeticae ferratae
Stahlpillen, Weiße Pilulae Ferri carbonici saccharati
Stahlpulver, Braunes Ferrum oxydatum cum Saccharo
Stahlpulver, Gelbes Ferrum citricum effervescens
Stahlpulver, Graues Ferrum carbonicum · Ferrum carbonicum saccharatum
Stahlpulver, Schwarzes Ferrum pulvis · Ferrum reductum
Stahlpulver, Weißes Ferrum lacticum cum Saccharo
Stahlsalbe Unguentum cereum
Stahlsalz Ferrum sulfuricum
Stahlschwefel Ferrum sulfuratum
Stahltropfen, Apfelsaure Tinctura Ferri pomati
Stahltropfen, Ätherische Tinctura Ferri chlorati aetherea
Stahltropfen, Gelbe Tinctura Ferri chlorati aetherea
Stahltropfen, Schwarze Tinctura Ferri pomati
Stahlwein Vinum ferratum
Stahlzucker Ferrum oxydatum cum Saccharo
Stahupundgehweg Herba Veronicae · Veronicae herba
Stäkkorn Fructus Cardui Mariae · Cardui mariae fructus
Stäkkührn Semen Stramonii · Stramonii semen
Stallkraut Herba Linariae · Linariae vulgris herba · Ononis spinosa
Stallwurz Herba Abrotani
Standelbeeren Fructus Myrtilli · Myrtilli fructus
Standsalbe Unguentum consolidans
Stangenheft Emplastrum adhaesivum
Stangenlack Lacca in ramulis
Stangenpfeffer Piper longum
Stangenpflaster Emplastrum adhaesivum · Emplastrum Lithargyri compositum
Stangenrosen Flores Malvae arboreae · Alceae flos · Alceae roseae flos
Stangensalbe Emplastrum Lithargyri compositum
Stangenschwefel Sulfur in baculis
Stanitzlblume Zantedeschia aethiopica
Stänker Liquor Ammonii caustici · Oleum Lini sulfuratum
Stänkerbalsam Oleum Lini sulfuratum
Stänkertee Oleum animale foetidum · Pix liquida
Stännes Succus Liquiritiae · Liquiritiae succus
Stanzelkraut Herba Heraclei · Heraclei sphondylii herba
Stanzmarie Stincus marinus
Staphisander Pulvis contra Pediculos
Stärke, Vorverkleisterte Amylum pregelificatum
Stärkeglanz Borax · Paraffinum solidum · Stearinum
Stärkegummi Dextrinum
Stärkekapseln Capsulae amylaceae
Stärken Amyla
Stärkeweiß Borax
Stärkezucker Saccharum amylaceum · Saccharum Uvarum
Stärkkraut Herba Linariae · Linariae vulgris herba · Herba Orontii
Stärkungskugeln Tartarus ferratus in globulis
Stärkungspillen Pilulae Blaudii
Stärkungstropfen Tinctura Chinae composita · Cinchonae tinctura composita · Tinctura Cinnamomi · Cinnamomi corticis tinctura
Starkwurzel Radix Hellebori nigri · Hellebori nigri rhizoma
Starrkraut Herba Linariae · Linariae vulgris herba
Starzelkraut Herba Heraclei · Heraclei sphondylii herba
Stätt Aether
Stäubling Bovist
Staubmehl Lycopodium
Staubwurzel Rhizoma Imperatoriae · Impe-

ratoriae rhizoma
Staudelbeeren Fructus Myrtilli • Myrtilli fructus
Staudenguckerl Hepatica nobilis
Staversaat Flores Pyrethri pulvis • Pyrethri flos pulvis • Pulvis contra Pediculos • Semen Sabadillae pulvis • Sabadillae semen pulvis
Stearatsalbe Unguentum stearinicum
Stearinöl Acidum elainicum • Oleinum (Acidum oleinicum)
Stearinsäure Acidum stearicum
Stearylalkohol Alcohol stearylicus
Stebbwolle Gossypium ferratum
Stebmehl Lycopodium
Stechapfel Folia Stramonii • Stramonii folium
Stechapfelsamen Semen Stramonii • Stramonii semen
Stechbaumbeeren Fructus Juniperi • Juniperi pseudo-fructus
Stechbeeren Fructus Frangulae • Fructus Juniperi • Juniperi pseudo-fructus
Stechbeersaft Sirupus Rhamni catharticae
Stechblaka Folia Ilicis • Ilicis aquifolii folium
Stechdistel Radix Eryngii • Eryngii radix
Stechdornblätter Folia Ilicis • Ilicis aquifolii folium
Stechdornblüten Flores Acaciae • Pruni spinosae flos
Stechdornrinde Cortex Rhamni catharticae
Stecheiche Folia Ilicis • Ilicis aquifolii folium
Stechelbergs Pflaster Emplastrum fuscum
Stechginster Ulex europaeus
Stechholz Lignum Juniperi • Juniperi lignum
Stechkörner Datura stramonium • Fructus Cardui Mariae • Cardui mariae fructus
Stechkraut Herba Mari veri • Teucrii herba
Stechlaub Folia Ilicis • Ilicis aquifolii folium
Stechmyrte Ruscus aculeatus
Stechöl Oleum Chamomillae • Matricariae aetheroleum
Stechpalme Folia Ilicis • Ilicis aquifolii folium

Stechpfriemen Herba Genistae • Cytisi scoparii herba • Genistae tinctoriae herba • Radix Ononidis • Ononidis radix
Stechsaat Fructus Cardui Mariae • Cardui mariae fructus
Stechwart Herba Mari veri • Teucrii herba
Stechwasser Spiritus saponato-camphoratus
Stechwindenwurzel Radix Sarsaparillae • Sarsaparillae radix
Stechwurzel Radix Eryngii • Eryngii radix
Steckappel Folia Stramonii • Stramonii folium
Steckbeeren Fructus Frangulae • Fructus Juniperi • Juniperi pseudo-fructus
Steckelkrautöl Oleum Hyoscyami • Hyoscyami oleum
Steckflußsaft Sirupus Althaeae cum Liquore Ammonii anisato
Steckflußwasser Aqua antiasthamtica
Steckflußwasser gegen Krämpfe Aqua aromatica cum Liquore Ammonii anisato
Steckflußwasser gegen Schwämmchen Mel rosatum boraxatum
Stecklaub Levisticum officinale
Stecknadelsamen Semen Psyllii • Psyllii semen
Steckrinkenrinde Cortex Ulmi • Ulmi cortex
Stefania Herba Pulmonariae • Pulmonariae herba
Steffadrian Semen Staphisagriae • Delphinii staphisagriae semen
Steffensalbe Unguentum contra Scabiem
Steffenskörn Pulvis contra Pediculos • Semen Staphisagriae • Delphinii staphisagriae semen
Steftsamen Semen Staphisagriae • Delphinii staphisagriae semen
Stehaufundgehweg Bulbus victorialis longus • Herba Veronicae • Veronicae herba • Radix Gentianae • Gentianae radix • Radix Levistici • Levistici radix • Unguentum contra Scabiem
Stehaufundwandle Bulbus victorialis longus • Herba Veronicae • Veronicae herba • Radix Gentianae • Gentianae radix • Radix Levistici • Levistici radix • Unguentum contra Scabiem

Stehkörner Fructus Cardui Mariae · Cardui mariae fructus
Steibrüchel Herba Senecionis · Senecionis herba
Steierscher Kräutersaft Sirupus Rhoeados
Steifmehl Amylum Tritici · Tritici amylum
Steigaufblüten Herba Meliloti · Meliloti herba
Steiklee Herba Meliloti · Meliloti herba
Stein, Blauer Cuprum sulfuricum aluminatum
Stein, Göttlicher Cuprum sulfuricum aluminatum
Stein, Weißer (auch für die Augen) Zincum sulfuricum
Steinalaun Alumen
Steinalkali Lithium oxydatum
Steinasche Kalium carbonicum crudum
Steinbeerblätter Folia Uvae Ursi · Uvae ursi folium · Vitis idaeae folium
Steinbibernell Radix Pimpinellae · Pimpinellae radix
Steinblumen Flores Stoechados · Helichrysi flos
Steinbrech, Weißer Radix Pimpinellae · Pimpinellae radix
Steinbrechherz Fructus Alkekengi
Steinbrechkraut Flores Stoechados · Helichrysi flos · Herba Pirolae · Chimaphilae herba · Herba Saxifragae
Steinbrechsamen Semen Lithospermi (Semen Milii solis) · Lithospermum-officinale-Samen
Steinbrechwasser Aqua Petroselini · Aqua Tiliae
Steinbrechwurzel Radix Saxifragae
Steinbruchwasser Aqua foetida
Steindammar Resina Dammar
Steindistel Herba Cardui benedicti · Cnici benedicti herba
Steineiche Quercus petraea
Steinessenz Elixir Aurantii compositum
Steinfarn Rhizoma Polypodii · Polypodii rhizoma
Steinfassel Lichen islandicus · Lichen Pulmonariae · Lichen pulmonarius · von Lobaria pulmonaria · Echte Lungenflechte
Steinflachs Alumen plumosum
Steinfußeltee Herba Pulmonariae · Pulmonariae herba
Steinglöckchen Folia Uvae Ursi · Uvae ursi folium
Steinglöckel Herba Meliloti · Meliloti herba
Steingranten Folia Uvae Ursi · Uvae ursi folium
Steingrün Viride montanum
Steingünsel Herba Ajugae
Steinhägeröl Oleum Juniperi e baccis
Steinhägersalbe Unguentum diachylon
Steinharz Dammar
Steinhirse Semen Milii solis · Lithospermum-officinale-Samen
Steinhocker Herba Sedi
Steinkirsche Fructus Alkekengi
Steinklee Herba Trifolii arvensis · Trifolii arvensis herba
Steinklee, Echter Melilotus officinalis
Steinkleekraut Herba Meliloti · Meliloti herba
Steinkleepflaster Emplastrum Meliloti
Steinknöterich Herba Polygoni · Polygoni avicularis herba
Steinkohlenbenzin Benzolum
Steinkohlenkampfer Naphthalinum
Steinkohlenkreosot Phenolum (Acidum carbolicum)
Steinkohlenöl Oleum Lithanthracis · Lithanthracis oleum
Steinkohlenteer Lithanthracis pix
Steinkohlenteer-Lösung Lithanthracis picis liquor
Steinkohlenteerspiritus Lithanthracis picis spiritus
Steinkraut Herba Agrimoniae · Agrimoniae herba · Herba Asperulae · Asperulae herba · Galii odorati herba · Herba Herniariae · Herniariae herba · Herba Potentillae · Potentillae herba · Herba Sedi
Steinkrautöl Oleum Chamomillae
Steinkresse Herba Cardaminis
Steinlakritzen Rhizoma Polypodii · Polypodii rhizoma
Steinleckens Rhizoma Polypodii · Polypodii rhizoma

Steinlecker Radix Taraxaci · Taraxaci radix
Steinleim Minium
Steinlungenmoos Lichen Pulmonariae · Lichen pulmonarius · von Lobaria pulmonaria · Echte Lungenflechte
Steinmark Bolus alba · Kaolinum ponderosum · Medulla Saxorum
Steinmark, Grünes Unguentum nervinum viride
Steinmarköl Oleum Olivarum · Olivae oleum virginale
Steinmelisse Nepeta cataria
Steinmelissenkraut Nepetae catariae herba
Steinmelissenkrautöl Nepetae catariae aetheroleum
Steinminze Herba Nepetae · Nepetae catariae herba · Nepeta cataria
Steinnelken Flores Tunicae · Herba Centaurii · Centaurii herba
Steinnessel Herba Galeopsidis · Galeopsidis herba · Herba Nepetae · Nepetae catariae herba
Steinnuß Juglans regia
Steinöl, Rotes Oleum Petrae italicum
Steinöl, Schwarzes Oleum animale foetidum
Steinöl, Weißes Oleum Petrae album
Steinpeterlein Radix Pimpinellae · Pimpinellae radix
Steinpfeffer Sedum acre · Semen Nigellae · Nigellae semen
Steinpfefferkraut Sedi acris herba
Steinpflanze Herba Pirolae · Chimaphilae herba
Steinpilz Boletus edulis
Steinpilzkugeln Boletus cervinus
Steinpilzöl Oleum Papaveris
Steinpimpinelle Radix Pimpinellae · Pimpinellae radix
Steinpolei Herba Acynos
Steinpulver Lycopodium
Steinpuppen Fructus Alkekengi
Steinquendel Herba Serpylli · Serpylli herba
Steinraute Herba Rutae · Rutae herba
Steinrösli Flores Rosae · Rosae flos
Steinsalbe Unguentum cereum
Steinsamen Semen Lithospermi (Semen Milii solis) · Lithospermum-officinale-Samen

Steinschlüsseli Flores Primulae Auriculae
Steinsetzertee Herba Pirolae · Chimaphilae herba
Steinspiritus Spiritus Vini gallici
Steintee Flores Stoechados · Helichrysi flos
Steintinktur Tinctura Lignorum
Steinveilchen Flores Cheiri · Cheiranthi cheiri flos
Steinwallseife Sapo venetus
Steinwurz Herba Agrimoniae · Agrimoniae herba · Herba Polypodii
Steinwurzel Rhizoma Polypodii · Polypodii rhizoma
Stekerkrût Semen Stramonii · Stramonii semen
Stelzmarie Stincus marinus
Stempelienöl Oleum Lini · Lini oleum virginale
Stendelbeeren Fructus Myrtilli · Myrtilli fructus
Stendelwurz Tubera Salep · Salep tuber
Stengelpflaster Emplastrum Lithargyri compositum
Stenker Betonica officinalis · Linimentum ammoniatum
Stenzelmarie Stincus marinus
Stenzelpulver Pulvis pro equis
Stenzmarien Stincus marinus
Stenzmarienöl Oleum Lini · Lini oleum virginale
Stenzmarientropfen Tinctura aromatica
Stephanientee Herba Pulmonariae · Pulmonariae herba
Stephanpulver Pulvis contra Pediculos
Stephanskörner Pulvis contra Pediculos · Semen Staphisagriae · Delphinii staphisagriae semen
Stephanskraut Delphinium staphisagria
Stephenssalbe Unguentum contra Scabiem
Sterenblumen Flores Arnicae · Arnicae flos
Sternanis Fructus Anisi stellati · Anisi stellati fructus
Sternanis, Echter Illicium verum
Sternanisöl Anisi stellati aetheroleum
Sternbalsam Linimentum saponato-camphoratum
Sternblümchen, Blaue Flores Anchusae · Flo-

res Bellidis · Bellidis flos
Sternblümchen, Gelbe Flores Narcissi
Sterndistel Herba Calcatrippae
Sterneli Anemone nemorosa
Sternflockenblumen Flores Calcatrippae · Calcatrippae flos · Herba Centaurii · Centaurii herba
Sternkraut Herba Alchemillae · Alchemillae herba · Herba Asperulae · Asperulae herba · Galii odorati herba · Herba Galii veri · Galii veri herba · Herba Veronicae · Veronicae herba
Sternkuchen Trochisci bechici nigri
Sternleberkraut Herba Asperulae · Asperulae herba · Galii odorati herba
Sternmiere Herba Stellariae
Sternniere Alsine media
Sternöl Oleum Olivarum album · Olivae oleum album
Sternsamen Fructus Anisi stellati · Anisi stellati fructus
Sternsmarie Stincus marinus
Sternundplanetenbalsam Linimentum saponato-camphoratum
Sternwurzel Aletris farinosa · Radix Anchusae · Anchusae radix
Stettlertropfen Tinctura antarthritica
Steudelpflaster Emplastrum domesticum
Steviablätter Steviae folium
Stichbeeren Folia Ribis nigri · Ribis nigri folium
Stichkörner Fructus Cardui Mariae · Cardui mariae fructus
Stichkraut Herba (Flores) Arnicae · Arnicae herba (flos) · Herba Cardui benedicti · Cnici benedicti herba
Stichkrautblumen Flores Arnicae · Arnicae flos
Stichpflaster Ceratum Resinae Pini · Emplastrum sticticum
Stichpflaster, Gelbes Emplastrum oxycroceum
Stichpflaster, Hamburger Emplastrum Lithargyri compositum
Stichpflaster, Rotes Emplastrum ad Rupturas
Stichpflaster, Schwarzes Emplastrum Cantharidum perpetuum
Stichsaft Sirupus Althaeae · Althaeae sirupus
Stichsalbe Unguentum flavum
Stichtikum Emplastrum sticticum
Stichtropfen Elixir e Succo Liquiritiae
Stichwurz Radix Arnicae · Arnicae radix · Radix Helenii · Helenii rhizoma
Stickdurusöl Oleum Philosophorum
Stickrübe Radix Bryoniae · Bryoniae radix
Sticksaft Sirupus Althaeae · Althaeae sirupus
Stickschwede Emplastrum fuscum camphoratum
Stickstoff Nitrogenium
Stickstoff, Sauerstoffarmer Nitrogenium oxygenio depletum
Stickstoffmonoxid Nitrogenii oxidum
Stickwurzel Radix Helenii · Helenii rhizoma
Stickwurzelstengel Stipites Dulcamarae · Dulcamarae stipes
Stieckwurz Stipites Dulcamarae · Dulcamarae stipes
Stiefelknechtstropfen Tinctura Asae foetidae
Stiefkinderkraut Herba Violae tricoloris · Violae tricoloris herba
Stiefmütterchen Flores Violae tricoloris · Violae tricoloris flos
Stiefmütterchen mit Blüten, Wildes Violae herba cum flore
Stiefmütterchen, Wildes Viola tricolor
Stiefmütterchenbutter Unguentum Populi · Populi unguentum
Stiefmütterchenkraut Herba Violae tricoloris · Violae tricoloris herba
Stiefpfeffer Cubebae
Stiefstandwurzel Radix Taraxaci · Taraxaci radix
Stieleiche Quercus robur
Stielpfeffer Fructus Cubebae · Cubebae fructus
Stierbolus Boletus cervinus
Stierkörner Semen Paradisi
Stierkraut Herba Euphorbiae
Stierkugeln Boletus cervinus
Stierpulver Pulvis stimulans
Stiersäckel Tubera Colchici · Colchici tuber

Stievels Amylum
Stifte Styli
Stiftungspillen Pilulae laxantes
Stiktumpflaster Emplastrum sticticum
Stillpulver Pulvis Magnesiae cum Rheo
Stillsaft Sirupus Papaveris
Stillsalz Acidum boricum
Stillstand Tinctura Cinnamomi · Cinnamomi corticis tinctura
Stilltropfen Sirupus Papaveris · Tinctura Valerianae · Valerianae tinctura
Stimmer Succus Liquiritiae · Liquiritiae succus
Stimmharz Succus Liquiritiae · Liquiritiae succus
Stimmi Stibium sulfuratum nigrum
Stimmküchel Pastilli Ammonii chlorati
Stimmkuchen Succus Liquiritiae · Liquiritiae succus
Stimmwachs Succus Liquiritiae · Liquiritiae succus
Stingelkörner Semen Staphisagriae · Delphinii staphisagriae semen
Stinkandorn Ballota nigra
Stinkasant Asa foetida
Stinkbalsam Oleum Terebinthinae sulfuratum
Stinkbaltes Valeriana officinalis
Stinkbaumrinde Cortex Frangulae · Frangulae cortex
Stinkbom Cortex Frangulae · Frangulae cortex
Stinkbusch Rhus aromatica
Stinkdill Coriandrum sativum
Stinkdillsamen Fructus Coriandri · Coriandri fructus
Stinkeidechse Stincus marinus
Stinker Rhamnus frangula · Frangula alnus
Stinkerli Calendula officinalis
Stinkholzblätter Herba Sabinae
Stinkkamille Anthemis cotula
Stinkkraut Herba Geranii robertiani
Stinkmarie Stincus marinus
Stinkmarietropfen Oleum Lini sulfuratum
Stinkmelde Herba Chenopodii · Chenopodii (ambrosioïdis) herba
Stinköl Oleum animale foetidum

Stinkrosen Flores Paeoniae · Paeoniae flos · Flores Rhoeados · Papaveris rhoeados flos
Stinksalat Lactuca virosa
Stink-Täubling Russula foetens
Stinktropfen Oleum Terebinthinae sulfuratum · Tinctura Asae foetidae
Stinkus Stincus marinus
Stinkwacholder Juniperus sabina
Stinkwalder Juniperus sabina
Stinkwasser Aqua foetida antihysterica
Stinkwide Cortex Frangulae · Frangulae cortex
Stinkwurzel Radix Valerianae · Valerianae radix
Stinolis Amylum Tritici · Tritici amylum
Stinzenmarienöl Oleum Spicae · Spicae aetheroleum (Stammpflanze: Lavandula latifolia)
Stipstap Pulvis contra Pediculos · Semen Staphisagriae · Delphinii staphisagriae semen
Stipstapsalbe Unguentum contra Pediculos
Stiptikum Lycopodium · Tinctura haemostyptica
Stiräseckel Tubera (Fructus) Colchici · Colchici tuber
Stiwelsch Gelatina alba
Stockdohntropfen Elixir viscerale Stoughtoni · Tinctura Aloes composita · Aloes tinctura composita · Tinctura Chinae composita · Cinchonae tinctura composita · Tinctura Pini composita
Stockdummtee Flores Stoechados · Helichrysi flos
Stockdummtropfen Elixir viscerale Stoughtoni · Tinctura Aloes composita · Aloes tinctura composita · Tinctura Chinae composita · Cinchonae tinctura composita · Tinctura Pini composita
Stockerlsalbe Emplastrum Lithargyri compositum
Stockfischholz Lignum citrinum
Stockfischkiemen Conchae praeparatae
Stockfischtran Oleum Jecoris · Iecoris aselli oleum
Stockflußwasser Aqua aromatica
Stockkraut Herba Linariae · Linariae vulgris

herba
Stocklack Lacca in ramulis
Stockmalven Flores Malvae arboreae · Alceae flos · Alceae roseae flos
Stockrosenblüten Flores Malvae arboreae · Alceae flos · Alceae roseae flos
Stocksalbe Emplastrum fuscum
Stockschwungkraut Herba Virgaureae · Solidaginis virgaureae herba
Stockwurzel Radix Althaeae · Althaeae radix
Stockwurzel, Wilde Stipites Dulcamarae · Dulcamarae stipes
Stoffsaat Pulvis contra Pediculos
Stoffsack Pulvis contra Pediculos
Stoffschrot Pulvis contra Pediculos
Stoh up un gah weg Erythraea centaurium · Centaurium erythraea
Stoh up un goh hen Flores Arnicae · Arnicae flos
Stoi = Stein
Stoibembernell Radix Pimpinellae · Pimpinellae radix
Stolzemarie Stincus marinus
Stolzer Heinrich Lythrum salicaria
Stolzerheinrich Herba Chenopodii Boni Henrici
Stolzerheinrich, Gestoßen Pulvis pro Vaccis
Stomachaltropfen Tinctura amara
Stomachaltropfen, Gekrönte Tinctura Chinae composita · Cinchonae tinctura composita
Stomeienblumen Flores Chamomillae · Matricariae flos
Stoogrosen Flores Malvae arboreae · Alceae flos · Alceae roseae flos
Stoom van Elixier Elixir stomachicum
Stopfbeeren Fructus Myrtilli · Myrtilli fructus
Stopfkraut Herba Trifolii arvensis · Trifolii arvensis herba
Stopfzu Flores Stoechados · Helichrysi flos · Flores Trifolii arvensis · Trifolii arvensis flos · Folia Trifolii fibrini · Menyanthidis trifoliatae folium · Herba Hyperici · Hyperici herba · Herba Solidaginis · Solidaginis herba
Stopmouse-tea Flores Trifolii arvensis · Trifolii arvensis flos
Stopparsch Flores Stoechados · Helichrysi flos · Flores Trifolii arvensis · Trifolii arvensis flos · Folia Trifolii fibrini · Menyanthidis trifoliatae folium · Herba Hyperici · Hyperici herba · Herba Solidaginis · Solidaginis herba
Stoppäsekentee Flores Trifolii arvensis · Trifolii arvensis flos
Stoppkeert Flores Stoechados · Helichrysi flos · Flores Trifolii arvensis · Trifolii arvensis flos · Folia Trifolii fibrini · Menyanthidis trifoliatae folium · Herba Hyperici · Hyperici herba · Herba Solidaginis · Solidaginis herba
Stoppmaustee Flores Trifolii arvensis · Trifolii arvensis flos
Stoppsloch Flores Stoechados · Helichrysi flos · Flores Trifolii arvensis · Trifolii arvensis flos · Folia Trifolii fibrini · Menyanthidis trifoliatae folium · Herba Hyperici · Hyperici herba · Herba Solidaginis · Solidaginis herba
Storaxsalbe Unguentum Styracis
Storbiswurzel Radix Lapathi
Storchblume Herba Anemonis nemorosae
Storchensalbe Adeps suillus
Storchfett Adeps suillus · Oleum Jecoris · Iecoris aselli oleum
Storchschnabel Herba Droserae (als Tee) · Droserae herba · Herba Geranii (zum Baden)
Storchschnabel, Gefleckter Geranium maculatum
Storchschnabel, Rundblättriger Geranium rotundifolium
Storchschnabel, Stinkender Geranium robertianum
Storchschnabelfett Adeps suillus
Störgruß Cerussa · Zincum oxydatum
Störkenfett Adeps suillus
Storkskäörn Secale cornutum
Storkskörner Secale cornutum
Stötten = gestoßen
Stöttenklander Fructus Coriandri · Coriandri fructus
Strahlstein Alumen plumosum · Cuprum aluminatum

Strahltinktur Tinctura Aloes · Aloes tinctura
Stramoniumblätter Stramonii folium
Stramoniumpulver, Eingestelltes Stramonii pulvis normatus
Stranddistel Herba Eryngii · Eryngii herba
Strandriedgras Rhizoma Caricis · Caricis rhizoma
Strängelpulver Pulvis pro Equis
Strangwurzel Radix Imperatoriae · Imperatoriae rhizoma
Stränze Radix Imperatoriae · Imperatoriae rhizoma
Stränze, Schwarze Radix Astrantii majoris
Straßenräubersalbe Unguentum contra Pediculos
Straublümli Flores Gnaphalii · Antennariae dioicae flos
Strauchdistel Radix Eryngii · Eryngii radix
Straußlattich Radix Petasitidis · Petasitidis rhizoma
Strehmelsch Liquor seriparus
Streichblumen Flores Stoechados · Helichrysi flos
Streichkraut Herba Linariae · Linariae vulgris herba · Herba Luteolae
Streichöl, Braunes Oleum Philosophorum
Streichöl, Grünes Oleum Hyoscyami · Hyoscyami oleum
Streichsalbe Unguentum flavum · Unguentum Populi · Populi unguentum
Streifwurzel Radix Lapathi
Streippert Radix Lapathi
Streite Herba Vincae · Vincae minoris folium
Streitwurzel Radix Lapathi
Stremmels Liquor seriparus
Strengelpulver Pulvis pro Equis · Semen Foenugraeci · Trigonellae foenugraeci semen
Strenze Astrantia · Radix Imperatoriae · Imperatoriae rhizoma
Strenzwurzel Rhizoma Imperatoriae · Imperatoriae rhizoma
Streumehl Amylum · Lycopodium · Pulvis exsiccans
Streupulver Amylum · Lycopodium · Pulvis exsiccans · Pulvis salicylicus cum Talco
Stricksalbe Unguentum Hydrargyri cinereum dilutum
Striegauer Erde, Rote Bolus rubra
Strieköl, Braunes Oleum Philosophorum
Strieköl, Grünes Oleum Hyoscyami · Hyoscyami oleum
Strieköl, Weißes Bolus alba · Kaolinum ponderosum
Striggertwurzel Radix Oxylapathi
Strit, Blauter Herba Vincae · Vincae minoris folium
Strite(n) Herba Vincae · Vincae minoris folium
Stritten Herba Vincae · Vincae minoris folium
Stritzelpflaster Emplastrum Lithargyri
Strohblumen Flores Stoechados · Helichrysi flos
Strohöl Balsamum Copaivae · Kreosotum dilutum
Strompack Styrax liquidus
Strontiumcarbonat (Hom.) Strontium carbonicum
Stroop = Sirup
Strophantussamen Strophanthi grati semen
Strophantussamen Kombé Strophanti kombé semen
Strophantustinktur Strophanthi tinctura
Strühmahl Lycopodium
Strychninnitrat Strychnini nitras
Strychninsulfat Strychnini sulfas
Stüb Lycopodium
Stubenöl Oleum Lini · Lini oleum virginale
Stubkraut Herba Agrimoniae · Agrimoniae herba · Herba Lycopodii · Lycopodii herba
Stuchablümli Flores Convallariae · Convallariae flos
Stuck- und Sehnenöl Oleum nervinum
Studentenblumen Flores Calendulae · Calendulae flos
Studentenpflaster Emplastrum fuscum · Emplastrum Meliloti
Studentenpillen Rotulae Liquiritiae
Studentenpulver Pulvis contra Pediculos
Studentenrösli Flores Parnassiae
Studentensalbe Unguentum contra Pedicu-

los
Stühlkenwurz Rhizoma Caryophyllatae · Caryophyllatae rhizoma
Stuhlkrautwurzel Radix Ononidis · Ononidis radix
Stulkenwurzel Rhizoma Caryophyllatae · Caryophyllatae rhizoma
Stumpenstoff Pulvis contra Pediculos
Stundenkraut Herba Eupatorii · Eupatorii cannabini herba
Stundenkrautsamen Semen Foenugraeci · Trigonellae foenugraeci semen
Stupkraut Herba Bidentis
Stupp Lycopodium (auch ganz allgemein Pulver)
Stuppflaster Emplastrum Lithargyri compositum
Stuppstein Talcum
Sturack Styrax calamita
Sturmfederwein Vinum aromaticum
Sturmhut Aconitum napellus
Stute Tubera Ari · Ari maculati rhizoma
Styrte Herba Vincae · Vincae minoris folium
Sublimat Hydrargyrum bichloratum
Sublimat, Milder Hydrargyrum chloratum
Sublimat, Roter Hydrargyrum oxydatum rubrum
Sublimat, Süßer Hydrargyrum chloratum
Subsidientropfen Tinctura Chinioidini
Substanzen zur pharmazeutischen Verwendung Corpora ad usum pharmaceuticum
Suchtenpulver Rhizoma Curcumae pulvis · Curcumae rhizoma pulvis
Suchtkraut Herba Pilosellae
Suckade Confectio Citri
Suckeltee Flores Lamii albi · Lamii albi flos
Suckotrina Aloe
Suckpflaster Emplastrum fuscum · Emplastrum Lithargyri compositum
Suckulizsch Succus Liquiritiae · Liquiritiae succus
Sudensalbe, Graue Unguentum contra Scabiem griseum · Unguentum Hydrargyri cinereum dilutum
Sudsalz Natrium chloratum
Südweh Aloe

Sueröl Acidum sulfuricum anglicum
Suerwater Acidum sulfuricum crudum dilutum
Sufkesaat Flores Cinae pulvis · Cinae flos pulvis
Sügede Flores Lamii albi · Lamii albi flos
Sugeratee Flores Lamii albi · Lamii albi flos
Sugerletee Flores Lamii albi · Lamii albi flos
Sühkesalbe Unguentum sulfuratum compositum
Sukade Confectio Citri
Sulfaurat Stibium sulfuratum aurantiacum
Sülfür Oleum Lini sulfuratum
Sulfuris Oleum animale foetidum · Oleum Lini sulfuratum
Sulfurtropfen Oleum Terebinthinae sulfuratum
Sulfurwurzel Radix Peucedani · Peucedani radix
Sultansalbe Unguentum ophthalmicum rubrum
Sulz = eingedickter Saft · Succus
Sulzbacher Tropfen Tinctura Aloes composita · Aloes tinctura composita
Sulzbergers Flußtinktur Tinctura Aloes composita · Aloes tinctura composita
Sulzsalbe Linimentum saponato-camphoratum
Sülzsalbe Linimentum saponato-camphoratum
Suma Paffia paniculata
Sumach Folia Rhois toxicodendri
Sumatra-Benzoe Benzoe sumatranus
Sumatra-Benzoe-Tinktur Benzois sumatrani tinctura
Sumawurzel Paffiae paniculatae radix
Summerteren Tussilago farfara
Sumpfbeeren Fructus Oxycoccos
Sumpfbenedikte Rhizoma Caryophyllatae · Caryophyllatae rhizoma
Sumpfdotterblume Caltha palustris
Sumpfeinblatt Parnassia palustris
Sumpfeppich Apium graveolens
Sumpffingerkraut Radix Comari
Sumpfgarbe Herba Ptarmicae
Sumpfglesli Folia Trifolii fibrini · Menyan-

thidis trifoliatae folium
Sumpfheide Erica tetralix
Sumpfiriswurzel Rhizoma Iridis · Iridis rhizoma
Sumpfklee Folia Trifolii fibrini · Menyanthidis trifoliatae folium · Menyanthes trifoliata
Sumpfmäuseohr Herba Myosotis palustris
Sumpfporst Herba Ledi · Ledi palustris herba
Sumpfruhrkraut Gnaphalium uliginosum
Sunankraut Herba Alchemillae · Alchemillae herba
Sunneblum Taraxacum officinale
Sünnenstoff Pulvis contra Pediculos
Sünnentau Herba Droserae (= Herba Rorellae) · Droserae herba
Sünnentauöl Oleum Arachidis · Arachidis oleum
Sünt = Sankt
Süntkathrinenöl Oleum Petrae
Süntpeter Kalium nitricum
Süntpeteröl Oleum Petrae italicum
Superintendententropfen Tinctura Pimpinellae · Pimpinellae tinctura
Suppenbasil Ocimum basilicum
Suppenfarbe Tinctura Sacchari tosti
Suppenkraut Allium schoenoprasum
Suppenlob Levisticum officinale
Suppositorien, Abführende Suppositoria laxantia
Suppositorien, Diazepam Diazepami suppositoria
Suppositorien, Paracetamol Paracetamoli suppositoria
Supulver Pulvis aerophorus
Surampfele Herba Acetosae
Surbalsam Acidum sulfuricum dilutum
Surbeeri Fructus Vitis idaeae · Vitis idaeae fructus
Surbeertropfen Mixtura sulfurica acida
Surbeli Kalium ferrocyanatum
Surchlee Herba Acetosellae
Surchrut, Surkrut Herba Acetosae
Süreli Herba Acetosellae
Suren Herba Acetosellae
Sureni Herba Acetosae

Surinam Bitterholz Quassia amara
Süring Herba Acetosellae
Sürrachtäfele Rotulae Acidi citrici
Suspension zur oralen Anwendung Suspensiones perorales
Suspension, Nystatin Nystatini suspensio
Süß, Scheelesches Glycerinum
Süßbastrinde Cortex Mezerei · Mezerei cortex
Süßbitterholz Stipites Dulcamarae · Dulcamarae stipes
Süß-Chieriwasser Aqua Amygdalarum amararum diluta 1:20
Süßer Kümmel Fructus Anisi · Anisi fructus
Süßerle Flores Lamii
Süßholz Glycyrrhiza glabra · Radix Liquiritiae · Liquiritiae radix
Süßholz, Gebackenes Succus Liquiritiae · Liquiritiae succus
Süßholz, Gekochtes Succus Liquiritiae · Liquiritiae succus
Süßholzfluidextrakt, Eingestellter Liquiritiae extractum fluidum normatum
Süßholzpasta Pasta Liquiritiae
Süßholzpulver, Zusammengesetztes Pulvis Liquiritiae compositus · Liquiritiae pulvis compositus
Süßholzsaft Succus Liquiritiae · Liquiritiae succus
Süßholzstengel Radix Liquiritiae · Liquiritiae radix
Süßholztrockenextrakt Liquiritiae extactum siccum
Süßholztrockenextrakt, Standardisierter Liquiritiae extractum siccum normatum
Süßholzwurzel Liquiritiae radix
Süßholzwurzelfluidextrakt, Eingestellter, Ethanolischer Liquiritiae extractum fluidum ethanolicum normatum
Süßling = Speisetäubling · Russula vesca
Süßnachtschatten Stipites Dulcamarae · Dulcamarae stipes
Süßöl Glycerinum
Süßorangenblüten Aurantii dulcis flos
Süßorangenschalenöl Aurantii dulcis aetheroleum
Süßpech Succus Liquiritiae · Liquiritiae

succus
Süßsauersaft Sirupus Citri
Süßundsauertee Radix Liquiritiae et Herba Centaurii āā
Süßwein Vinum meridianum dulce
Süßwein, Südlicher Vinum meridianum dulce
Süßwurzel Rhizoma Polypodii · Polypodii rhizoma
Süttsapp Succus Liquiritiae · Liquiritiae succus
Süwersaat Flores Cinae · Cinae flos
Süwkenpulver Flores Cinae pulvis · Cinae flos pulvis
Swälukblumen Herba Violae tricoloris · Violae tricoloris herba
Swarten Däg Hyoscyamus niger
Swattentogpflaster Emplastrum fuscum
Swattentogsalbe Unguentum basilicum fuscum
Swattenverweken Emplastrum basilicum
Sweetsalber Succus Liquiritiae · Liquiritiae succus
Swinegras Herba Polygoni avicularis · Polygoni avicularis herba
Sylvesterblumen Herba Veronicae · Veronicae herba
Sylvisches Digestivsalz Kalium chloratum
Sympathiebalsam Tinctura Benzoes composita
Sympathiepulver Pulvis Herbarum
Sympathiestein Cuprum aluminatum
Sympathietropfen Tinctura Pimpinellae · Pimpinellae tinctura
Syriigehlwater Liquor Ammonii aromaticus
Syrischgartengummi Galbanum

T

Tabak, Asiatischer, Brasilianischer, Mexikanischer, Türkischer, Ungarischer, Virginischer Folia Nicotianae
Tabak, Indischer Herba Lobeliae · Lobeliae herba
Tabakpfeffer Fructus Amomi · Amomi fructus · Pimentae fructus
Tabaksblumen Flores Arnicae · Arnicae flos · Flores Lavandulae · Lavandulae flos
Tabaksbohnen Fabae Tonco
Tabaksholz Cortex Cascarillae · Cascarillae cortex
Tabaksrinde Cortex Cascarillae · Cascarillae cortex
Tabakswasser Aqua Kreosoti · Aqua Nicotianae Rademacher
Tabletten Compressi
Tachtak Tacamahaca
Tackenkraut Herba Linariae · Linariae vulgris herba · Herba Malvae
Tackenöl Oleum Hyoscyami · Hyoscyami oleum
Tackensalbe Unguentum Linariae · Unguentum Populi · Populi unguentum · Unguentum Rosmarini compositum · Rosmarini unguentum compositum
Tackmack Tacamahaca
Tafelbalsam, Gelber Unguentum Hydrargyri citrinum
Täfelchen Ceratum Resinae Pini
Tafellack Lacca in tabulis
Tafelöl Oleum Arachidis · Arachidis oleum · Oleum Olivarum · Olivae oleum virginale
Tafelsalbe gegen Krätze Unguentum Hydrargyri citrinum
Tafelsalbe, Braune Emplastrum fuscum
Tafelsalbe, Gelbe Ceratum Resinae Pini
Tafelsalbe, Schwarze Emplastrum fuscum
Tafelsalbe, Weiße Ceratum Cetacei album
Tafelverweichen Emplastrum basilicum
Taferlpflaster Ceratum Cetacei album oder rubrum
Taffetpflaster Emplastrum anglicum · Emplastrum Cantharidum perpetuum
Taffia = Rum
Taftan Spiritus aethereus
Tagebruchkraut Herba Euphrasiae · Euphrasiae herba
Tageleuchte Herba Euphrasiae · Euphrasiae herba
Tagesschlaf Herba Pulsatillae · Pulsatillae herba
Taggenkraut Folia Malvae · Malvae folium · Herba Linariae · Linariae vulgris herba
Taggensalbe Unguentum Linariae · Unguentum Plumbi · Plumbi unguentum · Unguentum Rosmarini compositum · Rosmarini unguentum compositum
Tághüffli Fructus Cynosbati · Rosae pseudofructus cum fructibus
Tagleuchte Herba Euphrasiae · Euphrasiae herba
Tagrödelwasser Aqua aromatica
Tagundnachtblumen Flores Violae tricoloris · Violae tricoloris flos
Tagundnachtblümli Flores Violae tricoloris · Violae tricoloris flos
Tagundnachterli Viola tricolor
Tagundnachtharz Tacamahaca
Tagundnachtkraut Herba Parietariae · Herba Succisae
Tagundnachtveilchen Viola tricolor
Tählzäpfli Turiones Pini
Taigawurzel Eleherococci radix · Eleutherococcus senticosus
Takamahak Tacamahaca
Takinöl Oleum Juniperi empyreumaticum
Taksalbe Unguentum Plumbi · Plumbi un-

guentum
Takusöl Juniperi pix
Talblumen Flores Convallariae · Convallariae flos
Talerkraut Herba Nummulariae · Lysimachiae herba
Talg Sebum ovilae
Talgsäure Acidum stearinicum
Talk Talcum
Talkerde Magnesia carbonica
Talkerde, Gebrannte Magnesia usta
Talkstein Talcum
Talkstoff Stearinum
Tamargwurz Radix Valerianae · Valerianae radix
Tamarinden Pulpa Tamarindorum
Tamarindenlatwerge Electuarium Sennae
Tamariskenessenz Tinctura Myrrhae · Myrrhae tinctura · Tinctura Pini composita
Tamariskenöl Acetum pyrolignosum rectificatum
Tamariskensalz Tartarus depuratus
Tamariskenwurzel Radix Taraxaci · Taraxaci radix
Tammarg Radix Valerianae · Valerianae radix
Tampons, Wirkstoffhaltige Tamponae medicatae
Tandwurzel Radix Althaeae · Althaeae radix · Rhizoma Iridis pro Infantibus
Tang Fucus vesiculosus · Fucus vel Ascophyllum
Tankarellen Fructus Tamarindorum
Tannapfelöl Oleum Pini · Oleum Terebinthinae · Terebinthinae aetheroleum
Tännegras Herba Polygoni · Polygoni avicularis herba
Tannemarkwurz Radix Valerianae · Valerianae radix
Tannenharz Resina Pini
Tannenmyrthe Herba Ericae · Callunae herba
Tannenrindenmark Pulpa Tamarindorum depurata
Tannenspitzen Turiones Pini
Tannenspitzenöl Oleum Pini · Oleum Terebinthinae · Terebinthinae aetheroleum

Tannessel Herba Galeopsidis · Galeopsidis herba
Tannharz Resina Pini
Tannin Tanninum
Tannin-Eiweiß Albumini tannas
Tannknospen Turiones Pini
Tannkraut Herba Tanaceti · Tanaceti herba
Tannlengert Terebinthina communis
Tannmarg Radix Valerianae · Valerianae radix
Tannpech Resina Pini
Tannporst Herba Ledi · Ledi palustris herba
Tannspitzen Turiones Pini
Tannsprossen Turiones Pini
Tannzapfenöl Oleum Pini · Oleum Terebinthinae · Terebinthinae aetheroleum
Tannzapfensalbe Unguentum nervinum
Tantenwurzel Radix Althaeae · Althaeae radix · Rhizoma Iridis pro Infantibus
Tanzbodenpulver Talcum
Tanzpulver Talcum
Tapferundgeschwind Liquor Ammonii caustici
Tapioka Amylum Marantae
Tappedi Terebinthina communis
Tapta Ceratum fuscum
Tarant = Dorant
Tarant, Blauer Herba Pneumonanthes
Tarantel, Kubanische Citharacanthus spinicrus (Syn. Eurypelma spinicrus)
Tarpentillwurzel Rhizoma Tormentillae · Tormentillae rhizoma
Tartschenflechte Lichen islandicus
Tartzentingpflaster Ceratum Resinae Pini
Täschelkraut Herba Bursae Pastoris · Bursae pastoris herba
Taschenblumentee Herba Bursae Pastoris · Bursae pastoris herba
Taschendieb Herba Bursae Pastoris · Bursae pastoris herba
Taschenknieper Capsella bursa-pastoris
Taschenkraut Herba Bursae Pastoris · Bursae pastoris herba
Taschenpfeffer Fructus Capsici · Capsici fructus
Taschenwachs Cera nigra
Tasjeskruid Herba Bursae Pastoris · Bursae pastoris herba

Taternkraut Herba Stramonii
Taternöl Oleum animale foetidum
Tatersalbe Unguentum flavum
Tätschi Herba Plantaginis
Tattenwurzel Radix Bryoniae • Byroniae radix
Taubehalt Herba Alchemillae • Alchemillae herba
Tauben Aconitum napellus
Taubenanis Fructus Anisi • Anisi fructus
Taubenblume Aconitum napellus
Taubenfuß Herba Fumariae • Fumariae herba • Herba Geranii • Geranium rotundifolium
Taubenköpfe Flores Primulae • Primulae flos (cum oder sine calycibus)
Taubenkörbel Herba Fumariae • Fumariae herba
Taubenkraut Herba Verbenae • Verbenae herba • Radix Liquiritiae • Liquiritiae radix
Taubenkropf Herba Equiseti • Equiseti herba • Herba Fumariae • Fumariae herba
Taubenkropfwurz Rhizoma Tormentillae • Tormentillae rhizoma
Taubenöl Oleum Anisi • Anisi aetheroleum
Taubenwasser Aqua Valerianae
Taubenweißkraut Herba Sedi
Taubenweizen Herba Sedi
Tauberl im Nest Aconitum napellus
Taubkorn Secale cornutum
Taublätter Herba Alchemillae • Alchemillae herba
Täublinge sind betäubend wirkende, also giftige oder ungenießbare Pilze, besonders Russula-Arten
Taubnessel, Schwarze Herba Ballotae • Ballotae herba • Ballotae nigrae herba
Taubnessel, Weiße Lamium album
Taubnesselblüten, Weiße Flores Lamii • Lamii albi flos
Taubnesselkraut Lamii albi herba
Taudenbloma Flores Rhoeados • Papaveris rhoeados flos
Taufstein Lycopodium • Talcum
Taugenichtssalbe Unguentum sulfuratum compositum
Taumänteli Herba Alchemillae • Alchemillae herba
Taumantelkraut Herba Alchemillae • Alchemillae herba
Taumelkerbel Chaerophyllum temulentum
Taunessel Flores Lamii • Lamii albi flos
Taunesselblüten Flores Lamii • Lamii albi flos
Taurosen Herba Alchemillae • Alchemillae herba
Taurosenkraut Herba Alchemillae • Alchemillae herba
Tauschüsseli Herba Alchemillae • Alchemillae herba
Tausendblatt Herba Millefolii • Millefolii herba
Tausenddorn Herba Herniariae • Herniariae herba
Tausenderlei Pulvis pro Vaccis
Tausendfüßle Millepedes
Tausendgüldenkraut Centaurium erythraea • Herba Centaurii • Centaurii herba
Tausendknöterich Herba Polygoni • Polygoni avicularis herba
Tausendkorn Herba Herniariae • Herniariae herba
Tausendloch Herba Hyperici • Hyperici herba
Tausendnessel Herba Urticae • Urticae herba
Tausendschön Flores Bellidis • Bellidis flos • Herba Violae tricoloris • Violae tricoloris herba
Tausendstern Flores Bellidis • Bellidis flos
Tauteöl Oleum Hyoscyami • Hyoscyami oleum
Taxbaum Summitates Taxi
Tazubensamen Fructus Anisi • Anisi fructus
Teaterling = Diachylon
Tee, Abführender Species laxantes
Tee, Alter Radix Althaeae • Althaeae radix
Tee, Augsburger Species pectorales
Tee, Berliner Species laxantes
Tee, Beruhigender Species nervinae
Tee, Blähungstreibender Species carminativae • Species deflatulentes
Tee, Blankenheimer Herba Galeopsidis • Galeopsidis herba

Tee, Chinesischer Thea nigra
Tee, Dresdner Species laxantes
Tee, Emanuels Species laxantes
Tee, Europäischer Herba Veronicae · Veronicae herba
Tee, Französischer Species laxantes
Tee, Griechischer Folia Salviae · Salviae folium
Tee, Grüner Camellia sinensis · Thea sinensis · Theae viridis folium
Tee, Hamburger Species laxantes
Tee, Harntreibender Species diureticae
Tee, Kanadischer Folia Gaultheriae
Tee, Königsrieder Stipites Dulcamarae · Dulcamarae stipes
Tee, Liebers Herba Galeopsidis · Galeopsidis herba
Tee, Mexikanischer Herba Chenopodii ambrosioidis · Chenopodii (ambrosioidis) herba
Tee, Müschs Folia Uvae Ursi · Uvae ursi folium
Tee, Rivers Herba Galeopsidis · Galeopsidis herba
Tee, Römischer Herba Chenopodii · Chenopodii (ambrosioidis) herba
Tee, Roter Flores Rhoeados · Papaveris rhoeados flos
Tee, Russischer Radix Liquiritiae · Liquiritiae radix · Thea nigra
Tee, Schwarzer Thea nigra · Theae nigrae folium
Tee, Schweißtreibender Species diaphoreticae
Tee, Schweizer Herba Galeopsidis · Galeopsidis herba
Tee, Spanischer Herba Chenopodii · Chenopodii (ambrosioidis) herba
Tee, Ungarischer Herba Chenopodii · Chenopodii (ambrosioidis) herba
Teebadenga Flores Primulae · Primulae flos (cum oder sine calycibus)
Teebaum Melaleuca alternifolia
Teebaumöl Melaleucae aetheroleum
Teeblatt Herba Betonicae
Teeblom Flores Chamomillae · Matricariae flos

Teeblumen Flores Farfarae · Farfarae flos · Flores Primulae · Primulae flos (cum oder sine calycibus)
Teebolom Flores Chamomillae · Matricariae flos
Teebu Thea nigra
Teegelsteenöl Oleum Philosophorum
Teegemische Species
Teekraut Herba Asperulae · Asperulae herba · Galii odorati herba · Herba Chenopodii · Chenopodii (ambrosioidis) herba · Herba Fragariae · Fragariae herba · Herba Millefolii · Millefolii herba
Teerbandpflaster Emplastrum ad Rupturas · Emplastrum oxycroceum
Teerjacke Electuarium theriacale
Teeröl Oleum Fagi · Oleum Lithantracis · Oleum Rusci · Betulae pix
Teerpflaster Emplastrum Picis
Teersalbe Unguentum Picis · Unguentum Wilkinsonii
Teerschwefelsalbe Unguentum compositum
Teerwachspflaster Emplastrum fuscum
Teerwasser Aqua Picis
Teetropfen Aqua aromatica
Teewurzel Radix Althaeae · Althaeae radix · Rhizoma Iridis · Iridis rhizoma
Teichlilie Rhizoma Pseudacori · Iridis pseudacori rhizoma
Teichschachtelhalm Equisetum fluviatile
Teichzinnkraut Equisetum fluviatile
Teighäuflein Fructus Cynosbati · Rosae pseudofructus cum fructibus
Teigöl Oleum Citri
Teilöl Oleum Hyoscyami · Hyoscyami oleum
Telegreman Semen Foenugraeci · Trigonellae foenugraeci semen
Tempelbaum Ginkgo biloba
Tempelöl Oleum Petreae rubrum
Temperierpulver Pulvis temperans
Templinöl Oleum Pini pumilionis · Pini pumilionis aetheroleum · Oleum Terebinthinae rectificatum · Terebinthinae aetheroleum rectificatum
Tenakelpflaster Emplastrum Lithargyri compositum

Tennants Bleichpulver Calcaria chlorata
Tennants Säure Aqua chlorata
Tepelbalsam Brustwarzenbalsam
Tepelzalf Brustwarzenbalsam
Tere Pix liquida
Terlch Talcum
Terpantpflaster Emplastrum oxycroceum · Oleum animale foetidum
Terpentillwurzel Rhizoma Tormentillae · Tormentillae rhizoma
Terpentin, Dicker Terebinthina communis
Terpentin, Gemeiner Terebinthina communis
Terpentin, Umgewandter Unguentum Terebinthinae
Terpentin, Venetianischer Terebinthina laricina
Terpentin, Weißer Terebinthina communis
Terpentingeist Oleum Terebinthinae · Terebinthinae aetheroleum
Terpentinliniment Linimentum terebinthinatum · Terebinthinae linimentum compositum
Terpentinöl Oleum Terebinthinae · Terebinthinae aetheroleum
Terpentinöl vom Strandkiefer-Typ Terebinthinae aetheroleum ab pino pinistro
Terpentinöl, Gereinigtes Therebinthinae aetheroleum rectificatum
Terpentinpflaster Ceratum Resinae Pini · Terebinthina communis · Unguentum Terebinthinae compositum
Terpentinsalbe Terebinthina communis · Unguentum basilicum · Unguentum Terebinthinae
Terpentinschwefelbalsam Oleum Terebinthinae sulfuratum
Terpentinseife Sapo terebinthinatus
Terpentinspiritus Oleum Terebinthinae · Terebinthinae aetheroleum
Terpinhydrat Terpini hydras
Tesachten Fructus Vanillae · Vanillae fructus
Tesselkraut Herba Bursae pastoris · Bursae pastoris herba
Tester Ceratum fuscum
Tetrachlorkohlenstoff Carbonei tetrachloridum
Teufelchen Rotulae Menthae piperitae
Teufelsabbiß Herba Scabiosae · Knautiae arvensis herba · Radix Taraxaci · Taraxaci radix
Teufelsabbiß, Gemeiner Succisa pratensis
Teufelsabbißkraut Succisae herba
Teufelsabbiswurzel Succisae radix
Teufelsabwärtspulver Rhizoma Tormentillae pulvis · Tormentillae rhizoma pulvis
Teufelsäpfel Datura Stramonium · Fructus Colocynthidis · Colocynthidis fructus
Teufelsauge Adonis vernalis · Folia Hyoscyami · Hyoscyami folium
Teufelsbart Pulsatilla alpina
Teufelsbeerblätter Folia Belladonnae · Belladonnae folium
Teufelsbeeren Actaea spicata · Fructus Belladonnae · Belladonnae fructus · Paris quadrifolia
Teufelsbirnen Flores Taraxaci
Teufelsbiß Chamaelirium-luteum-Rhizom
Teufelsbißwurzel Radix Succisae · Succisae radix
Teufelsblumen Herba Euphrasiae · Euphrasiae herba · Herba Saniculae · Saniculae herba
Teufelsblut Sanguis Draconis
Teufelsbrot Tubera (Fructus) Colchici · Colchici tuber
Teufelsbusch Eleuterococcus senticosus
Teufelsdill Anethum graveolens
Teufelsdreck Asa foetida
Teufelsflucht Herba Hyperici · Hyperici herba
Teufelsfuchtel Herba Hyperici · Hyperici herba
Teufelshändchen Tubera Salep · Salep tuber
Teufelshütchen Herba Plantaginis
Teufelskirschblätter Folia Belladonnae · Belladonnae folium
Teufelskirschen Atropa Belladonna · Fructus Alkekengi · Rhamnus frangula · Frangula alnus
Teufelsklaten Stipites Dulcamarae · Dulcamarae stipes
Teufelsklauden Stipites Dulcamarae · Dulca-

marae stipes
Teufelsklaue Herba Lycopodii · Lycopodii herba
Teufelsklauenwurz Rhizoma Filicis · Filicis rhizoma
Teufelskot Asa foetida
Teufelskralle Harpagophytum procumbens
Teufelskrallen Phyteuma spicatum · Tubera Salep · Salep tuber
Teufelskrallenmehl Lycopodium
Teufelskrallenwurzel Harpagophyti radix
Teufelskrallenwurzeltrockenextrakt Harpagophyti extractum siccum
Teufelskratzer Emplastrum fuscum camphoratum
Teufelskraut Herba Linariae · Linariae vulgris herba · Herba Scabiosae · Knautiae arvensis herba
Teufelsleiter Aspidium filix mas
Teufelsöl Oleum Philosophorum
Teufelspeterlein Herba Conii · Conii herba
Teufelspeterling Herba Conii · Conii herba
Teufelspuppen Fructus Alkekengi
Teufelsraub Herba Hyperici · Hyperici herba
Teufelsrippen Herba Taraxaci · Taraxaci herba · Taraxaci folium
Teufelsrübe Radix Bryoniae · Bryoniae radix
Teufelssalbe Unguentum nervinum
Teufelsschutt Herba Lycopodii · Lycopodii herba
Teufelsstein Argentum nitricum
Teufelswolfsmilch Euphorbia esula
Teufelswurzel Tubera Aconiti · Aconiti tuber
Teufelszwirn Herba Cuscutae · Penghawar Djambi
Teveken Rhizoma Graminis · Graminis rhizoma
Thalblumen Flores Convallariae · Convallariae flos
Thamillen Flores Chamomillae · Matricariae flos
Thea amara Folia Trifolii fibrini · Menyanthidis trifoliatae folium
Thebau Thea nigra
Thebetpfeffer Fructus Amomi · Amomi fructus · Pimentae fructus
Thebu Thea nigra
Thedens Pulver Pulvis Liquiritiae compositus · Liquiritiae pulvis compositus
Thedens Umschlagwasser Mixtura vulneraria acida
Thedens Wundwasser Mixtura vulneraria acida
Theekraut Chenopodium ambrosioides
Theimiänche Herba Thymi · Thymi herba
Theklasalbe Unguentum diachylon
Therant Herba Mariveri · Teucrii herba · Herba Ptarmicae
Theriak Electuarium theriacale · Theriaca
Theriakgeist Spiritus Angelicae compositus · Angelicae spiritus compositus
Theriakkraut Herba Mariveri · Teucrii herba
Theriakwurzel Radix Angelicae · Angelicae radix · Radix Pimpinellae · Pimpinellae radix · Radix Valerianae · Valerianae radix
Theriakwurzel, Deutsche Pimpinella major
Thomasbalsam Balsamum tolutanum
Thomasöl Rubramentum
Thomaszucker Brauner Kandis
Thomienich Unguentum contra Scabiem
Thönkraut Herba Anserinae · Anserinae herba
Thorand Herba Origani · Origani herba · Herba Orontii
Thumantel Herba Alchemillae · Alchemillae herba
Thymchen Herba Thymi · Thymi herba
Thymian Herba Thymi · Thymi herba
Thymian, Römischer Flores Lavandulae · Lavendulae flos
Thymian, Wilder Herba Serpylli · Serpylli herba · Thymus serpyllum
Thymianblätter Thymi folium
Thymianfluidextrakt Thymi extractum fluidum
Thymianfluidextrakt, Eingestellter Thymi extractum fluidum normatum
Thymianhustensaft Thymi sirupus compositus
Thymianöl Thymi aetheroleum
Thymiansirup Thymi sirupus

Thymiansirup, Zusammengesetzter Thymi sirupus compositus
Thymianwurzel Radix Bardanae · Bardanae radix · Radix Serpentariae
Thymseide Herba Epithymi
Thyrmann Herba Thymi · Thymi herba
Tickewitiki Species amarae
Tick-tack Tacamahaca
Tiedemannstropfen Tinctura anticholerica
Tiefenkraut Folia Trifolii fibrini · Menyanthidis trifoliatae folium
Tiefstandwurzel Radix Taraxaci · Taraxaci radix
Tiefundtiefsalbe Unguentum digestivum
Tiegerlilie Lilium lancifolium
Tiergelatine Gelatina animalis
Tierkohle Carbo animalis · Ebur ustum
Tierlaugensalz Ammonium carbonicum
Tierlisalbe Unguentum contra Pediculos
Tieröl, Dippels Oleum animale aethereum
Tieröl, Rohes Oleum animale crudum
Tieröl, Stinkendes Oleum animale foetidum
Tigerlikraut Herba Chaerophylli
Tigerritterling Tricholoma tigrinum (giftig!)
Tijloos Colchicum autumnale
Tikmehl Amylum Marantae
Till Fructus Anethi · Anethi fructus
Tillyöl Oleum Terebinthinae sulfuratum
Tillytropfen Oleum Terebinthinae sulfuratum
Timotheus, Grauer Stibium sulfuratum nigrum
Tinkal Borax
Tinktur Tinctura Benzoes · Tinctura Cinnamomi · Cinnamomi corticis tinctura
Tinktur, Aromatische Tinctura aromatica
Tinktur, Balsamische Tinctura Benzoes composita
Tinktur, Bittere Tinctura amara
Tinktur, Blähungstreibende Tinctura carminativa
Tinktur, Gehörige Oleum (Olivarum) rubrum
Tinktura solaris Tinctura Lignorum
Tinkturtropfen Mixtura sulfurica acida
Tinnevelly Mutterblätter Sennae fructus angustifoliae

Tinte, Sympathetische Cobaltum chloratum solutum
Tintenbaum, Ostindischer Semecarpus anacardium
Tintenbeeren Fructus Ligustri · Fructus Rhamni
Tintenblumen Flores Rhoeados · Papaveris rhoeados flos
Tintendrüsensekret des Tintenfisches (Hom.) Sepia, Sepia officinalis
Tintenfisch, Gewöhnlicher Sepia officinalis
Tintenfischbein Ossia Sepiae
Tintenflecksalz Acidum tartaricum · Kalium bioxalicum
Tintengummi Gummi arabicum
Tintenholz Lignum Campechianum
Tintennüsse Anacardii occidentalis fructus
Tintenpulver Species ad Atramentum
Tintussalbe Unguentum Kalii jodati
Tiptap Radix Dictamni · Dictamni albi radix
Tirmenöl Oleum Tamarisci
Tirmensalbe Unguentum Aeruginis
Tirolerpflaster Emplastrum Cantharidum perpetumn
Tirolerweiß Cerussa
Tisanewasser Aqua vulneraria spirituosa
Titan Herba Pulmonariae · Pulmonariae herba
Tizianwasser Mixtura vulneraria acida
Tobkraut Folia Stramonii · Stramonii folium
Tochpflaster Emplastrum Lithargyri compositum
Tockenkraut Herba Linariae · Linariae vulgris herba
Tockensalbe Unguentum Linariae
Togemakt = zur Salbe angerieben
Togemaktklöckelchen Unguentum Hydrargyri cinereum
Togemaktquecksilber Unguentum Hydrargyri cinereum
Togemaktschwefel Unguentum sulfuratum
Togemaktstafadrian Unguentum Hydrargyri cinereum
Togemaktstiptap Unguentum Hydrargyri cinereum

Togemaktstoffsaat Unguentum Hydrargyri cinereum
Togemakttrippmadam Unguentum Hydrargyri oxydati rubrum
Togemarkttripptrapp Unguentum Plumbi · Plumbi unguentum
Togemarkttutian Unguentum Zinci · Zinci unguentum
Toggensalbe Unguentum Linariae · Unguentum Rosmarini compositum · Rosmarini unguentum compositum
Togplaster gegen Zahnweh Emplastrum Cantharidum perpetuum
Togplaster, Gelbes Emplastrum Lithargyri compositum
Togplaster, Schwarzes Emplastrum Picis
Togrödelsalv Unguentum Rosmarini compositum · Rosmarini unguentum compositum
Togrödelwater Aqua aromatica
Togroisalv Unguentum Rosmarini compositum · Rosmarini unguentum compositum
Toiletteessig Acetum cosmeticum
Toilettesalbe Unguentum Glycerini · Glyceroli unguentum · Unguentum leniens
Toilettewasser Aqua Kummerfeldi · Spiritus coloniensis
Tolfenaminsäure Acidum tolfenamicum
Tollbeere Atropa belladonna
Tolle Salbe Electuarium Theriaca
Tollerjahn Radix Valerianae · Valerianae radix
Tollkirsche Atropa belladonna · Folia Belladonnae · Belladonnae folium · Rhamnus frangula · Frangula alnus
Tollkörbel Herba Conii
Tollkörner Fructus Cocculi · Semen Stramonii · Stramonii semen
Tollkraut Cicuta virosa · Folia Belladonnae · Belladonnae folium · Folia Hyoscyami · Hyoscyami folium · Folia Stramonii · Stramonii folium · Hyoscyamus niger
Tollrübe Cicuta virosa · Radix Bryoniae · Bryoniae radix
Tollwurzel Radix Belladonnae · Belladonnae radix · Radix Hyoscyami · Hyoscyami radix
Tölpelsamen Semen Rapae
Tolubalsam Balsamum tolutanum
Tolubalsamsirup Balsami tolutani sirupus
Tomate Lycopersicon esculentum
Ton, Roter Bolus rubra
Ton, Weißer Bolus alba · Kaolinum ponderosum
Töneni Flores Trollii
Tonerdehydrat Aluminii hydroxidum
Töni Flores Trollii
Tonkabohnen Fabae Tonco · Semen Tonco
Tonkabohnenbaum Dipteryx odorata
Tonkakraut Herba Asperulae · Asperulae herba · Galii odorati herba · Herba Meliloti · Meliloti herba
Tonkarellenmus Pulpa Tamarindorum
Tonnenzaad Semen Lini · Lini semen
Toortsbloemen Flores Verbasci · Verbasci flos
Tootsaft Mel rosatum boraxatum
Töpferblau Cobaltum oxydatum
Töpferblei Graphites
Topinambur Helianthus tuberosus
Töppelblätter Folia Malvae · Malvae folium
Torand Herba Origani vulgaris · Origani herba · Herba Orontii
Torfriet Rhizoma Caricis · Caricis rhizoma
Torkenkraut Herba Linariae · Linariae vulgris herba
Torksaft Mel rosatum boraxatum
Tormentill Rhizoma Tormentillae · Tormentillae rhizoma
Tormentilla Potentilla erecta
Tormentillkraut Herba Anserinae · Anserinae herba
Tormentilltinktur Tormentillae tinctura
Tormentillwurzelstock Tormentillae rhizoma
Tornamiras-Salbe Unguentum Cerussae
Tornes Tinctura Aloes composita · Aloes tinctura composita
Torsköl Mel rosatum boraxatum
Torwartspflaster Emplastrum oxycroceum
Totenbein Conchae praeparatae · Radix Dictamni albi · Dictamni albi radix
Totenbeinstropfen Kreosotum dilutum · Tinctura Spilanthis composita
Totenblätter Herba Vincae · Vincae minoris

folium
Totenblumen Flores Calendulae · Calendulae flos
Totenblumenkraut Herba Hyoscyami · Hyoscyami folium
Totenblumensalbe Unguentum flavum
Totengräberwasser Kreosotum dilutum
Totengrün Herba Vincae · Vincae minoris folium
Totenkopf Ferrum oxydatum rubrum · Secale cornutum
Totenkopf, Weißer Ossa Sepiae
Totenkopfblüten Herba Linariae · Linariae vulgris herba
Totenkopfpflaster Emplastrum ad Rupturas · Emplastrum Lithargyri compositum
Totenkraut Folia Rutae · Rutae herba · Folia Vitis idaeae · Vitis idaeae folium
Totenmucker Liquor Ammonii caustici
Totenmyrthe Herba Vincae · Vincae minoris folium
Totennessel Flores Lamii · Lamii albi flos
Totenöl Kreosotum dilutum · Oleum Petrae
Totenranke Hedera helix
Totenstille Unguentum contra Pediculos
Totentrompete Cantarellus cornucopiodes
Totenveilchen Herba Vincae · Vincae minoris folium
Totenwecker Kreosotum dilutum · Liquor Ammonii caustici
Totenweckeröl Oleum Papaveris
Totenzahnöl Kreosotum dilutum
Tournesol Bezetta rubra
Tournesol, Blauer Bezetta coerulea
Tournesolläppchen Bezetta rubra oder coerulea
Trabantentropfen Oleum Terebinthinae rectificatum · Terebinthinae aetheroleum rectificatum
Traben Herba Dracunculi · Dracunculi herba
Trackenwurz Rhizoma Bistortae · Bistortae rhizoma
Trädeli Cornu Cervi raspatum
Tragant Tragacantha (pulvis)
Tragantensalbe Unguentum flavum
Tragantpulver, Zusammengesetztes Pulvis gummosus
Tragemete Baccae Dactyli
Tramilben Flores Chamomillae romanae · Chamomillae romanae flos
Trampelklette Harpagophytum procumbens
Trämpsen Centaurea cyanus
Tranikel Herba Saniculae · Saniculae herba
Trank, Wiener Infusum Sennae compositum
Trank, Zittmanns Decoctum Sarsaparillae compositum
Traubencerat Ceratum Cetacei
Traubenkernöl, Raffiniertes Vitis viniferae oleum raffinatum
Traubenkirsche Prunus padus
Traubenkirschrinde Cortex Pruni Padi
Traubenkraut Herba Chenopodii ambrosioidis · Chenopodii (ambrosioidis) herba · Herba Teucrii
Traubenpfeffer Piper longum
Traubenpomade, Rote Ceratum Cetacei rubrum
Traubensalbe fürs Haar Unguentum pomadinum
Traubensalbe, Weiße fürs Haar Unguentum rosatum
Traubensilberkerze Cimicifuga racemosa · Actaea racemosa
Traubensilberkerzenwurzel Cimicifugae rhizoma · Cimcifugae racemosae rhizoma
Traubenzucker Saccharum amylaceum
Trauelschlägel Herba Scabiosae · Knautiae arvensis herba
Trauerweidenblätter Folia Uvae ursi · Uvae ursi folium
Traufkraut Herba Parietariae
Traumkraut Phyllanthus niruri
Trauungskraut Herba Sideritidis
Treber Semen Foenugraeci · Trigonellae foenugraeci semen
Treckploster Emplastrum Cantharidum
Treiax Theriaca
Treibaus Semen Plantaginis
Treiber Ammonium carbonicum
Treibkörner Semen Cataputiae minoris · Semen Ricini · Ricini semen
Treibkraut Herba Trifolii arvensis · Trifolii arvensis herba

Treiböl Oleum Ricini · Ricini oleum virginale
Treibsalz Ammonium carbonicum
Treibwurzel Radix Turpethi
Treipekreitchen Herba Thymi · Thymi herba
Tremsen Flores Cyani · Cyani flos
Tremsenblumenwasser Aqua Tiliae
Trenzenblumen Flores Cyani · Cyani flos
Triachels Electuarium Theriaca
Triakelsalbe Emplastrum Lithargyri compositum
Triaks Electuarium Theriaca
Triantensalbe Unguentum flavum
Trib Ammonium carbonicum
Triebesöl Oleum Hyperici · Hyperici oleum
Trieblepomade, Rote Ceratum Cetacei rubrum
Trieblepomade, Weiße Unguentum leniens
Triebpulver Natrium bicarbonicum
Triebsalz Ammonium carbonicum
Triglyceride, Mittelkettige Triglycerida saturata media
Trinitatis Tartarus depuratus
Trinitrin Nitroglycerinum
Trinjäockdi Unguentum Zinci · Zinci unguentum
Trinkpulver Pulvis temperans
Trinkwasser Aqua fontana
Tripel Terra tripolitana
Tripmadam Herba Sedi reflexi
Tripp Ammonium carbonicum
Trippelerde Terra tripolitana
Trippelton Terra tripolitana
Tripperbalsam Balsamum Copaivae
Tripperpillen Capsulae Balsami Copaivae
Tripperpulver Cubebae pulvis
Triptrap Rotulae Menthae piperitae · Tacamahaca
Triptraptrull Unguentum Hydrargyri rubrum
Trisonettpulver Pulvis aromaticus cum Saccharo
Tritrumtratrum Moschus
Trittau Unguentum Plumbi · Plumbi unguentum
Tritteinundtrittaus Unguentum Plumbi · Plumbi unguentum
Trittvortritt Unguentum Plumbi · Plumbi unguentum
Tritum Unguentum Plumbi · Plumbi unguentum
Tritum, Umgewandt Unguentum Plumbi · Plumbi unguentum
Triweln = Trauben
Triwelpomade, Rote Ceratum Cetacei rubrum
Triwelpomade, Weiße Unguentum leniens
Tröchnepulver Lycopodium
Trockenextrakte Extracta sicca
Trockensalbe Unguentum exsiccans
Trockenstein Lapis Calamitis praeparatus
Troddelmehl Lycopodium
Tröffelkraut Herba Parietariae
Trögewehtatspflaster Emplastrum oxycroceum
Trogschmiere, Flüssige Linimentum ammoniato-camphoratum
Trogschmiere, Gelbe Unguentum flavum
Trogschmiere, Grüne Unguentum nervinum viride
Trolla Pulsatilla vulgaris
Trollblume Trollius europaeus
Trollblumen Flores Trollii
Trollblumenblüten Flores Trollii
Trollidistelwurz Rhizoma Polypodii · Polypodii rhizoma
Trommelschlägel Herba Scabiosae · Knautiae arvensis herba
Trompetenbaum Catalpa bignonioides
Trompetenbaum, Gemeiner Catalpa bignonioides
Trompetenbaum, Ostamerikanischer Catalpa bignonioides
Trompetenmoos Lichen pyxidatus
Trompetenpfifferling Cantharellus tubaeformis
Trompetenpulver Conchae praeparatae · Cubebae pulvis
Trooß Folia Betulae · Betulae folium
Tropfen, Aromatische Tinctura aromatica
Tropfen, Aromatische, Saure Tinctura aromatica acida
Tropfen, Augsburger Tinctura Aloes composita · Aloes tinctura composita

Tropfen, Baumanns Tinctura aromatica
Tropfen, Bergmanns Tinctura aromatica
Tropfen, Bittere Tinctura amara
Tropfen, Dänische Elixir e Succo Liquiritiae
Tropfen, Danziger Tinctura aromatica
Tropfen, Englische Liquor Ammonii carbonici pyrooleosus
Tropfen, Erlauer Spiritus Melissae compositus · Melissae spiritus compositus
Tropfen, Feldheimer Tinctura Valerianae · Valerianae tinctura
Tropfen, Flecks Elixir e Succo Liquiritiae
Tropfen, Gelbe Prinzens Liquor Ammonii succinici
Tropfen, Hallersche Mixtura sulfurica acida
Tropfen, Hoffmanns Spiritus aethereus
Tropfen, Jenaer Tinctura Aloes composita · Aloes tinctura composita
Tropfen, Klapproths Tinctura acetici aetherea
Tropfen, Kollmanns Tinctura minativa
Tropfen, Lamottes Tinctura chlorati aetherea
Tropfen, Mainzer Tinctura Aloes et Spiritus aethereus āā
Tropfen, Mariazeller Tinctura Aloes composita · Aloes tinctura composita
Tropfen, Petermanns Tinctura Chinioidini
Tropfen, Prinzens Liquor Ammonii succinici
Tropfen, Rockows Tinctura Chinioidini
Tropfen, Rote Tinctura aromatica
Tropfen, Salzburger Tinctura Aloes composita · Aloes tinctura composita
Tropfen, Saure Mixtura sulfurica acida · Tinctura aromatica acida
Tropfen, Schwarze Tinctura amara
Tropfen, Schwarzwälder Tinctura Aloes composita · Aloes tinctura composita
Tropfen, Schwedische Tinctura Aloes composita · Aloes tinctura composita
Tropfen, Siebenundsiebzigerlei Tinctura Chinioidini
Tropfen, Sulzberger Tinctura Aloes composita · Aloes tinctura composita
Tropfen, Ungarische Spiritus Rosmarini
Tropfen, Wads Tinctura Benzoes composita
Tropfen, Wedels Tinctura carminativa
Tropfen, Whytts Tinctura Chinae composita
· Cinchonae tinctura composita
Tropfen, Zerteilende Tinctura strumalis
Tropfkraut Herba Parietariae
Tropfsteinwasser Aqua Petroselini
Tropfwurzel Rhizoma Filicis · Filicis rhizoma · Rhizoma Polypodii · Polypodii rhizoma
Tropp Succus Liquiritiae · Liquiritiae succus
Tropschmiere Unguentum flavum et Unguentum Populi āā
Troß Folia Betulae · Betulae folium
Trossis Brustpulver Lichen islandicus saccharatus
Trostderkrätzigen Herba Fumariae · Fumariae herba
Trostrübe Radix Bryoniae · Bryoniae radix
Trottenmehl Lycopodium
Trubachschelleli Flores Primulae · Primulae flos (cum oder sine calycibus)
Trubaknöpfli Flores Primulae · Primulae flos (cum oder sine calycibus)
Trubentaknöpfli Flores Primulae · Primulae flos (cum oder sine calycibus)
Truddemälch Herba Esulae
Truddemälch, Trudenmilch Herba Chelidonii · Chelidonii herba
Trudelmehl Lycopodium
Trudenmilch Herba Esulae
Trüdingerpflaster Emplastrum Lithargyri compositum
Trüffeln Tuber-Choiromycesarten
Trumpetenpulver Conchae praeparatae
Trumpeterpulver Cubebae pulvis
Truttenfußsamen Lycopodium
Truttenmehl Lycopodium
Tschemer Veratrum album
Tschickan Herba Chaerophylli
Tschöggliwurz Radix Carlinae · Carlinae radix
Tubocurarinchlorid Tubocurarini chloridum
Tückertück Species amarae
Tucktuk, Weißer Radix Dictamni albi · Dictamni albi radix
Tüfelsbeeri Atropa belladonna
Tüfelschläuele Secale cornutum
Tüfelsmarge Secale cornutum
Tüfelsmilch Herba Euphorbii

Tüffeln Solanum tuberosum
Tugendblumenkraut Herba Eupatoriae · Agrimoniae herba · Herba Hyperici · Hyperici herba
Tugendsalbe Folia Salviae · Salviae folium
Tulpenbaum Liriodendron tulipifera
Tümchen Herba Serpylli · Serpylli herba · Herba Thymi · Thymi herba
Tumerik Rhizoma Curcumae · Curcumae rhizoma
Tumirnichtspulver Pulvis contra Pediculos · Stibium sulfuratum nigrum
Tumirnichtssalbe Unguentum sulfuratum griseum
Tümmelthymian Herba Thymi · Thymi herba
Tungenrübe Radix Bryoniae · Bryoniae radix
Tunkpulver Tutia praeparata
Tunröw Radix Bryoniae · Bryoniae radix
Tüpfel-Enzian Gentiana punctata
Tüpfelfarn, Gewöhnlicher Polypodium vulgare
Tüpfelhartheu Hyperici herba
Tupfstein Cuprum aluminatum
Turanken Radix Bryoniae · Bryoniae radix
Türbandpflaster Emplastrum oxycroceum
Turbenried Rhizoma Caricis · Caricis rhizoma
Turbithwurzel Radix Turpethi · Tubera Jalapae · Jalapae tuber
Türkenblut Resina Draconis · Sanguis Hirci
Türkenbund Flores Lilii
Türkenkopfkerne Semen Cucurbitae · Cucurbitae semen
Türkenpulver Sanguis Draconis
Türkisch. Beifuß Herba Botryos · Botryos herba
Türkisch. Gras Rhizoma Graminis · Graminis rhizoma
Türkisch. Hanföl Oleum Ricini · Ricini oleum virginale
Türkisch. Kümmel Fructus Cumini · Cumini fructus
Türkisch. Mohrstein Conchae praeparatae
Türkisch. Pfeffer Fructus Capsici · Capsici fructus
Türkisch. Röte Radix Alcannae · Alkannae radix
Türlestich Sebum ovile
Turmerik Rhizoma Curcumae pulvis · Curcumae rhizoma pulvis
Turners Gelb Plumbum oxychlorati
Turnips Brassica rapa
Turpethwurzel Radix Turpethi · Tubera Jalapae · Jalapae tuber
Turpith Radix Turpethi · Tubera Jalapae · Jalapae tuber
Tusigguldenkraut Herba Centaurii · Centaurii herba
Tutiansalbe, Graue Unguentum ophthalmicum griseum
Tutiansalbe, Weiße Unguentum Zinci · Zinci unguentum
Tutz Tutia praeparata · Zincum oxydatum crudum
Tutztee Herba Cardui benedicti · Cnici benedicti herba
Tymelärrinde Cortex Mezerei · Mezerei cortex
Tyrolerpflaster Emplastrum Cantharidum perpetuum
Tyrschenöl Ichthyolum

U

Uberich Folia Heraclei
Uberrüthesalbe Emplastrum fuscum • Unguentum Plumbi • Plumbi unguentum
Überwachsöl Oleum viride
Überwachstropfen Tinctura bezoardica
Überwurzel Radix Carlinae • Carlinae radix
Ubrike Minium
Uchtblumensamen Semen Colchici • Colchici semen
Udram Herba Hederae terrestris • Glechomae hederaceae herba
Uferblumen Flores Farfarae • Farfarae flos
Uggor Aquilaria-malaccensis-Holz
Ulanenholz Radix Saponariae
Ulanenrinde Cortex Quillayae • Quillaiae cortex
Ulenkwurz Radix Helenii • Helenii rhizoma
Ulmenpotzensalbe Unguentum Populi • Populi unguentum
Ulmenrinde Cortex Ulmi • Ulmi cortex
Ulmensprossensalbe Unguentum Populi • Populi unguentum
Ulmspierkraut Herba Ulmariae
Ulrichs Pulver Natrium bicarbonicum
Ulrichs Zahntropfen Tinctura Guajaci ammoniata
Ulrichspflaster Emplastrum Cerussae
Ultram Herba Hederae terrestris • Glechomae hederaceae herba
Ultramarin, Gelber Barium chromicum
Ultramarin, Wiener Cobaltum aluminatum
Ultramincastoriumöl Tinctura Arnicae • Arnicae tinctura
Ultramkraut Herba Hederae terrestris • Glechomae hederaceae herba
Umber Terra umbrica
Umbraun Terra umbrica
Umbreits Tee Species amarae
Umgewandt. Boneta Unguentum contra Pediculos
Umgewandt. Degenstiefel Unguentum digestivum
Umgewandt. Dickentief Unguentum digestivum
Umgewandt. Merkurius Unguentum Hydrargyri cinereum dilutum
Umgewandt. Muskus Unguentum contra Scabiem
Umgewandt. Napoleon Unguentum Hydrargyri cinereum dilutum • Unguentum neapolitanum • Unguentum Populi • Populi unguentum
Umgewandt. Nervum Unguentum nervinum
Umgewandt. Nutritum Unguentum Plumbi • Plumbi unguentum
Umgewandt. Papolium Unguentum Populi • Populi unguentum
Umgewandt. Plumbikum Unguentum Plumbi • Plumbi unguentum
Umgewandt. Prinzdeputat, Rot Unguentum Hydrargyri rubrum
Umgewandt. Prinzdeputat, Weiß Unguentum Hydrargyri album
Umgewandt. Schabrian Unguentum contra Scabiem
Umgewandt. Trittum Unguentum Plumbi • Plumbi unguentum
Umlenkwurzel Helenii rhizoma
Umschlag, Authenrieths Unguentum diachylon • Unguentum Plumbi tannici
Umschlag, Blauer Unguentum Hydrargyri cinereum dilutum
Umschlag, Burows Liquor Aluminii acetici
Umschlag, Thedens Aqua vulneraria acida
Umschlagkräuter Species emollientes
Umschlagtee Species resolventes
Umundumarsenikum Unguentum basilicum flavum

Umwand, Blauer Unguentum Hydrargyri cinereum dilutum
Umwand, Gelber Unguentum flavum
Umwand, Grüner Unguentum Populi · Populi unguentum
Umwand, Weißer Unguentum Zinci · Zinci unguentum
Unbekannt Emplastrum Lithargyri compositum
Unechte Schisandrafrüchte Kadsurae fructus
Uneet Herba Equiseti arvensis · Equiseti herba
Unflatpulver Pulvis contra Pediculos
Unflatsalbe Unguentum contra Pediculos
Ungarisch. Balsam Aqua aromatica · Mixtura oleoso-balsamica · Terebinthina veneta
Ungarisch. Essenz Oleum Lini sulfuratum
Ungarisch. Hafer Pulvis contra Pediculos
Ungarisch. Salbe Unguentum flavum cum Oleo Lauri
Ungarisch. Steinlacköl Oleum Jecoris · Iecoris aselli oleum
Ungarisch. Tee Herba Chenopodii · Chenopodii (ambrosioidis) herba
Ungarisch. Tropfen Spiritus Rosmarini
Ungarisch. Wasser Aqua aromatica · Spiritus Lavandulae · Lavandulae spiritus · Spiritus Rosmarini compositus
Ungelswater Spiritus odoratus
Ungenannt. Kräuter Species resolventes
Ungenannt. Pflaster Ceratum Resinae Pini
Ungenannt. Politant Unguentum Hydrargyri cinereum dilutum
Ungerblumen Flores Malvae arboreae · Alceae flos · Alceae roseae flos
Ungers Augensalbe Unguentum Hydrargyri rubrum
Ungezieferöl Oleum Anisi · Anisi aetheroleum
Ungeziefersalbe Unguentum contra Pediculos
Ungsenöl Oleum phenolatum (Oleum carbolisatum)
Ungsensaft Sirupus Sarsaparillae compositus
Ungsensalbe Unguentum Zinci · Zinci unguentum

Unheilspulver Pulvis pro Equis
Unholdkerzen Flores Verbasci · Verbasci flos
Unholdkraut Herba Verbasci · Verbasci folium
Unholdwurz Bulbus victorialis longus · Radix Mandragorae · Mandragorae radix
Universalbalsam Oleum Lini sulfuratum · Oleum Terebinthinae sulfuratum · Tinctura Aloes composita · Aloes tinctura composita · Tinctura Benzoes composita
Universalkinderbalsam Aqua aromatica spirituosa
Universallebensöl Mixtura oleoso-balsamica · Tinctura Aloes composita · Aloes tinctura composita
Universalpflaster Emplastrum fuscum · Emplastrum Lithargyri compositum
Universalpillen Pilulae laxantes
Universalpulver Natrium bicarbonicum · Pulvis carminativus Wedel
Universalreinigungssalz Natrium bicarbonicum
Universalsalbe Unguentum exsiccans · Unguentum Plumbi · Plumbi unguentum
Universalsalz Natrium bicarbonicum
Universalspiritus, Gelber Mixtura oleoso-balsamica
Universitätssalbe, Elektrische Unguentum Hydrargyri album
Unjerkruid Herba Equiseti arvensis · Equiseti herba
Unkengries Unguentum contra Pediculos
Unkraut Herba Equiseti · Equiseti herba
Unkrautpulver Pulvis Magnesiae cum Rheo
Unksenöl Oleum animale foetidum
Unksensaft Sirupus Sarsaparillae compositus
Unnützesorgen Herba Violae tricoloris · Violae tricoloris herba
Unreinkot Asa foetida
Unreinpomade Unguentum contra Pediculos
Unruhe Lycopodium
Unruhpulver Lycopodium
Unruhwasser Spiritus Anhaltinus
Unruhwurzel Radix Eryngii · Eryngii radix
Unschlitt Sebum ovile

Unsegenkraut Herba Virgaureae · Solidaginis virgaureae herba
Unsererliebenfrauenhandschuh Folia Digitalis · Herba Aquilegiae
Unsererliebenfrauenmantel Herba Alchemillae · Alchemillae herba
Unserliebenfrauenbettstroh Herba Galii veri · Galii veri herba · Herba Hyperici · Hyperici herba · Herba Serpylli · Serpylli herba
Unserliebenfrauendistel Herba Cardui mariae · Cardui mariae herba
Unserliebenfrauenmilchkraut Herba Pulmonariae · Pulmonariae herba · Pulmonaria officinalis
Unstätpulver Pulvis Liquiritiae compositus · Liquiritiae pulvis compositus
Untergütterlikraut Herba Grossulariae
Unterhaltungssalbe Unguentum epispasticum · Unguentum Hydrargyri cinereum
Untermast Boletus cervinus
Untermladentisch Spiritus Angelicae compositus cum Oleo Terebinthinae et Liquore Ammonii caustico mixtus
Untertumunter Unguentum Plumbi · Plumbi unguentum
Unterwachssalbe Unguentum flavum
Unverleid Herba Polygoni avicularis · Polygoni avicularis herba
Unvertred Herba Polygoni avicularis · Polygoni avicularis herba
Unvertritt Herba Polygoni avicularis · Polygoni avicularis herba
Upasbaum Antiaris toxicaria
Uptochsöl Oleum viride
Uralholz Radix Saponariae
Uralsches Pulver Pulvis Liquiritiae compositus · Liquiritiae pulvis compositus
Urament Unguentum potabile rubrum
Uran, Schwarzer Styrax Calamitidis
Uran, Weißer Olibanum
Urantpulver Herba Origani pulvis
Urbsele Fructus Berberidis · Berberidis fructus
Urdbohne Phaseolus mungo
Urian Orleana
Urian, Gebrannter Alumen ustum
Uriaöl Oleum rubrum
Urin siehe Aurin
Urinblumen Flores Lamii albi · Lamii albi flos · Flores Stoechados · Helichrysi flos
Urinkraut Herba Herniariae · Herniariae herba
Urinsäure Acidum phosphoricum
Urinspiritus Liquor Ammonii caustici
Urtinkturen für homöopathische Zubereitungen Tincturae maternae ad praeparationes homoeopathicus
Uruku Orleana
Uschak Ammoniacum
Utechsöl Oleum viride
Utram Herba Hederae terrestris · Glechomae hederaceae herba
Utu-Balsam Balsamum de Mecca
Ützenpulver Sanguis Hirci
Uzara Xysmalobium undulatum
Uzarawurzel Uzarae radix

V

Vahrenkraut Folia Belladonnae · Belladonnae folium
Valander Flores Lavandulae · Lavandulae flos
Vallerln Flores Violae odoratae · Violae odoratae flos
Valmnesaft Sirupus Papaveris
Vanille Fructus Vanillae · Vanillae fructus · Vanilla planifolia
Vanille-Blume Heliotropium arborescens
Vanillefrucht Vanillae fructus
Vanille-Heliotrop Heliotropium arborescens
Vanillenöl Balsamum peruvianum
Vaseline, Gelbes Vaselinum flavum
Vaseline, Weißes Vaselinum album
Vaselinöl, Gelbes Vaselini oleum flavum
Vaselinöl, Weißes Vaselini oleum album
Vaselwurz Radix Bryoniae · Bryoniae radix
Vaterkorn Secale cornutum
Vaterunserwasser Aqua Petroselini
Vegetabilisch. Äther Aether aceticus
Vegetabilisch. Kalomel Podophyllinum
Vegetabilisch. Laugensalz Kalium carbonicum
Vegetabilisch. Mohr Carbo pulvis
Vegetabilisch. Pulver Pulvis Liquiritiae compositus · Liquiritiae pulvis compositus · Tubera Jalapae pulvis · Jalapae tuber pulvis
Vehdriakel Electuarium Theriaca
Vehedistel Fructus Cardui Mariae · Cardui mariae fructus
Veielotesaft Sirupus Violarum
Veielotewurzel Rhizoma Iridis · Iridis rhizoma
Veigeln Flores Violae odoratae · Violae odoratae flos
Veigeln, Gelbe Flores Cheiri · Cheiranthi cheiri flos
Veigelwurz Rhizoma Iridis · Iridis rhizoma
Veilchenblätter Violae odoratae folium
Veilchenbluten Violae odoratae flos
Veilchenblütenöl Violae odoratae aetheroleum
Veilchenkraut Violae odoratae herba
Veilchenpastillen Lakritzenpastillen mit Veilchengeschmack
Veilchensaft Sirupus Violarum
Veilchensalbe Unguentum pomadinum rubrum
Veilchenschwamm Fungus suaveolens
Veilchenwasser Aqua Sambuci
Veilchenwurzel Rhizoma Iridis · Iridis rhizoma
Veilchenwurzel „Kneipp" Radix Violae odoratae · Violae odoratae rhizoma
Veilchenwurzelzucker Pulvis Iridis saccharatus
Veilchenzucker Pulvis Iridis saccharatus
Veilotenblau Flores odoratae
Veilotenkraut Herba Violae tricoloris · Violae tricoloris herba
Veiteln Herba Prunellae · Prunellae herba
Veitsalbe Unguentum Hydrargyri album
Veitsblumenkraut Herba Prunellae · Prunellae herba
Veitsbohne Phaseolus vulgaris
Veitsbohnen Phaseolus-vulgaris-Samen
Veitstanzpulver Conchae praeparatae
Veld = Feld
Veldrijs Herba Taraxaci · Taraxaci herba · Taraxaci folium
Venusblätter Folia Sennae · Sennae folium
Venusblut Herba Verbenae · Verbenae herba
Venusbrauen Herba Millefolii · Millefolii herba
Venusdistel Silybum marianum
Venusfinger Herba Cynoglossi · Cynoglossi herba

Venusfliegenfalle Dionaea muscipula
Venushaar Herba Adianti aurei · Herba Capilli Veneris · Capilli Veneris herba
Venuskörner Semen Foenugraeci · Trigonellae foenugraeci semen
Venusmilch Aqua Rosae cum Tinctura Benzoes 20:1
Venustinktur Tinctura Benzoes
Venuswaage Aconitum napellus
Venuswägelchen Aconitum napellus
Verbandöl Oleum phenolatum (Oleum carbolisatum)
Verbandsalbe Unguentum cereum
Verbandsalbe, Weiße Unguentum Acidi borici · Unguentum Zinci · Zinci unguentum
Verbandwatte Lanugo gossypii absorbens
Verbenenkraut Lippiae triphyllae folium (Verveine odorante)
Verbindspiritus Oleum Terebinthinae · Terebinthinae aetheroleum
Verborgenharz Pix burgundica · Terebinthina veneta
Verborgenwiederkunft Herba Beccabungae · Beccabungae herba · Herba Veronicae · Veronicae herba
Verdauungsessenz Vinum Pepsini
Verdauungspastillen Tablettae Natrii bicarbonici
Verdauungspulver Pulvis carminativus
Verdauungssalz Natrium bicarbonicum
Verdauungstee Species laxantes
Verdauungstropfen Tinctura Chinae composita, Tinctura Rhei vinosa āā
Verdauungswein Vinum Pepsini
Verdauungszeltchen Trochisci Natrii bicarbonici
Verdeulungsöl Oleum viride
Verdigries Cuprum subaceticum
Verdwijnzalv Unguentum Hydrargyri cinereum
Verfangkraut Herba Arnicae · Arnicae herba
Verfangpulver Boletus cervinus pulvis
Verfluchte Jungfer Herba oder Radix Cichorii · Cichorii herba oder Radix
Vergängnispulver Pulvis temperans
Vergehkraut Herba Plantaginis
Vergehundkommnichtwieder Herba Violae tricoloris · Violae tricoloris herba
Vergiftet Ameisenpulver Semen Nigellae pulvis · Nigellae semen pulvis
Vergißmeinnicht Flores Jaceae (Myosotis)
Vergüldungssalbe Unguentum basilicum
Verhaltungstropfen Tinctura antispastica
Verlachwurzel Radix Gentianae · Gentianae radix
Vermächtnispflaster Emplastrum fuscum
Vermächtniszucker Saccharum rubrum
Vermen Amygdalae
Vermillon Cinnabaris
Verneds Drejakel Electuarium theriacale
Vernedsch = venetianisch
Vernunftkraut Herba Anagallidis · Anagallidis herba
Vernunftundverstand Herba Anagallidis · Anagallidis herba
Veronikanwurz Rhizoma Ari · Ari maculati rhizoma
Verrufkraut Herba Conyzae · Conyzae majoris herba
Versichbeeren Fructus Berberidis · Berberidis fructus
Verstandkraut Herba Anagallidis · Anagallidis herba
Versuchbeeren Fructus Berberidis · Berberidis fructus
Verteilungskräuter Species resolventes
Verteilungsöl Oleum viride
Verteilungspflaster Emplastrum fuscum · Emplastrum Hydrargyri · Emplastrum saponatum
Verteilungssalbe Unguentum flavum · Unguentum Kalii jodati · Unguentum nervinum · Unguentum Rosmarini compositum · Rosmarini unguentum compositum
Vertiverwurzel(samen) Semen Cardui Mariae · Cardui mariae fructus
Vertreibungstropfen Tinctura Croci
Verusdistelkörner Fructus Cardui Mariae · Cardui mariae fructus
Verwachsundverufungskraut Herba Conyzae · Conyzae majoris herba
Verweckensalbe Unguentum basilicum fuscum

Verzehrungspflaster Emplastrum saponatum rubrum
Verziehungsspiritus Spiritus Angelicae compositus · Angelicae spiritus compositus
Vesicatoressenz Tinctura Cantharidum
Vesicatorpflaster Emplastrum Cantharidum
Vesperkraut Herba Sideritidis
Vetiverwurzel Radix Ivarancusae
Vexierkastanienrinde Cortex Hippocastani · Hippocastani cortex
Viburnumrinde Viburni prunifolii cortex
Vichypastillen Trochisci Natrii bicarbonici
Vichypulver Natrium bicarbonicum · Pulvis Liquiritiae compositus · Liquiritiae pulvis compositus
Viefasalbe Unguentum Hydrargyri album
Viehdistel Herba Cardui benedicti · Cnici benedicti herba
Viehkalk Calcium phosphoricum crudum
Viehkraut Herba Beccabungae · Beccabungae herba · Herba Veronicae · Veronicae herba
Viehkrautwurzel Radix Valerianae · Valerianae radix
Viehmirakel Electuarium Theriaca
Viehpulver Pulvis pro Vaccis
Vielackerpulver Pulvis Liquiritiae compositus · Liquiritiae pulvis compositus
Vielenmargarethenpulver Semen Foenugraeci pulvis · Trigonellae foenugraeci semen pulvis
Vielfraß Pulvis pro Vaccis griseus · Stibium sulfuratum nigrum
Vielgut Herba Oreoselini
Vielwuchs Herba Oreoselini
Vierblatt Paris quadrifolia
Viereckiger Zug Ceratum Resinae Pini
Viererlei Geister Spiritus camphoratus, Spiritus saponatus, Spiritus Rosmarini, Liquor Ammonii caustici āā
Viererlei Pflaster Emplastrum oxycroceum
Viererlei Ruhpulver Pulvis pro Infantibus
Viererlei Salbe Unguentum nervinum
Viererlei Tee Species pectorales cum Fructibus
Vierjahreszeitentee Species laxantes
Vierräuberessig Acetum aromaticum
Vierspitzbubenessig Acetum aromaticum
Vierwasser für Pferde Aqua Melissae cum Aqua Foeniculi
Vierzigerlei Kräuter Species amarae
Vigacke Electuarium theriacale
Vigeli = Veilchen
Viktoriaviolett Anilinviolett
Viktrill, Blauer Cuprum sulfuricum
Viktrill, Grüner Ferrum sulfuricum
Viktrill, Weißer Zincum sulfuricum
Viktusbalsam Balsamum Vitae · Mixtura oleoso-balsamica
Villumfallum Flores Convallariae · Convallariae flos
Vinblastinsulfat Vinblastini sulfas
Vincamin Vincaminum
Vincristinsulfat Vincristini sulfas
Vinum cretum Semen Foenugraeci · Trigonellae foenugraeci semen
Violen Flores Violae odoratae · Violae odoratae flos
Violenöl Oleum Hyperici · Hyperici oleum
Violenpulver Rhizoma Iridis pulvis · Iridis rhizoma pulvis
Violenramor Electuarium Theriaca
Violensaft Sirupus Violarum
Violentinctur Tinctura Lignorum
Violenwasser, Gelbes Aqua Chamomillae cum Tinctura Croci
Violenwurzel Rhizoma Iridis · Iridis rhizoma
Violkraut Herba Violae tricoloris · Violae tricoloris herba
Viöndli Flores Violae odoratae · Violae odoratae flos
Viönli Flores Violae odoratae · Violae odoratae flos
Vioolkruid Herba Violae tricoloris · Violae tricoloris herba
Vipernöl Oleum Jecoris · Iecoris aselli oleum
Vipernspiritus Liquor Ammonii carbonici pyrooleosus
Virat, Gelber Unguentum contra Scabiem
Virat, Grauer Unguentum Hydrargyri cinereum dilutum
Virat, Weißer Unguentum Hydrargyri album

Virginenhohlwurz Radix Serpentariae
Virginie Vaselinum flavum
Virginisch. Klapperschlangenwurzel Radix Senegae • Polygalae radix • Radix Serpentariae
Virginisch. Tabak Folia Nicotianae • Nicotianae folium
Virginisch. Viperwurz Radix Senegae • Polygalae radix • Radix Serpentariae
Visceralelixier Elixir Aurantii compositum
Visetholz Lignum citrinum
Visitatorwachs Ceratum Aeruginis • Ceratum Resinae Pini
Visselzalf Unguentum Mezerei
Vitriol, Blauer Cuprum sulfuricum
Vitriol, Cyprischer Cuprum sulfuricum
Vitriol, Englischer Ferrum sulfuricum
Vitriol, Gemeiner Ferrum sulfuricum
Vitriol, Goslarer Zincum sulfuricum
Vitriol, Grüner Ferrum sulfuricum
Vitriol, Roter Cobaltum sulfuricum
Vitriol, Weißer Zincum sulfuricum
Vitriolelixier Tinctura aromatica acida
Vitriolgeist Acidum sulfuricum dilutum
Vitriolgeist, Versüßter Spiritus aethereus
Vitriolnaphtha Aether
Vitriolsalz, Flüchtiges narkotisches Acidum boricum
Vitriolsalz, Linderndes flüchtiges Acidum boricum
Vitriolsalz, Narkotisches flüchtiges Acidum boricum
Vitriolsäure Acidum sulfuricum anglicum
Vitriolspiritus Acidum sulfuricum dilutum
Vitriolvateressenztropfen Tinctura aromatica acida
Vitriolwasseressenz Tinctura aromatica acida
Vitriolweinstein Kalium sulfuricum
Vitrioöl Acidum sulfuricum fumans
Vitschenblumen Flores Genistae • Cytisi scoparii flos
Vizedreiägele Electuarium theriacale
Vlas = Flachs
Vlier = Flieder
Vlies, Weißes Zincum sulfuricum
Vlugsmeer Linimentum ammoniatum

Vogelasch Fructus Sorbi • Sorbi aucupariae fructus
Vogelbeere Sorbus aucuparia
Vogelbeeren Fructus Sorbi • Sorbi aucupariae fructus
Vogelbeersaft Succus Sorbi inspissatus
Vogelbeersäure Acidum malicum
Vogelbräune Herba Plantaginis • Plantaginis herba
Vogelbrot Ossa Sepiae • Sedi acris herba
Vogelgarbe Herba Plantaginis • Plantaginis herba
Vogelgras Herba Polygoni avicularis • Polygoni avicularis herba
Vogelherzlein Anacardia
Vogelhirse Semen Lithospermi • Semen Milii solis • Lithospermum-officinale-Samen
Vogelholz Viscum album
Vögelikraut Herba Bursae Pastoris • Bursae pastoris herba • Herba Senecionis • Senecionis herba
Vogelknöterich Polygonum aviculare
Vogelknötrichkraut Herba Polygoni avicularis • Polygoni avicularis herba
Vogelkraut Herba Anagallidis • Anagallidis herba • Herba Plantaginis • Herba Senecionis • Senecionis herba • Stellaria media • Viscum album
Vogelkräuterfichtentee Herba Polygoni • Polygoni avicularis herba
Vogelkreuzkraut Herba Senecionis • Senecionis herba
Vogelleim Viscum album
Vogelleimholz-Kraut Viscum album
Vogelmeirichtee Herba Millefolii • Millefolii herba
Vogelmiere Herba Anagallidis • Anagallidis herba • Stellaria media
Vogelmierenkraut Stellariae mediae herba
Vogelmistel Viscum album
Vogelnestsamen Fructus Dauci
Vogelsbrot Ossa Sepiae
Vogelspinne, Kubanische Citharacanthus spinicrus (Syn. Eurypelma spinicrus)
Vogelspinne, Kubanische (Hom.) Tarantula cubensis
Vogelsporn Secale cornutum

Vogeltod Herba Conii · Conii herba
Vogelwegtritt Herba Polygoni avicularis · Polygoni avicularis herba
Vogelwürstchen Herba Plantaginis
Vogelzucker Saccharum album pulvis
Vogelzungen Alsine media · Semen Fraxini
Vögerlsalbe Unguentum flavum
Vögleinimnest Fructus Dauci
Vogt = Flüssigkeit
Völkersalbe Zinci unguentum · Zinci unguentum
Völkertropfen Tinctura Valerianae aetherea · Valerianae tinctura aetherea
Volle Schübel Herba Lycopodii · Lycopodii herba
Vollerde Bolus alba · Kaolinum ponderosum
Vollkommene Salzsäure Aqua chlorata
Vomitivsalz Zincum sulfuricum
Von A bis Z Species amarae

Vorgang Spiritus Frumenti
Vorhofgeist Spiritus Vini gallici
Vorlauf Spiritus dilutus · Spiritus Frumenti
Vorsprung Liquor Ammonii caustici · Spiritus dilutus
Vorwitzchen Herba Hepaticae · Hepaticae herba · Hepaticae nobilis herba
Vospomade Ceratum Cetacei
Vossische Wundsalbe Balsamum universale
Vosskraut Herba Linariae · Linariae vulgris herba
Vosslungensaft Sirupus Liquiritiae
Vosssaft Mel rosatum boraxatum · Sirupus Liquiritiae
Vosssalv, Witte Unguentum Plumbi · Plumbi unguentum
Vossteert Herba Epilobii · Epilobii herba
Vrämte Herba Absinthii · Absinthii herba
Vyeli Flores Violae odoratae · Violae odoratae flos

W

Wachandelbeeren Fructus Juniperi • Juniperi pseudo-fructus
Wachenbeeren Fructus Rhamni
Wachholdergeist Spiritus Juniperi • Juniperi spiritus
Wachhulder Juniperus communis
Wachkraut Herba Cannabis • Cannabis indicae herba
Wacholder Juniperus communis
Wacholder, Stinkender Summitates Sabinae • Sabinae summitates
Wacholderbärlapp Lycopodium annotinum
Wacholderbeeren Fructus Juniperi • Juniperi pseudo-fructus
Wacholdergebälz Succus Juniperi inspissatus
Wacholderharz Sandaraca
Wacholderholz Lignum Juniperi • Juniperi lignum
Wacholderholzöl Juniperi ligni aetheroleum
Wacholderhonig Succus Juniperi inspissatus
Wacholderkerne Fructus Juniperi pulvis grossus
Wacholderkernöl Oleum Juniperi baccarum • Juniperi aetheroleum
Wacholderlatwerge Succus Juniperi inspissatus
Wacholdermus Succus Juniperi inspissatus
Wacholderöl Juniperi aetheroleum
Wacholderpilz Lactarius deliciosus
Wacholdersaft Succus Juniperi inspissatus
Wacholdersalbe Succus Juniperi inspissatus • Unguentum Rosmarini compositum • Rosmarini unguentum compositum
Wacholdersalze Succus Juniperi inspissatus
Wacholderschwamm Fungus Sambuci
Wacholderschwämmchen Fungus Sambuci
Wacholderspitzen Summitates Juniperi
Wacholdertee Fructus Juniperi • Juniperi pseudo-fructus • Lignum Juniperi • Juniperi lignum • Summitates Juniperi
Wacholderteer Juniperi pix
Wacholderteeröl Oleum cadinum • Juniperi pix
Wachs, Blaues Cera coerulea
Wachs, Gelbes Cera flava
Wachs, Grünes Ceratum Aeruginis
Wachs, Japanisches Cera Japonica
Wachs, Mineralisches Paraffinum durum
Wachs, Rotes Ceratum rubrum
Wachs, Weißes Cera alba
Wachsbeere Marica Gale
Wachskerzensalbe Emplastrum Lythargyri compositum • Unguentum cereum
Wachskrautwurzel Radix Saponariae
Wachsöl Oleum Cerae • Oleum Papaveris
Wachspalme Copernicia prunifera
Wachspflaster, Gelbes Ceratum Resinae Pini
Wachssalbe Unguentum cereum • Cerae unguentum
Wachsschwamm Spongium ceratum
Wachsundöl Unguentum cereum
Wachsundschweinefett Unguentum cereum
Wachteln Fructus Juniperi • Juniperi pseudo-fructus
Wachtelweizen Melampyrum
Wadsche Tropfen Tinctura Benzoes composita
Waffensalbe Unguentum cereum
Wagenblumen Flores Calendulae • Calendulae flos
Wagenholzrinde Cortex Ulmi • Ulmi cortex
Wagenschmierer = Schusterpilz • Boletus luridus
Wagenteer Pix liquida
Wägisse Herba Plantaginis
Wägluege Herba Cichorii • Cichorii herba • Herba Plantaginis
Wägluege, Wilde Herba Taraxaci • Taraxaci

herba · Taraxaci folium
Wägluegere Herba Cichorii · Cichorii herba · Herba Plantaginis
Wägluegere, Wilde Herba Taraxaci · Taraxaci herba · Taraxaci folium
Wäglungere Herba Plantaginis · Radix Cichorii · Cichorii radix
Wägstroh Herba Galii veri · Galii veri herba
Wähle Fructus Myrtilli · Myrtilli fructus
Wahlers Pflaster Emplastrum fuscum
Wahlwurz Radix Consolidae · Symphyti radix
Wähnertspiritus Liquor Ammonii caustici
Wahrer Manzinellenbaum Hippomane mancinella
Wahres Benediktenkraut Caryophyllatae herba
Waid Herba Isatis tinctoriae · Isatis tinctoria · Isatis herba
Waidasche Kalium carbonicum depuratum
Waisenhauspflaster Emplastrum fuscum
Walbaum Herba Belladonnae
Wald- und Feldhopfen Herba Majoranae · Majoranae herba · Herba Origani · Origani herba
Waldameise, Rote Formica rufa
Waldandorn Herba Stachydis
Waldbart Herba Ulmariae
Waldbeeren Fructus Myrtilli · Myrtilli fructus
Waldbeerstrauchblätter Folia Myrtilli · Myrtilli folium · Folia Uvae Ursi · Uvae ursi folium
Waldbingel Herba Mercurialis · Mercurialis herba
Waldblume Flores Arnicae · Arnicae flos
Waldchriesi Folia Belladonnae · Belladonnae folium
Walddistelkraut Folia Ilicis · Ilicis aquifolii folium
Walddolde Chimaphila umbellata
Walddosten Herba Origani · Origani herba
Walderdbeere Fragaria vesca
Walderdbeerkraut Fragariae herba
Waldesche Fructus Sorbi · Sorbi aucupariae fructus
Waldfarnwurzel Rhizoma Filicis · Filicis rhizoma
Waldflachs Herba Linariae · Linariae vulgris herba
Waldföhre Pinus sylvestris
Waldfräulein Herba Achilleae moschatae · Ivae moschatae herba
Waldfriede Herba Matricariae · Tanaceti parthenii herba
Waldglocken Folia Digitalis
Waldglöggli Anemone nemorosa
Waldhengstengeist Spiritus Formicarum
Waldhirse Semen Lithospermi · Semen Milii solis · Lithospermum-officinale-Samen
Waldhopfen Herba Hyperici · Hyperici herba
Waldkiefernnadelöl Pini silvestris aetheroleum
Waldklapperschlange Crotalus horridus
Waldklapperschlange (Hom.) Crotalus · Crotalus horridus
Waldklee Herba Acetosellae
Waldklette Herba Circaeae
Waldklettenwurzel Radix Bardanae · Bardanae radix
Waldknoblauch Allium ursinum
Waldkopfen Herba Hyperici · Hyperici herba
Waldkraut Solidago virgaurea
Waldlauch Allium ursinum
Waldlilienwurzel Bulbus Asphodeli · Asphodeli albi radix
Waldmalven Folia Malvae sylvestris · Malvae folium
Waldmangold Herba Pirolae · Chimaphilae herba
Waldmännlein Herba Asperulae · Asperulae herba · Galii odorati herba
Waldmannskraut Chimaphilae herba
Waldmeister Galium odoratum
Waldmeisterkraut Asperulae herba
Waldnachtschatten Atropa belladonna · Folia Belladonnae · Belladonnae folium · Stipites Dulcamarae · Dulcamarae stipes
Waldnelken Flores Primulae · Primulae flos (cum oder sine calycibus)
Waldochsenzunge Herba Pulmonariae · Pulmonariae herba

Waldprimel Primula elatior
Waldquendel Herba Calaminthae · Calaminthae herba
Waldrausch Folia Uvae Ursi · Uvae ursi folium
Waldrebe Herba Clematidis
Waldrebenwurzel Radix Bardanae · Bardanae radix
Waldröschen Anemone nemorosa · Epilobium angustifolium
Waldrübe Tubera Cyclaminis
Waldsalbei Herba Scorodoniae
Waldschelle Digitalis purpurea
Waldschellenkraut Folia Digitalis · Digitalis purpureae folium
Waldspeickwurzel Radix Valerianae · Valerianae radix
Waldstaub Lycopodium
Waldstein Lac Lunae pulvis
Waldstroh Herba Galii veri · Galii veri herba
Waldvaichala Hepatica nobilis
Waldwindröschen Anemone sylvestris
Waldwollextrakt Extractum Pini
Waldwollöl Oleum Pini sylvestris · Pini sylvestris aetheroleum
Waldwollspiritus Aether Pini sylvestris
Waldwurz Radix Consolidae Radix Symphyti · Symphyti radix
Walfischdreck Ambra
Walfischöl Oleum Jecoris · Iecoris aselli oleum
Walfischsalz Sal Jecoris (Das Salz, in dem die Dorsche konserviert werden · es enthält Trimethylamin.)
Walfischschuppen Ossa Sepiae
Walkenbaum Atropa belladonna
Walkererde Bolus alba · Kaolinum ponderosum · Talcum
Wallbaum Atropa belladonna
Wallblumen Flores Verbasci · Verbasci flos
Walldistel Eryngium campestre
Wallhengste Formicae
Wallrat Cetaceum
Wallwurz Symphytum officinale
Wallwurzel Radix Consolidae · Radix Paeoniae · Radix Symphyti · Symphyti radix

Wallwurzelgeist Spiritus Consolidae
Wallwurzelkraut, Kleines Herba Pulmonariae · Pulmonariae herba
Walnuß Juglans regia
Walnußblätter Folia Juglandis · Juglandis folium
Walnußöl Oleum Juglandis · Juglandis oleum
Walnußschalen Juglandis fructus cortex
Walpurgiskraut Herba Hyperici · Hyperici herba
Walpurgisöl Oleum Petrae
Walpurgiswurzel Radix Aristolochiae cavae
Walrat Cetaceum
Walrat für H.V. Cetaceum saccharatum
Walratpflaster Ceratum Cetacei
Walratpulver Cetaceum saccharatum
Walratsalbe Unguentum cereum · Unguentum leniens
Walratzucker Cetaceum saccharatum
Walschot Cetaceum
Wälschstein Alumen plumosum
Walstroh Herba Galii veri · Galii veri herba
Waltersalbe Emplastrum Lithargyri molle
Walwürze Symphytum officinale
Wamperlschmier Unguentum carminativum
Wändelepulver Pulvis contra Insecta
Wandelpulver Pulvis contra Insecta
Wandkraut Herba Parietariae
Wandlauspulver Pulvis contra Insecta
Wandraute Herba Rutae murariae
Wannebobbele Herba Centaureae jaceae · Herba Violae tricoloris · Violae tricoloris herba
Wäntelebrut Herba Geranii
Wäntelenkraut Herba Geranii
Wanzenbeerblätter Folia Ribis nigri · Ribis nigri folium
Wanzendill Coriandrum sativum
Wanzendillsamen Fructus Coriandri · Coriandri fructus
Wanzenkraut Actaea racemosa · Aspidium filix mas · Folia Melissae · Melissae folium · Folia Patschuli · Herba Ledi palustris · Ledi palustris herba
Wanzenkümmel Coriandrum sativum
Wanzenöl Oleum Terebinthinae · Terebin-

thinae aetheroleum
Wanzenpulver Flores Pyrethri pulvis · Pyrethri flos pulvis
Wanzensalbe Unguentum Hydrargyri cinereum dilutum
Wanzentinktur Tinctura Colocynthidis
Wanzenwurz Rhizoma Filicis · Filicis rhizoma
Waras Kamala
Warmke = Wermut
Wärmkensalz Kalium carbonicum
Wärmkraut Herba Absinthii · Absinthii herba
Warmüde Herba Absinthii · Absinthii herba
Wärnde Herba Absinthii · Absinthii herba
Wärndt Herba Absinthii · Absinthii herba
Warz Herba Acetosellae
Warzenbalsam Balsamum peruvianum · Emulsio mammalis
Warzenblumen Flores Calendulae · Calendulae flos
Warzenkraut Herba Chelidonii · Chelidonii herba · Herba Euphorbiae · Herba Geranii
Warzenpulver Gummi arabicum pulvis
Warzensalbe Unguentum leniens
Warzentupp Acidum nitricum · Argentum nitricum
Wärzlikraut Herba Sedi
Was = Wachs
Waschblau, Flüssiges Solutio Indici
Waschblaupulver Ultramarinum
Wäschelauge Mucilago Gummi arabici cum Natrio carbonico
Waschessig Acetum aromaticum
Waschholz Cortex Quillayae · Quillaiae cortex
Waschkalk Calcaria chlorata
Waschkraut Herba (Radix) Saponariae
Waschkrautwurzel Herba (Radix) Saponariae
Waschpulver Borax pulvis · Natrium carbonicum siccatum
Waschrinde Cortex Quillayae · Quillaiae cortex
Waschspäne Cortex Quillayae · Quillaiae cortex
Waschtinktur Oleum Terebinthinae cum Liquore Ammonii caustici 1+2
Waschwurzel Radix Saponariae
Wasmachtmich Unguentum contra Scabiem
Wasser für fressenden Grind Aqua phagedaenica decolorata
Wasser gegen Reißen Aqua carminativa
Wasser, Abgezogenes Aqua destillata
Wasser, Aromatisches Aquae aromaticae
Wasser, Blähung treibendes Aqua carminativa · Aqua Chamomillae
Wasser, Blähungstreibendes Aqua carminativa · Aqua Menthae crispae · Menthae crispae aqua
Wasser, Blaues Liquor Aeruginis
Wasser, Burowsches Liquor Aluminii acetici
Wasser, Deminaralisiertes Aqua demineralisata
Wasser, Destilliertes Aqua destillata
Wasser, Gereinigtes Aqua purificata
Wasser, Javellesches Liquor Natrii hypochlorosi
Wasser, Mandragora Aqua aromatica
Wasser, Prager Aqua foetida antihysterica
Wasser, Ravels Mixtura sulfurica acida
Wasser, Schwarzes Aqua phagedaenica nigra
Wasser, Spanisches Liquor Ammonii caustici
Wasserandorn Herba Lycopi
Wasserangelik Radix Angelicae · Angelicae radix
Wasseraster Herba Bidentis
Wasserbaldrian Radix Valerianae majoris
Wasserbathengel Herba Scordii
Wasserbenediktenwurzel Caryophyllatae aquaticae rhizoma
Wasserblau Coeruleum berolinense
Wasserblei Plumbago
Wasserblumen Flores Lamii albi · Lamii albi flos · Herba Anemone nemorosae · Anemonis nemorosae herba
Wasserbohne Herba Beccabungae · Beccabungae herba
Wasserbungen Herba Beccabungae · Beccabungae herba
Wasserdorn Herba Marrubii · Marrubii herba
Wasserdost Bidens tripartita (Herba Bidentis) · Eupatorium cannabinum

Wasserdost, Durchwachsener Eupatorium perfoliatum
Wasserdostenkraut Herba Eupatorii · Eupatorii cannabini herba
Wasserdostenkraut, Durchwachsenes Eupatorii perfoliati herba
Wasserdreiblatt Folia Trifolii fibrini · Menyanthidis trifoliatae folium
Wasserfenchel Oenanthe aquatica
Wasserfenchelfrüchte Fructus Phellandri · Phellandri fructus
Wasserfenchelöl Phellandri aetheroleum
Wasserfieberkraut Folia Trifolii fibrini · Menyanthidis trifoliatae folium · Menyanthes trifoliata
Wasserflohkraut Persicaria amphibia
Wassergamanderkraut Herba Scordii
Wassergauchheil Herba Beccabungae · Beccabungae herba
Wasserglas Liquor Natrii silicici
Wasserhähnchen Anemone nemorosa
Wasserhanf Eupatorium cannabinum
Wasserhanfkraut Herba Eupatorii · Eupatorii cannabini herba
Wasserheil Herba Beccabungae · Beccabungae herba
Wasserkerbel Fructus Phellandri · Phellandri fructus
Wasserkies Ferrum sulfuratum nativum
Wasserklee Menyanthes trifoliata
Wasserklette Folia et Radix Petasitidis
Wasserknoblauch Herba Scordii
Wasserkörbel Fructus Phellandri · Phellandri fructus
Wasserkrautwurzel Rhizoma Hydrastis · Hydrastis rhizoma
Wasserkresse Herba Nasturtii · Nasturtii herba · Nasturtium officinale
Wasserkunigunde Herba Eupatoriae · Agrimoniae herba
Wasserlatwari Succus Juniperi
Wasserlauch Herba Nasturtii · Nasturtii herba
Wasserlilien Flores Nymphaeae albae · Nymphaeae albae flos
Wassermandrachora Aqua aromatica
Wassermännchenwurzel Rhizoma Nymphaeae

Wasser-Mannstreu Eryngium yuccifolium
Wassermarksamen Fructus Apii · Apii fructus
Wasserminze Folia Menthae crispae · Menthae crispae folium
Wassernabelkraut, Asiatisches Centella asiatica · Herba Hydrocotylis asiaticae · Centallae asiaticae herba
Wassernelkenwurz Caryophyllatae aquaticae rhizoma
Wasseroxyd Hydrogenium peroxydatum
Wasserpech Resina Pini
Wasserpeersaat Fructus Phellandri · Phellandri fructus
Wasserpeterlein Apium graveolens
Wasserpfeffer Herba Nasturtii · Nasturtii herba · Herba Persicariae
Wasserpflaster Emplastrum Lithargyri
Wasserpfunde Herba Beccabungae · Beccabungae herba
Wasserpoley Herba Pulegii · Pulegii herba
Wasserpursaat Fructus Phellandri · Phellandri fructus
Wasserranken Stipites Dulcamarae · Dulcamarae stipes
Wasserraute Herba Nasturtii · Nasturtii herba
Wasserrottigkraut Herba Eupatorii · Eupatorii cannabini herba
Wassersalat Herba Beccabungae · Beccabungae herba
Wassersalze Succus Juniperi
Wasserschierling (Hom.) Cicuta · Cicuta virosa
Wasserschierling, Giftiger Cicuta virosa
Wasserschierlingskraut Herba Cicutae virosae · Cicutae virosae herba
Wasserschierlingsrhizom Cicutae virosae rhizoma
Wasserschierlingswurzel Cicutae virosae rhizoma
Wasserschwertel Rhizoma Iridis · Iridis rhizoma
Wasserseide Herba Herniariae · Herniariae herba
Wassersenf Herba Nasturtii · Nasturtii herba · Nasturtium officinale

Wassersilber Hydrargyrum
Wassersternkraut Herba Bidentis
Wasserstoffperoxid-Lösung 30% Hydrogenii peroxidum 30 per centum
Wassersuchtlatwerge Succus Juniperi
Wassersuchtsalbe Unguentum Juniperi
Wassersuchttee Species diureticae
Wassersulz Succus Juniperi inspissatus
Wassertee Species diureticae
Wassertritt Herba Polygoni · Polygoni avicularis herba
Wasserwartwurzel Radix Cichorii · Cichorii radix
Wasserwendel Fructus Phellandri · Phellandri fructus
Wasserwurz Herba Menthae crispae · Menthae crispae folium
Waterkerse Herba Nasturtii · Nasturtii herba
Waterpiel Sagittaria sagittifolia
Watscherling Herba Cicutae
Watteblume Anthyllis vulneraria
Watvonschwarten Asa foetida
Watzwurzel Radix Lapathi acuti
Wau Reseda
Wau, Färber- Reseda luteola
Wau, Gelber Reseda lutea
Wau, Rapunzel- Reseda phyteuma
Waude Herba Luteolae · Resedae luteolae herba
Waukraut Herba Luteolae · Resedae luteolae herba
Webers Brustpflaster Emplastrum saponatum
Wecheln Rhizoma Calami · Calami rhizoma
Wechockel Emplastrum Lithargyri molle
Weckbröseln Flores Calendulae · Calendulae flos
Weckelderbeeren Fructus Juniperi · Juniperi pseudo-fructus
Wedels Brustpulver Pulvis Liquiritiae compositus · Liquiritiae pulvis compositus · Pulvis pectoralis Wedel
Wedels Pulver Pulvis carminativus
Wedels Tropfen Tinctura carminativa
Wedels Windtropfen Tinctura carminativa
Wederrimpe Rhizoma Ari · Ari maculati rhizoma
Wedewurz Rhizoma Veratri · Veratri rhizoma
Weechogel Emplastrum Lithargyri molle
Weedasche Kalium carbonicum crudum
Weg damit Unguentum contra Pediculos · Unguentum Hydrargyri album dilutum
Wegbaumbeeren Fructus Juniperi · Juniperi pseudo-fructus
Wegblätter Herba Plantaginis
Wegbreit Herba Plantaginis
Wegbreitborstchen Semen Psyllii · Psyllii semen
Wegbreitöl Oleum Papaveris
Wegbreitsaft Sirupus Plantaginis
Wegbreitsalbe Unguentum Linariae
Wegbreitsamen Semen Psyllii · Psyllii semen
Wegbreitwasser Aqua Tiliae
Wegbreitwurzel Radix Consolidae · Symphyti radix
Wegdistelsamen Semen Cardui Mariae · Cardui mariae fructus
Wegdornbeeren Fructus Rhamni
Wegdornrinde Cortex Frangulae · Frangulae cortex
Wegebaumöl Oleum Juniperi · Juniperi aetheroleum
Wegeblatt Herba Plantaginis
Wegebreit Plantago major
Wegeleuchte Cichorium intybus
Wegerich Herba Plantaginis
Wegetred Polygonum aviculare
Wegetritt „Kneipp" Herba Polygoni avicularis · Polygoni avicularis herba
Wegetritt, Kleiner Herba Herniariae · Herniariae herba
Weggras Herba Polygoni avicularis · Polygoni avicularis herba
Weghalder Juniperus communis
Weghanf Herba Erysimi · Erysimi herba
Wegholder Juniperus communis
Wegkümeich Fructus Carvi · Carvi fructus
Weglattich Radix Taraxaci cum Herba · Taraxaci radix cum herba
Weglauf Herba Polygoni avicularis · Polygoni avicularis herba

Wegleuchte Herba Euphrasiae · Euphrasiae herba · Euphrasia officinalis
Wegluege Radix Cichorii · Cichorii radix
Wegmalve Folia Malvae vulgaris · Malvae folium
Weg-Rauke Sisymbrium officinale
Wegrich Herba Plantaginis
Wegritt Herba Polygoni avicularis · Polygoni avicularis herba
Wegröslein Flores Calenduale · Calendulae flos
Wegsenf Sisymbrium officinale
Wegstroh Herba Galii veri · Galii veri herba
Wegtrette Herba Polygoni avicularis · Polygoni avicularis herba
Wegwart Flores (Radix) Cichorii · Herba Plantaginis · Plantaginis herba
Wegwarte Cichorium intybus
Wegwartenkraut Cichorii herba
Wegwarttinktur „Kneipp" Tinctura Cichorii e Herba recente
Wegwartwurzel Radix Cichorii · Cichorii radix
Wegweiß Herba Cichorii · Cichorii herba
Wegwurzel Radix Cichorii · Cichorii radix
Wegwurzwasser Aqua destillata
Wehdornbeeren Fructus Rhamni catharticae · Rhamni cathartici fructus
Wehdornpflaster Ceratum Aeruginis
Wehdornrinde Cortex Frangulae · Frangulae cortex
Wehdriakel Electuarium Theriaca
Wehedistel Herba Cardui mariae · Cardui mariae herba
Weheldornbeeren Fructus Juniperi · Juniperi pseudo-fructus
Wehenpulver Secale cornutum pulvis
Wehetropfen Tinctura Cinnamomi · Cinnamomi corticis tinctura
Wehlen Fructus Myrtilli · Myrtilli fructus
Wehmutspulver Pulvis temperans
Wehnertspiritus Liquor Ammonii caustici
Wehrtropfen Tinctura Cinnamomi · Cinnamomi corticis tinctura
Wehtatpflaster Emplastrum oxycroceum
Wehtropfenpflaster Emplastrum adhaesivum
Wehwinden Flores Convolvuli
Wehwinnen Flores Convolvuli
Weiberaquavit Aqua aromatica spirituosa · Spiritus Melissae compositus · Melissae spiritus compositus
Weibergelle Castoreum
Weibergürtelkraut Artemisiae herba
Weiberkappen Aquilegia vulgaris
Weiberklatsch Radix Ononidis · Ononidis radix
Weiberkraut Herba Artemisiae · Artemisiae herba
Weiberkrieg Radix Ononidis · Ononidis radix
Weibernessel Flores Lamii albi · Lamii albi flos
Weiberschmögge Herba Abrotani
Weiberstrauß Herba Hepaticae · Hepaticae herba · Hepaticae nobilis herba
Weiberzorn Radix Ononidis · Ononidis radix
Weichdosten Herba Chenopodii · Chenopodii (ambrosioidis) herba
Weichselsaft Sirupus Cerasorum
Weichselstein Zincum sulfuricum
Weichselstengel Stipites Cerasorum
Weidablätter Herba Epilobii · Epilobii herba
Weide Salix species
Weideallerweide Tartarus crudus pulvis
Weidenblätter Folia Ligustri
Weidendorn Hippophae rhamnoides
Weidenkraut Herba Lysimachiae · Lysimachiae herba
Weidenrinde Cortex Salicis · Salicis cortex
Weidenröschen, Kleinblütiges Epilobium parviflorum
Weidenröschen, Rosarotes Epilobium roseum
Weidenröschenkraut, Kleinblütiges Epilobii parviflorae herba
Weidenschwamm Boletus suaveolens · Fungus Chirurgorum
Weiderich Herba Salicariae
Weiderich, Roter Lythrum salicaria
Weidkraut Herba Isatis · Isatis herba
Weidmannssalbe Unguentum Zinci · Zinci unguentum
Weidsamenpulver Cortex Salicis pulvis · Salicis cortex pulvis

Weiherfenchel Fructus Phellandri · Phellandri fructus
Weiherrosen Flores Nymphaeae albae · Nymphaeae albae flos
Weihnachtsrose Helleborus niger
Weihnachtswurzel Radix Hellebori
Weihrauch Commiphora abyssinica · Olibanum
Weihrauch, Indischer Boswellia serrata (Stammpflanze) · Olibanum indicum
Weihrauch, Wilder Fichtenharz von dem Weihrauch ähnlicher Farbe
Weihrauchblätter Thujae summitates
Weihrauchkraut Asarum europaeum · Folia Rosmarini · Rosmarini folium
Weihrauchwurzel Rhizoma Asari · Asari rhizoma
Weihrauchwurzelblätter Folia Rosmarini · Rosmarini folium
Weilaischbeeren Fructus Sorbi · Sorbi aucupariae fructus
Weinäther Aether · Aether oenanthicus
Weinäuglein Fructus Berberidis · Berberidis fructus
Weinbeerblätter Folia Uvae Ursi · Uvae ursi folium
Weinbeeren Passulae minores
Weinbeeröl Aether oenanthicus
Weinbeersalbe Ceratum Cetacei rubrum · Unguentum potabile rubrum
Weinbergstern Anagallis arvensis
Weinblätter, Englische Herba Rutae · Rutae herba
Weinblättertinktur Tinctura Violae odoratae
Weinblumen Flores Spiraeae (Filipendulae) · Spiraeae flos
Weinblumenwurz Radix Filipendulae
Weinbrand Spiritus e vino
Weinespe Herba Hyssopi · Hyssopi herba
Weinespenkraut Hyssopi herba
Weinessigsalbe Unguentum Plumbi · Plumbi unguentum
Weinfarnblumen Flores Tanaceti · Tanaceti flos
Weingartenkraut Herba Mercurialis · Mercurialis herba
Weingeist Spiritus
Weingeistsäure Acidum acetum glaciale
Weingrün Herba Lycopodii · Lycopodii herba · Herba Vincae · Vincae minoris folium
Weingrünsamen Lycopodium
Weinige Rhabarbertinktur Tinctura Rhei vinosa · Rhei tinctura vinosa
Weinigtspulver Radix Helenii pulvis · Helenii rhizoma pulvis
Weinkläre Ichthyocolla (Colla Piscium)
Weinköpfelkraut Herba Adianti aurei
Weinkraut Folia Vitis viniferae · Herba Pulsatillae · Pulsatillae herba
Weinkrautsamen Lycopodium
Weinlaub, Rotes Vitis viniferae folium (rubrum)
Weinlaubtee Herba Hederae · Glechomae hederaceae herba
Weinlingbeeren Fructus Berberidis · Berberidis fructus
Weinnägelein Fructus Berberidis · Berberidis fructus
Weinöl Aether oenanthicus · Aetheroleum d. amerikan. Pharmakopoe · Liquor Kalii carbonici
Weinperlsalbe Ceratum Cetacei rubrum
Weinraute Herba Rutae · Rutae herba
Weinrebe Herba Rutae · Rutae herba
Weinrebe, Rote Varietät Vitis vinifera L. var. tinctoria
Weinrosen Flores Malvae arboreae · Alceae flos · Alceae roseae flos
Weinsalz Tartarus depuratus
Weinsalz, Neutrales Kalium tartaricum
Weinsalz, Saures Acidum tartaricum
Weinsäure Acidum tartaricum
Weinsäure, Flüchtige Acidum aceticum dilutum
Weinschadl Fructus Berberidis · Berberidis fructus
Weinschärl Fructus Berberidis · Berberidis fructus
Weinscheidlingbeeren Fructus Berberidis · Berberidis fructus
Weinschöne Ichthyocolla (Colla Piscium)
Weinsprit = Cognac · Spiritus Vini gallici
Weinstein Tartarus depuratus
Weinstein, Abführender Tartarus natronatus

Weinstein, Alkalischer Kalium tartaricum
Weinstein, Martialischer Ferro-Kalium tartaricum
Weinstein, Präparierter Kalium bitartaricum
Weinsteinblättererde, Aufgelöste Liquor Kalii acetici
Weinsteincreme Tartarus depuratus
Weinsteinerde Kalium carbonicum
Weinsteinerde, Blättrige Kalium aceticum
Weinsteingeist Liquor Kalii pyrotartarici
Weinsteinkristalle Tartarus depuratus
Weinsteinöl Liquor Kalii carbonici
Weinsteinöl, Dickes Oleum Rusci · Betulae pix
Weinsteinrahm Tartarus depuratus
Weinsteinsalz Kalium carbonicum
Weinsteinsäure Acidum tartaricum
Weinsteintinktur Tinctura kalina
Weintraubenpomade Ceratum Cetacei
Weintraubensalbe Unguentum potabile rubrum
Weintraubensalbe für die Augen Unguentum ophthalmicum compositum
Weinwermut Herba Tanaceti · Tanaceti herba
Weinwurzel Radix Paeoniae · Paeoniae radix · Rhizoma Caryophyllatae · Caryophyllatae rhizoma
Weipenwurzel Radix Ononidis · Ononidis radix
Weipenzäpfchen Fructus Berberidis · Berberidis fructus
Weiraute Folia Rutae · Rutae herba
Weiroasa Flores Malvae arboreae · Alceae flos · Alceae roseae flos
Weischdorn Radix Ononidis · Ononidis radix
Weischta Radix Ononidis · Ononidis radix
Weiselklee Herba Meliloti · Meliloti herba
Weisenmangold Folia Trifolii fibrini · Menyanthidis trifoliatae folium
Weisheitssalz Hydrargyrum bichloratum cum Ammonio chlorato
Weiß, Spanisches Bismutum subnitricum
Weiß, Tiroler Cerussa
Weiß. abgezogene Blutreinigungstropfen Tinctura Lignorum

Weiß. Ahrand Olibanum
Weiß. Andorn Herba Marrubii · Marrubii herba
Weiß. Anhaltspulver Pulvis temperans
Weiß. Anton Herba Marrubii · Marrubii herba
Weiß. Apfelblüte Flores Acaciae · Pruni spinosae flos
Weiß. Apfelbutter Unguentum rosatum
Weiß. Apfelsalbe Unguentum rosatum
Weiß. Atzstein Kali causticum
Weiß. Augenbalsam Unguentum Zinci · Zinci unguentum
Weiß. Augenstein Zincum sulfuricum
Weiß. Augentrost Herba Euphrasiae · Euphrasiae herba
Weiß. Aurin Herba Gratiolae · Gratiolae herba
Weiß. Balsam Spiritus aethereus
Weiß. Baumöl Oleum Olivarum album · Olivae oleum album
Weiß. Bergöl Oleum Terebinthinae · Terebinthinae aetheroleum
Weiß. Bienensaug Flores Lamii albi · Lamii albi flos
Weiß. Blutreinigungstropfen Tinctura Lignorum
Weiß. Brustleder Pasta gummosa
Weiß. Chambon Unguentum Hydrargyri album
Weiß. Dammar-Harz Resina Dammar
Weiß. Diptam Radix Dictamni · Dictamni albi radix
Weiß. Dorant Herba Marrubii · Marrubii herba · Herba Ptarmicae
Weiß. Drache Kalium nitricum
Weiß. Edelherzpulver Pulvis epilepticus albus
Weiß. Edelsteinpulver Pulvis epilepticus albus
Weiß. Elektrische Salbe Unguentum Hydrargyri album
Weiß. Enzian Conchae praeparatae
Weiß. Erdbeersalbe Unguentum Plumbi · Plumbi unguentum
Weiß. Ernst Conchae praeparatae
Weiß. Fischbein Ossa Sepiae
Weiß. flüchtiges Öl Linimentum ammonia-

tum
Weiß. Flußtropfen Mixtura sulfurica acida
Weiß. Galizienstein Zincum sulfuricum
Weiß. Ganzert Flores Lamii albi · Lamii albi flos
Weiß. Gliedergrindsalbe Unguentum Hydrargyri album
Weiß. Hamburger Cerussa
Weiß. Hamburgertropfen Spiritus Aetheris nitrosi
Weiß. Haukstein Zincum sulfuricum
Weiß. Himmelstein Zincum sulfuricum
Weiß. Immer Rhizoma Zingiberis · Zingiberis rhizoma
Weiß. Judenpech Alumen plumosum
Weiß. Kanehl Cortex Canellae albae
Weiß. Kapuzinersalbe Unguentum Hydrargyri album dilutum
Weiß. Katharinenpflaster Emplastrum Lithargyri
Weiß. Kinderbalsam Aqua aromatica
Weiß. Klever Flores Trifolii albi
Weiß. Kohlsaft Sirupus Aurantii Florum
Weiß. Krampftropfen Spiritus aethereus
Weiß. Krätzsalbe Unguentum Hydrargyri album
Weiß. Kremser Cerussa
Weiß. Krimmsalbe Unguentum Hydrargyri album
Weiß. Kuckuck Flores Lamii albi · Lamii albi flos
Weiß. Kümmel Fructus Carvi · Carvi fructus · Fructus Cumini · Cumini fructus
Weiß. Kupferrot Zincum sulfuricum
Weiß. Lebensbalsam fürs Vieh Oleum Terebinthinae · Terebinthinae aetheroleum
Weiß. Lehm Bolus alba · Kaolinum ponderosum
Weiß. Leuchte Herba Marrubii · Marrubii herba
Weiß. Liebespulver Saccharum Lactis
Weiß. Lilienöl Oleum Olivarum album · Olivae oleum album
Weiß. Luchs Sirupus Althaeae · Althaeae sirupus
Weiß. Lungenfuhl Sirupus Althaeae · Althaeae sirupus
Weiß. Magentropfen Spiritus aethereus
Weiß. Magnesia Magnesia carbonica
Weiß. Matratze Bolus alba · Kaolinum ponderosum
Weiß. Mutterkrampftropfen Spiritus aethereus
Weiß. Mutterpflaster Emplastrum Lithargyri molle
Weiß. Muttertropfen Mixtura sulfurica acida
Weiß. Nachtschattenschwede Emplastrum Cerussae
Weiß. Naphtha Acidum sulfuricum · Aether · Spiritus aethereus
Weiß. Nesselblüte Flores Lamii albi · Lamii albi flos
Weiß. Nichts Cichorium Intybus · Zincum oxydatum
Weiß. Nichtssalbe Unguentum Zinci · Zinci unguentum
Weiß. Nießpulver Pulvis sternutatorius albus
Weiß. Nieswurz Helleborus albus
Weiß. Öl Oleum Olivarum album · Olivae oleum album · Oleum Ricini · Ricini oleum virginale
Weiß. Orant Herba Marrubii · Marrubii herba · Herba Matricariae · Tanaceti parthenii herba
Weiß. Palmsalbe Unguentum Plumbi · Plumbi unguentum
Weiß. Pappel Radix Althaeae · Althaeae radix
Weiß. Pariser = Geschlämmter Kalkspat
Weiß. Pech Resina Pini
Weiß. Pechöl Oleum Therebinthinae
Weiß. Pfeffer Fructus Piperis albi
Weiß. Präcipitat Unguentum Hydrargyri album
Weiß. Präcipitatsalbe Unguentum Hydrargyri album
Weiß. Puder Amylum Oryzae · Oryzae amylum
Weiß. Rauch Zincum sulfuricum
Weiß. Rauschpulver Zincum oxydatum
Weiß. Reglise Pasta gummosa
Weiß. Rhainfarm Herba Ptarmicae
Weiß. Rittersalbe Unguentum Hydrargyri album dilutum

Weiß. Rosenblumen Flores Lamii albi · Lamii albi flos
Weiß. Rosinentropfen Solutio Chinini sulfurici
Weiß. Roßwurz Radix Carlinae · Carlinae radix
Weiß. Salbe Unguentum Cerussae · Unguentum Zinci · Zinci unguentum
Weiß. Sauertropfen Acidum hydrochloricum dilutum · Mixtura sulfurica acida
Weiß. Schabbijak Unguentum Hydrargyri album
Weiß. Schappang Unguentum Hydrargyri album
Weiß. Schappox Unguentum Hydrargyri album
Weiß. Schlagtropfen Spiritus aethereus
Weiß. Schmiere Linimentum ammoniatum
Weiß. Schminke Bismutum subnitricum
Weiß. Schwede Emplastrum Cerussae
Weiß. Schwitztropfen Spiritus aethereus
Weiß. Senf Semen Erucae · Erucae semen
Weiß. Sirup Sirupus simplex
Weiß. Sprungöl Oleum Terebinthinae · Terebinthinae aetheroleum
Weiß. Stein Zincum sulfuricum
Weiß. Steinöl Oleum Petrae
Weiß. Sügete Flores Lamii albi · Lamii albi flos
Weiß. Terpentin Terebinthina communis
Weiß. Totenkopf Ossa Sepiae
Weiß. Tropfen Spiritus aethereus
Weiß. Tuck-tuck Radix Dictamni · Dictamni albi radix
Weiß. Uran Olibanum
Weiß. Vitriol Zincum sulfuricum
Weiß. Vlies Zincum sulfuricum
Weiß. Weidmannssalbe Unguentum Zinci · Zinci unguentum
Weiß. Widerton Herba Ptarmicae
Weiß. Widertonwurzel Radix Bryoniae · Bryoniae radix
Weiß. Wiener Creta alba pulvis
Weiß. Wiesenwurzel Rhizoma Graminis · Graminis rhizoma
Weiß. Winde Spiritus Menthae piperitae · Menthae piperitae spiritus
Weiß. Wirk Olibanum
Weiß. Wolkensalbe Unguentum Zinci · Zinci unguentum
Weiß. Wundbalsam Aqua vulneraria spirituosa
Weiß. Zahntropfen Spiritus aethereus
Weiß. Zimt Cortex Canellae albae
Weiß. Zinkfederjoll Zincum sulfuricum
Weißbaum Populus alba
Weißbensenöl Oleum Rosmarini · Rosmarini aetheroleum
Weißdistel Semen Cardui Mariae · Cardui mariae fructus
Weißdorn, Zweigriffliger Crataegus laevigata
Weißdornbeeren Fructus Sorborum · Sorbi aucupariae fructus
Weißdornblätter mit Blüten Crataegi folium cum flore
Weißdornblätter-mit-Blüten-Fluidextrakt, Quantifizierter Crataegi folii cum flore extractum fluidum quantificatum
Weißdornblätter-mit-Blüten-Trockenextrakt Crataegi folii cum flore extractum siccum
Weißdornblüten Flores Crataegi · Crataegi flos
Weißdornfluidextrakt Crataegi extractum fluidum
Weißdornfrüchte Crataegi fructus
Weißdorntinktur aus Blättern und Blüten Crataegi tinctura e foliis cum floribus
Weißdorntrockenextrakt, Eingestellter Crataegi extractum siccum normatum
Weißenzen Radix Gentianae · Gentianae radix
Weißfelberrinde Cortex Salicis · Salicis cortex
Weissfischbein Ossa Sepiae
Weißfreßpulver Ossa Sepiae pulvis
Weißfünf Herba Anserinae · Anserinae herba
Weißgrüner Gliederbalsam Linimentum ammoniatu et Oleum Hyoscyami āā
Weißharz Resina Pini
Weißholz Lignum Guajaci · Guaiaci lignum
Weißkupferrot Zincum sulfuricum
Weißlabeschen Folia Farfarae · Farfarae folium

Weissleuchtenkraut Herba Marrubii · Marrubii herba
Weißleuterkraut Herba Marrubii · Marrubii herba
Weißlich, Geistlich Hirschhorntropfen Liquor Ammonii carbonici pyrooleosi · Mixtura pyrotartarica
Weißlilienöl Oleum Olivarum album · Olivae oleum album
Weißmutteramarandiöl Spiritus aethereus
Weißnichts Unguentum Zinci · Zinci unguentum · Zincum oxydatum · Zincum sulfuricum
Weißöl Oleum Rapae · Rapae oleum
Weißöl, Innerlich Oleum Ricini · Ricini oleum virginale
Weißpech Resina Pini
Weißpulver Kalium carbonicum
Weißrauch Herba Absinthii · Absinthii herba
Weißvitriol Zincum sulfuricum
Weißwasser Aqua Plumbi Goulardi Marrubii
Weißwollöl Oleum Olivarum · Olivae oleum virginale
Weißwurz Rhizoma Graminis · Graminis rhizoma
Weißwurzel Radix Althaeae · Althaeae radix · Radix Dictamni · Dictamni albi radix · Rhizoma Polygonati · Polygonati rhizoma
Weistai Radix Ononidis · Ononidis radix
Weiste Radix Ononidis · Ononidis radix
Weiwedelwurzel Radix Meu · Radix Mei · Mei athamantici radix
Weiwekraut Folia Melissae · Melissae folium
Weizenbastrinde Cortex Mezerei · Mezerei cortex
Weizenkeimöl, Natives Tritici aestivi oleum virginale
Weizenkeimöl, Raffiniertes Tritici aestivi oleum raffinatum
Weizenstärke Amylum Tritici · Tritici amylum
Weizenvitriol Cuprum sulfuricum
Weizenwurz Rhizoma Graminis · Graminis rhizoma
Welge Cortex Salicis · Salicis cortex
Welkblumen Flores Verbasci · Verbasci flos
Wellblumen Flores Verbasci · Verbasci flos
Wellerwurz Radix Consolidae · Symphyti radix
Wellstein, Äußerlich Cuprum aluminatum
Wellstein, Innerlich Glacies Mariae
Wellwurz Radix Symphyti · Symphyti radix
Welsch Linsen Colutea arborescens
Welsche Crataegus azarolus
Welsche Bibernelle Radix Sanguisorbae · Sanguisorbae rhizoma et radix
Welsche Kamille Chamaemelum nobile
Welscher Kümmel Cuminum cyminum
Welscher Lavendel Lavandula stoechas
Welscher Petersil Pastinaca sativa
Welsches Eichenlaub Herba Botryos · Botryos herba
Welschkorn Semen Cardui Mariae · Cardui mariae fructus · Zea mays
Welschlauch Allium porrum
Welschnuß Juglans regia
Welters Bitter Acidum picrinicum
Wende Herba Isatis tinctoriae · Isatis tinctoria · Isatis herba
Wendedocker Veratrum album
Wendel Radix Cichorii · Cichorii radix
Wendelblüten Flores Lavandulae · Lavandulae flos
Wendelkraut Chrysanthemum parthenium
Wendelpulver Flores Pyrethri pulvis · Pyrethri flos pulvis
Wendkraut Parietaria erecta
Wendwurzel Radix Hellebori · Radix Valerianae · Valerianae radix
Wenerz Herba Rutae · Rutae herba
Wenzelpilz = Hallimasch · Armillaria mellea
Werchsamen Fructus Cannabis · Cannabis sativae fructus
Wergenkrut Herba Conyzae · Conyzae majoris herba
Werlachwurzel Radix Gentianae · Gentianae radix
Werlhofs Salbe Unguentum Hydrargyri album
Wermde Herba Absinthii · Absinthii herba
Wermert Herba Absinthii · Absinthii herba

Wermet Herba Absinthii · Absinthii herba
Wermut Artemisia absinthium
Wermut, Edler, Italienischer, Pontischer, Römischer, Welscher Herba Absinthii pontici · Absinthii pontici herba
Wermut, Römischer, Pontischer Arthemisia pontica
Wermutbranntwein Tinctura Absinthii 1,0 Spiritus dilutus, Aqua destillata a̅a̅ 4,5
Wermutelixier Tinctura Absinthii composita · Absinthii tinctura composita
Wermutkraut Herba Absinthii · Absinthii herba
Wermutkraut, Geschnittenes Absinthii herba concisa
Wermutöl Oleum Absinthii · Oleum Viride
Wermutsalz Kalium carbonicum
Wermuttinktur Absinthii tinctura
Wermuttinktur, Zusammengesetzte Absinthii tinctura composita
Wermuttropfen Tinctura Absinthii · Absinthii tinctura · Tinctura amara
Werners Lebenselixier Tinctura Aloes composita · Aloes tinctura composita
Wersenbeeren Fructus Rhamni catharticae · Rhamni cathartici fructus
Wersenrinde Cortex Rhamni catharticae
Werz Herba Acetosellae
Weßmuth Wismut
Westendorfs Essig Acidum aceticum glaciale
Westfälische Augensalbe Unguentum Hydrargyri album
Westindischer Pfeffer Fructus Amomi · Amomi fructus · Pimentae fructus
Wetterblumen Flores Verbasci · Verbasci flos · Herba Anagallidis · Anagallidis herba
Wetterbusch Viscum album
Wetterdistel Carlina acaulis
Wetterdistelwurz Radix Carlinae · Carlinae radix
Wetterhahn Herba Acetosellae
Wetterkerze Flores Verbasci · Verbasci flos
Wetterklee Herba Eupatoriae · Agrimoniae herba
Wetterkraut Anagallis arvensis · Anagallidis herba · Anagallidis arvensis herba · Herba Eupatoriae · Agrimoniae herba

Wetterrosen Flores Malvae arboreae · Alceae flos · Alceae roseae flos
Wetzsteinkraut Herba Ononidis · Ononidis herba
Wewinne Flores Convolvuli · Flores Malvae vulgaris · Malvae flos
Weymouthkiefer Pinus strobus
Whigste Radix Ononidis · Ononidis radix
Whyttische Tropfen Tinctura Chinae composita · Cinchonae tinctura composita
Wibbelken Crataegus oxyacantha
Wiberbächle Ononis spinosa
Wickeblumen Flores Verbasci · Verbasci flos
Wickelwurzblatt Bergeniae folium
Wicken, Türkische Semen Lupini
Wickenkerne Semen Paeoniae · Paeoniae semen
Widdertod Herba Droserae (= Herba Rorellae) · Droserae herba
Widergift Radix Contrajervae
Widerruf Glechoma hederacea · Herba Hepaticae · Hepaticae herba · Hepaticae nobilis herba · Herba Sideritidis
Widerstand Pulvis pro Vaccis
Widerstockwurzel Radix Saponariae
Widertat Herba Rutae · Rutae herba
Widertod Herba Rutae · Rutae herba
Widerton, Goldener Herba Adianti aurei
Widerton, Roter Herba Adianti aurei
Widerton, Weißer Herba Lysimachiae · Lysimachiae herba · Herba Marrubii · Marrubii herba
Wie = Weide · Flores Malvae arboreae · Alceae flos · Alceae roseae flos · Salix
Wiede = Weide · Herba Luteolae · Salix
Wieden = Weide · Salix
Wiederdornbeeren Fructus Rhamni catharticae · Rhamni cathartici fructus
Wiederhellerleuchttüg Oleum Olivarum · Olivae oleum virginale
Wiederkehr Pulvis pro Vaccis
Wiederkehrwurzel Bulbus victorialis longus
Wiederkomm Herba Adianti aurei · Pulvis pro Vaccis
Wiedertod Herba Adianti aurei · Herba Droserae · Droserae herba
Wiedertodwurzel Bulbus victorialis

Wiedukommstsogehstdu Liquor Ammonii caustici
Wiegandsamen Lycopodium
Wiegenkraut Herba Absinthii · Absinthii herba
Wiegenwolle Herba Taraxaci · Taraxaci herba · Taraxaci folium
Wiekerinde Cortex Ulmi · Ulmi cortex
Wieleschenbeeren Fructus Sorbi · Sorbi aucupariae fructus
Wielistee Herba Violae tricoloris · Violae tricoloris herba
Wieliswurz Rhizoma Iridis · Iridis rhizoma
Wien = Wein
Wiener Balsam Mixtura oleoso-balsamica · Oleum Lini sulfuratum (innerlich) · Tinctura Benzoes composita (äußerlich)
Wiener Blätter Folliculi Sennae
Wiener Brusttee Species pectorales cum Fructibus
Wiener Flachwerk Electuarium Sennae
Wiener Kalk Calcium carbonicum nativum
Wiener Öl Acidum oleinicum (Olein)
Wiener Pflaster Emplastrum fuscum
Wiener Salbe Unguentum diachylon
Wiener Tränkchen Infusum Sennae compositum
Wiener Weiß Calcium carbonicum
Wiener Zeltchen Pasta Liquiritiae
Wiener Zucker Pasta Liquiritiae
Wienrute Folia Rutae · Rutae herba
Wiensche Tropfen Mixtura oleoso-balsamica rubra
Wienschwanz Folia Taraxaci · Taraxaci folium
Wierauch Olibanum
Wieselblut Herba Verbenae · Verbenae herba
Wiesenabbiß Herba Succisae
Wiesenalant Inula britannica
Wiesenampfer Herba Rumicis
Wiesenanemone Herba Pulsatillae · Pulsatillae herba
Wiesenbärenklaukraut Heraclei sphondylii herba
Wiesenbertram Herba Ptarmicae
Wiesenbetonie Stachys officinalis (früher Betonica officinalis)
Wiesendragun Herba Ptarmicae
Wiesenestragon Herba Ptarmicae
Wiesenflachs Herba Lini cathartici
Wiesengeisbart Herba Ulmariae
Wiesengeld Herba Nummulariae · Lysimachiae herba
Wiesengold Herba Nummulariae · Lysimachiae herba
Wiesengünsel Herba Ajugae
Wiesenhohlwurz Rhizoma Bistortae · Bistortae rhizoma
Wiesenkas Radix Carlinae · Carlinae radix
Wiesenkäse Radix Carlinae · Carlinae radix
Wiesenklee Flores Trifolii albi
Wiesenknopf Radix Sanguisorbae · Sanguisorbae rhizoma et radix
Wiesenknöterich Rizoma Bistortae
Wiesenkönigin Flores Spiraeae · Spiraeae flos
Wiesenkren Nasturtium officinale
Wiesenkresse Herba Cardaminis · Herba Nasturtii · Nasturtii herba
Wiesenküchenschelle Pulsatilla pratensis
Wiesenkuhschelle Pulsatilla pratensis
Wiesenkümmel Carum carvi · Fructus Carvi · Carvi fructus
Wiesenlattich Herba Taraxaci · Taraxaci herba · Taraxaci folium
Wiesenlein Linum catharticum
Wiesenlilie Colchicum autumnale
Wiesenmangold Folia Trifolii fibrini · Menyanthidis trifoliatae folium · Herba Pulegii · Pulegii herba
Wiesennelken Flores Dianthi
Wiesensafran Semen Colchici · Colchici semen
Wiesenschaumkraut Herba Cardaminis
Wiesensinau Herba Alchemillae · Alchemillae herba
Wiesensirde Herba Adianti aurei
Wiesenwedel Herba Ulmariae
Wiesenwolf Euphrasia officinalis
Wiesenwolle Flores Gnaphalii · Antennariae dioicae flos · Flores Trifolii arvensis · Trifolii arvensis flos
Wiestein Tartarus depuratus

Wigandsamen Lycopodium
Wilche = Weide · Salix
Wild. Aurikel Primula auricula
Wild. Aurin Herba Gratiolae · Gratiolae herba
Wild. Baunen Folia Trifolii fibrini · Menyanthidis trifoliatae folium
Wild. Hanf Herba Mercurialis
Wild. Jasmin Gelsemium sempervirens
Wild. Kardamomen Amomi semen
Wild. Kümmel Semen Nigellae · Nigellae semen
Wild. Löwenmaul Herba Antirrhini
Wild. Masero Herba Serpylli · Serpylli herba
Wild. Nardenwurzel Asari rhizoma
Wild. Pfefferkraut Herba Serpylli · Serpylli herba
Wild. Repen Fructus Cynosbati · Rosae pseudofructus cum fructibus
Wild. Rübenkraut Folia Farfarae · Farfarae folium
Wild. Safran Flores Carthami · Carthami flos
Wild. Taurant Herba Marrubii · Marrubii herba · Herba Ptarmicae
Wild. Teesamen Semen Lithospermi · Semen Milii solis · Lithospermum-officinale-Samen
Wild. Wurmkraut Herba Ptarmicae
Wilde Eh Unguentum Althaeae
Wilde Mannwurzel Bulbus victorialis longus
Wildfarnwurzel Rhizoma Filicis · Filicis rhizoma
Wildfleischtupp Alumen ustum
Wildfräulein Herba Ivae moschatae · Ivae moschatae herba
Wildgartheil Herba Hyperici · Hyperici herba
Wildgramwurzel Radix Filipendulae
Wildholzblüten Flores Genistae · Cytisi scoparii flos
Wildi Kest(ene) Aesculus hippocastanum
Wildi Schneeglöggli Anemone nemorosa
Wildmannskraut Herba Pulsatillae · Pulsatillae herba
Wildniskraut Herba Ivae moschatae · Ivae moschatae herba

Wildsafran Colchicum autumnale
Wildschweinzahnpulver Conchae praeparatae
Wilge = Weide · Salix
Wilhelmmachtrapp Unguentum contra Scabiem
Wilhelmsdorfer Wasser Spiritus coloniensis
Wilhelmstropfen Tinctura Rhei aquosa · Rhei tinctura aquosa
Wilhelmstropfen gegen Zahnweh Tinctura odontalgica
Wille, Letzter Kreosotum dilutum
Willeblumen Flores Verbasci · Verbasci flos
Willemlopop Unguentum contra Scabiem
Wimmelem = Johannisbeeren
Windäpfel Agaricus albus · Fructus Colocynthidis · Colocynthidis fructus
Windbeere Atropa belladonna
Windblumen Flores Hepaticae · Herba Pulsatillae · Pulsatillae herba
Windbruchöl Oleum Papaveris
Windbruchsaft, Purgierender Scammonium
Windbruchsalbe Unguentum flavum
Winde, Blaue Flores Malvae vulgaris · Malvae flos
Winde, Weiße Spiritus Menthae piperitae · Menthae piperitae spiritus
Windeli Anemone nemorosa
Windensaft Scammonium
Windentee Flores Convolvuli · Flores Malvae vulgaris · Malvae flos
Windenwurzel Radix Ononidis · Ononidis radix
Windfarn Rhizoma Polypodii · Polypodii rhizoma
Windfett Unguentum Rosmarini compositum · Rosmarini unguentum compositum
Windgeist Aqua carminativa
Windharnkraut Herba Herniariae · Herniariae herba
Windkirsche Atropa Belladonna
Windkoliktropfen Tinctura carminativa
Windkörner Fructus Cubebae · Cubebae fructus
Windkraut Herba Herniariae · Herniariae herba
Windküchel Rotulae Menthae piperitae
Windkümmel Semen Cumini

Windla Herba Convolvulae
Windmamsellen Rotulae Menthae piperitae
Windmohn Flores Rhoeados · Papaveris rhoeados flos
Windpfeffer Fructus Cubebae · Cubebae fructus
Windpiel Sagittaria sagittifolia
Windpolieziäptel Fructus Colocynthidis · Colocynthidis fructus
Windpulver Elaeosaccharum Menthae crispae · Pulvis carminativus Wedel · Pulvis digestivus · Pulvis Liquiritiae compositus · Liquiritiae pulvis compositus
Windpulver für Kinder Elaeosaccharum Foeniculi · Pulvis Magnesiae cum Rheo
Windpulver fürs Vieh Pulvis pro Equis · Radix Valerianae pulvis · Valerianae radix pulvis
Windröschen Anemone nemorosa
Windrosen Herba Hepaticae · Hepaticae herba · Hepaticae nobilis herba
Windrubensalv Ceratum Cetacei rubrium
Windruh Herba Rutae · Rutae herba
Windsaft Sirupus Foeniculi · Foeniculi sirupus · Sirupus Menthae piperitae · Sirupus Rhei · Rhei sirupus · Sirupus Sennae · Sennae sirupus
Windsalbe Unguentum carminativum · Unguentum Rosmarini compositum. In Nordrhein-Westfalen: Ol. Carvi 0,2 · Rosmarini unguentum compositum · Vaselin. album (oder flav.) 10,0
Windschwefel Sulfur caballinum
Windtee Radix Valerianae · Valerianae radix
Windtropfen Spiritus Menthae piperitae · Menthae piperitae spiritus · Tinctura carminativa
Windunruhpulver Pulvis Magnesiae cum Rheo
Windunruhwasser Aqua Foeniculi · Foeniculi aqua
Windwasser Aqua aromatica spirituosa · Aqua carminativa · Aqua Foeniculi · Foeniculi aqua · Aqua Menthae piperitae · Menthae piperitae aqua
Windwasser, Königliches Aqua aromatica rubra
Windwasser, Rotes Aqua aromatica rubra · Aqua carminativa rubra
Windworg Sanguis Hirci
Windwundwurzel Radix Valerianae · Valerianae radix
Windwurzel Radix Dentariae
Windzelteln Rotulae Menthae piperitae
Winkelmannschmiere Liquor Ammonii caustici
Winklerbaumblüten Flores Acaciae · Pruni spinosae flos
Winklers Pflaster Emplastrum fuscum camphoratum
Winsergrün Herba Pirolae · Chimaphilae herba · Herba Vincae · Vincae minoris folium
Winterbeeren Fructus Oxycoccos
Winterblumen Colchicum autumnale · Flores Stoechados · Helichrysi flos · Flores Verbasci · Verbasci flos
Wintergreenöl Methylium salicylicum · Oleum Gaultheriae
Wintergrün Gaultheria procumbens
Wintergrünholz Viscum album
Wintergrünliniment Gaultheria linimentum compositum
Wintergrünöl Gaultheriae aetheroleum
Wintergrüntee Herba Pirolae · Chimaphilae herba · Herba Vincae · Vincae minoris folium
Wintergrünwasser Aqua Petroselini
Winterhaube Colchicum autumnale
Winterhaube, Winterhauch Colchicum autumnale
Winterhauch Colchicum autumnale
Winterisches Lungenpulver Pulvis Liquiritiae compositus · Liquiritiae pulvis compositus
Winterkirschen Fructus Alkekengi
Winterkrinchen Flores Bellidis · Bellidis flos
Winterkümmel Flores Stoechados · Helichrysi flos
Winterlieb Herba Pirolae · Chimaphilae herba
Winterlinde Tilia cordata
Wintermistel Viscum album
Winterpflanze Herba Pirolae · Chimaphilae herba

Winterrosen Flores Malvae arboreae · Alceae flos · Alceae roseae flos · Helleborus niger
Winzerfett Adeps suillus
Wirbeldosten Herba Chenopodii · Chenopodii herba
Wirbelöl Oleum Hyperici · Hyperici oleum · Oleum Spicae · Spicae aethroleum (Stammpflanze: Lavandula latifolia) · Oleum Viride
Wirk, Weißer Olibanum
Wirkundmasch Mastix
Wirtschaftpflaster Ceratum fuscum
Wirtschaftssalbe Ceratum fuscum
Wisch Herba Artemisiae · Artemisiae herba
Wischengold Lysimachia nummularia
Wismutbutter Bismutum chloratum
Wismutschminke Bismutum oxychloratum · Bismutum subnitricum
Wismutweiß Bismutum oxychloratum · Bismutum subnitricum
Wispelsaat Semen Hyoscyami · Hyoscyami semen
Wispen Viscum album
Wisselnkraut Herba Virgaureae · Solidaginis virgaureae herba
Wissesügetee Flores Lamii · Lamii albi flos
Wißkornblümelsaft Sirupus Papaveris
Wißmannstropfen Spiritus aethereus · Tinctura anticholerica
Wißnix Zincum sulfuricum
Witherit Barium carbonicum crudum
Witschenblumen Flores Genistae · Cytisi scoparii flos
Witschge Radix Ononidis · Ononidis radix
Witt = weiß
Wittdann Abies alba
Witteblumen Flores Verbasci · Verbasci flos
Wittehonigsugen Flores Lamii · Lamii albi flos
Wittels Tropfen Tinctura Chinae composita · Cinchonae tinctura composita
Wittenbergersalbe Unguentum contra Perniones
Wittenblätter Herba Scabiosae · Knautiae arvensis herba
Wittenklee Flores Trifolii albi
Wittenklever Flores Trifolii albi
Wittenstoffensieda Unguentum Hydrargyri album dilutum
Witterkümen Herba Adianti aurei
Witterluchs Sirupus Althaeae · Althaeae sirupus
Witterschwede Emplastrum Cerussae
Witterung Oleum Anisi · Anisi aetheroleum · Oleum Succini · Tinctura Moschi · Zibethum arteficiale
Witterviktril Zincum sulfuricum
Witterwirk Olibanum
Wittes Tropfen Tinctura Chinae composita · Cinchonae tinctura composita
Wittevossalv Unguentum Plumbi · Plumbi unguentum
Wittkopperrot Zincum sulfuricum
Wittlebenpflaster Emplastrum Cantharidum perpetuum
Wittlewerpulver Rhizoma Veratri · Veratri rhizoma
Wittseeschum Ossa Sepiae
Witwenblume Flores Scabiosae
Wizapfe (Weinzapfen) Rhamnus frangula · Frangula alnus
Wochenmus Electuarium Sennae
Wöchnerinpillen Pilulae laxantes
Wöchnerintee Herba Violae tricoloris · Violae tricoloris herba · Species laxantes
Woerthaak Herba oder Radix Ononidis · Ononidis herba oder radix
Wogenhäusersche Tropfen Tinctura Benzoes composita
Wögeratkraut Herba Plantaginis
Wohlfahrtspflaster Ceratum Cetacei
Wohlgemut Borago officinalis · Folia Menthae crispae · Menthae crispae folium · Herba Boraginis · Boraginis herba · Herba Majoranae · Majoranae herba · Herba Origani · Origani herba
Wohlgemutöl Oleum Menthae crispae · Menthae crispae aetheroleum
Wohlriechender Essig Acetum aromaticum
wohlriechender Gänsefuß Chenopodium ambrosioides
Wohlriechender Samen Fructus Amomi · Amomi fructus · Pimentae fructus
Wohlstandswurzel Rhizoma Imperatoriae ·

Imperatoriae rhizoma
Wohlverleih Flores Arnicae · Arnicae flos
Wohlverleihtinktur Tinctura Arnicae · Arnicae tinctura
Wohlwurzel Rhizoma Tormentillae · Tormentillae rhizoma
Wolber Fructus Myrtilli · Myrtilli fructus
Wolf Secale cornutum
Wolfbeerblätter Folia Uvae Ursi · Uvae ursi folium
Wolfbeeren Fructus Belladonnae · Belladonnae fructus
Wolfbeerenöl Oleum viride
Wolfblumen Flores Arnicae · Arnicae flos · Herba Pulsatillae · Pulsatillae herba
Wolfblut Sanguis Hirci
Wolfblüten Flores Verbasci · Verbasci flos
Wolfdistelöl Oleum Hyoscyami · Hyoscyami oleum
Wolfenfürz Lycoperdon bovista
Wolferstropfen Tinctura Arnicae · Arnicae tinctura
Wolffuß Flores Graminis · Graminis flos · Herba Lycopodii · Lycopodii herba · Lycopus europaeus
Wolfgerste Herba Adianti aurei
Wolfkirsche Folia Belladonnae · Belladonnae folium
Wolfklauen Herba Lycopodii · Lycopodii herba
Wolfkraut Herba Aristolochiae · Aristolochiae herba · Herba Hyperici · Hyperici herba · Herba Verbasci · Verbasci folium
Wolfkrautsamen Semen Staphisagriae · Delphinii staphisagriae semen
Wolfleber Ebur ustum
Wolflunge Sanguis Hirci
Wolföl Oleum Rusci · Betulae pix
Wolframblumen Flores Arnicae · Arnicae flos
Wolfratspflaster Ceratum Cetacei
Wolfratspulver Cetaceum saccharatum
Wolfsbastrinde Cortex Mezerei · Mezerei cortex
Wolfsbeerblätter Folia Uvae Ursi · Uvae ursi folium
Wolfsbeere Atropa belladonna · Paris quadrifolia
Wolfsbeersamen Semen Belladonnae · Belladonnae semen
Wolfsblumen Flores Arnicae · Arnicae flos · Herba Pulsatillae · Pulsatillae herba
Wolfschote Herba Meliloti · Meliloti herba
Wolfsfett Adeps suillus
Wolfsfuß Flores Graminis · Graminis flos · Lycopus europaeus
Wolfsgehle Flores Arnicae · Arnicae flos
Wolfsgelena Flores Arnicae · Arnicae flos
Wolfskirsche Atropa belladonna
Wolfsklauen Herba Lycopodii · Lycopodii herba
Wolfsklee Herba Meliloti · Meliloti herba
Wolfskraut Herba Aristolochiae · Aristolochiae herba · Herba Crassulae majoris
Wolfsmilch Herba Euphorbiae
Wolfspoot Lycopodium
Wolfstrapp Herba Ballotae · Ballotae herba · Ballotae nigrae herba · Lycopus europaeus
Wolfstraube Arctostaphylos uva-ursi
Wolfsvrees Bovista
Wolfszahn Secale cornutum
Wolfwurzel Radix Carlinae · Carlinae radix · Tubera Aconiti · Aconiti tuber
Wolfzähne Semen Paeoniae · Paeoniae semen
Wolfzahnkorn Secale cornutum
Wolfzottenblumen Flores Verbasci · Verbasci flos
Wolgemut Folia Menthae crispae · Menthae crispae folium · Herba Beccabungae · Beccabungae herba · Herba Boraginis · Boraginis herba · Herba Origani · Origani herba
Wolgemutessenz Tinctura Cardui benedicti
Wolgemutkraut, Kretisches Herba Origani cretici · Origani cretici herba
Wolgemutwasser Aqua Menthae crispae · Menthae crispae aqua
Wolkensalbe, Blaue Unguentum Hydrargyri cinereum dilutum
Wollblumen Flores Verbasci · Verbasci flos
Wollblumenöl Oleum Papaveris
Wolldistelsamen Semen Cardui Mariae · Cardui mariae fructus
Wollenbergsöl Oleum nervinum

Wollenkraut Herba Bursae Pastoris · Bursae pastoris herba
Wollenöl Oleum Olivarum · Olivae oleum virginale
Wollfett Adeps Lanae
Wollfingerhutblätter Digitalis lanatae folium
Wolliger Bärenklau Heracleum lanatum
Wolliger Fingerhut Digitalis lanata
Wollklee Anthyllis vulneraria
Wollkraut Folia Farfarae · Farfarae folium · Herba Ballotae · Ballotae herba · Ballotae nigrae herba · Herba Marrubii · Marrubii herba · Herba Verbasci · Verbasci herba
Wollkrautblumen Flores Farfarae · Farfarea flos
Wollkrautblüten Flores Farfarae · Farfarea flos
Wollkrautwurzel Radix Althaeae · Althaeae radix · Radix Gentianae · Gentianae radix
Wollnarzisse Lachnanthes caroliniana · früher Lachnanthes tinctoria
Wollnarzisse (Hom.) Lachnanthes tinctoria
Wollstangen Flores Verbasci · Verbasci flos
Wollwachs Adeps lanae
Wollwachsalkohole Alcoholes adipis lanae
Wollwachsalkoholsalbe Lanae alcoholum unguentum
Wollwurz Rhizoma Tormentillae · Tormentillae rhizoma
Wollwurzwasser Aqua Melissae
Wollzottenblumen Flores Verbasci · Verbasci flos
Wolram Cetaceum
Wolrat Cetaceum
Wolsblöm Flores Arnicae · Arnicae flos
Wolstandwurz Rhizoma Imperatoriae · Imperatoriae rhizoma
Wolters Pflaster Emplastrum fuscum
Wolverlei Flores Arnicae · Arnicae flos
Wolwurz Radix Consolidae · Symphyti radix · Rhizoma Tormentillae · Tormentillae rhizoma
Wör = Wermut
Worbelen Fructus Myrtilli · Myrtilli fructus
Wörken Herba Absinthii · Absinthii herba
Wörmansheiligerübe Radix Helenii · Helenii rhizoma
Wörmd Herba Absinthii · Absinthii herba
Wormet Herba Absinthii · Absinthii herba
Wörmide Herba Absinthii · Absinthii herba
Wormke Herba Absinthii · Absinthii herba
Wörmke Herba Absinthii · Absinthii herba
Wormken Herba Absinthii · Absinthii herba
Wörmkensaat Flores Cinae · Cinae flos
Wörmkensolt Kalium carbonicum
Wörmkenzucker Confectio Cinae
Wörmöl Oleum Absinthii mixtum
Woronows Schneeglöckchen Galanthus woronowii
Wörteln und Körn Radix et Semen Paeoniae
Wostkrût Herba Thymi · Thymi herba
Woudbezie Fructus Myrtilli · Myrtilli fructus
Wrämte Herba Absinthii · Absinthii herba
Wrangenwörtel Radix Angelicae · Angelicae radix · Rhizoma Hellebori · Rhizoma Polypodii · Polypodii rhizoma
Wrangenwurzel Radix Angelicae · Angelicae radix · Rhizoma Hellebori · Rhizoma Polypodii · Polypodii rhizoma
Wrangkraut Helleborus niger et viride
Wreeten Rhizoma Graminis · Graminis rhizoma
Wricksalv Unguentum flavum
Wrinelken Herba Centaurii · Centaurii herba
Wrömbk Herba Absinthii · Absinthii herba
Wrömp Herba Absinthii · Absinthii herba
Wröpenkraut Herba Plantaginis
Wucherblumen Flores Chrysanthemi · Pyrethri flos
Wulferlei Flores Arnicae · Arnicae flos
Wulferling Flores Arnicae · Arnicae flos · Herba Arnicae · Arnicae herba
Wulfesblaume Flores Arnicae · Arnicae flos
Wulfsblöme Arnica montana
Wulfskoppen Flores Verbasci · Verbasci flos
Wulheistergeist Spiritus Formicarum
Wullblümli Flores Farfarae · Farfarae flos
Wullenblumen Flores Verbasci · Verbasci flos
Wullenöl Oleum Viride
Wüllichblumen Flores Verbasci · Verbasci flos

Wullvorley Flores Arnicae · Arnicae flos
Wulstkraut Chelidonium majus
Wundallheil Symphyti radix
Wundbalsam Aqua vulneraria spirituosa · Balsamum peruvianum · Tinctura Benzoes composita
Wundbalsam, Fester Unguentum Acidi borici · Unguentum Elemi
Wundelixier Tinctura Benzoes composita
Wundenkörner Fructus Cardui Mariae · Cardui mariae fructus
Wunderapfel Datura stramonium · Momordica balsamum
Wunderbalsam Aqua vulneraria spirituosa · Balsamum peruvianum · Mixtura oleoso-balsamica · Tinctura Benzoes composita · Unguentum Elemi
Wunderbalsam, Englischer Tinctura Benzoes composita
Wunderbaum Ricinus communis
Wunderbaumköen Semen Ricini · Ricini semen
Wunderbaumöl Oleum Ricini · Ricini oleum virginale
Wunderbaumrinde Cortex Fraxini · Fraxini cortex
Wunderblumen Flores Verbasci · Verbasci flos
Wundereier = Rizinusölkapseln
Wundererbse Cardiospermum halicacabum
Wunderessenz Mixtura oleoso-balsamica
Wunderessig Acetum carbolisatum · Mixtura vulneraria acida
Wunderkraut Herba Crassulae majoris · Herba Hyperici · Hyperici herba · Herba Virgaureae · Solidaginis virgaureae herba
Wundermennig Herba Agrimoniae · Agrimoniae herba
Wunderöl Oleum Ricini · Ricini oleum virginale · Oleum Terebinthinae sulfuratum
Wunderpfeffer Fructus Amomi · Amomi fructus · Pimentae fructus
Wunderpflaster Emplastrum fuscum
Wundersalz Ammonium chloratum
Wundersalz, Glaubers Natrium sulfuricum
Wundertropfen Tinctura Aloes composita · Aloes tinctura composita · Tinctura Chinioidini
Wundertropfen, Saure Tinctura aromatica acida
Wundertropfen, Schwarze Elixir Aurantii compositum · Tinctura Ferri pomati
Wunderwurz Radix Consolidae · Symphyti radix
Wundfarn Penghawar Djambi
Wundheil Herba Veronicae · Veronicae herba
Wundholzrinde Cortex Fraxini · Fraxini cortex
Wundklee Anthyllis vulneraria
Wundkleeblüten Herba Anthyllidis · Anthyllidis vulnerariae flos
Wundkörner Fructus Cardui Mariae · Cardui mariae fructus
Wundkraut Flores Arnicae · Arnicae flos · Herba Hyperici · Hyperici herba · Herba Veronicae · Veronicae herba · Herba Virgaureae · Solidaginis virgaureae herba
Wundkraut, Christi Herba Hyperici · Hyperici herba
Wundkraut, Heidnisches Herba Senecionis · Senecionis herba · Herba Virgaureae · Solidaginis virgaureae herba
Wundkraut, Heiliges Folia Nicotianae · Nicotianae folium
Wundkraut, Indianisches Folia Nicotianae · Nicotianae folium
Wundkraut, Peruvianisches Folia Nicotianae · Nicotianae folium
Wundmoos Helminthochorton
Wundodermennig Herba Agrimoniae · Agrimoniae herba
Wundöl Oleum Hyperici · Hyperici oleum · Oleum phenolatum (carbolisatum)
Wundram Herba Hederae · Glechomae hederaceae herba
Wundran Herba Hederae · Glechomae hederaceae herba
Wundsalbe Unguentum Acidi borici · Unguentum Cerussae · Unguentum Liquoris Aluminii acetici · Unguentum Zinci · Zinci unguentum
Wundsalbe, Braune Adeps Lanae crudus
Wundsalbe, Gelbe Lanolinum · Unguentum

basilicum · Unguentum cereum
Wundsanikel Herba Saniculae · Saniculae herba
Wundschwamm Fungus Chirurgorum
Wundstäbchen Bacilli
Wundstein Cuprum aluminatum
Wundtee Herba Absinthii · Absinthii herba · Herba Veronicae · Veronicae herba
Wundtropfen, Schwarze Balsamum peruvianum
Wundwasser Aqua phenolata · Aqua vulneraria spirituosa
Wundwasser, Saures, Scharfes, Thedensches, Tödliches Mixtura vulneraria acida
Wundwasser, Weiniges Aqua vulneraria spirituosa
Wundwurz Radix Consolidae · Symphyti radix · Radix Valerianae · Valerianae radix
Wunner = Wunder
Wunnerappel Datura stramonium
Wünschelrutenblätter Hamamelidis folium
Wünschelrutenrinde Hamamelidis cortex
Wunschkraut Verbenae herba · Verbena officinalis
Würfelkörner Cubebae
Würfelsalpeter Natrium nitricum
Würgling Herba Conii · Conii herba · Tubera Aconiti · Aconiti tuber
Wurmblüte Flores Cinae · Cinae flos · Flores Koso · Koso flos
Wurmdettle Trochisci Santonini
Wurmdoggn Confectio Cinae
Wurmei Herba Absinthii · Absinthii herba
Wurmeier Confectio Cinae
Wurmet Herba Absinthii · Absinthii herba
Wurmfarn Dryopteris filix-mas · Rhizoma Filicis · Filicis rhizoma · Tanacetum vulgare (nicht zu verwechseln mit dem echten Wurmfarn Dryopteris filix-mas)
Wurmfarnblumen Flores Tanaceti · Tanaceti flos
Wurmfarnkraut Herba Tanaceti · Tanaceti herba
Wurmfarnwurzelstock Filicis rhizoma
Wurmgeist Tinctura Benzoes composita · Tinctura Cinae
Wurmgras Rhizoma Graminis · Graminis rhizoma
Wurmhäusel Trochisci Santonini
Würmk Herba Absinthii · Absinthii herba
Würmken Herba Absinthii · Absinthii herba
Wurmknotentang Helminthochorton
Wurmkonfekt Trochisci Santonini
Wurmkraut Absinthii herba · Herba Scrophulariae · Scrophulariae herba · Herba Tanaceti · Tanaceti herba · Herba Ulmariae · Polygonum bistorta · Tanacetum vulgare
Wurmkraut, Wildes Herba Artemisiae · Artemisiae herba · Herba Ptarmicae
Wurmkreisel Trochisci Santonini
Wurmkuchen Trochisci Santonini
Wurmlauch Allium ursinum
Wurmluft Trochisci Santonini
Wurmmakronen Trochisci Santonini
Wurmmehl Flores Cinae pulvis · Cinae flos pulvis · Lycopodium
Wurmmoos Helminthochorton
Wurmnessel Flores Lamii · Lamii albi flos
Wurmnüsse Trochisci Santonini
Wurmöl Oleum Absinthii mixtum · Oleum Lini · Lini oleum virginale
Wurmpasserln Trochisci Santonini
Wurmpulver Flores Cinae pulvis · Cinae flos pulvis
Wurmrinde Cortex Geoffroyae
Wurmrübchen Trochisci Santonini
Wurmsalbe Unguentum Hydrargyri album 5%
Wurmsamen Artemisia cina
Wurmsamen (Hom.) Cina · Artemisia cina
Wurmsamen(blüten) Flores Cinae · Cinae flos
Wurmsamen, Falscher Flores Tanaceti · Tanaceti flos
Wurmsamen, Überzuckerter Confectio Cinae
Wurmsamenöl, Amerikanisches Chenopodii anthelmintici aetheroleum
Wurmschnecken Trochisci Santonini
Wurmschümli Trochisci Santonini
Wurmstaub Lycopodium
Wurmstupp Flores Cinae pulvis · Cinae flos pulvis
Wurmtang Helminthochorton
Wurmtanzknöpfe Trochisci Santonini

Wurmtod Flores Cinae · Cinae flos · Flores Tanaceti · Tanaceti flos · Herba Absinthii · Absinthii herba · Herba Artemisiae · Artemisiae herba · Tanacetum vulgare
Wurmtreibende Spigelie Spigelia anthelmia
Wurmtropfen Tinctura Absinthii · Absinthii tinctura
Wurmwermut Herba Tanaceti · Tanaceti herba
Wurmwürze Rhizoma Polypodii · Polypodii rhizoma
Wurmwurzel Rhizoma Bistortae · Bistortae rhizoma · Rhizoma Filicis · Filicis rhizoma · Sanguisorba officinalis
Wurmzelteln Trochisci Santonini
Wurmzucker Confectio Cinae
Wurschtkraut Herba Basilici · Basilici herba · Herba Majoranae et Herba Thymi āā · Majoranae herba et Thymi herba · Herba Saturejae · Saturejae herba · Herba Serpylli · Serpylli herba
Wurstkraut Herba Basilici · Basilici herba · Herba Majoranae et Herba Thymi āā · Majoranae herba et Thymi herba · Herba Saturejae · Saturejae herba · Herba Serpylli · Serpylli herba
Wurstpulver Herba Saturejae pulvis · Saturejae herba pulvis
Wurströhrlein Cassia fistula
Würzblumen Herba Taraxaci · Taraxaci herba · Taraxaci folium
Würze, Deutsche Semen Nigellae · Nigellae semen
Würze, Neue Fructus Amomi · Amomi fructus · Pimentae fructus
Wurzel Daucus carota
Wurzel, Rote Radix Alcannae · Alkannae radix
Wurzelsaft Succus Dauci inspissatus
Würzenholz Radix Ononidis · Ononidis radix
Würzerling Fructus Phellandri · Phellandri fructus
Würzkraut Herba Senecionis · Senecionis herba
Würznägelein Flores Caryophylli · Caryophylli flos
Wurzpflaster Emplastrum fuscum · Emplastrum Meliloti
Wüste Radix Ononidis · Ononidis radix
Wüstenköniginnentee Flores Verbasci · Verbasci flos
Wutbeere Atropa belladonna
Wüterich Cicuta virosa · Herba Cicutae · Herba Conii · Conii herba
Wutkirsche Folia Belladonnae · Belladonnae folium
Wutkraut Herba Anagallidis · Anagallidis herba
Wutscherling Herba Conii · Conii herba
Wütscherlingbeeren Fructus Berberidis · Berberidis fructus

Xirkast Manna
Xortkam Semen Nigellae · Nigellae semen
Xylaloe Lignum Aloes

Xyland Cortex Mezerei · Mezerei cortex
Xylokassie Cortex Cinnamomi cassiae · Cinnamomi chinensis cortex

Yamswurzel Rhizoma Dioscoreae villosae · Dioscoreae villosae radix et rhizoma
Yamswurzel, Zottige Dioscorea villosa
Ybe = Eibe
Ybenblätter Folia Taxi
Yerbabaum Ilex paraguariensis
Ylgras Herba Polygoni avicularis · Polygoni avicularis herba
Yohimbe(he)rinde Yohimbe cortex
Yohimbinhydrochlorid Yohimbini hydrochloridum
Yper Ulmus campestris
Ysenbaumrinde Cortex Ulmi · Ulmi cortex
Ysop Herba Hyssopi · Hyssopi herba · Hyssopus officinalis
Ysopkraut Hyssopi herba
Ysopsaft Sirupus Chamomillae
Ysopwasser Aqua Tiliae
Yspenrinde Cortex Ulmi · Ulmi cortex
Yvesbalsam Unguentum ophthalmicum compositum

Z

Zachariasblumen Flores Cyani · Cyani flos
Zachariaspflaster Ceratum Cetacei rubrum
Zachariastropfen Tinctura Chinae composita · Cinchonae tinctura composita · Tinctura Chinioidini · Tinctura Cinnamomi · Cinnamomi corticis tinctura
Zacherlin Pulvis contra Insecta
Zacherls Pulver Pulvis contra Insecta
Zackensalbe Unguentum flavum · Unguentum Linariae · Unguentum Plumbi · Plumbi unguentum
Zaffe Folia Salviae · Salviae folium
Zahdroascht Herba Euphrasiae · Euphrasiae herba
Zahlkraut Herba Nummulariae · Lysimachiae herba
Zahnbalsam Tinctura odontalgica
Zahnbalsam, Knapps Tinctura Caryophylli, Tinctura Catechu āā
Zahnbein Cornu Cervi ustum
Zähnblöcker Anthyllis vulneraria
Zahnbohnen Semen Paeoniae · Paeoniae semen
Zahnerbsen Semen Paeoniae · Paeoniae semen
Zahnerde Catechu
Zahnessig Acetum Pyrethri
Zahnfeigen (gegen Zahngeschwür) Caricae
Zahnfeigen für Kinder Rhizoma Iridis · Iridis rhizoma
Zahnfrucht Semen Paeoniae · Paeoniae semen
Zahnhustenpulver Tartarus depuratus
Zahnkitt Guttapercha alba
Zahnkorallen Semen Paeoniae · Paeoniae semen
Zahnkörner Semen Paeoniae · Paeoniae semen
Zahnkrallerlen Semen Paeoniae · Paeoniae semen
Zahnkraut Herba Betonicae · Herba Dentariae · Herba Hyoscyami · Hyoscyami folium
Zahnkügerl Pilulae odontalgicae
Zahnlosenkraut Herba Ballotae · Ballotae herba · Ballotae nigrae herba
Zahnöl Oleum Caryophylli · Caryophylli aetheroleum
Zahnpatterlen Semen Paeoniae · Paeoniae semen
Zahnperlen Semen Paeoniae · Paeoniae semen
Zahnpetterlein Semen Paeoniae · Paeoniae semen
Zahnpflästerchen Emplastrum Cantharidum Drouoti
Zahnpillen Pilulae odontalgicae
Zahnplaeckerlestee Herba Violae tricoloris · Violae tricoloris herba
Zahnräuchergummi Mastix · Olibanum
Zahnschmerzessig Acetum Pyrethri
Zahnschmerzöl Oleum Cajeputi · Cajeputi aetheroleum
Zahnschmerzpapier Charta antirheumatica
Zahnschmerzpflaster Emplastrum Drouoti
Zahnschmerztropfen Tinctura odontalgica
Zahnschmerzwurzel Pyrethri germanici radix · Radix Pyrethri · Pyrethri radix
Zahnschwamm Fungus Chirurgorum
Zahntropfen, Grüne Tinctura Spilanthis composita
Zahntropfen, Saure Mixtura sulfurica acida
Zahntropfen, Weiße Spiritus aethereus
Zahntrost Herba Euphrasiae · Euphrasiae herba · Tinctura Myrrhae · Myrrhae tinctura · Tinctura odontalgica
Zahnwehholz Cortex Xanthoxyli
Zahnwehkraut Hyoscyami folium

Zahnwurzel Pyrethri germanici radix · Radix Pyrethri · Pyrethri radix · Rhizoma Calami · Calami rhizoma · Rhizoma Galangae · Galanagae rhizoma · Rhizoma Iridis · Iridis rhizoma
Zährwasser Aqua Menthae crispae · Menthae crispae aqua
Zamarintensalbe Unguentum flavum
Zamdill Pulvis contra Pediculos
Zangeblume Achillea millefolium-Gruppe
Zaniggeli Sanicula europaea
Zankkraut Folia Hyoscyami · Hyoscyami folium
Zankteufel Folia Hyoscyami · Hyoscyami folium
Zäpfchenkraut Ruscus hypoglossum
Zapfe(n)holz Cortex Frangulae · Frangulae cortex
Zapfenkorn Secale cornutum
Zapfenkraut Herba Uvulariae
Zapfenrinde Cortex Frangulae · Frangulae cortex
Zäpflimehl Lycopodium
Zäpflipulver Lycopodium
Zärtikern Semen Melonis
Zaserkraut Herba Mesemberyanthemi
Zäu = Zähne
Zäubchen Flores Convallariae · Convallariae flos
Zauberbalsam Balsamum peruvianum · Oleum Terebinthinae sulfuratum · Tinctura Benzoes composita
Zauberhasel Hamamelis virginiana
Zauberkraut Herba Alchemillae · Alchemillae herba
Zauberkrautblüten Flores Lamii albi · Lamii albi flos
Zaubermäntelchen Herba Alchemillae · Alchemillae herba
Zaubernuß Hamamelis virginiana
Zauberöl Oleum Terebinthinae sulfuratum
Zauberpulver Pulvis pro Equis
Zaubertropfen Oleum Therebinthinae sulfuratum
Zauberwurzel Radix Mandragorae · Mandragorae radix
Zauken Flores Convallariae · Convallariae flos
Zaukenessig Acetum Convallariae
Zaukenöl Oleum crinale odoratum
Zaukenwurzel Rhizoma Convallariae · Convallariae rhizoma
Zaukenwurzel, Weiße Rhizoma Polygonati · Polygonati rhizoma
Zaundorn Crataegus laevigata
Zaunglocken Herba Convolvuli · Convolvuli herba
Zaunhopfen Strobuli Lupuli · Lupuli flos
Zaunikel Sanicula europaea
Zaunkleber Galii aparinis herba
Zaunkönigspulver Carbo pulvis
Zaunlattich Herba Lactucae
Zaunraute Herba Hederae terrestris · Glechomae hederaceae herba
Zaunreben Stipites Dulcamarae · Dulcamarae stipes
Zaunreben, Flüssiger Solutio Mastichis
Zaunriegel Folia Ligustri
Zaunrosen Flores Rosae · Rosae flos
Zaunrübe Radix Bryoniae · Bryoniae radix
Zaunrübe, Rote Bryonia cretica
Zaunweide Folia Ligustri
Zaunwinde Flores Caprifolii
Zaupenblüten Flores Convallariae · Convallariae flos
Zautschen Flores Convallariae · Convallariae flos
Zäuwih Flores Chamomillae · Matricariae flos
Zäwersaat Flores Cinae · Cinae flos
Zebastrinde Cortex Mezerei · Mezerei cortex
Zechkraut Folia Scolopendrii
Zeckenkörner Semen Ricini · Ricini semen
Zeckenkörneröl Oleum Ricini · Ricini oleum virginale
Zeckensalbe Unguentum Populi · Populi unguentum
Zeckensamen Semen Ricini · Ricini semen
Zederbaum Summitates Sabinae
Zederessenz Oleum Citri
Zedernholz Lignum Juniperi · Juniperi lignum
Zedernholzöl Oleum Cedri · Oleum Juniperi

Ligni · Juniperi ligni aetheroleum
Zederwurzel Rhizoma Zedoariae · Zedoariae rhizoma
Zedratzitrone Citrus medica
Zedroöl Oleum Citri
Zeep = Seife
Zehnerlei Tee Species hispanicae
Zehnibluemli Anagallis arvensis
Zehrgras Herba Polygoni avicularis · Polygoni avicularis herba
Zehrkraut Herba Betonicae · Herba Senecionis · Senecionis herba
Zehrpflaster Emplastrum fuscum · Emplastrum Litargyri compositum · Emplastrum oxycroceum · Emplastrum saponatum
Zehrsalbe Ceratum Cetacei
Zehrtropfen Tinctura amara · Tinctura Cinnamomi · Cinnamomi corticis tinctura
Zehrtropfen, Rote Tinctura apoplectica · Tinctura aromatica
Zehrtropfen, Weiße Spiritus aethereus
Zehrwasser Aqua Menthae crispae · Menthae crispae aqua
Zehrwurz Arum maculatum · Rhizoma Ari · Ari maculati rhizoma · Rhizoma Calami · Calami rhizoma
Zehrwurzel (Hom.) Arum triphollum, Arisaema triphollum
Zeiakraut Herba Clematidis
Zeibchen Flores Convallariae · Convallariae flos
Zeichenessig Acetum aromaticum · Acetum Convallariae
Zeigkrautwurz Rhizoma Ari · Ari maculati rhizoma
Zeihlkenkraut Herba Sideritidis
Zeiland Daphne mezereum
Zeilandrinde Cortex Mezerei · Mezerei cortex
Zeilon Zimt Cortex Cinnamomi Ceylanici · Cinnamomi cortex
Zeilonmoos Agar-Agar
Zeisigkraut Herba Anagallidis · Anagallidis herba
Zeiskraut Herba Millefolii · Millefolii herba
Zeispen Herba Sideritidis
Zeißchenkraut Herba Sideritidis

Zeit, Österliche Radix Aristolochiae
Zeitbeerblätter Folia Ribis nigri · Ribis nigri folium
Zeithaide Herba Chamaedryos · Teucrii chamaedryos herba
Zeitheil Herba Ledi · Ledi palustris herba
Zeitkrautsamen Semen Foenugraeci · Trigonellae foenugraeci semen
Zeitlosenblüten Colchici flos
Zeitlosentinktur Colchici tinctura
Zeitlöslen Folia Farfarae · Farfarae folium
Zeitrösli Folia Farfarae · Farfarae folium
Zeitschenkraut Herba Sideritidis
Zeitungsblätter Folia Sennae · Sennae folium
Zella = Sellerie
Zellerer = Sellerie
Zellerichpomade Unguentum Hydrargyri album
Zelleripomade Unguentum Hydrargyri album
Zeltbeerblätter Folia Ribis nigri · Ribis nigri folium
Zeltchen Pastilli · Tablettae · Trochisci
Zeltchen, Wiener Pasta Liquiritiae
Zemelbladen Folia Sennae · Sennae folium
Zementtropfen Tinctura Cinnamomi · Cinnamomi corticis tinctura
Zenger Emplastrum Cantharidum perpetuum
Zenghi Fructus Anisi stellali · Anisi fructus stellati
Zentgras Potentilla erecta
Zentifolienblatter Flores Rosae · Rosae flos
Zeptersamen Flores Cinae · Cinae flos
Zepterspiritus Spiritus nervinus
Zepterwurzel Rhizoma Zedoariae · Zedoariae rhizoma
Zerflossene Weinsteinerde Liquor Kalii acetici
Zerflossener Essigweinstein Liquor Kalii acetici
Zerflossenes Kali Liquor Kalii carbonici
Zerreiche Quercus cerris
Zerrgras Herba Polygoni avicularis · Polygoni avicularis herba
Zerteilende Kräuter Species resolventes

Zerteilendes Öl Oleum Hyoscyami · Hyoscyami oleum
Zerteilungspflaster Emplastrum Meliloti · Emplastrum saponatum
Zerteilungssalbe Unguentum digestivum · Unguentum flavum · Unguentum nervinum · Unguentum Populi · Populi unguentum
Zervelatspiritus Liquor Ammonii caustici
Zeschwitzsche Zahntinktur Tinctura odontalgica nigra
Zetsalbe Unguentum Elemi
Zetschgenblumen Flores Sambuci · Sambuci flos
Zetterlosa Flores Primulae · Primulae flos (cum oder sine calycibus)
Zeugniskraut Herba Pulegii · Pulegii herba
Zeunling Herba Asperulae · Asperulae herba · Galii odorati herba · Herba Caprifolii
Zeussalbe Unguentum Hydrargyri rubrum
Zewersaat Flores Cinae · Cinae flos
Ziaderer Veronica Beccabunga
Zibbensaat Flores Cinae · Cinae flos
Zibeben Passulae majores
Zibellentropfen Tinctura Chinioidini
Zibetbalsam Balsamum Nucistae
Zibiliarkreis Spiritus Melissae compositus · Melissae spiritus compositus
Zibkenblumen Flores Sambuci · Sambuci flos
Zible Bulbus Allii
Zichoria Radix Cichorii · Cichorii radix
Zichorie Cichorium intybus
Zichorienwurzel Cichorii radix
Zichorienwurzel, Geröstet Cichorii radix tosti
Zickelskräutlein Glechoma hederacea
Zickenblumen Flores Sambuci · Sambuci flos
Zidrichsalbe Unguentum Hydrargyri album dilutum · Unguentum Plumbi · Plumbi unguentum
Zidriwurz Sempervivum tectorum
Ziebele Bulbus Allii
Zieferwasser Aqua Foeniculi, Aqua Menthae piperitae āā
Ziegelbart Flores Ulmariae · Spiraeae flos · Herba Abrotani
Ziegelbeere Daphne mezereum

Ziegelblumen Flores Calendulae · Calendulae flos
Ziegelmehl Bolus rubra
Ziegelöl Oleum Hyperici · Hyperici oleum · Oleum Petrae rubrum · Oleum Philosophorum · Oleum Succini
Ziegelsalbe Ceratum fuscum
Ziegelstein Lapis Lyncis
Ziegelsteinöl Oleum Hyperici · Hyperici oleum · Oleum Petrae rubrum · Oleum Philosophorum · Oleum Succini
Ziegenbart Herba Abrotani
Ziegenbartpulver Lycopodium
Ziegenbein Flores Cyani · Cyani flos
Ziegenblumen Flores Cyani · Cyani flos · Herba Adonidis · Adonidis herba
Ziegenbock Flores Cyani · Cyani flos
Ziegenbutter Unguentum flavum
Ziegendill Herba Conii · Conii herba
Ziegenhornklee Trigonella foenum-graecum
Ziegenhörnli Semen Foenugraeci · Trigonellae foenugraeci semen
Ziegenkraut Herba Conii · Conii herba · Herba Euphrasiae · Euphrasiae herba
Ziegenlappen Menyanthes trifoliata
Ziegenlippe Boletus subtomentosus
Ziegenöl Oleum Philosophorum
Ziegenraut Herba Galegae · Galegae herba
Ziegensalbe Ceratum fuscum
Ziegensamen Semen Foenugraeci · Trigonellae foenugraeci semen
Ziegenschwutze Radix Valerianae · Valerianae radix
Ziegentod Herba Aconiti · Aconiti herba
Ziegentropfen Tinctura amara
Ziegerklee Herba Meliloti · Meliloti herba · Semen Foenugraeci · Trigonellae foenugraeci semen
Ziegerkraut Herba Chaerophylli · Herba Meliloti · Meliloti herba
Ziegerli Herba Malvae vulgaris · Malvae folium (herba)
Zieglers Magentropfen Tinctura Chinae composita · Cinchonae tinctura composita
Ziegligrinde Cortex Mezerei · Mezerei cortex
Zieglingrinde Cortex Mezerei · Mezerei cortex

Ziehbrienkraut Herba Cichorii · Cichorii herba
Ziehgemsenspiritus Spiritus Formicarum
Ziehhonig Mel crudum
Ziehsalbe Unguentum Cantharidum · Unguentum Elemi
Zieratsalbe Ceratum Cetacei · Unguentum cereum · Unguentum Plumbi · Plumbi unguentum
Ziergras Herba Polygalae
Zieselbart Cortex Mezerei · Mezerei cortex
Zieserlein Fructus Jujubae
Zieskenkraut Herba Sideritidis
Ziest, Echter Stachys officinalis
Zifferwasser Aqua Menthae piperitae · Menthae piperitae aqua
Zigerli Folia Malvae sylvestris · Malvae folium
Zigeunerblume Cichorium Intybus
Zigeunerkorn Folia Hyoscyami · Hyoscyami folium
Zigeunerkraut Folia Hyoscyami · Hyoscyami folium · Herba Stramonii
Zigeunerkrautsamen Lycopodium · Semen Hyoscyami · Hyoscyami semen
Zigeunerlauch Allium ursinum · Bulbus Allii ursini · Allii ursini bulbus
Zigeunerlauchkraut Allii ursini herba
Zigeunerpulver Flores Pyrethri pulvis · Pyrethri flos pulvis · Pulvis aromaticus
Zilander Cortex Mezerei · Mezerei cortex
Ziletti Cortex Mezerei · Mezerei cortex
Zilinder Cortex Mezerei · Mezerei cortex
Zilksaft Mel rosatum boraxatum
Zilkstein Cuprum sulfuricum ammoniatum
Zimbelstein Lapis Lyncis
Zimchen Herba Equiseti · Equiseti herba
Zimeslein Herba Thymi · Thymi herba
Zimis Herba Thymi · Thymi herba
Zimmer-Calla Zantedeschia aethiopica
Zimmermannsäpfel Gallae
Zimmermannskraut Herba Millefolii · Millefolii herba
Zimmermannsöl Tinctura Aloes, Tinctura Myrrhae $\overline{aa}$
Zimmermannstropfen Tinctura Chinioidini
Zimmerrauch Species fumales

Zimmet = Zimt
Zimpelkraut Herba Ficariae
Zimt Cortex Cinnamomi cassiae · Cinnamomi chinensis cortex
Zimt, Echter Cinnamomum verum
Zimt, Feiner Cortex Cinnamomi Ceylanici · Cinnamomi cortex
Zimt, Weißer Cortex Canellae albae
Zimt, Wilder Herba Serpylli · Serpylli herba
Zimtblätteröl Cinnamomi zeylanici folii aetheroleum
Zimtblüten Flores Cassiae · Cassiae flos
Zimtessenz Tinctura Cinnamomi · Cinnamomi corticis tinctura
Zimtkassie Cortex Cinnamomi cassiae · Cinnamomi chinensis cortex
Zimtkelche Flores Cassiae · Cassiae flos
Zimtnägelchen Flores Cassiae · Cassiae flos
Zimtöl Cinnamomi zeylanici corticis aetheroleum
Zimtpflaster Emplastrum saponatum rubrum
Zimtpomade Unguentum pomadinum fuscum
Zimtrinde Cinnamomi cortex
Zimtrindentinktur Cinnamomi corticis tinctura
Zimtsalbe, Rote Balsamum Locatelli
Zimtsamen Flores Cassiae · Cassiae flos
Zimtschinden Cortex Cinnamomi · Cinnamomi cortex
Zimtsorte Cortex Cinnamomi cassiae · Cinnamomi chinensis cortex
Zimttee Cortex Cinnamomi · Cinnamomi cortex
Zimttinctur Tinctura Cinnamomi · Cinnamomi corticis tinctura
Zimttropfen Tinctura Cinnamomi · Cinnamomi corticis tinctura
Zinasent Asa foetida
Zingalwurzel Radix Gentianae · Gentianae radix
Zink, Metallisches Zincum metallicum
Zinkacetat Zinci acetas dihydricus
Zinkasche Zincum oxydatuin
Zinkblumen Zincum oxydatum
Zinkbutter Zincum chloratum

Zinkelpflaster Emplastrum saponatum rubrum
Zinkgelb Zincum chromicum
Zinkgrau Tutia
Zinkheilpflaster Emplastrum Lithargyri
Zinkkalk Zincum oxydatum
Zinkleim Zinci gelatina
Zinkleim, Harter Zinci gelatina dura
Zinkli, Wilde Orchis morio
Zinkmehl Zincum oxydatum
Zinkoxid Zinci oxidum
Zinkoxidöl Zinci oxidi oleum
Zinkoxidschüttelmixtur Zinci oxidi lotio
Zinkoxidschüttelmixtur, Ethanolische Zinci oxidi lotio spirituosa
Zinkoxidschüttelmixtur, Hautfarben Zinci oxidi lotio rubra
Zinkpaste Pasta Zinci · Zinci pasta
Zinkpaste (Lebertran-Zinkpaste) Zinci pasta cum iecoris aselli oleo
Zinkpaste, Weiche Zinci pasta mollis
Zinkphosphat Zincum phosphoricum
Zinksalbe Unguentum Zinci · Zinci unguentum
Zinksalicylsäurepaste Zinci pasta salicylata
Zinkspath Lapis Calaminaris
Zinksulfat-Lösung Zinci sulfatis solutio
Zinkvitriol Zincum sulfuricum
Zinkweiß Zincum oxydatum
Zinnasche Stannum oxydatum
Zinnbeize Stannum chloratum
Zinnessenz Tinctura Cinnamomi · Cinnamomi corticis tinctura
Zinnfolie Stanniol
Zinngras Herba Equiseti · Equiseti herba
Zinnheu Herba Equiseti · Equiseti herba
Zinnkraut Herba Equiseti · Equiseti herba
Zinnober Hydrargyrum sulfuratum rubrum (Cinnabaris)
Zinnsalz Stannum chloratum
Zinnweiß Stannum oxydatum
Zinsalwurz Radix Gentianae · Gentianae radix
Zinsenminztee Species laxantes
Zinserlein Fructus Jujubae
Zinsundzins Tinctura aromatica
Zinzikum Zincum oxydatum

Zipfelblättriger Bärenklau Heracleum laciniatum
Zipflein Semen Lini · Lini semen
Zipollen Bulbus Allii
Zippel = Zwiebel
Zippenbeeren Fructus Sorbi · Sorbi aucupariae fructus
Zipperlessamen Flores Cinae · Cinae flos
Zipperlikraut Herba Aegopodii
Ziptersamen Flores Cinae · Cinae flos · Tanacetum vulgare
Zirkelpfeffer Piper longum
Zirkelskraut Herba Hederae terrestris · Glechomae hederaceae herba
Zisserlein Fructus Corni · Corni fructus
Zitdrachsalbe, Weiße Unguentum Hydrargyri album dilutum
Zitli Herba Veronicae · Veronicae herba
Zitronat Confectio Citri
Zitrone Citrus limon
Zitronelle Folia Melissae · Melissae folium · Herba Abrotani
Zitronellwasser Aqua Melissae
Zitronenbasilie Herba Basilici · Basilici herba
Zitronenblüte Herba Melissae · Melissae herba
Zitronenbrausepulver Magnesium citricum effervescens · Pulvis aerophorus cum Elaeosaccharo Citri
Zitronenchrut Folia Melissae · Melissae folium
Zitronengelb Plumbum chromicum
Zitronenkraut Herba Abrotani · Herba Melissae · Melissae herba
Zitronenmelisse Herba Melissae · Melissae herba · Melissa officinalis
Zitronenpflaster Ceratum Resinae Pini
Zitronenpulver Elaeosaccharum Citri
Zitronenquendel Herba Serpylli · Serpylli herba
Zitronensalbe Ceratum Cetacei flavum · Unguentum flavum · Unguentum Hydrargyri citrinum
Zitronensalz Acidum citricum
Zitronenschale Citri pericarpium
Zitronentäfele Unguentum Hydrargyri cit-

rinum
Zitronenterpentin Terebinthina laricina
Zitronentropfen Spiritus Melissae compositus · Melissae spiritus compositus
Zitronenverbenenblätter Verbenae citriodoratae folium
Zitronenzucker Elaeosaccharum Citri
Zitrongelb Plumbum chromicum
Zitrösli Flores Farfarae · Farfarae flos
Zittauer Pflaster Emplastrum fuscum camphoratum
Zittelbast Cortex Mezerei · Mezerei cortex
Zitterassalbe Unguentum Plumbi · Plumbi unguentum
Zittererkraut Herba Chrysosplenii
Zitterichkraut Herba Sedi
Zitterlosa Flores Primulae · Primulae flos (cum oder sine calycibus)
Zitterpappel Populus tremula
Zitterrösle Flores Bellidis · Bellidis flos · Flores Farfarae · Farfarae flos
Zittersalbe Unguentum Hydrargyri citrinum
Zitterwasser Aqua Menthae piperitae · Menthae piperitae aqua
Zitterwurz Radix Lapathi
Zittrachkraut Pinguicula vulgaris
Zittwerkraut Herba Dracunculi · Dracunculi herba
Zitwer Rhizoma Zedoariae · Curcuma zedoaria · Zedoariae rhizoma
Zitwer, Deutscher Rhizoma Calami · Calami rhizoma
Zitwer, Langer Rhizoma Galangae · Galangae rhizoma · Rhizoma Zedoariae · Zedoariae rhizoma
Zitwerbeifuß Artemisia cina
Zitwerblüten Flores Cinae · Cinae flos
Zitweringwer Rhizoma Zedoariae · Curcuma zedoaria · Zedoariae rhizoma
Zitwersamen Artemisia cina
Zitwersamen(blüten) Flores Cinae · Cinae flos
Zitwersamen, Überzogener Confectio Cinae
Zitwerwurzel Zedoariae rhizoma
Zitwerwurzelstock Rhizoma Zedoariae · Zedoariae rhizoma

Zitzenförmiger Nachtschatten Solanum mammosum
Zitzerin Fructus Berberidis · Berberidis fructus
Zitzerlstrauch Berberis vulgaris
Zitzerritz Succus Liquiritiae · Liquiritiae succus
Ziweken Flores Sambuci · Sambuci flos
Zoch Emplastrum Lithargyri
Zoet = Süß
Zofinger Pflaster Emplastrum Matris album
Zofninntee Folia Salviae · Salviae folium
Zöhr = Zehr
Zöilligblumen Flores Verbasci · Verbasci flos
Zoniköl Oleum Viride
Zopfballen Herba Plantaginis
Zöpfli Flores Lavandulae · Lavandulae flos
Zoppenblumen Flores Verbasci · Verbasci flos
Zottelblume Menyanthes trifoliata
Zottenblätter Folia Trifolii fibrini · Menyanthidis trifoliatae folium
Zottenblume Menyanthes trifoliata
Zottenblumen Flores Trifolii albi · Flores Trifolii fibrini
Zottige Wolfsmilch Euphorbia villosa
Zout = Salz
Zschochersche Parade Linimentum ammoniatum, Oleum Terebinthinae āā
Zu Hause ist er nicht Herba Veronicae · Veronicae herba
Zu Suge Anthyllis vulneraria
Zubereitungen aus pflanzlichen Drogen Plantae medicinales praeparatore
Zucker, Gebrannt Saccharum tostum
Zucker, Schwarzer Succus Liquiritiae · Liquiritiae succus
Zuckeräther Aether formicicus
Zuckerbatengenblumen Flores Primulae · Primulae flos (cum oder sine calycibus)
Zuckerbrot Plantago lanceolata · Trifolium pratense
Zuckerbrötli Herba Trifolii pratensis
Zuckercouleur Tinctura Sacchari tosti
Zuckerei Radix Cichorii · Cichorii radix
Zuckerfarbe Tinctura Sacchari losti
Zuckerholz Radix Liquiritiae · Liquiritiae ra-

dix · Succus Liquiritiae in baculis
Zuckerkand Saccharum cristallisatum
Zuckerkraut Folia Farfarae · Farfarae folium · Folia Malvae · Malvae folium
Zuckerluchtsam Sirupus Althaeae · Althaeae sirupus
Zuckermelone Cucumis melo
Zuckermeß Zincum sulfuricum
Zuckerpenilth Sirupus Rubi Idaei · Rubi idaei sirupus
Zuckerplätzchenkraut Folia Malvae · Malvae folium
Zuckerpulver für Säuglinge Magnesia usta cum Elaeosaccharo Foeniculi āā
Zuckerrosen Flores Rosae · Rosae flos
Zuckerrosör Conserva Rosarum
Zuckerrot Seef Confectio Cinae
Zuckersaft Sirupus simplex
Zuckersalz Acidum oxalicum
Zuckersäure Acidum oxalicum
Zuckersirup Sirupus simplex
Zucker-Stärke-Pellets Sacchari spheri
Zuckersüsi Acidum oxalicum
Zuckerweiß Zincum sulfuricum (zu Augenwasser)
Zucköl Oleum Petrae album
Zuckreretchen Succus Liquiritiae
Zuckreritschen Succus Liquiritiae
Zug- und Heilpflaster Emplastrum Lithargyri compositum
Zug, Brauner Emplastrum fuscum · Emplastrum Lithargyri compositum
Zug, Gelber Ceratum Resinae Pini · Emplastrum Lithargyri compositum
Zug, Venetianischer Ceratum Resinae Pini · Emplastrum oxycroceum · Terebinthina laricina
Zug, Viereckiger Ceratum Resinae Pini · Emplastrum oxycroceum
Zug, Weißer Emplastrum Lithargyri simplex
Zugdiakel Emplastrum Lithargyri compositum
Zugebrochenes Gliederöl Oleum Papaveris
Zugerichtet. Bleiweiß Unguentum Cerussae
Zugerichtet. Kupfer Unguentum Hydrargyri album dilutum · Unguentum Zinci · Zinci unguentum
Zugerichtet. Quecksilber Unguentum Hydrargyri cinereum dilutum
Zugpflaster auf Wunden Ceratum Resinae Pini · Emplastrum Lithargyri compositum
Zugpflaster gegen Zahnweh Emplastrum Drouoti
Zugsalbe auf Wunden Emplastrum Lithargyri compositum · Unguentum basilicum
Zugsalbe mit Spanischen Fliegen Unguentum Cantharidum
Zugsalbe, Braune Ceratum fuscum
Zuhnikel = Sanikel
Züllichauer Pflaster Emplastrum fuscum
Züllo Adeps suillus
Zumpenkraut Herba Sedi Telephii
Zunder Fungus igniarius
Zündschwamm Fungus igniarius
Zunehmkraut Herba Taraxaci · Taraxaci herba · Taraxaci folium
Zunenwirvel Flores Calendulae · Calendulae flos
Zungenkraut Herba Ledi · Ledi palustris herba
Zungenmäusedorn Ruscus hypoglossum
Zungenmäusedornwurzel Rusci hypoglossi rhizoma
Zungenwurzel Radix Alcannae · Alkannae radix
Zungwurz Rhizoma Ari · Ari maculati rhizoma
Zurampfer Herba Acetosae
Zure Herba Acetosae
Zurke Linaria vulgaris
Zurkensalbe Unguentum Linariae
Zurnak Herba Saniculae · Saniculae herba
Zutat Ralium carbonicum
Züwersaat Flores Cinae · Cinae flos
Zwackholzrinde Cortex Berberidis · Berberidis cortex
Zwangkraut Herba Sideritidis
Zwebchen Flores Sambuci · Sambuci flos
Zwebstbeeren Fructus Sambuci · Sambuci fructus
Zwebstblumen Flores Sambuci · Sambuci flos
Zwebste Flores Sambuci · Sambuci flos

Zweckenbaum Fangula alnus
Zweckenbaumrinde Cortex Frangulae · Frangulae cortex
Zweckenwurzel Rhizoma Graminis · Graminis rhizoma
Zweckgras Elymus repens · früher Agropyron repens
Zweiblatt Flores Convallariae · Convallariae flos
Zweierlei Kräuter Species resolventes
Zweifelhafter Fuchsschwanz Amaranthus dubius
Zweigblatt Flores Convallariae · Convallariae flos
Zweiharz Cera arborea
Zweimalgrün Unguentum mixtum viride
Zweiwachs Cera arborea
Zweizahn, Weichhaariger Bidens pilosa
Zwergdistelwurzel Radix Carlinae · Carlinae radix
Zwergeberwurzel Radix Carlinae · Carlinae radix
Zwergheide Herba Ericae · Callunae herba
Zwergholunderbeeren Ebuli fructus
Zwergholunderwurzel Radix Consolidae · Symphyti radix · Radix Ebuli · Ebuli radix
Zwergwurzel Radix Carlinae · Carlinae radix
Zwetschegesälz Electuarium Sennae
Zwetschemus Electuarium Sennae
Zwetschenpflaster Emplastrum fuscum · Emplastrum Lithargyri compositum
Zwetschensteinöl Oleum Amygdalarum · Amygdalae oleum virginum
Zwickholzblüten Flores Caprifolii
Zwiebel Allium cepa
Zwiebelerdrauch Radix Aristolochiae
Zwiebelessig Acetum Scillae
Zwiebelhonig Oxymel Scillae
Zwiebelöl Spiritus Sinapis · Allylis isothiocyanatis solutio spirituosa
Zwiebelpflaster Emplastrum saponatum album
Zwiebelsaft Sirupus Scillae
Zwiebelspiritus Spiritus Sinapis · Allylis isothiocyanatis solutio spirituosa
Zwiebeltropfen Tinctura Asae foctidae
Zwiebelysop Herba Saturejae · Saturejae herba
Zwieselbeeren Fructus Pruni spinosae · Pruni spinosae fructus · Fructus Sorbi · Sorbi aucupariae fructus
Zwieseldorn Folia Ilicis · Ilicis aquifolii folium
Zwillingsginster Chamaecytisus ratisbonensis
Zwischenkraut Herba Malvae · Malvae herba
Zwitsche Flores Sambuci · Sambuci flos
Zwöbbesten Sambucus nigra
Zwöbbsten Sambucus nigra
Zylander Cortex Mezerei · Mezerei cortex
Zylang Cortex Mezerei · Mezerei cortex
Zylanz Cortex Mezerei · Mezerei cortex
Zymis Herba Serpylli · Serpylli herba
Zyperwurzel Rhizoma Graminis · Graminis rhizoma
Zypressenöl Oleum Cupressi · Cupressi aetheroleum · Oleum Ricini · Ricini oleum virginale
Zytenrösli Flores Farfarae · Farfarae flos